Ruediger und Margit Dahlke · Volker Zahn

Der Weg ins Leben

Ruediger und Margit Dahlke
Volker Zahn

Der Weg ins Leben

Schwangerschaft und Geburt aus
ganzheitlicher Sicht

C. Bertelsmann

Umwelthinweis:
Dieses Buch und der Schutzumschlag
wurden auf chlorfrei gebleichtem Papier gedruckt.
Die Einschrumpffolie (zum Schutz vor
Verschmutzung) ist aus umweltschonender
und recyclingfähiger PE-Folie.

1. Auflage
© 2001 by C. Bertelsmann Verlag, München,
in der Verlagsgruppe Bertelsmann GmbH
Umschlaggestaltung: Design Team München
Satz: Uhl + Massopust, Aalen
Druck und Bindung: Wiener Verlag, Himberg
Printed in Austria
ISBN 3-570-00438-4
www.bertelsmann-verlag.de

Inhalt

Dank

Für Korrekturen und Anmerkungen danken wir den Gynäkologinnen aus dem Klinikum St. Elisabeth in Straubing, Dr. med. Gabriele Zeis und Dr. med. Ute Fuchs, der ersten Hebamme Birgit Griesbauer sowie dem dortigen Oberarzt Dr. med. Gerd Eilers.

Außerdem gilt unser Dank den niedergelassenen Kolleg(inn)en Dr. med. Cornelia Fischer (Leipzig), Dr. med. Winfried Pfaff (Schweinfurt) und Dr. Werner Schuler (Wiesbaden) sowie den freiberuflichen Hebammen Margit Raithmayer und Josefine Schlosser, die gerade ihr fünfzigjähriges Berufsjubiläum feiern konnte (beide Starnberg).

Unserer Mitarbeiterin im Heil-Kunde-Zentrum, Christa Maleri, haben wir ebenso zu danken wie Brigitte Zahn, außerdem Christine Stecher für das bewährte Lektorat.

TEIL I

Der gute Weg ins Leben

Es ist die Frau, die Göttin, die das Geheimnis
der Schöpfung kennt – das Geheimnis des Lebens,
des Todes und der Wiedergeburt.
Mircea Eliade

Jedem Anfang wohnt ein Zauber inne

»Im Anfang liegt alles«, weiß die spirituelle Philosophie. Das macht die Geburt zum zentralen Dreh- und Angelpunkt der ganzen Medizin. Interessanterweise wird in der in Deutschland ab dem Jahr 2003 gültigen neuen Abrechnungsordnung alles medizinische Geschehen auf die Geburt bezogen. Vielleicht kann dieser rein verwaltungstechnische Akt auch inhaltlich die Dinge wieder etwas korrigieren und Schwangerschaft und Geburt in den Mittelpunkt des allgemeinen Interesses rücken sowie die Bedeutung der Empfängnis in das Bewusstsein rufen. In diese Richtung zu wirken ist das Anliegen dieses Buches. Es umfasst zwei grundverschiedene Teile und eigentlich zwei Bücher in einem:

ein *erstes Buch*, das die Chancen und wundervollen Seiten von Schwangerschaft und Geburt darstellt und dazu verhelfen kann, die Möglichkeiten dieser besonderen Zeit zu nutzen und das Lebensgefühl von Mutter und Kind zu heben. Es will dazu beitragen, die großen Wachstumsmöglichkeiten, die in allem Anfang liegen, auszuschöpfen. Es regt dazu an, dem Wort von Hermann Hesse nachzuspüren, wonach jedem Anfang ein Zauber innewohnt.

Auf dem Gegenpol wissen wir aber auch, dass aller Anfang schwer ist. Dieser Erkenntnis widmet sich das *zweite Buch*, in dem es darum geht, mögliche Schwierigkeiten und Komplikationen im Zusammenhang mit Schwangerschaft und Geburt darzustellen und zu deuten. Ziel ist es, aus solchen Herausforderungen gleich zu Beginn des Lebens die Chancen herauszulesen, sie anzunehmen und an ihnen zu wachsen.

Auch wenn Probleme oft der eigentliche Dünger menschlichen Wachstums sind, macht es dennoch wenig Sinn, sie gleichsam zu suchen und sich vorsätzlich gerade in der Zeit der Schwangerschaft mit ihnen zu beschäftigen. So ungeschickt es ist, Schwierigkeiten zu ignorieren und zu verdrängen, so unangemessen ist es, sie in sein Leben zu holen, wenn das Schicksal, oder wie man die entsprechende Instanz nennen mag, das im Moment gar nicht verlangt. Wer sich unaufgefordert mit Problemen beschäftigt, wird sich zwar für den Umgang mit ihnen wappnen, aber er wird auch Resonanz zu ihnen schaffen. Fast jede Homöopathin kennt das Phänomen, dass sie, sobald sie sich intensiv mit einem Heilmittel beschäftigt, auch die Patientinnen bekommt, die es brauchen. Und fast jeder kennt die Erfahrung, dass diejenige, an die man gerade intensiv denkt, sich gleich darauf meldet.

Allerdings gibt es einige Themen im Zusammenhang mit Schwangerschaft und Geburt, die sehr wohl von allgemeinem Interesse sein mögen und so auch in den ersten Teil gepasst hätten, wegen der mit ihnen schwingenden negativen Bilder dann aber doch im zweiten besser untergebracht sind. Hier wären vor allem die geschichtlichen Rückblicke zu Mutterschaft und Geburtshilfe zu nennen, aber auch Kapitel über den Umgang mit Ärztinnen und ihren Möglichkeiten, über die Häufigkeit von Problemen in der Schwangerschaft, über die Möglichkeiten der Frühdiagnostik mit Hilfe etwa von Amniozentese und Ultraschall, über den Umgang mit im Allgemeinen so harmlosen Dingen wie der Übertragung oder über die Geburtsmatrizen nach Stanislav Grof.

Wir schaffen mit der Art, wie wir leben und denken, Bewusstseinsfelder[1], und diese sollten in der Schwangerschaft dem Wunder der Entwicklung und des Wachstums neuen Lebens auf den verschiedenen Ebenen gerecht werden. Es gilt, dem Besonderen dieser kostbaren Zeit zu entsprechen, und dabei will der erste Teil des Buches helfen. Diesen Zauber des Neuanfangs ungezwungen durch zu viel Problembewusstsein zu (zer-)stören ist nicht gerechtfertigt, und so sei einer werdenden Mutter auch lediglich der erste Teil des Buches zur durchgehenden Lektüre empfohlen. Vor dem Lesen des zweiten sei sie sogar im obigen Sinn gewarnt. Wir wünschen ihr und ihrem Kind, dass sie den zweiten Teil gar nicht braucht – oder jedenfalls nur in einzelnen ausgewählten (Problem-)Punkten, die sich gut selektiv nachschlagen lassen. Wenn im ersten Teil problematische Themen kurz berührt werden, die im zweiten ausführlicher dargestellt werden, sind sie mit einem Stern* gekennzeichnet.

Immer wieder – wenn auch insgesamt seltener, als es die Medizin vermittelt – verlaufen Schwangerschaft und Geburt anders, als wir es uns wünschen. Die Tendenz der archetypisch männlichen Machermedizin zu immer mehr Eingriffen – die nicht nur der Geburtshilfe wenig angemessen sind, sondern auch die natürliche Schwangerschafts- und Geburtsentwicklung stören, die aber den Trend in der ganzen modernen Medizin nachhaltig bestimmen – hat dazu geführt, dass wir Komplikationen fast als das Normale ansehen, weshalb Geburten ja auch in Krankenhäuser verlegt wurden. Diesbezüglich ist es von allem Anfang an notwendig zu durchschauen, dass dieser Trend den Interessen von Mutter und Kind entgegensteht. Wo aber Komplikationen auftreten, ist es natürlich wichtig, sie zu verstehen und zu durchschauen und sich ihnen ehrlich und mutig zu stellen. Hierfür bietet der zweite Teil Hilfestellung, wobei er auch genutzt werden kann, um den Mut und die Motivation zu finden, allen möglichen Herausforderungen des Schicksals offensiv zu begegnen und sich aktiv mit ihnen auseinander zu setzen.

Naturgemäß ist es nicht durchgehend möglich, die schönen von den Schattenseiten säuberlich zu trennen. Licht und Schatten liegen immer und überall sehr nahe beieinander, und oft sind wir vor Alternativen gestellt, die nicht alle Chancen einschließen. Die Vorteile der Hausgeburt gegenüber einer Klinikentbindung beinhalten auch zugleich den Nachteil der geringeren Sicherheit bei etwaigen medizinischen Notfällen. Wo immer es möglich ist, werden wir versuchen, diese Ambivalenz durchscheinen zu lassen, da wir sowieso nicht umhinkönnen, mit ihr zu leben. Doch prinzipiell ist der erste Teil des Buches den Chancen einer natürlichen Schwangerschaft und Geburt ohne Komplikationen gewidmet und den großartigen Möglichkeiten, die sich dabei eröffnen.

In vielen Büchern wird heute eine Entschuldigung dafür vorgebracht, dass im Text sprachlich immer die männliche Form gewählt wurde, wobei die weibliche Variante natürlich stets mit gemeint sei. Wir wollen hier in umgekehrter Weise verfahren. Wir haben bei einem so stark auf das Weibliche bezogenen Thema grammatikalisch immer die weibliche Form gewählt, schließen dabei selbstverständlich männliche Betroffene jeweils mit ein. Das Wort *Ärztin* oder *Gynäkologin* meint also auch den männlichen Arzt oder Gynäkologen. Das mag zwar etwas ungewohnt sein, es schien uns aber bei dieser Thematik nicht nur vertretbar, sondern geradezu zwingend notwendig zu sein.

So schreiben wir denn auch konsequent *Chefärztin*, wohl wissend, dass erst Ende des letzten Jahrhunderts in Deutschland erstmals eine Frau als chefärztliche Professorin für Gynäkologie berufen wurde. Ende des 19. Jahrhunderts gab es die erste ärztliche Approbation für eine Frau, und Anfang des 21. Jahrhunderts gibt es nun die erste Lehrstuhlinhaberin und Leiterin einer Frauenklinik an der Münchner Technischen Universität. Wenn man sich einmal spaßeshalber die Umkehrung vorstellt, dass es zum Beispiel seit mehreren Jahrhunderten keinen einzigen männlichen Lehrstuhlinhaber für Urologie gegeben hätte, wird einem erst klar, wo wir stehen. Dessen eingedenk sind vielleicht auch einige diesbezügliche sprachliche Unebenheiten leichter akzeptabel.

Jede Autorin und jeder Autor prägen und färben durch ihre offen bekannte, aber mehr noch durch ihre uneingestandene Haltung ihr Thema, und jeder Mensch hat seine Symptome – natürlich auch wir, die wir diese Deutungen vorlegen. Und jeder hat auch sein Geburtsmuster. Um Mut zu machen, bei sich selbst genauer hinzuschauen, wollen wir unsere eigenen Geburtsmuster hier kurz nennen. Diese Vorstellung auf einer etwas anderen Ebene mag auch dazu beitragen, unsere eigene Motivation zu einem Buch wie diesem zu durchschauen.

Margit Dahlke ist als typischer Wassermann mit einem schnellen und etwas vorzeitigen Kopfsprung rasch auf die Welt gekommen (vier Wochen vor dem errechneten Termin) – natürlich in der Klinik, die einer ihrer Lieblingsorte blieb, weil sie dort ihren als Arzt tätigen Vater erleben konnte. Und so war sie auch später im Leben jeweils sehr früh zur Stelle und gern ihrer Zeit ein gutes Stück voraus. So wie sie bei der Geburt vorgeprescht ist, hat sie sich auch als junge Frau leicht und früh in eigener Regie von zu Hause abgenabelt. Ihre Themen Astrologie, Urprinzipienlehre und Spiritualität im Allgemeinen hat sie, lange bevor in der Öffentlichkeit die Zeit dafür reif zu sein schien, vertreten und mitgeholfen, sie durchzusetzen. Auch sonst zeigt sie die Tendenz, immer etwas früher fertig zu sein und früh zu gehen, zum Beispiel bei Festen und Partys. Typischerweise gebührt ihr auch aus diesem Grund der erste Platz in unserem Trio.

Ruediger Dahlke hat dagegen deutlich länger gebraucht und ist drei Wochen über die errechnete Zeit im Mutterleib geblieben. Auf diese Art zu groß und zu schwer geworden konnte er von seiner Mutter nur sehr mühsam und zäh zu Hause zur Welt gebracht werden. Er neigt bis heute dazu, es sich mit Neuanfängen und neuen Themen nicht eben leicht zu machen, lieber länger zu bleiben und zum Beispiel Vorträge und Seminare zu überziehen. Sein Beginn mit einer Übertragung spiegelt sich aber auch darin wider, dass er dazu neigt, gebotene Situationen *weidlich* auszunutzen und auszukosten. Er wurde lange gestillt und hat sich auch bei späteren Übergängen wie der Pubertät viel Zeit gelassen. So ist er geradezu zum Spezialisten für Lebensübergänge geworden. Da er den überwiegenden Teil des Buches geschrieben hat, ist es auch – wie viele seiner Bücher – lang und auch ziemlich gewichtig geworden.

Volker Zahn hat sich die Kriegszeit für seinen ersten Auftritt ausgesucht. Mit Hilfe einer Hebamme erblickte er in einer Klinik das Licht der Welt. Die Ernährungslage war kriegsbedingt äußerst schwierig, und er konnte nicht gestillt werden. So legte er dann als Klinikchef immer gesteigerten Wert auf das Stillen – schon zu Zeiten, als selbiges noch ganz unpopulär war. Da sein Vater wegen des Krieges bei der Geburt nicht dabei sein konnte, unterstützte er es früh, dass Väter bei der Geburt anwesend sind. Er betreut diese werdenden Väter gern mit. Frühzeitig setzte er sich für eine möglichst naturnahe Geburt unter weiblicher Leitung ein, ohne auf die sichernden Möglichkeiten der Klinik im Hintergrund zu verzichten. In einer Zeit schwieriger Ernährungsverhältnisse auf diese Welt gekommen, ist er heute außerdem Spezialist für vollwertige Ernährung und Umweltmedizin.

·

Die Empfängnis

Seele und Verkörperung

Sobald wir versuchen, uns auf die Sicht der Seele bezüglich der Empfängnis einzustellen, kommen wir zu anderen Ergebnissen, als wir sie von unserer heute üblichen eher technischen Betrachtungsweise gewohnt sind. Diese beschränkt sich darauf, wie wir die Empfängnis verhindern oder auch erreichen und manchmal sogar mit gynäkologischer Hilfe erzwingen können. Die Betrachtung aus Seelensicht ist uns weitgehend fremd geworden. An dieser verschiedenartigen Sichtweise – ob wir die Schwangerschaft rein vom Verstand her sehen, was der modernen, eher mechanischen Sicht entspricht, oder mit dem Herzen, womit wir der Sicht aus der Seelenperspektive des Kindes nahe kommen – spaltet sich heute die Gesellschaft. Wir wollen uns in diesem Buch vor allem der Seelenperspektive des Kindes annähern.

Aus den Erfahrungen der großen religiösen Traditionen besonders des Ostens geht hervor, dass die Seele durchaus auch jenseits unserer diesseitigen Welt über Bewusstsein verfügt. Sowohl vor der Empfängnis als auch nach dem physischen Tod lebt die Seele, wenn auch ohne körperliche Basis. Die moderne Sterbeforschung, aber auch die Pränataldiagnostik, die sich bemüht, schon lange vor der Geburt die intrauterine Welt des Ungeborenen zu erforschen, tasten sich jeweils von ihrer Seite aus immer näher an diese Übergangsbereiche des Lebens zum Jenseits heran.

Wie weit die Wissenschaft auch vordringt – stets muss sie feststellen, dass die alten Weisheitslehren und ihre heiligen Bücher Recht haben.[2] Soweit wir es bisher überblicken können, stoßen wir immer auf Bewusstsein. Damit liegt der Verdacht zumindest nahe, dass das überlieferte Wissen auch in jenen Bereichen, die wir heute selbst mit modernsten Techniken noch nicht erforschen können, ebenfalls Recht behalten wird. Das aber bedeutet, dass die Seele immer vorhanden ist und die so genannten Anfangs- und Endpunkte von Empfängnis/Geburt und Tod in Wirklichkeit lediglich Übergangszonen markieren, die den Wechsel zwischen unserer Welt der Gegensätze und jener anderen Seite der Einheit ermöglichen. Moderne Forschung wie natürlich auch die Lehren aller großen Religionen sprechen dafür, dass die Seele diese Übergänge bewusst erfährt, und nichts außer ein paar Vorurteilen spricht bisher dagegen. Diese Vorurteile werden allerdings auch von Wissenschaftlerinnen – wenn auch auf gänzlich unwissenschaftliche Weise – genährt, was ihnen in einer streng wissenschaftsgläubigen Gesellschaft allerdings große Resonanz verleiht.

Aus der Sicht der Reinkarnationstherapie, einer Therapieform, die in den letzten zwei Jahrzehnten auch im deutschsprachigen Raum immer populärer geworden ist, weil sie die Vorteile der traditionellen Therapierichtungen mit denen der spirituellen Traditionen verbindet, stellt sich die Empfängnissituation genau so dar, wie es uns die großen Religionen schon immer beschreiben. Die Seele sucht sich bewusst ihre neue Aufgabe für das kommende Leben – entsprechend den im vergangenen Leben offen gebliebenen Aufgaben und Themen. Diese Form von Bewusstseinsevolution, bei der die Seele von Leben zu Leben beziehungsweise von Körper zu Körper ihre Erfahrungen macht und dabei immer bewusster wird, ist sowohl für den Buddhismus als auch für den Hinduismus selbstverständlich. Aber auch im Christentum wird davon ausgegangen, dass eine unsterbliche Seele sich zu Anfang des Lebens im Körper einfindet oder eben inkarniert. Die Jünger fragten Jesus wohl nicht ohne Grund, ob er der wiedergekommene Elias sei. Worauf er sie darauf hinwies, dass er schon in Gestalt von Johannes dem Täufer wiedergekommen sei. Voraussetzung für solch einen Dialog kann nur sein, dass der Gedanke der Seelenwanderung zur Zeit von Jesus Christus und in dessen Weltbild eine Selbstverständlichkeit gewesen ist. Auch noch frühe Kirchenväter wie Augustinus gingen ganz klar von der so genannten Präexistenz der Seele aus, was nichts anderes bedeutet, als dass die Seele sich im Körper inkarniert. Erst Jahrhunderte nach Christi Geburt wurde auf einem Konzil von päpstlicher Seite beschlossen, den Glauben an die Reinkarnation zu untersagen. Doch selbst in einem christlichen Land wie Deutschland sind laut Umfrage heute noch immer 16 Prozent der Menschen fest davon überzeugt, schon einmal gelebt zu haben, und über 60 Prozent können es sich zumindest vorstellen.

Der Beginn des Lebens aus spiritueller Sicht

Wir müssen davon ausgehen, dass in dieser Schöpfung alles rhythmisch verläuft. Die Wissenschaft kann das für die materielle Welt sogar belegen, besteht in ihr doch alles nachweislich aus Energie, die sich rhythmisch um die winzigen Atomkerne bewegt, die ihrerseits wiederum in rhythmischer Bewegung schwingen.

Wenn wir die Welt des Lebendigen betrachten, finden wir ebenfalls weder einen wirklichen Anfang noch ein wirkliches Ende. Auch hier entwickelt sich aus einem Wellental ein Wellenberg und so weiter und so fort. In der hermetischen Philosophie wird das zum Beispiel am Symbol der zehnten Tarotkarte dargestellt, dem Schicksalsrad. Es dreht sich unaufhörlich, und so folgt auf jeden Aufstieg ein Abstieg und umgekehrt. Projiziert man diese Bewegung auf eine Linie, ergibt sich eine unendliche Welle von Aufstieg und Abstieg – ohne Anfang und Ende. So wie die Wellenlinie auf ihrem Weg von unten nach oben und oben nach unten immer wieder eine gedachte Mittellinie kreuzt, was man als Anfangs- und Endpunkte betrachten könnte, ist dies auch gedanklich auf das menschliche Leben übertragbar, das mit der Empfängnis in die Polarität eintritt und diese beim physischen Tod wieder verlässt. Aus der Physik wissen wir, dass sich Energie (= Leben, Geist) nicht erzeugen oder vernichten lässt; nur die Erscheinungsform der Energie kann verändert werden.

Für das Leben der Seele, das einer Energieschwingung gleich weder Anfang noch Ende kennt, ist es natürlich trotzdem notwendig, die Betrachtung an irgendeinem Punkt zu beginnen. Da nach Auffassung der spirituellen Philosophie im Anfang alles liegt und folglich hier der Schlüssel zu einem tiefer gehenden Verständnis des Lebens gefunden werden kann, wollen wir diesen Punkt mit der Empfängnis – und nicht erst mit der Geburt – absichtlich ungewohnt früh wählen.

Aus der eingangs beschriebenen Perspektive ist das Bewusstsein der unsterblichen Seele bereits da, wenn sich die Eizelle und der Samenfaden in der Befruchtung finden. Die modernen therapeutischen Erfahrungsmöglichkeiten der Reinkarnationstherapie, die weit vor die Zeit der Befruchtung zurückreichen, ermöglichten es, den eigentlichen Beginn eines individuellen Lebens immer weiter nach hinten, in die Vergangenheit, zurückzuverlegen. Diesem Gedanken folgt die Reinkarnationstherapie, wenn sie die Vorbedingungen einer jetzigen Existenz und den Ursprüngen heutiger Verhaltensmuster bis in sehr frühe Zeiten nachspürt.

Für unsere Zwecke bewährt es sich hier, den Punkt, an dem die pfeilförmige Samenzelle sich mit der einem vollkommenen Mandala entsprechenden Eizelle vereinigt und der von den meisten als Empfängnis angesehen wird, als Beginn für unsere Reise zu wählen. Es soll hier jedoch erwähnt werden, dass auch die noch weiter gehende Zurückverlegung des Anfangs eines individuellen Lebens Vorteile hat. Eine Person, die beispielsweise in einer entsprechenden Therapie erkennt, dass sie sich dieses spezielle Leben mit all seinen Aufgaben bereits vor ihrer Empfängnis selbst ausgesucht hat, wird es mit seinen Höhen und Tiefen viel leichter annehmen können. Diese Person wird auch weniger dazu neigen, Verantwortung auf andere (Umstände oder vergangene Leben) zu projizieren. Dadurch wiederum wird sie viel eher in die Lage versetzt, ihr Leben zu bewältigen.

Wo Kreis (Samenzelle) und Pfeil (Spermium) zusammenkommen, entsteht das Urmuster der Spirale, die eine kreisförmige Auf- oder Abwärtsbewegung ist. Dieses Urmuster erlebt die Seele auch zumeist sinnlich, wenn sie sich in Gestalt eines Soges in den mütterlichen Körper senkt. Durch die Vereinigung von Ei und Samen ist eine gemeinsame Form gegeben, und der entsprechende Inhalt, die Seele, tritt hinzu. Die Seele verkörpert sich also in der Regel mit der Befruchtung und verbindet sich in den nächsten drei Schwangerschaftsmonaten immer fester mit dem physischen Körper.

Interessant ist, dass der archetypisch männliche Pfeil beim Empfängnisakt im Ei sozusagen aufgeht, nachdem er die Eihaut durchbohrt hat. Er verliert seine eigene männliche (Pfeil-)Gestalt und wird eins mit dem Ei, dem Urbild des Mandalas.[3] Dieselbe Symbolik finden wir auf vielen Ebenen wieder, etwa wenn der Mann beim Orgasmus sich in der Frau verliert und in ihr aufgeht. Auch der Phallus erlebt dasselbe, wenn er nach vollbrachter Aussendung der Samentierchen gleichsam seine Form verliert und sich der Weichheit des bergenden Schoßes ergibt.

Das Leben in der Polarität, der Welt der Gegensätze, kann nun beginnen, nachdem der männliche Pfeil das runde weibliche Ei *getroffen* hat. Wie tief diese Ursymbolik auch andere und sogar banale Ebenen berührt, mag der verbreitete Versuch zeigen, mit (männlich-)phallischen Geschossen die Mitte einer kreisrunden Zielscheibe, eines Mandalas, zu treffen. Dieses Spiel wird typischerweise auch fast nur von Männern »gespielt«. Mit Frauen sind keine Kriege zu führen. Sie haben von ihrem Urmuster her kein großes Bedürfnis, phallische Geschosse in die Welt zu senden, um die weibliche Mitte zu treffen. Sogar beim Golfspielen sind sie weniger bereit, den Ball einzulochen. Von ihrem archetypischen Muster her würden sie die Kugel eher auffangen, als sie abzuschießen oder wegzuschlagen.

Ab dem Moment der Befruchtung teilt sich die Eizelle beständig, und aus dem anfänglichen Zellhaufen, der Morula, wird schon bald ein Embryo, der die Mandalagestalt äußerlich immer mehr verlässt, wobei er sie innerlich in jeder Zelle und jedem Atom bewahrt – nicht zuletzt auch in der Gestalt des Kopfes.

Die Seele erlebt oftmals mit, dass sie über den Samenpfeil in die Mitte der Eizelle und schließlich in das Innere der Gebärmutterhöhle gelangt. Subjektiv wird die Empfängnis bei der Reinkarnationstherapie meist als ein sanftes spiraliges Eingesogenwerden empfunden, was mit dem Verlust des Gefühls für die unendliche Weite des grenzenlosen Weltenraumes verbunden ist. Die Spirale, deren Kreise trichterförmig immer enger werden und damit dem Urmuster des Wirbels vollkommen entsprechen, führt schließlich in den Mutterleib – das Leben beginnt in der Mitte des Mandalas.

Am Anfang bleibt die Verbindung zwischen Seele und neuem Körper noch locker, ähnlich wie sie sich nachts im Schlaf und Traum lockert. Doch sie nimmt mit jedem Tag des Lebens zu und festigt damit den Willen der neuen Erdenbürgerin, sich zu inkarnieren. In der Regel ist dann im dritten Monat für sie die Entscheidung zu bleiben endgültig gefallen, was allerdings nicht heißt, dass Kinder nicht auch schon vor diesem Zeitpunkt verzweifelt um ihren Platz kämpfen können.

Früher waren uns Vorstellungen über das Verhältnis der Seele zu ihrem Körper nur über symbolische Bilder aus Mythos und Religion vertraut, inzwischen werden sie stimmig ergänzt durch das reiche Material, das spirituelle Psychotherapien zutage fördern. Im Rahmen der von uns praktizierten Form der Reinkarnationstherapie hat es sich über mehr als zwanzig Jahre bewährt, auch die Zeit rund um die Empfängnis intensiv wiedererleben zu lassen, um sich ein klares Bild von den eigenen Anfängen in der polaren Welt zu verschaffen. Der immense Vorteil solcher Betrachtung liegt – wie bereits erwähnt – darin, dass die Seele hier noch Zugang zu der Erkenntnis hat, dass sie sich selbst völlig eigenverantwortlich dieses Leben in diesem Körper und in diesem Umfeld ausgesucht, ja geradezu verdient hat. Etwaigen späteren Schuldprojektionen und einschlägigen Klagen über ungerechte Umstände und Benachteiligungen wird damit der Boden entzogen, und häufig lassen sich so lebensbehindernde Projektionen durchschauen zugunsten der vollen Übernahme der Verantwortung für das eigene Schicksal.

Neben solchen zugegebenermaßen immer subjektiven Erfahrungen haben wir heute noch verschiedene andere, objektiver anmutende Möglichkeiten, uns Eindrücke von der frühen Welt des wachsenden Menschen zu verschaffen. Mittels Ultraschall gelingen den Medizinerinnen schon früheste Einblicke. Mit Hilfe ausgefeilter Laboruntersuchungen lassen sich im Rahmen der Pränataldiagnostik immerhin Daten zur biochemischen Lebensqualität des Embryos gewinnen. Solche Untersuchungen belegen zum Beispiel, dass spätestens ab dem dritten Schwangerschaftsmonat vom Embryo Schmerzen empfunden werden können, und die Hirnwellen verraten, dass der Embryo ungefähr zur selben Zeit zu träumen beginnt und einen Schlaf-Wach-Rhythmus entwickelt.

Mit Abstand am eindrucksvollsten für Laien dürfte allerdings die spektakuläre Intrauterinfotografie des Schweden Lennart Nilsson[4] sein, um sich ein Bild von der frühen Welt des Kindes im Mutterleib zu machen. Auch wenn diese Bilder heute ambivalente Reaktionen auslösen, einfach weil der Embryo in dieser frühen Zeit von verschiedensten medizinischen Interventionen (oft zum Zweck der Abtreibung) bedroht ist, sind sie doch sehr berührend und zeigen vor allem zweifelsfrei, dass hier ein kleiner Mensch heranreift. Dieser innerweltlichen Fotografie verdanken wir wahrscheinlich weiter gehend, als wir es uns eingestehen, das wachsende Gefühl der Verantwortung für das werdende Leben, ähnlich wie es erst die Bilder der Astronauten von Mutter Erde waren, die dem Gaia-Bewusstsein eine sinnliche Grundlage gaben.

Aus dem Zustand von Ungebundenheit und Weite, Freiheit und

Schwerelosigkeit, den die Seele vor der Empfängnis erlebt, löst sie der beschriebene spiralige Sog und lässt sie immer schneller in die Materie (lat.: *mater* = Mutter) stürzen. Nach östlicher Auffassung gebiert sich aus dem so genannten Karma der Wunsch nach Wiederverkörperung. In der Reinkarnationstherapie erleben wir, wie die noch offen gebliebenen Lebensaufgaben und Erfahrungen die Seele in Form der neuen Chance in einem neuen Körper gleichsam anziehen. Praktisch laufen diese östlichen und westlichen Lehren oder Erfahrungen auf dasselbe hinaus, denn das Karma ist so etwas wie die Vorgeschichte der Seele mit all ihren Konsequenzen und Forderungen. Insofern kommt die Seele in diese polare Welt, um mit in früheren Zeiten unbewältigt gebliebenen Aufgaben fertig zu werden, aber auch um weiterzulernen und wieder neue Fehler zu machen, um daran noch Fehlendes zu integrieren. Ihr Ziel ist Vollkommenheit, Ganzheit oder Befreiung – Synonyme für ein und dasselbe Erleben von Einheit. Über dieses letzte Ziel des Entwicklungsweges sind sich letztlich alle Religionen und Traditionen einig, wenn sie es auch mit ihren jeweils eigenen Worten und Bildern umschreiben und rein äußerlich ganz verschiedene Wege dorthin weisen.

Die sich in den Körper herabsenkende Seele kann dabei die beiden Menschen, die ihre zukünftigen Eltern sein werden und die sich körperlich und im Idealfall auch seelisch vereinigen, durchaus deutlich und zumeist von oben erkennen. Selbst bei weniger idealen Umständen gibt es bei der Empfängnis noch keine ausgeprägten Probleme mit Wertungen von Seiten der Seele, da sie noch ganz von der Einsicht in die Notwendigkeit ihrer zukünftigen Lernaufgaben durchdrungen ist.

Die eigentliche Empfängnis, das Eintauchen in den mütterlichen Schoß, wird im Allgemeinen als Sturz in die Materie erlebt, den die Seele mit einem Verlust ihres Freiheitsgefühls und ihrer Ungebundenheit bezahlt. Oftmals wird die Empfängnis auch durch den väterlichen Körper erlebt, wobei sich die Seele wie ein Geschoss mit dem Samen auf das Ei zubewegt. Was subjektiv als Einengung und manchmal sogar wie ein In-die-Gefangenschaft-des-Körpers-Geraten erlebt wird, lässt dem winzigen Geschöpf in Wirklichkeit mehr als genug Raum. Lediglich subjektiv und gemessen an der Weite und Unbegrenztheit des vorherigen transzendenten Erlebens kann der Mutterschoß als Einengung und Beschränkung empfunden werden.

An sich ist das »Nest« in geradezu idealer Weise vorbereitet, wenn es zu einer Einnistung kommt. Im Wort Empfängnis steckt nicht umsonst der Empfang, und tatsächlich ist hier in der Gebärmutter alles für einen optimalen Empfang eingerichtet. Die Schleimhaut ist in wunderbarer Weise darauf vorbereitet, dem befruchteten Ei zum nährenden Nest zu werden. Die Einnistung erfolgt – sofern keine entsprechenden Verhütungsmaßnahmen getroffen werden und auch seelische Empfängnisbereitschaft vorliegt – in einem, verglichen mit der phallisch-rabiaten Befruchtung, eher sanften Akt. Das befruchtete Ei wird gemächlich auf sein Ziel zubewegt und kann sich an einem ihm genehmen Ort niederlassen. Die Aufnahme durch die Schleimhaut geschieht dabei durchaus aktiv, denn schon nach kurzer Zeit ist das befruchtete Ei gleichsam in die Wand der Gebärmutter eingewachsen und von bergenden Zellen umgeben.

Die Wahrnehmungswelt des Ungeborenen

Wenn sich die Seele nach kurzer Zeit an den neuen Lebensraum gewöhnt hat, wird er als wärmend und Geborgenheit spendend empfunden. Er ist noch für lange Zeit groß und geradezu weitläufig für den winzigen, aber von nun an rasch wachsenden Organismus. Es entwickelt sich das Wasserreich der Fruchtblase – das eigene kleine Universum des Ungeborenen.

Aus dem perfekten Mandala der befruchteten Eizelle wird zuerst der kleine Zellhaufen der Morula, der immer noch ein vollkommenes Mandala darstellt. Dann differenziert sich das Ungeborene immer mehr und entwickelt schon im Lauf der ersten Schwangerschaftswochen seine menschlichen Formen. Bald erkennt man das frühe Neuralrohr, aus dem sich später das Rückenmark entwickeln wird. Schon lange bevor sich das Herz richtig ausmachen lässt, entsteht ein pulsierendes Zentrum als Anlage des späteren Herzens. Es umfasst nur eine einzige große Kammer, die während der ganzen Schwangerschaft von einem breiten Blutstrom durchflossen wird. Auch darin wird deutlich, wie nah das ungeborene Kind der Einheit noch ist. Erst mit dem ersten Atemzug nach der Geburt teilt sich das Herz funktional in eine linke und rechte Hälfte. Erst damit wird das Kind endgültig Teil unserer zwiespältigen polaren Welt.

Schon recht bald entwickeln sich auch die Knospen der Extremitäten, die oberen deutlich vor den unteren, und zeigen zarte und noch durchsichtige Ansätze von Fingern und Zehen. Der Kopf wirkt bereits in dieser frühen Entwicklungsphase ausgesprochen dominant und ist im Verhältnis zum Körper nie mehr so groß wie jetzt zu Beginn des Lebens. Der Embryo erinnert in dieser Zeit und Form sehr an das Spermium. Das Ungeborene ist nun längst aus der perfekten Mandalaform der befruchteten Eizelle herausgewachsen und hat sich Stück für Stück die Polarität erobert.

Das in eine linke und eine rechte Hälfte gespaltene Gehirn entwickelt sich, wie auch die paarigen Organe der Lungen mit ihren beiden Flügeln. Die Nieren, die Eierstöcke oder Hoden werden angelegt, und auch die Leber findet ihren Gegenpol in der Bauchspeicheldrüse. Alle Sinnesorgane geben der Zweiheit Ausdruck, und die Keime der ersten Knochen zeigen die Richtung zunehmender Verhärtung und damit auch Verkörperung an, die notwendig ist, um in einer harten und durch und durch von Gegensätzen bestimmten Welt bestehen zu können. Bei all dieser Differenzierung bleibt das Ungeborene jedoch bis kurz vor seiner Geburt in der mandalaförmigen Fruchtblase des Anfangs geborgen und im warmen Fruchtwasser bestens abgeschottet und geschützt.

Während der Körper heranwächst und schon zunehmend seine späteren Strukturen ausbildet, durchläuft die Seele ihren eigenen Entwicklungsprozess, der eher einer Rückentwicklung gleichkommt. Die Seele lebt sich immer mehr in die mütterliche Welt der *Mater*ie ein und verliert allmählich ihre Erinnerung an frühere Existenzen – überhaupt an ihre Vorgeschichte und damit auch das Bewusstsein, dass sie sich gerade diese Eltern und diese bestimmte Situation ausgesucht hat. Solange die Körperstrukturen noch transparent und sogar die Knochen noch durchscheinend sind, wie die Bilder von Lennart Nilsson eindrucksvoll zeigen, steht dem Ungeboren der Einblick in die transzendente jenseitige Welt noch weitgehend offen. Mit der stetig zunehmenden Verfestigung wird schließlich auch die Wahrnehmung robuster und immer materieller, und der Einblick in transzendente Zusammenhänge geht mit der Transparenz der körperlichen Strukturen langsam, aber sicher verloren. Nur in seltenen Fällen bleiben bei sehr sensitiven Menschen solche Fähigkeiten erhal-

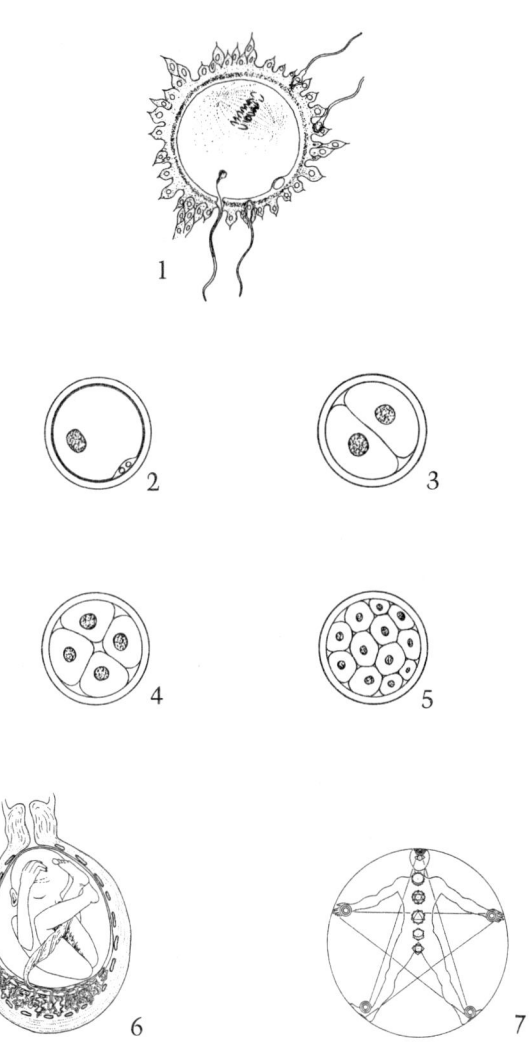

(1) Eizelle, (2-5) Morula, (6) Das Kind im Mutterleib,
(7) Menschen-Fünfstern
(*Quelle*: Ruediger Dahlke, *Arbeitsbuch zur Mandala-Therapie.*)

ten, die dann nicht nur Chancen bedeuten, sondern auch zu erheblichen Belastungen in der polaren Welt der Gegensätze führen können. Endgültig legt sich der Schleier des Vergessens spätestens im Alter von sechs bis sieben Jahren über das Bewusstsein des Kindes, wenn es mit dem Schuleintritt den ersten bedeutsamen Schritt aus der Kindheit tut.

Die Seele des Ungeborenen nimmt praktisch alles um sich herum über die Gefühlswelt der Mutter wahr. Diese wirkt dabei für das Ungeborene wie ein Filter. Was der Mutter nahe geht, dringt auch direkt bis in das Erleben des Kindes vor. Wenn dagegen etwas die Mutter wenig tangiert, erreicht es das Kind entsprechend schwächer oder manchmal auch gar nicht. So kommt es, dass Emotionales im Allgemeinen viel tiefer in die kindliche Fruchtwasser- und Seelenwelt eindringt als Intellektuelles. Solange zum Beispiel die Mutter felsenfest zu ihrem Kind steht, sind etwaige ökonomische Bedenken des Vaters gegen den Familienzuwachs von untergeordneter Wichtigkeit für das Erleben des Kindes.

Was der Mutter gefühlsmäßig wichtig ist, zählt auch vorrangig für das Ungeborene. So erlebt es beispielsweise bewusst mit, wie die Mutter ihre Schwangerschaft zum ersten Mal bemerkt und darauf reagiert. Ob diese Entdeckung spontan Freude oder Schrecken auslöst, kann sich auch deutlich in der späteren Beziehung zwischen Mutter und Kind zeigen, ebenso, wie dieser Mensch sich in der Welt angenommen fühlt. Gefühle wie Freude und Abneigung teilen sich unmittelbar mit. Das Kind badet im wahrsten Sinn des Wortes in der Seelenwelt der Mutter.

Praktisch alle Gefühlszustände, die die Mutter während der Schwangerschaft durchlebt, werden – fast wie eigene – wahrgenommen. Abtreibungsversuche, oder auch nur Gedanken daran, werden ebenso aufgenommen und können das bereits entstandene Gefühl von Geborgenheit und Gefühlswärme in-Frage stellen oder im Extremfall auch zerstören. Die Seele bekommt zum Beispiel auch die Erwartungen der Eltern an das Geschlecht des Kindes unmittelbar mit. Schon der starke Wunsch der Eltern nach einem bestimmten Geschlecht kann erheblich belastend wirken. Da die Eltern, insbesondere die Mutter, auch heute noch häufig einen Jungen bevorzugen und auf einen solchen hoffen, wird in vielen Fällen das heranwachsende Mädchen wissen, dass es bei der Geburt eine Enttäuschung sein wird. Das aber ist natürlich kein guter Beginn für ein Leben. Vor allem kann sich die Gewissheit, mit diesem Geschlecht nicht erwünscht zu sein, schon vorher störend auf die Entwicklung von Urvertrauen auswirken und möglicherweise – da späteres Selbstvertrauen nur auf Urvertrauen gründen kann – auch der Grund für das oft geringere Selbstvertrauen vieler Mädchen und Frauen sein.

An solchen Beispielen mag klar werden, welchen Einfluss vermeintliche Kleinigkeiten in dieser frühen Zeit haben können. Allerdings zeigt sich hier auch nur das Lebensmuster, das sich die betroffene Seele selbst ausgesucht hat; es kann nicht darum gehen, nachträglich Schuld zu verteilen. Das würde im Übrigen bereits entstandene Schäden nicht im Mindesten bessern. Es ist aber wichtig, für die Gegenwart und Zukunft um diese Zusammenhänge zu wissen.

Da die Schulmedizin erstaunlich wenig Kenntnis von diesen seelischen Zusammenhängen besitzt, wird auch die Beziehung zwischen späteren Problemen und den frühen Auslösesituationen oft übersehen. Aus diesem Grund wiederum ändern sich die Zustände nur so langsam. Obwohl immer mehr sensible Mütter diese Zusammenhänge spüren, werden sie von den schulmedizinischen Betreuern meist nicht ernst genommen.

Die Enttäuschung der Eltern über ein unerwünschtes Geschlecht ist aus seelischer Sicht viel weniger gravierend als die Probleme auf Seiten des Kindes. Schwierigkeiten mit der eigenen Geschlechtsrolle haben nicht selten ihre Wurzeln bereits in dieser frühen Zeit. Die moderne, mittels Ultraschalluntersuchung oder Amniozentese sehr frühzeitig mögliche Geschlechtsbestimmung kann deshalb im seelischen Bereich neben verschiedenen, noch im zweiten Teil zu behandelnden Nachteilen auch den Vorteil haben, Eltern die Chance zu geben, sich früher mit einem »unerwünschten« Geschlecht auszusöhnen.

Die erheblichen Auswirkungen, die bereits von solchen – gewöhnlich als harmlos eingestuften – elterlichen Wünschen und Gedanken ausgehen, lassen aber auf ihrer Kehrseite auch schon die großen Chancen vermuten, die sich ergeben, wenn sich Eltern der enormen Tragweite der Schwangerschaft bewusst sind und anfangen, diese besondere Situation zu nutzen.

Wenn Eltern die Tatsache der ständigen Bewusstheit ihres noch ungeborenen Kindes akzeptieren, wird der Verzicht auf ein Wunschgeschlecht spontan einleuchten. Eigentlich dürfte man sich nur dann zum Kinderbekommen entschließen, wenn man innerlich bereit ist, jedes Kind anzunehmen, das sich zu einem hingezogen fühlt oder das einem geschenkt wird. Ein anderes wird sich gar nicht melden, zumindest haben wir in über zwei Jahrzehnten Psychotherapie keine einzige Situation erlebt, in der eine Seele gegen ihren Willen zu einem schwierigen Leben sozusagen »vergewaltigt« worden wäre. Vergewaltigungen sind ein Problem der polaren Welt. Das Pendant auf der transzendenten Ebene wäre der von der Seele freiwillig und aus Erkenntnis akzeptierte Zwang, zu erleben und auszuleben, was sie (sich) in der Vergangenheit *angerichtet* hat.

Ähnliches gilt aber auch für die Eltern. So wie man in der spirituellen Philosophie davon ausgeht, dass jeder die Umstände seines Lebens unbewusst anzieht (Resonanzgesetz), ist es auch mit den Kindern. Es handelt sich hier um ein synchrones Geschehen, in das keine Kausalität hineininterpretiert werden sollte. Genauso wie sich die Seele ein Elternpaar sucht, zieht das Elternpaar die Seele an. Das muss sie aber nicht hindern, auf der intellektuellen Ebene ganz andere Wünsche zu kultivieren. Die Diskrepanz zwischen bewussten Wünschen und unbewussten Resonanzen ist nicht nur bezüglich Kindern, sondern generell die Quelle von ausgeprägtem Leid. Andererseits besteht in der Überbrückung der Kluft zwischen Unbewusstem und Bewusstsein die große Chance, Leid in Lebensfreude zu wandeln. Wer erkennt, dass er in einem so tiefen Sinn seines (Un-)Glückes Schmied ist, wird es viel leichter haben, die Aufgaben anzunehmen und sich ihnen zu stellen, wie sie auf ihn zukommen. Und da er weiß, dass er über seine eigene Resonanz sein Schicksal selbst heraufbeschwört, wird er aufhören, es zu werten. Dann aber wird jedes Geschlecht eines ungeborenen Kindes gleich akzeptabel und sogar wunderbar sein. Damit wäre echte Gleich*gültigkeit* erreicht, die dem Buddhismus so wichtig ist und die so meilenweit von jenem Wurstigkeitsgefühl entfernt ist, das wir im Westen oft mit Gleichgültigkeit verwechseln. Natürlich ist diese im Buddhismus *Uppekha* genannte innere Haltung der Gleichgültigkeit nicht so einfach und rasch zu verwirklichen, aber sie kann die Richtung weisen und Eltern hindern, sich zu sehr auf einen Wunsch festzulegen.

Sobald sich während der Schwangerschaft die Liebe zum Kind entwickelt, wird es auch leichter, konkrete Wünsche und Bedingungen aufzugeben. Die Aussage »Ich liebe dich, wenn du ...« ist im Übrigen auch später eine sichere Methode, die Liebe zu behindern, wenn nicht gar zu zerstören.

Erfahrungen von Einheit – die Entwicklung von Urvertrauen

Im Idealfall, wenn sich die Seele nicht einschmuggeln musste, sondern einem von Herzen kommenden Wunsch beider Eltern folgte, werden die ersten Monate im Mutterleib in der Regel als wunderschön erlebt; sie sind oft sogar von überwältigenden Erfahrungen geprägt. Das Kind ist so weitgehend eins mit der Mutter, dass es ihr Leben wie das eigene erlebt. In seinem Fruchtblasen-Universum können Einheitserfahrungen rauschhafte Ausmaße annehmen, und ozeanische Gefühle von unbegrenzter Weite und freiem Schweben in einer traumhaften Wasserwelt erfüllen das Kind nicht selten mit ekstatischer Freude. Erinnerungen an die Grenzenlosigkeit des transzendenten Universums, die eigentliche Herkunft der unsterblichen Seele, werden nun im inneren Universum des Mutterleibes wiederbelebt und prägen im Idealfall die erste Zeit. Das allmähliche Wachsen ist damit von Empfindungen der Einheit und des Vertrauens getragen. Es geschieht in einem warmen Umfeld, das eigentlich das erste Nest der Kindheit darstellt und viel wichtiger ist als das spätere, außen entstehende Nest im Kinderzimmer, dem wir dann so viel mehr Aufmerksamkeit schenken.

Da die meisten Mütter mit ihrem Kind in weitgehender Resonanz leben, spüren auch sie das gleiche starke Verlangen nach Hingabe, Behütetsein, Weichsein und Vertrauen. Je mehr sie diese Empfindungen zulassen können und dürfen und dabei von der Familie und vom Partner aufgefangen und verstanden werden, desto eher steht diese Welt auch dem Kind offen. In einer Welt jedoch, in der diese so weiblichen mütterlichen Empfindungen weder akzeptiert noch verstanden werden, sind die Schwangeren förmlich gezwungen, extreme Emotionalität zu unterdrücken. Da die Umgebung diesen emotionalen Schwankungen und Gefühlstiefen oft hilflos gegenübersteht, werden sie leicht als Hysterie abgetan, und damit wird eine emotionale Distanz geschaffen. Mutter und Kind werden so aber um die dringend benötigte

Sicherheit gebracht. Das Kind kann das erwünschte Urvertrauen schwer entwickeln. Um den letzten Rest an Sicherheit nicht aufs Spiel zu setzen, lernt das Kind schon im Mutterleib über seine Mutter, sich lieber anzupassen und auf fremde Ratschläge zu hören, anstatt auf die eigene innere Stimme.

Wie im Schlaraffenland fließt dem kleinen Wesen zu Anfang alles zum Leben Notwendige unaufgefordert und ausreichend zu – es braucht um nichts zu bitten, geschweige denn etwas dafür zu tun. Wer in dieser aus spiritueller Sicht wichtigsten Phase nicht genug von diesem (Paradies-)Gefühl abbekommt, wird sich nicht selten später immer danach sehnen und unrealistischen Träumen vom Schlaraffenland, das heißt meist von einem üppigen Leben ohne Arbeit, nachhängen. Das Land, in dem uns Bäche von Milch und Honig zufließen und uns gebratene Tauben in den Mund fliegen, ohne dass wir dafür auch nur einen Finger rühren müssten – es existiert wirklich, aber nur zu Anfang des Lebens und nur im Mutterleib, weil dieser der Einheit noch so nahe ist.

Als Bild und Gefühl von der Einheit ist die intrauterine Schlaraffenland-Erfahrung ein wichtiger und wahrscheinlich entscheidender Anreiz, um später aus der Polarität wieder bewusst zurück zur Einheit zu streben. Wer einmal eine Erfahrung der Einheit gemacht hat, wird sie erfahrungsgemäß nie mehr ganz vergessen, sondern immer als Sehnsucht in seinem Herzen tragen. Was wir von Einheitserfahrungen in Meditationen oder auch bei Nahtod-Erlebnissen sicher wissen, dürfte ebenso für den Anfang des Lebens gelten. Ein Mensch, der schon als ungeborenes Kind in Erfahrungen von Einheit gebadet und Ekstase erlebt hat, wird während seines ganzen späteren Lebens in der polaren Welt der Gegensätze immer wieder auch diese Sehnsucht nach Rückkehr in sich spüren. Deutlich mag das dann in Form von spiritueller Suche oder mystisch-religiöser Sehnsucht werden oder auch in anderen Versuchen, zur Essenz der Existenz vorzudringen. Solange das in übertragener Hinsicht etwa in Form der Suche nach Sinn geschieht, wird es das Leben befruchten und ihm Tiefe verleihen. Wo es auf äußere weltliche Ebenen projiziert wird, beginnen Probleme wie etwa Drogensucht, bei der es ebenfalls – wenn auch auf makabre Weise – um Einheits- und Ekstaseerfahrungen geht.

Einheitserfahrungen sind später also nur noch auf seelischem Weg zu erleben. Alle Versuche, sie konkret und materiell wieder herzustellen, sind zum Scheitern verurteilt. So sehr man sich auch verwöhnen lässt, so wunderbar man sein Nest gestaltet, so traumhaft das Schlafzimmer oder die eigene Villa eingerichtet ist und so herrlich der Whirlpool im Haus auch sein mag, wirkliches Einheitsempfinden, wie es so viele aus der Schwangerschaft kennen, ist über äußere Maßnahmen in der polaren Welt der Gegensätze auf Dauer nicht zu verwirklichen. Nicht einmal der eigene Samadhi-Tank, eine extra zum Erreichen von Einheitserlebnissen von dem Delfinforscher John Lilly konstruierte kleine, der Gebärmutter nachempfundene Welt, kann langfristig daran etwas ändern. Erst recht nicht können Drogen die Sehnsucht nach Ekstase auf Dauer befriedigen; die Sucht nach ihnen kann aber so frühe Wurzeln haben.

Das Leben in der anfangs geräumigen Fruchtblase kommt dem Einheitserleben am nächsten und erinnert unbewusst daran: Nirgendwo stößt das Ungeborene an harte oder gar schmerzende Grenzen, alles ist weich, und so entwickelt sich das Gefühl von Freiheit zugleich mit dem von Geborgenheit. Vom Atemrhythmus der Mutter in sanfte, wiegende Schwingung versetzt, macht das Kind im Idealfall die vom verlässlichen mütterlichen Herzrhythmus unterstützte Erfahrung von Einheit mit allem Wesentlichen, in dieser Frühzeit vor allem mit seiner Mutter. Wer diese Phase störungsfrei durchlaufen und sorgenfrei genießen konnte, dessen Seele wird es leicht haben, sich auch mit Mutter Erde eins zu fühlen und Frau Welt liebend und offen zu begegnen.

Der harmonische Gleichklang zwischen Mutter und Kind spiegelt die Harmonie zwischen Innen und Außen wider, die zeitlebens Traum der meisten Menschen bleibt. Was immer wir später auch tun, meist läuft es darauf hinaus, uns die äußere Umwelt so anzupassen, dass sie uns optimal entspricht und an die Schlaraffenland-Situation des Anfangs erinnert.

Die Farbtöne im Innern der Fruchtblase sind erdig und matt, weil alles von außen kommende Licht durch die Bauchdecken der Mutter und die Gebärmutterwand gefiltert und dabei in dunkle Töne gewandelt wird. Die weichen Grenzflächen dieser frühen Welt geben jeder Bewegung sanft und elastisch nach. Die kindlichen Sinne sind wenig gefordert und von jeder Reizüberflutung noch weit entfernt. Wahrscheinlich sind sie deswegen so empfänglich und wach. Ab dem dritten Monat schließt das Kind die dann schon gut entwickelten Augen und träumt (heute sogar messbar) vor sich hin. Das kann nichts anderes heißen, als dass es in seinen inneren Bilderwelten spazieren geht, die rein logisch nur ein Abbild erlebter Bilder(welten) sein können.

Selbst wo die Harmonie in dieser frühen Zeit nicht so ungetrübt ist, kann eine sich der ganzen Situation sehr bewusste Mutter ihr Kind gegen äußere Bedrängnisse wie etwa Beziehungs- oder materielle Probleme weitgehend abschirmen, indem sie gefühlsmäßig bedingungslos zu ihm steht. Denn das Kind nimmt die Welt ja wesentlich durch ihre Gefühle und Emotionen wahr, intellektuelle Zweifel können es wenig tangieren, solange die Mutter es mit Hingabe trägt.

Die aktive Förderung der Entwicklung von Urvertrauen beim Ungeborenen kann große Freude machen, denn sie bringt die Mutter, und vielleicht auch den Vater, ihrerseits manchmal selbst bis zu Einheitserfahrungen oder wenigstens in die Nähe davon. Hierzu eignen sich all die Methoden, um ein Defizit an Urvertrauen aufzuholen, zum Beispiel der verbundene Atem, Erfahrungen beim Schweben im körperwarmen Wasser oder Meditationen (siehe auch die Seiten 48 ff., 83 ff.). Da das Ungeborene alles sehr stark über die Mutter erlebt, könnte sie die Entwicklung von kindlichem Urvertrauen auch dadurch fördern, dass sie beispielsweise die Schönheiten der Natur oder Kultur genießt und auf sich wirken lässt. Das kann berührende Erlebnisse mit den vier Elementen einschließen oder die Anregung der Seele von Mutter und Ungeborenem über Musik und äußere wie innere Bilder. Eine besondere Chance bieten die Reisen in die innere Seelenbilderwelt, weil über innere Bilder praktisch jede äußere Situation zu retten ist. Wenn es der Mutter (und durch sie eventuell auch dem Vater) gelingt, über ihre eigene innere Stimme die ihres Kindes zu erreichen, sind die Chancen für weitere positive Weichenstellungen besonders gut.

In der frühen Schwangerschaft ist es besonders wichtig, sich so zu verhalten und das eigene Leben so zu gestalten, dass es dem Ungeborenen Lust auf die Welt draußen macht. Das gelingt am besten, wenn die Mutter so lebt, dass sie selbst Lust und Freude an ihrem Leben empfindet. Eine offene Einstellung und seelische Vorbereitung (beider Eltern) auf die Schwangerschaft und das neunmonatige Leben mit dem Kind im selben Körperhaus werden auch die Entwicklung von Urvertrauen sehr fördern. Dem Kind seine zukünftige Welt in ihren erhebenden und wundervollen Seiten nahe zu bringen, das könnte das Motto für diese Zeit sein.

Schwangerschaft und Elternschaft

Visionen einer idealen Schwangerschaftsvorbereitung

Wenn beide Partner innerlich entschlossen sind, miteinander ein Kind zu bekommen, wäre es am schönsten und nahe liegend, wenn sie sich auf gemeinsame Entwicklungsschritte einstellten, um dieser großen Aufgabe zusammen gerecht zu werden. Antworten auf die – vielleicht in einer inneren Bilderreise – sich selbst gestellte Frage »Warum wollen wir ein Kind?« könnten lauten: »Weil wir zu tief gehenden Veränderungen in unserem Leben bereit sind« oder »Weil unsere Partnerschaft reif ist, reif für einen neuen Entwicklungsschritt, reif für ein neues Leben« oder »Weil wir auf viele Schwerpunkte unseres jetzigen Lebens gern verzichten für ein Kind«. Die Antworten könnten auch in die Richtung gehen, dass die Eltern gemeinsam neuem Leben Raum geben wollen. Oder es zeigt sich einfach ein unbeschreibliches Wohlgefühl, eine tiefe Sehnsucht nach einem gemeinsamen Kind. Etwas Verbindenderes, aber auch Verbindlicheres als ein Kind ist zwischen Mann und Frau ja gar nicht denkbar.

Auf einem derartig seelisch vorbereiteten Boden kann jedes Kind wachsen und die innerliche Bereitschaft seiner beiden Eltern spüren. Das wäre darüber hinaus auch eine gute Einstimmung, um eine Seele anzulocken, die sich eine wundervolle Lebenszeit »verdient« hat.

Jetzt ist es auch bereits an der Zeit, konkrete Schritte in Richtung gesunder Lebensführung zu unternehmen, zum Beispiel durch den Verzicht auf Genussgifte. An erster Stelle wäre hier das Nikotin zu nennen. Allerdings sollte das Ziel nicht einfach im Weglassen liegen, sondern viel mehr ginge es darum, die Hintergründe dieser giftigen Bedürfnisse zu klären und den entsprechenden Energien gesündere Wege zu bahnen.[5] Auch eine Umstellung auf eine gesunde Kost auf der Basis von echten *Le-*

*ben*smitteln wäre nun angebracht, denn schließlich muss das wachsende Kind seinen Körper aus dem Material formen, das die Mutter ihm in ihrem Blut zur Verfügung stellt. Dieses hängt aber davon ab, was sie zu sich nimmt.[6]

Einen großen und nicht zu unterschätzenden Schritt für die Frau stellt die Klärung des eigenen Geburtstraumas dar, worauf wir noch bei der Geburtsvorbereitung ausführlich eingehen werden. Natürlich wäre auch der Mann aufgefordert, das eigene Geburtstrauma zu klären, denn auch er könnte dadurch das Erlebnis der Geburt seines Kindes leichter genießen und verkraften. Vor allem aber würde damit verhindert, dass alte, unverarbeitete Geburtsängste in das Erlebnis der kommenden Geburt einfließen. Außerdem wäre es oft auch eine notwendige gute Möglichkeit, dem eigenen Erwachsenwerden einen Schritt näher zu rücken. Für diesen Zweck gilt es, eine gute therapeutische Begleitung zu finden.[7] Die beste Zeit für diesen wichtigen Schritt läge noch vor der Empfängnis, aber auch die frühe Phase der Schwangerschaft ist geeignet, sich mit dem eigenen Geburtstrauma auszusöhnen. In späteren Phasen der Schwangerschaft kommt eine derartige Klärung, die mit Hilfe der Methode des verbundenen Atems durchgeführt wird, nur eingeschränkt und nur unter erfahrener therapeutischer Begleitung in Frage.

Schon sehr früh in der Schwangerschaft wäre es hilfreich, sich der Unterstützung einer erfahrenen Hebamme zu versichern, die bereit ist, in umfassendem Sinn Beistand zu leisten. Damit werden natürlich schon die Weichen für viele spätere Entscheidungen und Entwicklungen gestellt. Meist ist eine so frühe Zusammenarbeit nur mit Hebammen möglich, die Hausgeburten betreuen. Doch es gibt auch zunehmend Geburtshäuser, deren Hebammen schon früh zur Verfügung stehen. Bei einer beabsichtigten Klinikgeburt wird eine Frau eher dazu neigen, die Ärztin vor der Hebamme auszusuchen, was ebenfalls bereits eine wichtige Vorentscheidung ist. Die wirkliche Hilfe bei der normalen Geburt muss später von der Hebamme kommen, Ärztinnen sind nur in Notfällen wichtiger. So sind viele Kliniken wieder zu einer hebammenorientierten Geburtshilfe zurückgekehrt.

An ihrer Entscheidung bezüglich Hebamme oder Ärztin können die Eltern also schon indirekt ablesen, worauf sie sich einstellen und was sie insgeheim erwarten. Natürlich gibt es hier keinerlei kausalen Zusammenhang, aber die Resonanz zu einer normalen natürlichen Geburt oder zu einem medizinischen Unternehmen kann doch oft frühzeitig erkannt werden. In jedem Fall wäre es aber ideal, die jeweils andere Seite nicht ganz auszuschließen. Auch bei der natürlichsten Hausgeburt sollten ein paar Gedanken auf etwaige Notfälle und entsprechende Weichenstellungen gelenkt werden, und bei der Klinikgeburt schadet es nicht, sich immer wieder klarzumachen, dass eine Geburt das Natürlichste von der Welt und keine Krankheit ist und folglich eigentlich keine Klinik benötigt.

Die jeweilige Hebamme oder Ärztin wird dann bei weiteren Hilfestellungen behilflich sein und zu speziellen Übungsprogrammen zur Geburtsvorbereitung raten. Eine Frau, die schon längst Entspannung zum Beispiel über geführte Meditationen gelernt hat und die frei atmen kann, weil sie verbunden atmend ihr Geburtstrauma gelöst hat, ist in vielerlei Hinsicht besser gerüstet, als es durch die gängigen und typischen Geburtsvorbereitungen vermittelt wird.

Schwangerschaftsgymnastik ist in vielen Varianten denkbar. Eine Mutter, die schon vorher Yoga oder Qi Gong geübt hat, wird sich naturgemäß viel leichter tun. Wichtig ist hier vor allem, dass die Übungen nicht zur Last werden, sondern Spaß machen. Ein mit Hingabe durchlebtes Übungsprogramm aus den alten östlichen Traditionen ist dabei sicher hilfreicher als eine mit zu viel Ernst absolvierte spezielle Schwangerschaftsgymnastik, die ihr einziges Ziel in der Geburt hat.

Ideal für die Zeit der Schwangerschaft und die Vorbereitung auf die Geburt kann auch die Beschäftigung mit Mandalas sein. Sie haben die wunderbare Eigenschaft, Menschen, die sie malen oder auch nur kontemplativ betrachten, zu zentrieren und zu ihrer Mitte zu führen. Genau das ist in der Schwangerschaft aber wichtig und schön zugleich. Die ganze Haltung der Schwangeren spricht von solch einer Zentrierung, und aus dieser Haltung stammt auch ihre oft überwältigende Kraft. So erstaunlich es auf den ersten Blick erscheinen mag, können Mandalas diesen Schritt in die eigene Mitte auf sehr angenehme Weise unterstützen und oft überhaupt erst weisen.

Wodurch zeichnen sich eine ideale Ärztin und ihre Praxis aus?
● Die erste Begegnung mit der Gynäkologin wird aus einem ein-

gehenden Gespräch zum Kennenlernen bestehen, möglicherweise ganz ohne Untersuchung.

- Alle Gespräche finden in ruhiger Atmosphäre statt; vor allem ist die Schwangere dabei bekleidet und wird nicht mehr untersucht.
- Die Ärztin kann zuhören und nimmt sich dafür Zeit. Auf Fragen geht sie einfühlsam ein.
- Die Schwangere fühlt sich menschlich angenommen und in ihren Ängsten und Bedenken ernst genommen.
- Die Ärztin wirkt vertrauensvoll (kompetent und selbstsicher) und gut fortgebildet, das heißt, sie kennt auch neuere Verfahren und Möglichkeiten.
- Die Ärztin verfügt über grundsätzliche Offenheit gegenüber alternativen Verfahren und steht einer reinen Pharmatherapie vorsichtig und skeptisch gegenüber.
- Im Anmeldebereich der Praxis bleibt die Privatsphäre gewahrt.
- Die Wartezeiten liegen unter einer halben Stunde und verraten damit eine gute Organisation. Die Wartezeiten sind minimal und zeugen vom Respekt der Ärztin vor ihrer Patientin.
- Die Türen in der Praxis sind schalldicht und wahren die Privatsphäre.
- Untersuchungen und Behandlungsmaßnahmen werden vorher verständlich und auch unter Einschluss von Alternativen erklärt.
- Gespräche und vor allem Untersuchungen finden grundsätzlich ohne Störung durch Telefonate oder andere Außeneinwirkungen statt.
- Die Untersuchungen sind gründlich und zugleich behutsam; die eingesetzten Untersuchungsinstrumente sind vorgewärmt.
- Besonders bei Problemkonstellationen wird die Ärztin der Patientin quälende, spannungsgeladene Wartezeiten ersparen, wo immer das möglich ist.
- Bei notwendigen Behandlungen, besonders wenn diese auch zugleich eine Gefährdung einschließen, wird die Ärztin unter Ausschöpfung auch psychosomatischer Erkenntnisse den Stressfaktor so gering wie möglich halten, weil sie weiß und vermitteln kann, dass jede Gefährdung (zum Beispiel bei Erwartung eines behinderten Kindes) auch stets eine Chance für Entwicklung und Wachstum beinhaltet.

Die Begrüßung des neuen Lebens

Bei Eltern, die sich bewusst auf eine Schwangerschaft eingestellt haben, wird die Tatsache, dass sie wirklich eingetreten ist und eine Seele sich eingefunden hat, spontane Freude auslösen. Die schönste Begrüßung für die Seele ist sicher diese vom Herzen aufsteigende Freude. Wenn die Seele lange auf sich warten ließ und die Eltern diesbezüglich schon eine Zeit der Prüfungen hinter sich haben, wird diese Freude sicher manchmal mit Erleichterung gepaart sein. Auffallend oft kommt das Kind ja erst, wenn das Paar nach vielen Versuchen – häufig mit hohem technischem Aufwand – schon die Hoffnung aufgegeben hat, denn dann ist der Druck weggefallen, und die für die Empfängnis notwendige Offenheit hat sich eingestellt.

Frauen archaischer Gesellschaften, die noch sehr naturnah leben und damit auch ihrer eigenen Natur nah sind, spüren meist den Moment der Empfängnis bereits während der Vereinigung. Dann wäre im Idealfall die Begrüßung ein Akt der Ekstase und der erotischen Begeisterung. Die Seele bekäme sozusagen eine Art Taufe im Feuer der seelischen und sexuellen Liebe beider Eltern. In matriarchalischen Zeiten hat diese bewusste Empfängnis sicher eine wesentliche Rolle gespielt. Der Liebesakt zwischen Frau und Mann wurde als eine ekstatische Verherrlichung der großen Mutter (Natur) erlebt und oft rituell gefeiert. Viele Feste, wie etwa das der Beltanefeuer, bei denen die Fruchtbarkeit und der Genuss ekstatischer Lust im Mittelpunkt standen, gipfelten in dem, was wir heute etwas abschätzig »freie Liebe« nennen würden.

Auch wenn wir momentan aufgrund unseres abnehmenden Gefühls für den eigenen Körper und des ebenso nachlassenden Bezugs zu den Seelenkräften den Zeitpunkt der Ankunft einer Seele meist nicht erfassen, könnten wir doch – schon uns selbst zuliebe – versuchen, den Zeugungsakt zu einem Fest der Liebe zu machen, denn in Wirklichkeit ist er immer die erste Begrüßung für die neu angekommene Seele, ob wir das nun bemerken oder nicht. Interessanterweise gibt es aber auch bei uns einzelne Mütter, die genau sagen können, wann ihre Schwangerschaft begonnen hat. Wahrscheinlich sind auch wir noch viel intuitiver, als wir es uns selbst zutrauen, und müssten nur mehr Offenheit entwickeln, um wieder Anschluss an solche alten Seelenfähigkeiten zu gewinnen. Sie sind wohl gar nicht verschwunden, sondern nur überlagert von vielen anderen Interessen und Wichtigkeiten einer ganz anderen Zeit mit ganz anderen Prioritäten.

In jedem Fall also ist der Geschlechtsverkehr, der zur Empfängnis führt, der Moment der Begrüßung. Das könnte den Liebesakt bei Partnern, die auf ein Kind hoffen, in einem ganz anderen Licht erscheinen lassen. Hier läge auch ein weiterer Grund, darauf zu achten, dass die Liebe zwischen beiden im Mittelpunkt des Geschehens bleibt und der Liebesakt nicht zu einem Vollzugszwang verkommt, bei dem das Kind als Ziel wichtiger wird als der Weg. Solange der Weg das Ziel ist, bleibt obendrein auch das Erreichen desselben wahrscheinlicher. Angesichts der immer mehr um sich greifenden Schwierigkeit, überhaupt schwanger zu werden[8], muss diese Einstellung verstärkt in das Bewusstsein rücken.

Je mehr der Geschlechtsakt im Hinblick auf die Empfängnis funktionalisiert wird, desto weniger verlockend dürfte er auf die Seele wirken – und desto ernüchternder ist die Begrüßung für sie, bis hin schließlich zur völligen Sterilität eines Empfangs unter medizinisch-technischen Bedingungen im Labor der professionellen Befruchtungsspezialistinnen. Es wäre möglicherweise zu erwägen, ob in letzteren, eher makabren Fällen der Begrüßung nicht dem Akt der Einschwemmung des künstlich befruchteten Eies in die Gebärmutter noch eine entscheidende Bedeutung zuzumessen wäre. Aber auch dieses Einschwemmen ist naturgemäß kein Fest der Liebe und Ekstase, sondern eine medizinisch-technische Aktion ohne Einschluss von Emotion und Gefühl, insbesondere wenn es schon der x-te Versuch ist. Auf Seiten der Frau, die sich in diesem Moment in einer zwar körperlich offenen, im Übrigen aber äußerst unangenehmen Lage befindet, wird er dann von einer Mischung aus Hoffnung und Angst geprägt sein, von Seiten der Ärztin eher von emotionsloser Professionalität.

Der Volksmund spricht wohl nicht umsonst von einem Kind der Liebe. Ein solches wird eben auch in einem Liebesfest erstmalig willkommen geheißen. Seine erste Taufe geschieht in dem Liebesritual zwischen seinen sich in Ekstase vereinigenden Eltern. Der Volksmund weiß auch, dass es sich bei diesen gar nicht so häufigen Kindern der Liebe um ganz besondere Menschen handelt, die später gute Chancen haben, glücklich zu werden.

Danach brauchen sich die beiden Eltern um die weitere Begrü-ßung keine großen Sorgen mehr zu machen, sie haben ihrem Kind das denkbar schönste Geschenk zum Empfang bereitet.

Wo aber die erste Begrüßung schief gegangen ist, bleibt es hinterher erfahrungsgemäß schwer, den ersten Eindruck wieder auszubügeln. Das ist nicht nur in diesem Fall so, sondern auch aus vielen Alltagssituationen bekannt. Der Volksmund weiß um die Wichtigkeit des ersten Eindrucks und um die Bedeutung der Liebe auf den ersten Blick. Wo der Anfang gelungen ist, kann danach nicht mehr so viel dazwischenkommen. Wo er aber missglückt ist, wird es schwerer, wenn auch nicht unmöglich, danach dem Glück noch den Weg zu bereiten.

Trotz dieser starken Betonung des allerersten Kontakts bleibt auch der Moment, in dem die Mutter merkt, dass eine Seele bei ihr Unterschlupf gesucht und gefunden hat und sie nicht mehr allein in ihrem Körperhaus ist, von großer Bedeutung für beide und natürlich auch für den Vater. Allerdings wird an dieser Abfolge der Begrüßung auch schon die natürliche Reihenfolge der Beziehungspersonen für das Kind deutlich. Der Vater rangiert in dieser Trinität im Gegensatz zur patriarchalisch-christlichen eindeutig an dritter Stelle.

Für das Kind ist die Reaktion der Mutter auf seine Ankunft erfahrungsgemäß wichtig und kann ihrer beider weitere Beziehung prägen. Bei der Reinkarnationstherapie wird das immer wieder sehr deutlich. Auch die erste Reaktion des Vaters auf die eingetretene Schwangerschaft ist viel maßgebender für die spätere Beziehung der beiden, als vernunftgeprägte Eltern sich im Allgemeinen träumen lassen. Wesentlich weniger wichtig für die Seele sind dagegen äußere Umstände und Aktivitäten. Aber natürlich spricht auch nichts dagegen, bei dieser Gelegenheit ein großes Fest zu feiern oder vielleicht noch besser – aus der Sicht der frisch angekommenen Seele – ein kleines, intimes nur für die drei, die es im Wesentlichen angeht.

Optimale Geburtsvorbereitung

Es mag so scheinen, als ob das Thema Geburtsvorbereitung an dieser Stelle auf dem Weg des Ungeborenen ins Leben verfrüht zur Sprache kommt. Eine ideale Geburtsvorbereitung beginnt jedoch im tiefsten Sinn bereits vor der Empfängnis. Ideal wäre, wenn sich die Mutter in spe schon vor der Schwangerschaft mit ihrer eigenen Zeit im Mutterleib und besonders mit ihrer eigenen Geburt aussöhnen würde.

Wenn die eigenen Probleme nicht an die nächste Generation weitergegeben würden, könnte so mancher Teufelskreis unterbrochen werden. Leider ignoriert man heute noch weitgehend die Möglichkeit, Erfahrungsmuster von einer Generation zur nächsten weiterzugeben. Weder werden die positiven Möglichkeiten einer solchen »seelischen Vererbung« ausgenutzt noch die negativen vermieden. So viel auch über die genetische Weitergabe von Erbmustern geforscht wird, so wenig geschieht zur Aufklärung der Übermittlung seelischer Muster wie das des Geburtstraumas.

Wo die Chance einer Verarbeitung der eigenen Geburtsproblematik seitens der Mutter ausgelassen wird, was aus obigen Gründen leider noch immer die Regel ist, wird spätestens bei der Geburt, wenn nicht schon im Vorfeld, das eigene unverarbeitete Geburtstrauma aktualisiert. Dann besteht die Gefahr, dass die große unbewältigte Geburtsangst des eigenen Eintritts in die polare Welt alles überschattet und so die im Rahmen der klassischen Geburtsvorbereitung gelernten Atemtechniken und Hilfen angesichts des überwältigenden Stresses in Vergessenheit geraten. Das Bewusstsein kann dann – von der alten Panik überschwemmt – alle anderen Erwägungen und neu antrainierten Verhaltensmuster blockieren. So macht die alte (Geburts-)Geschichte nicht nur die übliche Geburtsvorbereitung weitgehend zunichte, sondern belastet auch das neue Leben. In einer von unkontrollierbarer Angst bestimmten Situation bekommt das Kind einen großen Teil der mütterlichen Panik gleich mit in die Wiege gelegt.

Dabei ist die klassische Geburtsvorbereitung im Allgemeinen weniger schlecht als das mit ihrer Hilfe erzielte Ergebnis. Das häufige Scheitern vor allem der angelernten Atemmuster liegt vor allem an der überwältigenden Energie, die in einem unverarbeiteten Geburtstrauma steckt und die angesichts der Geburt schlagartig mobilisiert wird. Vorstellen kann sich das Ausmaß dieser Kraft eine Erwachsene wohl nur durch das Wiedererleben der eigenen Geburt. Das wäre nicht nur den werdenden Müttern, sondern durchaus auch den dazugehörigen Vätern und eigentlich allen Menschen zu wünschen, denn ein bewältigtes Geburtstrauma kann eine große Angstfreiheit gewähren, die sich auch in allen möglichen anderen Lebenslagen positiv auswirkt.

Der Effekt ist mit einer Erfahrung auf dem Gegenpol der Geburt, dem Sterben, vergleichbar. Ähnlich wie Menschen, die ihren Tod schon einmal durchlebt haben, etwa wenn sie mittels moderner Notfallmedizin wiederbelebt wurden, danach keine Angst mehr vor dem Sterben verspüren, können Menschen, die die Panik der Geburtsenge bewusst durchschritten haben, danach die Todesangst vor jeder Art von Enge ein gutes Stück loslassen. Im Erleben hat die Extremphase der Geburt durchaus Ähnlichkeiten mit dem Sterben. Es ist jene Situation, in der das Kind – durch einen scheinbar unnachgiebigen Widerstand aufgehalten – in dieser tatsächlich *aussichts*losen Lage von großer (Wehen-)Kraft vorwärtsgepresst wird, sich zu Tode ängstigen kann und sich in den Tod gepresst fühlt. In dieser Aussichtslosigkeit ohne die geringste Chance des Ausweichens kann es – besonders wenn diese *bedrückende* Phase übermäßig lange andauert – dazu kommen, dass das Kind aus der Situation flieht. Das heißt, dass sich sein Bewusstsein von diesem Ort extremer Enge und Bedrückung zurückzieht; das Kind wird sozusagen bewusstlos.

Damit kann das Kind das Geburtstrauma aber nicht mehr bewusst durchleben und verarbeiten, denn es bekommt nun nicht mit, wie es den Engpass schließlich überwindet. Stattdessen wird sein kleiner Körper, gleichsam allein und von der Seele verlassen, unter dem Einfluss gewaltiger Kräfte durch den Geburtskanal vorwärts gepresst. In Zukunft wird dieser Mensch vor jeder konkreten wie auch symbolischen Engesituation Angst haben, was sein Leben mehr als nur am Rand behindern kann. Die meisten der das Leben so vieler Menschen bestimmenden Ängste haben bereits hier ihre Wurzeln und beziehen ihre Energie aus dieser Frühzeit. An Problemen in verschiedenen Stadien der Geburt machen sich nicht selten spätere Symptome fest, wie wir im zweiten Teil ausführlicher untersuchen werden.

Im Rahmen von Psychotherapien wie der Reinkarnationstherapie oder der Therapie mit dem verbundenen Atem ist es einer Erwachsenen möglich, die eigene Geburt nochmals zu durchleben und in der Wiederholung dem Druck jetzt standzuhalten. Ist das ganze Drama bis in seine Einzelheiten nochmals durchlebt, wird sich die Angst legen, und die Betroffene kann wieder frei

durchatmen und vor allem bei der Geburt ihres Kindes aus un-
gehemmter Kraft voll atmen. Sie kann jetzt darauf verzichten,
ihren Atem während der Wehenphasen zu zügeln, wie es von den
meisten Hebammen und Ärztinnen noch immer verlangt wird.
Eine Frau, die gelernt hat, ihrem Atem zu vertrauen, ist in keiner Gefahr, Krämpfe zu entwickeln, sondern in der Lage, aus der
tiefsten seelischen und körperlichen Kraft heraus ihrem Kind das
Leben zu schenken. Außerdem hat dieses Vorgehen den gar nicht
zu überschätzenden Vorteil, dass das Kind durch den verbundenen und damit vermehrten Atem der Mutter jederzeit geradezu
mit Sauerstoff überschwemmt wird und so der allseits zu Recht
gefürchtete Sauerstoffmangel nicht nur vermieden, sondern sogar ins Gegenteil verkehrt wird. Das Leben beginnt mit dem Geschenk einer wahren Energieüberschwemmung. Ein Anfang im
Überfluss von Lebensenergie ist aber nicht nur medizinisch das
Beste, sondern auch im symbolischen Sinn ideal.

Im Übrigen sind bekannte Gefahren weit weniger behindernd
oder gar gefährlich als unbekannte, die die Tendenz haben, um
sich herum immer mehr Energie zu sammeln. Die Erfahrung,
dass Probleme durch Aufschieben eher wachsen, ist auch aus anderen Bereichen vertraut. Bei unverarbeiteten Geburtsproble-
men ist besonders beeindruckend, wie sie sich durch das ganze
Leben ziehen und dann in der Regel auch noch an die nächsten
Generationen weitergegeben werden.

Die Technik des verbundenen Atems

Als für die Schwangerschafts- und Geburtsvorbereitung beste
Atemtherapie hat sich der verbundene Atem herausgestellt. Es
handelt sich dabei um eine sehr alte Atemtechnik, deren Spuren
in Tibet Jahrtausende zurückreichen. Wir sind auf diesen Atem-
prozess im Rahmen der Reinkarnationstherapie aufmerksam geworden.[9] Ähnliche Atemübungen sind unter Namen wie Holo-
tropes Atmen (Stanislav Grof), Rebirthing (Leonard Orr) oder
auch psychoenergetisches Atmen (Robert Dorsch) bekannt geworden.

Im Gegensatz zur klassischen Geburtsvorbereitung, bei der
Frauen darauf trainiert werden, aus Angst vor einer Hyperventilationstetanie verhalten zu atmen, empfiehlt es sich beim ver-

bundenen Atem, im Vorfeld durch die Hyperventilation *hindurchzugehen* und sich atmend von den bewussten und vor allem unbewussten Ängsten bezüglich der eigenen Geburt zu befreien.

Technisch werden beim verbundenen Atem, wie der Name schon sagt, ohne Pausen Ein- und Ausatmung miteinander verbunden, und zwar unter fachkundiger Anleitung und Begleitung. Der Atem sollte möglichst rund und stark fließen und viel Sauerstoff beziehungsweise Lebenskraft oder Prana hereinholen. Dass der Körper dabei viel Säure verliert und kurzzeitig in eine alkalische Stoffwechsellage gelangt, ist sogar von Vorteil, neigen wir doch sonst eher vermehrt zur Übersäuerung, insbesondere das Kind unter der Geburt.

Die Schulmedizin setzt im Fall einer Hyperventilationstetanie, bei der der Körper auf dem Boden der vermehrten Abatmung von Kohlensäure (Kohlendioxid) mit muskulären krampfartigen Symptomen reagiert, auf Sofortmaßnahmen wie Kalziuminjektionen, Gabe von Beruhigungsmitteln oder Rückatmung in eine Plastiktüte, um diesen als bedrohlich definierten Zustand sofort zu beenden. Beim verbundenen Atem wird der Betroffenen hingegen in diesem Zustand erlaubt, so weiterzuatmen, oder sie wird aktiv dazu angeregt, sich durch die Enge hindurchzuatmen. Statt die Angst also gleichsam biochemisch zu blockieren, kommt die Betroffene mit Hilfe der Technik des verbundenen Atems langsam wieder aus dem Engezustand heraus. Die Krämpfe lösen sich Stück für Stück auf oder fallen manchmal im Sinn einer so genannten Atembefreiung sogar ruckartig von ihr ab, und sie erlebt innerlich und auch äußerlich sichtbar eine Befreiung in einer Art Geburtsprozess. Wird dieser Prozess einige Male hintereinander durchlaufen oder erlebt die Betroffene den Ablauf schon gleich zu Beginn bewusst mit, löst sich mit den Krämpfen auch das Geburtstrauma, und die bisher blockierte Energie wird frei und steht ihr zukünftig zur Verfügung.

Der kaum zu überschätzende Vorteil solcher Vorbereitung für die Geburt ihres Kindes liegt darin, dass sie – wenn das Trauma einmal bewältigt ist – nicht mehr zu Krämpfen neigt, sondern aus voller Kraft atmen kann, ohne die Zeichen einer Tetanie zu entwickeln. Damit braucht sie bei der Geburt nicht länger zu versuchen, ihren Atem zu kontrollieren, sondern kann voll und frei drauflosatmen, was ihr große Kraft schenkt und zudem den schon erwähnten Vorteil mit sich bringt, dass das Kind zu jeder Zeit überreichlich mit Sauerstoff versorgt wird. Damit ist zugleich schon die häufigste und gefährlichste Komplikation der Geburt, der Sauerstoffmangel auf Seiten des Kindes bei etwaigen Geburtsverzögerungen, im Griff. Die Überschwemmung mit Sauerstoff wird in der letzten Zeit in der Naturheilkunde, aber ansatzweise auch schon in der Schulmedizin schätzen gelernt. Verglichen mit deren Methoden bewirkt das verbundene Atmen ganz nebenbei eine vergleichsweise hohe Sauerstoffanreicherung im Blut.

Die durch Lösung des Geburtstraumas frei werdende Energie kann später in der Schwangerschaft in wunderbarer Weise zum eigenen und dem neu heranwachsenden Leben beitragen. Allein die Angstfreiheit wird die Schwangerschaftszeit sehr bereichern. Hinzu kommt, dass mit der Methode des verbundenen Atems nicht selten sogar Einheitserfahrungen möglich werden, die das Urvertrauen der Mutter noch zusätzlich stärken.

Mit dem Ungeborenen in Kontakt treten

Wie schon betont, erlebt die Seele die Schwangerschaft ganz anders, als es sich die Mehrheit der Menschen in unserer Gesellschaft vorstellen kann. So macht das Ungeborene sich wenig aus großen demonstrativen Aktionen und legt dafür allen Wert auf echte Gefühle und Emotionen. Bis ins spätere Kindesalter hinein können wir noch beobachten, wie wenig sich Kinder durch materielle Geschenke beeindrucken oder gar bestechen lassen. Anfangs wollen sie nur Zuwendung und Herzenswärme.

Ganz abgesehen von dieser uns kindlich anmutenden Bezogenheit auf Gefühle können wir davon ausgehen, dass die Seele unter Umständen schon sehr alt ist, manchmal sogar viel älter und reifer als die der Eltern. Natürlich setzt diese Betrachtung ein Weltbild voraus, das die Unsterblichkeit der Seele anerkennt. In jedem Fall wäre es hilfreich, diese Möglichkeit bei einer Schwangerschaft und bei der Lektüre dieses Buches nicht auszuschließen und sie – sozusagen als Arbeitshypothese – im Hinterkopf zu behalten. Sie kann beiden Eltern viele Verständnisschwierigkeiten im Lauf des kommenden Lebens mit ihrem Kind ersparen.

Wer solche Gedanken ernst nimmt, könnte das Kind von Anfang an als gleichwertigen Menschen sehen, auch wenn dieser sich gerade noch mit kindlichen Entwicklungsproblemen herumschlägt. Natürlich würde die Anerkennung der Möglichkeit, eine (sehr) alte Seele vor sich zu haben, die Eltern nicht der Verpflichtung entheben, ihrem Kind auf seiner jeweiligen Entwicklungsebene mit der jeweils angemessenen Haltung zu begegnen. Es kann also nicht darum gehen, die Seele zu überfordern oder das Kind zu einem altklugen kleinen »Erwachsenen« zu trimmen.

Auch wenn die Seele – im Hinblick auf ihre Weltsicht – noch wesentlich »kindlich« reagiert, braucht das nicht als Freibrief verstanden zu werden, ihr kindisch zu begegnen, sondern es gebietet im Gegenteil, sie in ihren Bedürfnissen und Fähigkeiten ernst zu nehmen. Es folgt aus dem oben Gesagten ja zum Beispiel auch, dass sie sich durch nichts täuschen lässt. Alle Versuche, ihr etwas vorzumachen, sind wirkungslos und damit automatisch sinnlos. Die Absicht, eine Seele hinters Licht zu führen, entspricht ungefähr der, Gott etwas vorzuspielen. Tatsächlich ist die Seele der Einheit und damit dem Göttlichen noch nahe. Dummerweise leben die meisten Menschen moderner Gesellschaften in der unbewussten Vorstellung, sie könnten mit Theaterspielen Gott hinters Licht führen. Insofern liegt ihnen der Gedanke, einem Ungeborenen etwas vormachen zu können, noch näher. Erfahrungen mit der Reinkarnationstherapie zeigen aber eindeutig, dass es nicht möglich ist. Die Seele lässt sich in keiner Beziehung täuschen, sondern weiß immer über die wahren Absichten und Empfindungen der Eltern.

Ein weiterer, langfristig sehr erleichternder und das Erlebnis der Schwangerschaft vertiefender Schritt, der von Anfang an von großem Gewinn für das Erleben von Mutter und Kind ist, besteht in der Entdeckung der eigenen inneren Stimme. Paracelsus nannte diese Instanz den inneren Arzt oder Archeus und vertraute ihm viel mehr als seinen leibhaftigen Medizinerkollegen. Wenn eine Mutter Kontakt zu ihrer inneren Stimme findet, wird es ihr möglich, mit dem Kind schon vor der Geburt auf wunderbare Weise in Kontakt zu treten. So kann die gefühlsmäßige Ebene noch ergänzt und beglückend vertieft werden – ganz abgesehen davon, dass sich hier auch ein einfacher Zugang zur Stimme des eigenen Herzens eröffnet, die in der kommenden Zeit der Schwangerschaft immer wichtiger wird.

Daraus ergibt sich auch eine der wichtigsten Ebenen der späteren Geburtsvorbereitung. Denn wenn das Kind auf diese Weise von Beginn an in die Entscheidungen der Mutter mit eingebunden ist und mitmacht, ist vieles leichter, wie es die archaischen Gesellschaften zeigen. Diese können sich Querlagen* gar nicht leisten, da sie dafür keine medizinischen Lösungsmöglichkeiten haben. Dass bei ihnen solchen Komplikationen vergleichsweise gering sind, dürfte vor allem auch an dem engeren Band zwischen Mutter und Kind und der besseren *Einstellung* des Kindes auf die Geburt liegen. Selbst wenn solche archaischen oder ursprünglichen Menschen nicht von der inneren Stimme sprechen, benutzen sie sie doch ständig.

Zeit für innere Bilder

Im Reich der inneren Bilder liegt auch der Schlüssel zu der wundervollen Erfahrung für die Mutter, ihrem Kind zur Begrüßung die Welt zu zeigen, auch wenn es noch gar nicht ganz auf der Welt ist. Das später so wichtige Zusammengehörigkeitsgefühl, das Band zwischen Mutter und Kind, beginnt idealerweise schon jetzt zu wachsen, wenn sie gemeinsam die Natur oder die Kunst – schöne Bilder, Musik, Filme – genießen. Die meisten Mütter haben spontan den Wunsch, mit dem Kind zu sein, bevor es noch ganz da ist, und ihm zu zeigen, was auf es wartet. Äußerlich wird das oft schon sichtbar in den liebevoll um den Bauch gelegten Armen, die das Kind nicht nur schützen, sondern es mit dieser Geste auch allen sichtbar einbeziehen.

Von ganz allein ergibt sich für die Schwangere, die auf ihre innere Stimme hört, was sie von der äußeren Welt in sich hineinlässt und mit ihrem Kind an Erfahrungen und Eindrücken teilt. Wenn sie sich von der inneren Stimme leiten lässt, wird sie beispielsweise mit Sicherheit Mozart den Vorzug vor Heavy Metal geben. Natürlich beeinflusst sie mit der Wahl besonderer Eindrücke ihr Kind.

Wenn sie dem Kind dann noch ihre innere Stimme leiht, kann sich die Mutter mit einer Mischung aus Worten und Gefühlen schon jetzt mit ihrem Kind verständigen. Viele Probleme wie unerklärliches und beunruhigendes Treten des Kindes oder das von der Mutter durchaus schmerzhaft empfundene Ziehen an der Nabelschnur können so schon weit im Vorfeld vermieden werden. Das Kind kann über die innere Stimme der Mutter bereits jetzt mitteilen, was es zum Wachsen und Reifen und vor allem zum Wohlfühlen braucht. Es gibt Mütter, die diesen Dialog so weit ausbauen, dass sie gemeinsam mit ihrem Kind klären, welche Musik sie jetzt am liebsten zusammen hören und was sie gemeinsam essen wollen. Einen leichten Einstieg in dieses Thema der inneren Stimme und des inneren Arztes, der natürlich auch in der Schwangerschaft einer der besten Berater wäre, bis hin zum Dialog mit dem Ungeborenen liefern *Reisen nach Innen*. In die Vorstellung vom persönlichen Schutzengel, die ja heute durchaus wieder populärer wird, mischen sich Anteile des inneren Arztes, und nichts spricht dagegen, dieser inneren Instanz eine weibliche und damit besser zur Schwangerschaft passende Gestalt zu geben oder auch die geschlechtsneutrale eines Engels. Im Reich der inneren Bilder, Vorstellungen, Fantasien und Träume ist die eigene Intuition in keiner Weise beschränkt.

Natürlich kann sich das alles eine Mutter am besten leisten, wenn sie viel Zeit für sich und ihr ungeborenes Kind hat. Das wird heutzutage immer seltener der Fall sein, trotzdem wäre es natürlich ideal. Aber auch wo berufliche Pflichten und/oder weitere Kinder ihr Recht fordern, gäbe es gute Kompromissmöglichkeiten, und letztlich geht es natürlich auch viel mehr um die Qualität der Zuwendung als um die Quantität.

Die meisten Mütter legen automatisch den ganzen angesparten Urlaub in diese Zeit; oft wird in der Schwangerschaft auch der Beruf auf die Ebene eines Jobs zurückgestuft. Aus der Perspektive der Mutter ist das mehr als angemessen, selbst wenn es natürlich einer der Gründe ist, den kurzsichtige Arbeitgeberinnen immer noch gegen Frauen ins Feld führen. In Urlauben und an Feierabenden, in Mittagspausen und sogar während Tätigkeiten, die das erlauben, kann sich im Dialog zwischen Mutter und Kind jenes Band bilden, das oft ein Leben lang hält, ohne im negativen Sinn zu binden oder gar zu fesseln. Je früher es sich ausbildet und je bewusster seine Entwicklung erlebt und gefördert wird, desto verlässlicher ist es später, desto sicherer lässt sich aber auch verhindern, dass es in der Zukunft einengt und behindert. Wenn das Kind schon vom Anfang seiner Zeit im Mutterleib an als selbstständiges Wesen respektiert wird, kann es in der Geburt leichter losgelassen werden und auch von sich aus besser loslassen. Und selbst viel später noch in der Pubertät und Adoleszenz werden die positiven Auswirkungen solch einer *gelösten* frühen Einstellung spürbar und erlauben, das Kind leichter auf die nächste Ebene zu entlassen. Dass Kinder, die schon sehr früh *mitbekommen* haben, dass sie sich auf ihre Mutter verlassen können, sie später auch besser loslassen können, mag auf den ersten Blick verwundern, ist aber eine immer wieder zu beobachtende Tatsache.

Die schon besprochene Notwendigkeit der Entwicklung von Urvertrauen als späterer Basis für Selbstvertrauen fällt ebenfalls in diese Zeit und kann über das Spiel mit den inneren Bildern in lockerer Weise gefördert werden. Das ekstatische Erlebnis in der Vereinigung der sich liebenden Eltern zur direkten Begrüßung bei der Empfängnis setzt sich im Idealfall mit rauschhaften und beglückenden Einheitserlebnissen fort. Über die Rückkoppelung des inneren Dialoges kann dieses einheitsnahe Empfinden zur Mutter zurückfließen und ist wahrscheinlich für die beeindruckende Kraft und die berührende Ausstrahlung vieler schwangerer Frauen mitverantwortlich.

Gemeinsame Einheitserfahrungen sind das Verbindendste, das sich zwischen Menschen ereignen kann, und Mutter und Kind haben in dieser frühen Zeit die einmalige Chance dazu. Das häufige Eintauchen in die Welt der inneren Bilder und die Kontaktaufnahme über sie wären ein ausgezeichneter Beginn für die gemeinsame Reise durch den Kreis des Lebens.

Praktische Hinweise zu geführten Meditationen

Wer noch keine Erfahrungen mit dieser leichtesten Art der Meditation hat, kann diese auf einfache Weise mit vorgefertigten Meditationen auf CD oder Kassette machen. Neueinsteigerinnen seien auf das Buch *Reisen nach Innen. Geführte Meditationen auf dem Weg zu sich selbst* mit seinen beiden Übungskassetten hingewiesen. Für das Thema Schwangerschaft wären auch die Meditationen *Elemente-Rituale* zu empfehlen und besonders das für dieses Buch entwickelte Programm *Meditationen für Schwangere* (siehe Anhang).

Das erste Drittel der Schwangerschaft

Ein Kind entsteht

Eine durchschnittliche Schwangerschaft dauert 10 Mondmonate, die 40 Wochen oder 280 Tagen entsprechen. Da die Schwangerschaft eine ganz vom weiblichen Prinzip bestimmte Zeit ist, wird stimmigerweise nicht nach den Monaten des Sonnenjahres, sondern nach dem Mondjahr gerechnet. Ähnlich richtet sich auch die Periode, die kleine Schwester der Schwangerschaft, nach den Mondmonaten, weshalb man auch von Menses (lat.: *mens* = Monat) spricht.

Die Dauer der Schwangerschaft kann genau wie der Menstruationszyklus individuell schwanken; eine Geburt zwei Wochen früher oder später stellt jedenfalls noch kein Problem dar.

Die Medizin teilt die Schwangerschaft in drei Abschnitte (Trimenon) ein und folgt dabei eher physiologischen, auf das Wachstum des Kindes bezogenen Anhaltspunkten als dem Mondrhythmus. Bezeichnenderweise orientiert sich das Trimenon-Schema auch eher am Rhythmus von drei mal drei Sonnenmonaten. Dem ersten Trimenon, das den Zeitraum von der Empfängnis bis einschließlich 12. Woche umfasst, ist dieses Kapitel gewidmet. Das zweite Trimenon endet mit der 26. Woche, und das dritte umfasst den Rest der Schwangerschaft bis zur Geburt. Da sich diese Einteilung überall in der westlichen Welt durchgesetzt hat, bleiben auch wir dabei.

Die Schwangerschaft beginnt mit der geglückten Empfängnis, die wiederum auf einem erfolgreichen Eisprung beruht. Das in der Mitte des Zyklus aus dem Eierstock in die freie Bauchhöhle gesprungene Ei wird dort vom Fimbrientrichter des Eileiters, der sich sanft auf den Eierstock legt, in Empfang genommen und wandert innerhalb von drei bis vier Tagen durch den Eileiter in Richtung Gebärmutter. Die Hauptzeit der Befruchtung liegt in den ersten sechs bis acht Stunden nach dem Eisprung. Allerdings ist hinsichtlich der Empfängnisverhütung auf diese Zahlenangaben erstaunlich wenig Verlass. So ist es schon zu allen möglichen, aber eben auch unmöglichen Zeiten zur Empfängnis gekommen.

Das befruchtete Ei wächst durch beständige Zellteilungen zu einem kugelförmigen Zellhaufen heran und nistet sich in der bestens vorbereiteten Schleimhaut der Gebärmutter ein. Aus der anfänglich ungeordnet wirkenden kugeligen Zellansammlung (Morula) wachsen der Embryo, der Mutterkuchen (Plazenta) und die Verbindung zwischen beiden, die Nabelschnur, heran. Innerhalb der sich nun ebenfalls bildenden Eihaut (Amnion) schwimmt der Embryo an einer zuletzt ungefähr halbmeterlangen Nabelschnur, die ihn mit allem Notwendigen versorgt, im Fruchtwasser. Dieses gleicht von seiner Zusammensetzung dem Urmeer, was auf die ursprüngliche Herkunft allen Lebens aus dem Wasser hinweist. Auch die Behaarung des Embryos (Lanugobehaarung) und späteren Erwachsenen entspricht noch der eines Wasserwesens, als das wir unser Leben ja auch im Fruchtwasser beginnen.

Unsere ganze Entwicklungsgeschichte steckt uns so im wahrsten Sinn des Wortes nicht nur in den Knochen, sondern auch in jeder Zelle. Wir beginnen das Leben als Einzeller in einer Wasserwelt, einer Amöbe durchaus nicht unähnlich, werden dann allmählich zu einem aktiv schwimmenden Wassergeschöpf mit der entsprechenden stromlinienförmigen Behaarung, um schließlich den Schritt vom Wasser- zum Landlebewesen nachzuvollziehen. Dort angekommen befinden wir uns zuerst in der typischen Position der Reptilien, die sich auf dem Bauch und auf allen vieren kriechend durchs Leben bewegen, bevor wir zu krabbeln beginnen und dann über den Vierfüßler- oder Bärengang der Säugetiere schließlich den Schritt in die Vertikale schaffen und damit das alles entscheidende Stück Entwicklungsgeschichte vom Menschenaffen zu unseren frühen Vorfahren nachvollziehen.

Auf die neunmonatige Erfahrung in der anfänglichen Wasserwelt geht auch der Tauch- und Schwimmreflex des Neugeborenen zurück, das ja in der Lage ist, sich im tiefen Wasser an der Oberfläche zu halten. Durch das Fruchtwasser wird der Embryo in idealer Weise vor allen Erschütterungen geschützt und isoliert. Außerdem verschafft das Fruchtwasser den notwendigen Freiraum, in den sich der Embryo ohne eigene Anstrengung hineinentwickeln kann. Er wäre ja nicht in der Lage, gegen den Druck der mütterlichen Bauchdecken anzuwachsen. Schließlich garantiert die Wasserwelt auch noch die gleichmäßige Körpertemperatur und schafft so die Grundlage für die Entwicklung jenes Urvertrauens, das für das ganze weitere Leben so wichtig wird.

Gleich nach der Einnistung entwickeln sich auch schon die Anfänge der Plazenta, die für die nächsten zehn Mondmonate die Versorgung des Kindes sichern wird. Sie übernimmt vor allem die Funktion einer Lunge, weil die eigentliche Lunge, selbst wenn sie sich schließlich entwickelt hat, weiterhin zusammengefaltet im Brustkorb verharrt und erst nach der Geburt, wenn Luft anstelle des Wassers das kindliche Gesicht berührt, ihre Funktion aufnimmt. Das ist auch der Grund, warum Kinder bei Wassergeburten erst atmen, wenn sie wirklich aufgetaucht sind. Symbolisch wachsen dem Kind zwar bereits jetzt Flügel, eben seine Lungenflügel, aber es wird sie erst mit der Geburt entfalten. Das Ungeborene ist noch ganz auf die Mutter angewiesen und kann nicht »wegfliegen«. Über die Nabelschnurgefäße versorgt die Plazenta das Kind mit Sauerstoff und entsorgt auf diesem Weg auch das sich in seinem Organismus ansammelnde Kohlendioxid.

In übertragener Sichtweise ist die Plazenta dem Kind auch Magen und Darm, denn es bekommt seine gesamte Nahrung ebenfalls aus dem mütterlichen Blut. Alle Nährstoffe, Mineralien, Spurenelemente und Vitamine werden aus dem Körper der Mutter übernommen. Folglich sollte die Schwangere sie in ausreichendem Maß zu sich nehmen, was heute nur noch über Vollwerternährung möglich ist. Die Plazenta dient dem Ungeborenen auch als Niere. Alle Stoffwechselschlacken, die außerhalb des kindlichen Leibes über die mütterlichen Nieren gefiltert werden, müssen über die Plazenta transportiert werden. Ähnlich wird von ihr auch die Ausscheidungsfunktion des Darmes übernommen. Darüber hinaus bildet die Plazenta eine Reihe von Hormonen, die für die Erhaltung der Schwangerschaft wichtig sind. Sie tragen dazu bei, den mütterlichen Organismus auf die weitere Zeit zu zweit einzustellen und auf die Geburt vorzubereiten. Bis zum Ende der Schwangerschaft wächst die Plazenta auf ein Gewicht von ungefähr einem halben Kilogramm heran.

Schon in der dritten Schwangerschaftswoche beginnen die ersten Organe, sich zu entwickeln. Bereits in der fünften Woche fängt das kindliche Herz an zu schlagen. Jetzt ist auch schon das aus dem Neuralrohr gebildete Zentralnervensystem zu erkennen, mit einem deutlichen Gehirn- und Rückenmarksanteil. Im Kopfbereich bilden sich die Anlagen von Mund und Augen heraus. Auch der Verdauungstrakt ist bereits deutlich zu erkennen, wie auch die Aussprossungen der Armknospen. In der folgenden Woche kommen Andeutungen der Beinknospen hinzu.

In der achten Woche erkennen wir die Gesichtszüge und die sich entwickelnden Ohren. Auch die Atemwege bilden sich nun bereits. In den kommenden beiden Wochen werden die Eierstöcke bei Mädchen und die Hoden bei Jungen angelegt. Das bisher weiche Skelett beginnt nun langsam zu verknöchern, ein Prozess, der über die Schwangerschaft hinaus anhält. So wird in den ersten drei Monaten alles Wichtige angelegt und auch schon weitgehend fertig ausgebildet. Endgültig abgeschlossen ist diese Phase bis Ende der 16. Woche (des vierten Monats).

Die seelische Entwicklung des Kindes ist in dieser Zeit wesentlich von der Haltung der Eltern und insbesondere der Mutter geprägt. Himmelhoch jauchzend und zu Tode betrübt liegen für das Kind – wie nicht selten auch für die Mutter – oft sehr nahe beieinander.

Die spirituelle Entwicklung vollzieht sich gleichsam gegenläufig zur körperlichen. Je mehr sich der Körper verfestigt, je mehr etwa die Knochen ihre Transparenz verlieren und durch Kalkeinlagerungen undurchsichtig und fest werden, desto mehr verliert sich für das Kind der Zugang zur Transzendenz. Die Zeit des ekstatischen Erlebens von Einheitsgefühlen kommt langsam zu ihrem Ende, zumal auch äußerlich der Platz abnimmt. Das freie, unbeschränkte, gleichsam körperlose glückselige Schweben wird schwieriger. In dem Maß, wie der kleine Körper wächst, fordert er auch sein Recht und drängt in den Mittelpunkt des Erlebens.

Wann entwickelt sich was?

Für geführte Meditationen kann das Wissen, welche Körperstrukturen sich gerade beim Kind entwickeln, spannend sein, besonders wenn die Mutter die aus urprinzipieller Logik damit ins Leben tretenden Themen kennt.[10] Für das Herz wäre das etwa das Aufkommen von Mut, Selbstbewusstsein und Liebesfähigkeit, bei den Nieren etwa das Gefühl für Gleichgewicht und Ausgewogenheit, wie es später einmal die Grundlage echter Partner- und Beziehungsfähigkeit wird.

- Beim *Herz* liegt der Beginn der Entwicklung um den 18. bis 19. Tag. Ab dem 22. Tag sind schon seine Kontraktionen auszumachen. Bereits in der 5. Schwangerschaftswoche ist die Entwicklung im Wesentlichen abgeschlossen.
- Das *zentrale Nervensystem* beginnt sich mit Anfangs der 3. Woche auszubilden und hat dann seine Hauptentwicklungszeit bis zum Ende der 6. Woche. Danach differenziert es sich laufend weiter – bis zur Geburt und darüber hinaus.
- Die wesentliche Entwicklungszeit der *Wirbelsäule* liegt zwischen der 4. und 6. Woche. Die vollständige *Verknöcherung* wird aber erst um das 25. Lebensjahr erreicht.
- Die Entwicklung der *Augen* beginnt Mitte der 4. Woche und geht bis Mitte der 8. Woche. Endgültig abgeschlossen ist die Entwicklung aber erst mit der 38. Woche.
- Bei den *Ohren* liegt der Hauptentwicklungszeitraum zwischen der 4. und 8. Woche.
- Die *Extremitäten* bilden sich ab Mitte der 4. bis zum Ende der 8. Woche.
- Relativ spät, nämlich ab Mitte der 7. bis zur 13. oder 16. Woche, nehmen die *Geschlechtsorgane* Gestalt an. Im Ultraschall sind sie frühestens ab der 13. oder meist ab der 15. Woche auszumachen.

Längen- und Gewichtsentwicklung im zweiten Trimenon

Woche	Länge	Gewicht
4.	ca. 0,5 cm	ca. 0,5 g
8.	ca. 3 cm	ca. 2 g
12.	ca. 12 cm	ca. 19 g

Solche Zahlenangaben sind allerdings immer mit Vorsicht zu genießen, auch wenn das kindliche Wachstum bis zur 20. Woche, abgesehen von krankhaften Entwicklungen, sehr übereinstimmend verläuft. Die Bestimmung des Geburtstermins per Ultraschall ist – wenn überhaupt – nur bis zu diesem Zeitpunkt sinnvoll. Danach kommen zu große Schwankungen vor – wie dann auch später im Leben. Es gibt sowieso keinen Grund, hier elterlichen Ehrgeiz ins Spiel des Lebens zu bringen.

Veränderungen bei der werdenden Mutter

Besonders in den ersten Wochen der Schwangerschaft ähnelt die Stimmung der Frau oft einer Achterbahnfahrt. Das entspricht den rasch einsetzenden Veränderungen im Körper. Allein der Grundumsatz klettert um bis zu 25 Prozent. Das heißt, der mütterliche Organismus muss viel mehr arbeiten, um die Plazenta und das Kind herauszubilden und wachsen zu lassen.

Auch seelisch stehen die meisten Frauen unter starker Anspannung. Der Druck, unter den sie geraten, wird oft über die Blase deutlich. Andauernder Harndrang kann sie ständig zum Loslassen auf die Toilette treiben. Auf der körperlichen Ebene ist der Auslöser wohl die rasche Zunahme der Beckendurchblutung, die wiederum die Blase derart reizen kann, dass sie ständig auch geringste Urinmengen loswerden will. Diese Symptomatik kann schon nach der ersten Schwangerschaftswoche auftreten und damit die anderen Umstände verraten. Der vermehrte Harndrang hat natürlich noch nichts mit einem Druck der Gebärmutter auf die Blase zu tun; dieser kann erst viel später hinzukommen. Auf der Ebene der Seele wäre alles, was der Mutter zum Loslassen verhilft, zu empfehlen – von ausgedehnten Spaziergängen bis zu Entspannungsübungen und Meditationen. So kann die Blase bezüglich dieses Themas im Sinn von *Krankheit als Symbol* entlastet werden.

Auch das mütterliche Herz wird nun in seelischer und physischer Hinsicht mehr gefordert und deutlich schneller klopfen. Natürlich steht dahinter eine körperliche Notwendigkeit, aber es ist auch Ausdruck des Herzklopfens, das von der Gewissheit, jetzt schwanger zu sein, ausgelöst werden kann. Die Herzenskräfte der Frau sind nun in besonderer Weise herausgefordert, und sie wird nicht nur für zwei pumpen, sondern auch für ihr Kind mitfühlen müssen. Die Redewendung »Mein Herz schlägt für dich« zeigt das sehr schön.

Wo die werdende Mutter aber zum Beispiel zwischen Kind und Mann hin- und hergerissen ist, weil er andere Bedürfnisse hat und sie in gewohnter Weise anmeldet, wird sie in gefühlsmäßige Turbulenzen geraten. In ihr will sich nun alles vom Herzen her auf das Kind einstellen. Wo das nicht geht oder die Zeit und die Situation es aus Arbeits- oder sonstigen Gründen nicht hergeben, werden Probleme auftauchen.

Die Schwangere muss nun auch für zwei atmen. Das heißt, sie muss viel mehr und tiefer durchatmen, was sich in manchem Seufzer bemerkbar machen kann. Schon äußerlich sichtbar wird sie schneller durch die beiden Pole der Wirklichkeit, durch Nehmen und Geben, gehetzt. Oder anders ausgedrückt: Der Wechsel zwischen den Polen wird beschleunigt. Parallel müsste sie seelisch Gelegenheit zu vertieftem Austausch finden, sonst durchlebt sie oftmals auch alle Höhen und Tiefen ihrer Existenz in kürzerer Folge.

Verschiedenste Ängste können sich nun bemerkbar machen, ohne dass *frau* von großen Problemen ausgehen müsste. Vor allem solche Konflikte, die latent schon immer da waren, werden möglicherweise deutlicher. Ängste entsprechen auf der Körperebene Enge und sind sehr häufig mit der ersten großen Engeerfahrung des Lebens anlässlich der eigenen Geburt verbunden. Falls sich eine Angstproblematik schon zu Anfang der Schwangerschaft meldet, wäre besonders daran zu denken, das eigene Geburtrauma, wie schon empfohlen, noch in der frühen Schwangerschaft zu lösen. Hier zeigt sich die Intelligenz des Organismus, der versucht, noch rechtzeitig zu klären, was bei der bevorstehenden Geburt zu Schwierigkeiten führen könnte.

Die Gewissheit, dass es (bald) kein Zurück mehr gibt, kann sich manchmal auch in bedrückender Weise aufdrängen. Selbst ein eigentlich schon fest geplanter und mit Vorfreude ins Auge gefasster Entschluss, als Mutter für längere Zeit aus dem Beruf auszusteigen, kann nun – unter dem Einfluss der anfänglichen hormonellen Hochs und Tiefs – viel schwerer als erwartet fallen.

Veränderungen in der Partnerschaft werden notwendig, weil nun plötzlich ein reifes, erwachsenes Verhalten fast zwingend gefordert ist. Diese Entwicklung zur Reife ist aber bei unseren heutigen Schwierigkeiten mit der Pubertät[11] durchaus nicht selbstverständlich vorauszusetzen. Solche Umstellungen können unerwartet schwer fallen, wenn die unbeschwerte Jugendlichkeit plötzlich von der Frau abfällt, während der Mann vielleicht noch mit ganz anderen Gedanken kokettiert und aufgrund seiner unveränderten körperlichen Situation den Ernst der Lage gar nicht wie sie begreifen kann. Er sieht und spürt keinerlei Veränderung, aber sie erwartet wenigstens ein bisschen Einfühlungsvermögen von ihm. Wenn er aber wie so häufig noch in den Jungenjahren steckt, mag das Gefühl bei ihr übermächtig werden, dass er vielleicht doch gar nicht der Richtige ist – und das jetzt, wo es zu spät ist und sie sein Kind schon trägt. Dann mag es sich plötzlich so anfühlen, als müsste sie es (ganz allein) tragen. Im Erkennen solcher Zusammenhänge liegt aber gerade die Chance, damit fertig zu werden.

Frauen ohne *einsatzbereiten* Partner und Vater sind in dieser ersten Phase besonderen Prüfungen ausgesetzt, denn es ist trotz allem möglichen partnerschaftlichen Unverständnis gegenüber ihren Stimmungsschwankungen und Launen immer noch leichter, wenn man die Situation und die Verantwortung teilen kann. Eine gute Freundin, die vielleicht selbst schon ein Kind geboren hat, und/oder auch die eigene Mutter wären jetzt als Unterstützung besonders wichtig. Erfahrungsgemäß normalisieren sich die Hormonschwankungen, die (von Gynäkologinnen) so leicht für all die Probleme in diesem ersten Trimenon verantwortlich gemacht werden, umso schneller, je eher sich die emotionalen Turbulenzen legen.

Erste äußere Anzeichen der Schwangerschaft

Nur selten wird eine Frau in unserer Gesellschaft die Empfängnis schon direkt nach dem Geschlechtsverkehr bemerken – obwohl dies aufgrund eines guten Körper- und vor allem Seelengefühls, aufgrund einer guten Intuition hin und wieder doch noch vorkommt. Dieses Nachlassen des Wissens um die eigene Körpersituation hat wohl auch damit zu tun, dass die Schwangerschaft jahrhundertelang so abgewertet war, dass sie schon deshalb so lange wie möglich geheim gehalten wurde. Mit der Zeit hat sich diese Verdrängung offenbar sogar bis in das weibliche Körpergefühl durchgesetzt.

Wenn sich die Schwangerschaft durch einen entsprechenden Test feststellen lässt, ist das Ei in der Regel seit acht bis zehn Tagen befruchtet. Nachdem wir das ursprüngliche natürliche Gefühl für den Eintritt einer Schwangerschaft, wie es heute noch bei archaischen Völkern besteht, verloren haben, gewinnen wir nun durch die Fortschritte der Gynäkologie wieder zunehmend schneller Gewissheit. All die früher wichtigen Zeichen zur Schwangerschaftsfeststellung sind durch die immer sensibler werdenden Testverfahren überholt. Heute kommt in der Regel die Frau, nachdem sie den in der Apotheke besorgten Test selbst durchgeführt hat, zur Ärztin und teilt ihr die Schwangerschaft mit.

Häufig ist das erste Anzeichen für eine Schwangerschaft das *Ausbleiben der Monatsblutung*. Jetzt ist der Hormontest bereits aussagekräftig. Umgekehrt lässt sich aber aus dem Eintreten einer Blutung nicht sicher schließen, dass keine Schwangerschaft vorliegt. Manchmal kommt es nämlich trotz Schwangerschaft zum Zeitpunkt der Regel noch zu Blutungen, die allerdings meist geringer ausfallen.

Die von modernen Tests bereits kurz nach der Befruchtung registrierten Wirkungen des Hormons HCG (Human Chorionic Gonadotropine) machen es nicht weiter verwunderlich, dass manche Frauen auch schon sehr bald Veränderungen in ihren Empfindungen feststellen wie etwa eine *erhöhte Libido*. Biologisch macht das durchaus Sinn, da es nun für sie gilt, ihren Partner besonders verlässlich zu binden. Die Lust auf Sexualität kann aber auch abnehmen, sobald ihr die Schwangerschaft bewusst wird, etwa wenn sie ungewollt eingetreten ist oder eine frühere Fehlgeburt* noch nicht verarbeitet werden konnte.

Gar nicht selten sind auch *Stimmungsschwankungen*. Sie ist dann plötzlich weinerlich, ohne so recht zu wissen, warum. Das Weinerliche entspricht durchaus dem Wässrig-Saftigen auf der Körperebene und urprinzipiell dem Mondarchetyp.

Ein weiteres, oft frühzeitiges Anzeichen ist das *Schwellen und Spannen der Brüste*, was zum Teil wenigstens mit vermehrten Wassereinlagerungen zu tun hat. Es entwickelt sich eine vielleicht ganz ungewohnte Üppigkeit der Körperformen, die im Allgemeinen auch mit einer Gewichtszunahme verbunden ist. Der Organismus versucht, rund und gesund zu werden, um der neuen großen Aufgabe in bester Weise *gewachsen* zu sein. Zu beobachten ist dieses Phänomen auch an einer praller werdenden Haut. Manchmal gibt ein Ring, der schwerer abzuziehen ist, den

63

ersten Hinweis. Auch ein Empfinden von Aufgedunsensein in den Morgenstunden kann auftreten und ist mit nächtlicher vermehrter Wassereinlagerung zu erklären. Da die Schwangere jetzt zunehmend in die Einflusssphäre des Mondprinzips hineinwächst, gewinnt die Nacht an Wichtigkeit, und mit ihr tritt das seelische Element mehr hervor. Wo es im übertragenen Sinn keinen Raum bekommt, springt wiederum der Körper ein, und das zeigt sich dann häufig auch in einer übertriebenen Tendenz, Wasser anzusammeln.

Seelisch entspricht dem Schwellen der Brüste ein verstärktes Hineinwachsen in die weiblichen Archetypen, die durch das Mond- und das Venusprinzip ausgedrückt werden. Die mondige Lust, zu nähren, und die venusische, zu gefallen und den Partner damit noch fester zu binden, können sich auf den verschiedensten Ebenen bemerkbar machen.

Vermehrte und ungewohnte *Müdigkeit* kann, muss aber nicht auftreten. Wenn der Körper für die Umstellung viel Energie braucht, wird die Frau das auf diese Weise merken. Es wäre ideal, wenn sie dem größeren Schlafbedürfnis nachgeben könnte, denn so vermag sich der Organismus am besten die Energie zu holen, die er jetzt braucht, um alle Systeme auf die neue Situation einzustellen. Außerdem kann sich das Kind am besten entwickeln, wenn die Mutter ruht. Später wächst es auch in Ruhephasen besser als in solchen voller Aktivität.

Die nicht selten mit der Umstellung verbundene, besonders morgens auftretende *Übelkeit** ist eine Reaktion auf nun vermehrt ausgeschüttete Hormone, und in einer Zeit, die dem weiblichen Pol der Wirklichkeit so wenig Ehre erweist, fast schon normal. Anhalten wird die Übelkeit aber nur so lange, wie die Umstellung dauert. Das kann allerdings je nach Typ auch längere Zeit in Anspruch nehmen (Hinweise auf homöopathische Mittel und andere Maßnahmen gegen Übelkeit ab Seite 283).

Die Schwangerschaftsübelkeit entsteht ähnlich wie Schwindel* und die Seekrankheit. Bei dieser treffen zwei unterschiedliche Informationen aufeinander. Das Gleichgewichtsorgan meldet an die Zentrale, sie befinde sich auf einem schaukelnden Schiff, die Augen sehen aber unter Deck, dass alles ruhig ist. Irgendetwas scheint also nicht zu stimmen. Für das Gehirn schwindelt einer von beiden, und dem Gehirn »schwindelt« es, gefolgt von Übelkeit bis hin zum Erbrechen. Man muss eine der widersprüchlichen Informationen loswerden, damit alles wieder seine Ordnung hat.

Eine ähnliche Situation ergibt sich auch bei der Schwangerschaftsübelkeit. Hier meldet sich archaisch Weibliches mit dem typischen Urverlangen nach Mutterschaft. *Frau* wird gleichsam zum »Muttertier«. Hat diese Frau aber bisher ihren *Mann* gestanden, ihre Individuation vorangetrieben und ist damit immer mehr aus dem Urmeer des kollektiven Unbewussten aufgetaucht, steht sie plötzlich im Kreuzfeuer dieser beiden Archetypen. Sie wird mit widersprüchlichen Impulsen konfrontiert und versucht, einen Pol wieder loszuwerden: Ihr ist übel, und sie erbricht. Dieses Symptom wird umso intensiver, je stärker die widersprüchlichen Pole beziehungsweise der individuelle, männliche Pol ist.

Es zeigt sich, dass *frau* mit der Übelkeit etwas loswerden will. Es ist jedoch häufig nicht das Kind und die Schwangerschaft, denen sie sich entgegenstellt, sondern der männliche Anteil in ihr, der ja jetzt in den Hintergrund zu treten hat. Ohne ihn kommt aber in unserer modernen Welt auch eine Frau schlecht zurecht (denn welcher Mann möchte heute schon eine extrem weiche, labile und von Gefühlen bestimmte Frau, für die er viel mehr da sein müsste und die er ständig zu beschützen hätte?). Somit wird sie während der Schwangerschaft mit der Aufgabe konfrontiert, sich vom Urweiblichen tragen zu lassen, weich und emotional zu sein und sich gleichzeitig energisch gegen Übergriffe zur Wehr zu setzen, um ihr Kind und sich selbst nicht zu gefährden oder ihre Selbstständigkeit aufzugeben.

Vermehrter schleimiger Ausfluss, der auf die bessere Durchblutung zurückgeht, kann seltener ebenfalls ein frühes Anzeichen für eine Schwangerschaft sein. Alle Gewebe werden nun allmählich schleimiger, saftiger und lockerer. Auch psychisch gewinnen nicht wenige Frauen einerseits an Lockerheit und andererseits an Stärke und können so häufig ihre ob der Schwangerschaft verschreckten Männer beruhigen.

Die Umstellung der Hormonsituation verändert auch das Scheidenmilieu. Es wird alkalischer. Die Scheide ist nun also weniger sauer, und dadurch kann sich eine Neigung zu Ausfluss entwickeln, die aber in der Regel nicht problematisch ist. Allerdings vergrößert sich etwas die Gefahr von Scheideninfektionen. Die Schwangere müsste nun noch vorsichtiger mit sich sein und sich besonders gut überlegen, wen sie unter welchen Bedingungen bei sich einlässt. Wo selbst öffentliche Schwimmbäder in den Augen der Schwangeren zur Bedrohung werden und öffentliche Toiletten zur Provokation, ist direkter Kontakt mit besonderer Vorsicht zu *genießen*. Eine leicht blass bläuliche (livide) Verfärbung der Scheidenhaut im Scheideneingangsbereich kommt durch die natürliche Zunahme der venösen Durchblutung in diesem Bereich zustande und ist völlig unbedenklich.

Selten kommt es auch zu *Veränderungen der Pigmentierung**. Regelmäßig werden die Höfe um die Brustknospen dunkler. Sie weisen später dem Neugeborenen den ersten Weg und markieren archetypisch das Thema des Nährens, das schon jetzt begonnen hat, auch wenn die Brüste diesbezüglich erst in zehn Mondmonaten *zum Zuge* kommen. Seltener entwickelt sich ein dunkler Streifen in der Körpermitte vom Unterleib bis hoch zum Bauch. Er markiert und zeigt der Frau, wo ihre Mitte ist und wohin sich ihre Hauptaufmerksamkeit in den nächsten Monaten richten müsste, aber auch, dass es ab jetzt darum geht zu teilen.

Manchmal kommt es auch um die Lippen zu wenig geschätzten dunklen Pigmentierungen, die den Anschein einer unreinen Haut vermitteln. Sie könnten ein Hinweis darauf sein, dass es jetzt besonders darum geht, auf saubere Formen des Austausches und der Kommunikation zu achten.

Zahnfleischbluten kann auftreten. Es deutet an, dass die Schwangere Gefahr läuft, mit ihrem Blut Lebensenergie zu verlieren. Das Zahnfleisch symbolisiert Urvertrauen, und zu keiner Zeit ist dieses mehr gefordert als zu Beginn einer Schwangerschaft. Blutend zeigt sich hier das Thema des ursprünglichen Vertrauens, das im Sinn der schon erwähnten Übungen und Meditationen zu entwickeln wäre.

Der Eisenbedarf für das kindliche Blut muss aus den Eisenvorräten der Mutter gespeist werden. Aus spiritueller Sicht geht man auch davon aus, dass das Kind einen erhöhten Eisenbedarf hat, weil es sich auf die Welt der Gegensätze einstellt. Es muss sich sozusagen auf das Leben zwischen Nord- und Südpol einrichten. Eisen aber ist das Element, das sich im Erdmagnetfeld am deutlichsten ausrichtet.

Vermehrte *Karies* weist darauf hin, dass die schwangere Frau sich mehr um ihre Waffen im Mund, ihre Zähne, kümmern sollte und sich vor allem auch offensiv und mutig durchsetzen müsste. Auch die Zufuhr von genügend Nährstoffen ist jetzt wichtig, da sich der mütterliche Organismus im Notfall für den Aufbau des kindlichen Körpers aufopfert und es so zu einem erheblichen Raubbau kommen kann. Die alte Volksweisheit »Jede Schwangerschaft kostet einen Zahn« beschreibt diese Zusammenhänge. Eine gesunde, ausgewogene Vollwerternährung könnte dieses Opfer heute allerdings überflüssig machen.

Auch *Magen- und Verdauungsprobleme* können in der Umstellungsphase auftreten, was der Schwangeren andeutet, dass die neue Situation doch nicht so leicht zu verdauen ist, wie sie (intellektuell) denkt. Diesbezüglich wären Blähungen noch ein zusätzlicher Hinweis auf Aggressionen, die hinten herum abgelassen werden müssen, weil sie vorn heraus offenbar keinen Weg gefunden haben.[12] Wenn sie ein bisschen (mehr) *stänkert* und gegen den Partner *anstinkt*, wäre das ein Hinweis für beide, dass noch einiges zwischen ihnen ungesagt ist, das geradeheraus bislang keine Chance bekommen hat. Es handelt sich sozusagen um Aggression auf Abwegen, eine Art rückwärtige Dampfplauderei, die dazu führt, dass an sich wertvolle Energie durch den Hinterausgang verschwindet. Ein gewisser Mangel an seelischer Integrationskraft wird hier ebenfalls deutlich.

Die Lösung läge darin, den (Über-)Druck rechtzeitig und am rechten Ort abzulassen, Mut zur direkten Konfrontation aufzubringen und zu lernen, sich auch offensiv zu äußern. Es geht darum, die *Welt essen* und verdauen zu lernen, eine Übung, die im hinduistischen und buddhistischen Kulturbereich als *Bhoga* üben bekannt ist.

Schwangerschaftsstreifen* (Striae) treten insgesamt gesehen heute eher seltener auf. Durch hingebungsvolle Körperpflege und die moderne Tendenz, während der Schwangerschaft weniger zuzunehmen, leiden immer weniger Frauen unter Schwangerschaftsstreifen.

Die *Auflockerung der Gebärmuttermuskulatur* war früher ein wichtiges Schwangerschaftszeichen. Die Muskulatur wird zuerst weicher, um sich später besser dehnen zu können. Der Vergrößerung geht die Auflockerung durch Wassereinlagerung und Wachstum der Muskelzellen voraus. Der männliche Muskelaspekt tritt zugunsten des weiblichen der Weite und der Aufnahmebereitschaft zurück.

Emotionale und sinnliche Veränderungen

Schon ganz zu Anfang der Schwangerschaft kann es auch zu *Geruchsempfindlichkeit* und *Geschmacksveränderungen* kommen, die anzeigen, dass *frau* jetzt noch viel mehr auf sich selbst und die speziellen persönlichen Bedürfnisse achten sollte. Und sie zeigen an, dass es ihr viel leichter »stinkt« als vorher. Auch schmeckt ihr im übertragenen Sinn durchaus nicht mehr alles, was sie bisher anstandslos *geschluckt* hat.

Die Geschmacksveränderungen gehen in der Regel weit über den direkten Nahrungsbezug hinaus und fordern Beachtung. Bekannt ist die Vorliebe für saure Gurken und Heringe, Erdbeeren im Januar usw. Den individuellen Vorlieben sind hier keine Grenzen gesetzt. Auch den abstrusesten Gelüsten kommt immer eine – oft allerdings sehr individuelle – Bedeutung zu, sowohl für die Schwangere selbst als auch für das Kind und auch manchmal für den werdenden Vater. Beim Verlangen nach Himbeeren im Dezember testet sie – zumindest unbewusst –, wie weit er für sie und ihr Kind gehen würde.

Sensible Beobachter können manchmal in den Augen der Schwangeren die inneren Veränderungen sehen. Entsprechend intuitiv Begabte sind in Einzelfällen sogar schon ganz am Anfang der Schwangerschaft in der Lage, aus den Augen der Mutter das Geschlecht des Kindes zu lesen. Sie sehen die andere Seele, die da noch herausschaut, und entweder verstärkt sich dadurch das weibliche Wesen der Mutter, oder es kommt eine männliche Komponente hinzu.

Andere erkennen die Schwangerschaft bereits am veränderten Gang der Mutter, wenn diese selbst noch gar nicht sicher ist, dass sie ein Kind erwartet. Das zeigt immerhin, dass sich sogar in der Wirbelsäulenhaltung kleinste Dinge verändern und den anderen Umständen anpassen. Insofern ist es weniger erstaunlich, wenn Schwangere oft ein empfindlicheres Bewusstsein für Aufrichtigkeit und Geradlinigkeit entwickeln und umgekehrt an kleinen Unaufrichtigkeiten und Verbiegungen der Wahrheit mehr leiden als zuvor, sind das doch die Themen, die mit der Wirbelsäule als unserer Weltachse symbolisch verbunden sind.

Natürlich wird alles anders, wenn man plötzlich zu zweit im selben Körperhaus wohnt. Noch gravierender als die körperlichen können die seelischen Auswirkungen sein, denn nun ist sie im positiven Sinn wirklich nie mehr allein, im negativen aber auch nie mehr für sich.

Wo die Schwangerschaft ungeplant eingetreten ist, kann das auch im übertragenen Sinn alles durcheinander bringen. Wenn die Seele der Mutter eine Schwangerschaft schon nicht so ohne weiteres annehmen kann, ist der Körper dazu oft erst recht nicht bereit. Immer wieder gibt es aber auch die umgekehrte Situation, dass die Seele in ihrer Tiefe durchaus offen ist und der Körper dann ebenfalls. An der Bewusstseinsoberfläche können aber trotzdem heftige Gefechte zwischen der linken, rationalen (archetypisch männlichen) und der rechten, mehr gefühlsbetonten (archetypisch weiblichen) Gehirnhälfte toben.

Hilfen bei Stimmungsschwankungen

● Nervenkekse nach Hildegard von Bingen

Rezept:
750 g Dinkelfeinmehl
250 g Dinkelschrot
500 g Butter
300 g Rohrzucker
4–5 Eier
2 Prisen Salz
1 Packung Weinsteinpulver
45 g Muskatnusspulver
45 g Zimtpulver
10 g Nelkenpulver

Die Zutaten zu einem Teig verkneten, dünn ausrollen und Rauten ausschneiden. Auf ein gefettetes Backblech legen und mit Heißluft bei 180° Grad etwa 8 Minuten backen.

Da diese Kekse kein Kuchen, sondern eine »Küchenarznei« sind, sollten täglich nur drei bis fünf Kekse gegessen werden.

(*Quelle:* Beate Jorda/Ilona Schwägerl, *Geburt in Geborgenheit und Würde.*)

- Bachblüten, die die Seele harmonisieren

Mustard: wenn plötzlich und aus unbegreiflichen Gründen eine dunkle Welle der Traurigkeit die Schwangere überwältigt.
Aspen: bei unfassbaren Ängsten, die stark beunruhigen, besonders nachts.
Mimulus: bei Angst vor der Geburt oder dass es dem Baby nicht gut gehen könnte.
Impatiens: bei Reizbarkeit und Ungeduld; das Ende der Schwangerschaft kann gar nicht abgewartet werden.
Walnut: bei Schwierigkeiten, in die neue Lebensphase der Mutterschaft geboren zu werden (besonders beim ersten Kind).

Selbst wo äußere Gründe vollkommen gegen eine Schwangerschaft sprechen, weil etwa der Kindsvater gar nicht als Ehemann in Frage kommt oder die ökonomische Lage schon ohne Kind schwierig genug ist, kann dennoch eine verblüffend tiefe Bejahung der Schwangerschaft vom Körper signalisiert werden. Nicht selten suchen Frauen, die sich körperlich sehr gut fühlen, Beratung zum Schwangerschaftsabbruch. Dann wäre zu überlegen, ob sich nicht eine Brücke schlagen ließe von den Tiefenschichten der Seele über den bereiten Organismus zum Intellekt mit seinen rationalen Bedenken. Auf der anderen Seite kommt es nicht selten zu heftigen Abwehrreaktionen des Körpers bei Frauen, die einen starken Kinderwunsch spüren. Analog wäre hier zu sehen, dass in der Tiefe noch nicht alle Weichen in Richtung Kind gestellt sind.

Vielfach kommen Bedenken auch vom Partner, der sich (meist zu Recht) noch nicht bereit für die Vaterrolle fühlt. Die Gründe sind dann eher sekundär – gleichgültig, ob sie wirtschaftlicher oder eher seelischer Natur sind und darauf hinauslaufen, dass er die Verantwortung (noch) nicht übernehmen will. Angesichts dieser Tatsache wäre einzusehen, dass er sich dann besser um die Verhütung hätte kümmern müssen. Wenn er hinterher seiner Partnerin mehr oder weniger direkt zur Abtreibung rät und nicht zu dem von ihm mitgeschaffenen Kind steht, ist die seelische Grundlage für eine weitere Partnerschaft in aller Regel zerstört, selbst dann, wenn sich beide noch so lebhaft das Gegenteil versichern. Vor allem im Nachhinein, also nach durchlittener Abtreibung, können die meisten Frauen in der Tiefe ihrer Seele (sich und ihm) diesen Übergriff nicht verzeihen. Im Übrigen gäbe es keine zwingendere und wirksamere Situation zum Erwachsenwerden als die Verantwortung für ein gemeinsames Kind.

Unterstützung durch Homöopathie

Es ist uns bewusst, dass die beste Form der homöopathischen Behandlung darin besteht, von einer in klassischer Homöopathie ausgebildeten Therapeutin nach ausführlicher Erstanamnese sein Simile oder Konstitutionsmittel zu erhalten und im Übrigen während der ganzen Schwangerschaft in einfühlsamer und individueller Weise homöopathisch begleitet zu werden. Unsere Vorschläge, die an verschiedenen Stellen dieses Buches gemacht werden, entsprechen nicht diesem Ideal und können dem Ansatz der klassischen Homöopathie nicht gerecht werden.

Viele Schwangere haben jedoch nicht die Möglichkeit, sich einer klassischen homöopathischen Behandlung zu unterziehen. Bevor eine Schwangere dann zu schulmedizinischen Mitteln greift, ist sie nach unseren Erfahrungen mit bewährten homöopathischen Mitteln jedoch weit besser beraten (zum Beispiel bei Morgenübelkeit, siehe Seite 284 ff.). Diese homöopathischen Mittel sind dann natürlich nicht individuell genug ausgewählt und werden eigentlich in einem allopathischen Sinn genutzt, aber sie wirken immer noch in vielen Fällen segensreich und haben vor allem keine vergleichbaren Nebenwirkungen.

Insofern sollen die Arzneivorschläge nur Anregungen sein, und wenn sie obendrein dazu führen, sich intensiver mit dieser genialen Heilmethode auseinander zu setzen, wäre ihr Sinn mehr als erfüllt. Im Übrigen können sie nur dazu dienen, eine normal verlaufende Schwangerschaft und Geburt zu unterstützen. Größere Probleme gehören sowieso in die Hände einer erfahrenen (homöopathischen) Therapeutin oder Ärztin.

Gerade in der Schwangerschaftsbetreuung und Geburtshilfe hätte die Homöopathie als echte Heilmethode eine Chance, den Durchbruch in die allgemeine Medizin zu schaffen, denn zu keiner anderen Gelegenheit sind die Nebenwirkungen der allopathischen Mittel so unerwünscht. Schließlich geht es darum, neues Leben von Anfang an einfühlsam zu begleiten. Außerdem sollte jede Frau jetzt ihren Weg finden und sich nichts Fremdes aufzwingen lassen. Mit Hilfe der Homöopathie hätte sie die Möglichkeit, ihre eigenen Anlagen wirkungsvoll zu unterstützen.

Zur Einnahme homöopathischer Arzneien

Im Unterschied zur schulmedizinischen Therapie behandelt die Homöopathie nach dem Ähnlichkeitsgesetz (»Das Ähnliche wird durch das Ähnliche geheilt«). Die homöopathische Therapeutin verabreicht demnach eine Arznei, die bei hoher Dosierung an einer Gesunden entsprechende *ähnliche* Krankheitssymptome hervorruft. Zudem werden die homöopathischen Arzneimittel sehr stark verdünnt und verschüttelt. Das Wesen solch einer Arznei soll dem Wesen des zu behandelnden Menschen und seinen Symptomen weitestgehend entsprechen, was in der Regel eine ausführliche Aufnahme (Anamnese) der Eigenarten und Krankheitserscheinungen der Patientin notwendig macht, um aus den mehreren tausend Arzneien aus dem Pflanzen-, Tier- und Mineralreich das ähnlichste Mittel finden zu können. Deshalb sollten in der Regel homöopathische Arzneien nicht wahllos eingenommen werden, da es bei sehr unähnlich gewählten Arzneien zu einer Blockierung der Selbstheilungskräfte kommen kann. Alle schweren Komplikationen bei Schwangerschaft und Geburt gehören somit in die Behandlung einer erfahrenen homöopathischen Therapeutin. Jede routinemäßige Verordnung von homöopathischen Arzneien, womöglich auch noch deren mehrmalige tägliche Einnahme, kann mehr schaden als helfen.

Die in diesem Buch angegebenen homöopathischen Arzneimittelvorschläge werden, wenn nicht anders angegeben, in der Potenz *C 30* oder *C 200* eingenommen, wobei die *C 200* schneller und länger wirkt. Wenn die Arznei richtig gewählt wurde, genügt in der Regel eine einmalige Gabe von 5 Globuli (Milchzuckerkügelchen). Nach angemessener Zeit stellt sich normalerweise eine Besserung des Zustands ein. Je akuter die Symptome sind, desto schneller sollte eine Verbesserung eintreten. Zu beachten wäre auch noch, dass es bei einer homöopathischen Behandlung zu einer so genannten Erstverschlimmerung kommen kann, die durchaus ein gutes Zeichen ist, da die Information der Arznei damit ersichtlich angekommen ist. Diese Erstreaktion unterscheidet sich von einer Verschlechterung der Krankheit dadurch, dass sie nur kurz dauert und danach schnell eine Besserung folgt. Darüber hinaus ist der psychische Zustand während der Erstverschlimmerung meist positiv und hoffnungsvoll.

Schwangerschaftsbegleitung für Körper und Seele

Durch die hormonale Umstellung einerseits und den Eintritt in eine neue Lebensphase andererseits (jedes Kind bringt ja ein Stück neues Leben auch in den Eltern auf die Welt) zeigen sich oft – mehr oder weniger heftig – körperliche und emotionale Phänomene der besonderen Art. Eine Schwangerschaft kann bestehende körperliche und seelische Muster und Probleme verstärken oder völlig andere, bisher unbekannte Erfahrungen zur Wahrnehmung bringen.

Da *frau* mit der Schwangerschaft in Kontakt mit dem archetypischen Bereich der Großen (Mond-)Göttin kommt, tauchen in dieser Zeit auch viele archaische, urweibliche Persönlichkeitsmuster auf, die sich in der Gabe der großen »weiblichen« Mittel in der Homöopathie widerspiegeln. Wo männliche Arzneien zum Einsatz kommen, heißt das auch, dass *frau* noch zu sehr im männlichen Pol verankert ist.

Die wichtigsten Schwangerschaftsmittel

● Pulsatilla

Schwangerschaft und Stillen weichen auf. Die Frau ist sowohl vom Körpergewebe als auch von der seelischen Befindlichkeit her empfindlich, leicht verletzlich, schnell beleidigt, launisch. Körperliche Symptome und seelische Zustände wechseln wie das Wetter. Die Schwangere ist deshalb auch sehr wetterempfindlich; sie nimmt die Stimmung und Atmosphäre ihrer Umgebung sehr stark wahr. Es fließen viele Tränen; aller Schmerz der Welt geht ihr zu Herzen. Mit ihren Tränen und ihrer Gefühlsbetontheit hält sie den Rest der Familie auf Trab. Sie kann ihre weibliche »Schwäche« jetzt durchaus als Machtmittel einsetzen.

73

Aus körperlicher Sicht braucht sie immer Frischluft, hat sehr wenig Durst, eine massive Abneigung gegen Fleisch, Milch, Fett und Brot (obwohl sie paradoxerweise gern Butterbrot isst). Nach fetten Speisen erbricht sie vorzugsweise abends oder nachts.

- Ignatia

Ignatia ist das klassische Kummermittel. Häufiges Seufzen und Stöhnen verraten schon, wie schwer *frau* es hat. Möglicherweise trägt die Frau, die dieses Mittel benötigt, eine tiefe Wunde: zum Beispiel dass der Partner das Kind ablehnt, sich ganz von ihr getrennt hat oder sie von der Familie des Mannes abgelehnt wird. Gerade in der besonders sensiblen Zeit der Schwangerschaft treffen Kummer und Verletzungen besonders tief. Ignatia-Frauen sind einerseits eher still und wollen nicht, dass man ihren Schmerz sieht (stiller Kummer), andererseits neigen sie zu unüberseh- und hörbaren Gefühlsausbrüchen. Wein- und Lachkrämpfe können einander abwechseln. *Frau* staunt oft selbst über die intensiven widersprüchlichen Gefühle und Verhaltensweisen. Dieses paradoxe Wesen zeigt sich auch an den körperlichen Symptomen: Zum Beispiel werden Gallenprobleme durch fetten Schweinebraten gebessert oder Halsschmerzen beim Essen und Schlucken gelindert.

- Natrium muriaticum

So wie die Urtinktur dieser homöopathischen Arznei, das Kochsalz, Wasser speichert und bindet, tut dies die betroffene Frau auch im übertragenen Sinn. Sie bindet Seelenwasser (Wasser ist seit jeher ein Symbol für Seele und Emotionen). Schmerz, Kummer, Sorgen und Verletzungen sammelt sie in ihrem seelischen Wasserbecken, was dazu führt, dass ihre Gefühle immer weniger fließen können und sie sich auskristallisieren und verhärten wie Salz. Natrium muriaticum ist deshalb das Mittel für chronischen Kummer. Langes Unglücklichsein, das hinter einer Fassade von Zurückhaltung, Beherrschung und Pflichtbewusstsein verborgen wird und im Lauf der Zeit zu Verbitterung führt, verlangt nach Natrium muriaticum.

Frauen, die diese Arznei benötigen, vertragen keinen Trost, weil sie die Angst haben, dass ihre unter großen Anstrengungen aufgebaute und gewahrte Fassade der Selbstbeherrschung zerbröckeln könnte. Auch die Schwangerschaft führt zu einer Aufweichung der eigenen Grenzen. Die Schutzpanzer werden löchrig und durchlässig. Und so kann die Betroffene (die sonst eher von einer pessimistischen Erwartungshaltung geprägt ist) in dieser Zeit der positiven Erwartung mit einem Dammbruch ihrer bisher unter Kontrolle gehaltenen Gefühle konfrontiert werden. Alles Leid, aber auch alle Wut und aller Hass können nach oben kommen. Es verursacht der Schwangeren aber große Schuldgefühle, dass gerade sie zu solchen Gefühlen fähig ist und es ihr nicht gelingt, weiter so stark zu sein, um ihre Pflichten zu erfüllen. Ohne den Schutz ihrer kristallisierten Gefühle fühlt sie sich verwundbar und verletzlich. Das Positive an dieser Situation ist, dass Gefühle und das Leben wieder in Bewegung, in Fluss kommen. Da die Frau aber nicht ganz auf das bittere Lebensgefühl verzichten kann, bindet sie ihre negativen Symptome wie Übelkeit, Appetitlosigkeit, Rückenschmerzen und Magen-Darm-Beschwerden mit viel Lust an Bitterstoffen wie Chicoreegemüse, bittere Salate, bittere Aperitifs (zum Beispiel Fernet Branca, obwohl sie sonst eher Antialkoholikerin ist). Und sie hat ein starkes Verlangen nach Salz, was allerdings dazu führen kann, dass sie dadurch viel Wasser im Körper speichert. Deshalb ist Natrium muriaticum auch eines der großen Entwässerungsmittel.

- Sepia

Die Sepia-Frau hat es mit am schwersten, sich in die Zeit der Schwangerschaft und in die Rolle der Mutter einzufügen. Meist hat dieser etwas herbe Frauentyp schon früh die Erfahrung gemacht, dass weibliche Werte und Qualitäten gering geschätzt und abgewertet werden. Sie hat sich dabei vor allem an männlichen Idealen orientiert, war eine Vater-Tochter, wenn auch oftmals von diesem ungeliebt. Von der weiblichen Seite ihrer Persönlichkeit, von den weiblichen Archetypen, kann sie sich mit den eher herben Gestalten identifizieren, wie sie in der griechischen Mythologie von Artemis (Göttin der Jugend und Jagd), Pallas Athene (Göttin der Weisheit und Strategie),

Hekate (Göttin von Geburt und Tod und die Magierin) und Aphrodite (Göttin der Liebe und Schönheit) personifiziert werden. Und nun bricht plötzlich gerade jener Aspekt des Weiblichen in ihr Leben, den sie bis dahin eher verachtet hat: das Mütterliche und das gefühlvolle Weibliche. Das heißt, dass von ihr während der Schwangerschaft, im Vergleich zu anderen Frauentypen, ein massiver Rollenwechsel gefordert wird. Und gerade ihr macht das besondere Probleme, da sie über ihre bisherige Identifikation mit herben Qualitäten ein starkes Ego entwickelt hat, das jetzt in Widerspruch zur geforderten Hingabe an das neue Leben steht. Diese Situation führt oft zu starker Übelkeit. *Frau* will alles wieder loswerden (eventuell auch das Kind). Wenn sie isst, geht es ihr besser; sie kann damit vorerst ihre Situation nach unten in den Bauch verdrängen. Aber nach kurzer Zeit kehrt das Problem und damit die Übelkeit zurück. Die Sepia-Frau ist sehr gereizt, alles stört sie. Sie ekelt sich vor dem Essen, besonders vor Fleisch (vor dem Fleischlichen, der fleischlichen Lust, die sie in diese Situation gebracht hat) und vor Milch (dem Urnahrungsmittel der Mutter).

Besonders genervt ist sie von dem Mann, der sie zur Mutter machte – ein Gefühl, das ein Schlüsselsymptom von Sepia ist: Abneigung gegen den Ehemann/Partner und später auch gegen die eigenen Kinder (bewusst oder unbewusst). Jede körperliche Annäherung in der Schwangerschaft empfindet Sepia als sexuelle Belästigung oder sogar fast als Vergewaltigung. Sie ist richtig sauer auf den Mann, und deshalb liebt sie, wie vielleicht kein anderer Arzneityp, Essig und alles mit Essig Zubereitete.

● Arsenicum album

Frauen, die diese Arznei brauchen, sind meist übervorsichtig, ängstlich und starke Perfektionistinnen. Sie können sich außerordentlich stark damit quälen, dass sie während der Schwangerschaft irgendetwas falsch machen könnten. Sie haben sich schon im ersten Monat über alles informiert, was die Schwangerschaft und Geburt betrifft, leider auch ausgiebigst über die möglichen Schwierigkeiten und Probleme. Dies gibt ihnen zwar in gewisser Hinsicht Sicherheit, macht ihnen aber gleichzeitig Angst, sodass sie häufig unter Schlaflosigkeit leiden, Angst haben, wenn der Partner nicht da ist, und fürchten, dass etwas Schlimmes passieren könnte. Diese pedantische Überaufmerksamkeit wirkt ermüdend und kann zu großer Schwäche führen.

Die Frau ist blass bis kreidebleich. Alle Arbeit, jede Anstrengung schwächt sie. Kalter Schweiß bricht ihr aus. Gleichzeitig kennt sie Hitzegefühle, zum Beispiel Brennen, ausgelöst durch Ängste um die Gesundheit des Kindes. Sie braucht lange Ruhephasen, hat viel Durst, doch jeder Schluck Wasser, den sie nippt, kann ihr Übelkeit bereiten. Sie erbricht das eben Getrunkene und hat einen bitteren Geschmack im Mund. Warme Getränke (auch ein bisschen Alkohol oder »Feuerwasser«) verträgt sie besser, weil sie ohnehin immer friert – vor Angst und Schwäche.

Arsenicum album ist in der Homöopathie auch eines der großen »Schwellenmittel«. Es wird etwa in der Todesstunde gegeben, um den Übertritt angstfrei, mit Vertrauen, in Ruhe und Gelassenheit zu ermöglichen. Auch die Schwangerschaft und vor allem die Geburt sind ja für Mutter und Kind ein Schwellenübertritt in einen neuen Lebensabschnitt, in ein neues Leben. Arsenicum album kann hier die Angst vor dem Unbekannten und Unplanbaren lindern.

- Chamomilla

Schon im lateinischen Namen Matricaria chamomilla ist der Hinweis auf die Mutterliebe zu finden (lat.: *mater* = Mutter, lat.: *carus* = lieb). Doch es scheint, dass die Chamomilla-Frau gerade damit noch besondere Schwierigkeiten hat. Dem Prinzip Mond entspricht ja nicht nur die Mütterlichkeit, sondern auch das Baby mit seinen kindlichen Bedürfnissen und Launen. Durch den Einbruch der Schwangerschaft in ihr Leben sieht es so aus, als würde sich die Chamomilla-Frau gegen die Mütterlichkeit und die damit verbundene Ego-Aufgabe (zumindest für einige Zeit) dadurch wehren, dass sie die Mondebenen verwechselt und noch einmal in eine kindliche Trotzphase verfällt. Vielleicht kommt ihr die Schwangerschaft ungelegen, sie ist noch sehr jung, oder sie fühlt sich komplett überfordert. Auf jeden Fall legt sie ein Verhalten an den Tag, das einem Anfall in der kindlichen Trotzphase ähnelt. Sie hat an allem und jedem etwas auszusetzen, nörgelt herum, und alle anderen haben Schuld, dass es ihr nicht gut geht. Sie will etwas haben (zum Beispiel

Blaubeeren im Dezember); wird dies dann angeliefert, ist die Lust darauf vergangen. Sie erwartet, dass jeder ihr die Wünsche von den Augen abliest, und wird sehr zornig, wenn das nicht geschieht. Wie ein Kind wähnt sie sich als Mittelpunkt des Universums, um den sich alles zu drehen hat.

Alle ihre Rundumschläge sind Ausdruck ihrer Verzweiflung, ihrer Angst vor dem Frau- und Mutterwerden. Sie ist innerlich aufgewühlt, wie der aufgerissene Erdboden, wo sich dann auch in der Natur gleich Chamomilla (Echte Kamille) ansiedelt, um den Boden wieder zu heilen. Die Chamomilla-Frau empfindet auch diesen großen Schmerz (der Grenzverletzung; etwas anderes hat ja in ihr Platz genommen). Der Schmerz kann so groß sein, vor allem in der Magengrube (Mond), dass er für sie unerträglich ist und sie dadurch vor lauter Übelkeit in Ohnmacht fällt. Sie ist einfach übertrieben empfindsam und weiß nicht recht mit der neuen, ungewohnten Situation umzugehen. Riesige Mengen an Sauerkraut und Sauerkrautsaft lassen es ihr besser gehen. Und Sauerkraut ist jenes naturheilkundliche Erste-Hilfe-Mittel, das Kinder von den Großmüttern verabreicht bekamen, wenn sie einen Fremdkörper (!) verschluckt hatten. Das Sauerkraut verpackt diesen gut und hilft bei seiner »Geburt«.

● Cimicifuga

Es handelt sich um eine Arznei, die vor allem in Lebenskrisen zum Einsatz kommt, wenn das plutonische Stirb-und-werde-Prinzip in das Leben einbricht. Es geht darum, eine Entscheidung (= lat.: *crisis*) zu treffen und einen neuen Lebensabschnitt zu beginnen. Bei den großen weiblichen Entwicklungsphasen Pubertät (Pubertätspsychose), Geburt (Panik vor der Geburt), Menopause (Ängste und Depressionen in den Wechseljahren) kann Cimicifuga eine große Hilfe sein. All dies sind Zeiten der Häutung, Zeiten, in denen Altes sterben muss, damit Neues geboren werden kann.

Als Schlüsselsymptome gelten Eigenschaften wie Ziellosigkeit, Orientierungslosigkeit, Unentschlossenheit, Zerrissenheit und Zersplittertsein. Die Frau fängt vieles an, hat dann aber neue Ideen; sie weiß nicht, was sie wirklich will, solange die Umkehr, das heißt die neue Lebensrichtung, noch nicht vollzogen oder eingeschlagen wurde. Die Cimicifuga-Frau spürt ganz genau, dass es so wie bisher einfach nicht mehr weitergehen kann, dass etwas zu Ende ist oder die bisher eingeschlagene Richtung in den Abgrund führt (äußerster Rand des Lebensmandalas). Diese innere Erfahrung stürzt die Frau in Katastrophenerwartungen und Unheilvorstellungen, bevor sie den Entschluss zur Umkehr fassen kann. Findet die innerliche Umkehr statt, was bedeutet, dass man sich dem neuen Lebensabschnitt hingibt, verliert sich natürlich die Orientierungslosigkeit, weil das neue Ziel, die Reife, deutlich hervortritt und die Katastrophenstimmung durch den inneren Wandel erlöst wurde. Die Angst vor Umkehr und die Albträume über Weltuntergang und Katastrophen verschwinden. Das Gleiche geschieht auch mit den körperlichen Symptomen. Beispielsweise verschwinden die Migräneanfälle, weil *frau* sich nicht mehr den Kopf zerbrechen muss. Auch die tiefen Depressionen, die Ausdruck eines nicht gelebten, nicht ins Bewusstsein integrierten Sterbeprozesses sind, können sich lösen. Depression ist immer unfreiwillige Auseinandersetzung mit dem Tod (das Fallen ins schwarze Loch). In dieser Situation bedeutet dies den Tod eines Lebensabschnittes, damit ein neuer beginnen kann. Die dunklen Wolken, die über die innere Seelenlandschaft zogen, gleiten davon und machen einem neuen Licht Platz. Das Misstrauen, das viele Cimicifuga-Frauen plagt, kann sich in ein neugewonnenes Vertrauen in das Leben wandeln. *Frau* kann sich wieder geborgen und eingebettet in die Gesetze und Rhythmen des Lebens fühlen. Wesentlich ist »nur«, dass die Schwangere nicht in einem vergangenen Lebensabschnitt verharrt. Sie muss sich bewegen, deshalb zeigt sich auch im homöopathischen Mittelbild, dass sie sich bei Bewegung stets besser fühlt. Auch alle körperlichen Symptome erfahren bei Bewegung, besonders in frischer Luft, Erleichterung (es weht ein neuer frischer Wind in ihrem Leben).

Medikamente

Sofern während der Schwangerschaft Medikamente notwendig werden, wäre es nahe liegend, zuerst den Weg der sanften Medizin mit ihren Mitteln aus der Naturapotheke zu versuchen, die besser in diese Zeit passen, da sie meist unvergleichlich weniger Nebenwirkungen haben. Oftmals können Mittel wie Baldrian (Valeriana), Hopfen (Humulus) oder Orangenblütentee mit Honig sogar besser für Schlaf sorgen als die chemischen Mittel der Schulmedizin, auf alle Fälle sind sie nebenwirkungsärmer. Eine Fülle von Anwendungen der Erfahrungs- und Volksmedizin kann mit guten Ergebnissen aufwarten und wäre generell, aber insbesondere in der Schwangerschaft, chemischen Mitteln vorzuziehen.

Allerdings sind nicht alle naturheilkundlichen Empfehlungen harmlos, und so sollte auch hier immer nach der Devise »So wenig wie möglich, so viel wie nötig« verfahren werden. Auch bei allen Therapieversuchen mit pflanzlichen Mitteln (Phytotherapie), selbst bei intensiven Teekuren, empfiehlt sich deshalb, die Hilfe einer in diesen Bereichen Erfahrenen in Anspruch zu nehmen.

Selbst die Qualität der Räume, in denen die Schwangere lebt und dann ihr Kind zur Welt bringt und anschließend aufwachsen lässt, spielt eine große Rolle. Neben den offensichtlichen Anforderungen an eine gesunde Umgebung wäre hier auch an feinstofflichere Ebenen zu denken: zum Beispiel einen von Störzonen wie Wasseradern unbehinderten Schlafplatz und Raumverhältnisse, die Wachstum und Wohlfühlen fördern. Östliche Lehren wie das Feng Shui können in diesem Zusammenhang auch westlichen Menschen lohnende Anregungen bieten.

Haustiere

In der Frühzeit der Menschheit war es sicher ganz normal, auch während der Schwangerschaft Kontakt zu Haustieren zu haben, wie noch heute vielfach auf dem Land, wo wegen einer Schwangerschaft keinesfalls alle Katzen abgeschafft werden. Im Übrigen zeigen neuere Untersuchungen, dass die von Katzen ausgehende Gefahr einer Toxoplasmose-Infektion[*] stark übertrieben worden ist; von der Gefahr, über Vögel mit der Papageienkrankheit infiziert zu werden, spricht hingegen kaum noch jemand.

Die aktuelle Tendenz, Tiere als problematisch für Schwangere einzustufen, verweist vielmehr auf die schon hinlänglich bekannte Gefahr, von einem Extrem ins andere zu fallen. Natürlich strebt die Medizin mit vollem Recht möglichst weit weg von den unhygienischen Zuständen des Mittelalters. Diese Missstände lagen aber am wenigsten an der Nähe zu den Haustieren, sondern vielmehr an dem unbewussten Umgang mit tierischen und vor allem menschlichen Exkrementen und an der qualvollen Enge der Quartiere. Noch heute belegen die Verhältnisse in archaischen Kulturen, in denen Mensch und Tier meist in großer Nähe zusammenleben, ja die zum Teil noch keine Trennung zwischen Bett und Stall kennen, dass die heraufbeschworene und gefürchtete Gefahr weit übertrieben ist.

Im Gegenteil wird heute die heilsame Wirkung von Tieren für die menschliche Seele weitgehend unterschätzt. Gerade erst entdecken wir wieder, wie sehr Tiere zum Beispiel behinderten Kindern helfen können, ihr Schicksal anzunehmen und das Beste aus ihren eingeschränkten Möglichkeiten zu machen. Die Hippotherapie, bei der Pferde weitgehend Therapeutenrollen übernehmen, hat sich bestens bewährt. In der spirituellen Szene wird besonders die Delfintherapie bei autistischen und überhaupt geistig behinderten Kindern favorisiert. Was aber den behinderten Kindern so gut bekommt, hätte ohne Zweifel auch für gesunde Kinder sehr positive und entwicklungsfördernde Auswirkungen.

Man könnte eigentlich mit genauso viel Recht umgekehrt fragen: Kann man es einer Mutter seelisch zumuten, sich von ihrer Katze zu trennen? Darf man es einem Kind überhaupt antun, in einer Großstadtwohnung aufzuwachsen – ohne von Anfang an Kontakt zu einem Tier zu haben, dem es seine Liebe zeigen kann, bei dem es Mitgefühl und Verantwortung lernt und das ihm liebevoll begegnet? Natürlich liegt es auf der Hand, dass diesbezüglich die Katze der Schildkröte vorzuziehen wäre, auch wenn Eltern das gern (und aus verständlichen Gründen) anders sehen.

Es spielt noch eine weitere Polarisierung herein. Die Schulmedizin betrachtet vor allem den körperlichen Aspekt aller Probleme und übersieht bis heute gern deren seelische Komponenten. So werden Tiere unter Gesichtspunkten der Hygiene leicht zu reinen Stör- oder Risikofaktoren. Wie wichtig eine lebendige und lebensfrohe Atmosphäre für eine gesunde Schwangerschaft ist, in der eben auch andere Wesen leben dürfen, entgeht einer rein materialistischen Betrachtung.

Der Blick auf das Extrem kann auch hier weiterhelfen. Nach der noch immer vorherrschenden schulmedizinischen Logik ist Keimfreiheit das Hauptziel. Demnach wäre eine absolut sterile

Atmosphäre am besten. Nach dieser Logik hat man Väter in Geburtskliniken die längste Zeit hinter Glaswände verbannt. So wie es aber gelungen ist, die Väter hinter den Scheiben wieder hervorzuholen, wäre es überfällig, Haustiere von dem Vorurteil ihrer – vor allem auf Einbildung beruhenden – großen Bedrohlichkeit zu befreien.

Berufstätigkeit

In modernen Leistungsgesellschaften zählt letztlich vor allem die Erhöhung des Bruttosozialproduktes und folglich der eigene Beitrag dazu. Da die Schwangerschaft dazu höchstens sehr langfristig beiträgt, erscheint sie kurzfristig recht unwichtig und in der allmächtigen Arbeitswelt nur störend. Jene Politikerinnen, deren Weitblick über ihre Wahlperiode hinausreicht, reden zwar von Kindern als den Garanten unserer Zukunft, doch hat solches Denken die Arbeitswelt noch kaum geprägt. So werden viele moderne Mütter genötigt sein, die überwiegende Zeit ihrer Schwangerschaft arbeitend außer Haus zu verbringen.

Eine Schwangere sollte sich, wann immer möglich, Freiräume für sich und ihr Kind schaffen. Selbst wo das in einem äußeren Sinn nicht geht, gäbe es noch die Möglichkeit, auch während der Arbeit das Kind an der mütterlichen Welt teilhaben zu lassen. Denn viel wichtiger als die äußeren Bedingungen sind für die Seele die inneren Vorgänge. So muss Berufstätigkeit kein Nachteil sein, sofern die Mutter im Hinblick auf ihre Schwangerschaft das Beste daraus macht.

Jeden Tag könnte sie ihr Kind von neuem an den anstehenden Aufgaben teilhaben lassen und ihm die eigene (Arbeits-)Welt über die innere Stimme erklären. Mit der Zeit wird eine diesbezüglich engagierte Mutter beginnen, ihre Welt auch mit den Augen des Kindes zu betrachten, was oft ganz verblüffende Ausblicke eröffnet.

Selbst wenn sie nun zu zweit arbeiten, heißt das natürlich nicht, dass nun das Doppelte zu schaffen sei. Im Gegenteil wäre es schön, wenn häufige (Besinnungs- und Erholungs-)Pausen möglich wären. Auch wenn diese Gesellschaft insgesamt wenig Rücksicht nimmt, wird doch kaum eine Chefin einer Schwangeren die Regenerationszeit verweigern.

Natürlich können werdende Mütter sich – obwohl sie selten so gesund sind wie im schwangeren Zustand – fast beliebig krankschreiben lassen. Wenn das auch manchmal als Notmaßnahme dient und der letzte Ausweg aus einer schwierigen Situation zu sein scheint, hat es doch einen Beigeschmack, der vielen beruflich engagierten Frauen gegen den Strich geht. Insofern wäre die obige Lösung des innerlichen Freiwerdens in der Situation viel besser als die Flucht aus derselben.

Dass werdende Mütter dazu neigen, ihren ganzen Urlaub in die Schwangerschaft zu legen und die knappe Zeit des Mutterschutzes auszudehnen, liegt auf der Hand und zeigt den Zwiespalt, der zwischen den Spielregeln dieser Gesellschaft und denen des Lebens klafft. Empfehlenswerter als der Kampf gegen die Spielregeln der Gesellschaft wäre die Entdeckung der inneren Welten, die kaum von äußeren gesellschaftlichen Zwängen bestimmt und folglich auch weniger behindert werden können.

Träume, Meditation und Schlaf

Die Schwangerschaft kann zu einer Zeit besonderer Träume werden, im Hinblick auf die Nacht wie auch auf den Tag. Keine andere Phase des Lebens steht so unter archetypisch weiblichem Einfluss, und Träume sind als Äußerungen der inneren Bilderwelt Ausdruck des urweiblichen Anteils unserer Seele und deshalb heutzutage weitgehend in den Lebenshintergrund abgeschoben. In der Schwangerschaft kann aber die weibliche Seite des Wesens einer Frau so viel Auftrieb bekommen, dass sie sich auch träumend äußert.

Wie wichtig Träume für uns und unsere Gesundheit sind, enthüllt die moderne Traumforschung. Im Schlaflabor ist es möglich, Versuchspersonen zu Beginn jedes Traumes zu wecken. Man klebt ihnen dazu kleine Elektroden in die Augenwinkel, die jede Traumphase melden, weil das Träumen mit vermehrten Augenbewegungen verbunden ist. So nennt man die Traumzeiten auch REM-Phasen (von engl.: *rapid eye movement* = schnelle Augenbewegungen). Nach traumbedingtem Wecken dürfen die Versuchspersonen sogleich weiterschlafen, brauchen aber naturgemäß wieder ungefähr eine Stunde, um die für Träume nötige Schlaftiefe zu erreichen. Am Ende der Nacht haben sie so

durchaus ihre üblichen Stunden geschlafen, fühlen sich aber ausgelaugt. Nach einigen solcher Nächte fangen die ersten Versuchspersonen an, bei offenen Augen ihre nicht geträumten
Traumbilder zu sehen. Nach einer Woche reagiert auch die letzte Versuchsperson mit diesen im psychiatrischen Sinn bedenklichen Symptomen.

Der Druck hinter den inneren Bildern ist offensichtlich so
stark, dass sie sich – bei entsprechender Unterdrückung – sogar
gegen die äußeren Bilder durchsetzen und in das Tagesbewusstsein drängen. Psychiaterinnen sprechen in diesem Fall von op-
tischen Halluzinationen und behalten diejenigen zumeist gleich
da, die sich ihnen mit solchen Phänomenen offenbaren. Hier
zeigt sich, wie wichtig die Verarbeitung der inneren Bilder für unsere geistig-seelische Gesundheit ist. Der Organismus setzt dieses Programm im Notfall gegen alle Widerstände durch, selbst
wenn er dabei den Verlust der äußeren Orientierung in Kauf nehmen muss.

In der Schwangerschaft können Träume in besonderem Maß
zu einem wichtigen Ventil für tagsüber unverarbeitete Themen
werden. Insofern ist es erstaunlich, wie wenig wir diese inneren Bilder beachten. Viele Erwachsene leben überhaupt in dem
Glauben, gar nicht zu träumen, wobei sie sich lediglich an ihre
Träume nicht erinnern. An diesen Zustand kann man sich in der
männlich dominierten Leistungsgesellschaft gewöhnen, denn in
ihr zählt nur, was von der analytisch arbeitenden linken Gehirnhälfte kommt und ihr wichtig erscheint. Die Träume, wie auch
alle anderen inneren Bilder, stammen dagegen aus der dem weiblichen Pol der Wirklichkeit verpflichteten rechten Gehirnhemi-
sphäre. Indianer oder Eskimos würden ohne Traumbilder leiden,
weil sie weder ihre Vision noch ihre Bestimmung fänden. In der
Schwangerschaft könnten Träume mit ihren Botschaften aus der
»dunklen« Hälfte des Bewusstseins auch von westlichen Frauen
wieder als Möglichkeit entdeckt werden, Visionen und die eigene
Berufung zu finden.

Wenn wir modernen Menschen heute von Nachtleben sprechen, meinen wir eigentlich das Gegenteil, nämlich die Ausdeh-
nung des Tages mit künstlichen Mitteln bis in die Nacht hinein.
Der Nacht mit ihrem Anspruch an Regeneration in den Tief-
schlafphasen und seelischer Verarbeitung in den Traumphasen
stehlen wir damit die notwendige Zeit. Zumal wenn wir sie am

nächsten Morgen mittels Wecker beenden, bevor Regeneration und seelische Verarbeitung zu ihrem natürlichen Ende gekommen sind.

Der Wecker ist so betrachtet ein schreckliches Instrument, das uns um ausreichende Erholung und angemessene Verarbeitung unserer Lebensthemen bringt. In einer idealen Schwangerschaft wäre er verbannt, um die morgendliche Erholung nicht vorzeitig zu beenden. Wenn wir jeden Tag beginnen, ohne mit der Verarbeitung des letzten fertig geworden zu sein, werden wir in dieser Hinsicht über längere Zeit ein großes Defizit aufbauen. Der Regenerationsmangel, der solcherart entsteht, ist nicht zu unterschätzen.

Bei geführten Meditationen schlafen viele Menschen selbst auf Stühlen sitzend ein, so groß ist ihr Schlafdefizit. In der Meditation nimmt sich der Organismus, was er am meisten braucht, und das ist nicht selten Schlaf. Schlafdefizite lassen sich aber nach einer gewissen Zeit nicht mehr einfach nur durch Schlafen ausgleichen. Nach einer Arbeitsschicht von vierzig Stunden ohne Schlaf wird man zwar etwas länger schlafen, aber nicht fünfundzwanzig Stunden, sondern eher neun statt der gewohnten sieben. Das reicht zum Überleben, aber nicht zu voller Regeneration.

Insofern wäre es gut, sich über den Weg der Meditation von solchen Defiziten zu befreien. Durch die zunehmende Entspannung, die bei geführten Meditationen wie von selbst und ohne Anstrengung auftritt, taucht das Bewusstsein ganz nebenbei und fast unbemerkt in tiefere Trance-Ebenen ab. Hier wird es nun möglich nachzuschlafen. Sinnvoll wäre es in diesem Fall, gleich von Anfang an eine seitlich liegende Position zu wählen, die für geführte Meditationen genauso möglich ist und die Entspannung sogar noch besser fördert, weil man nicht einmal mehr den Kopf oben behalten muss. Die bequeme Seitenlage ist auch mit allen Stadien der Schwangerschaft gut vereinbar.

Wenn eine Schwangere während der Übung regelmäßig einschläft, wobei sie übrigens die gesprochenen Botschaften trotzdem in den tieferen Schichten des Unbewussten aufnimmt, wäre nun zu empfehlen, jedes Mal wenn sie aufwacht, die Kassette wieder umzudrehen und von vorn zu beginnen – so lange, bis sie nicht mehr einschläft und eine ganze Meditation bewusst miterlebt. Am besten ist ein freier Tag für eine solche Aufarbeitung des eigenen Schlafdefizits; in der Schwangerschaft sollte dafür jedenfalls genügend Zeit sein. Danach wird die Schwangere erleben, wie viel wacher und lebendiger sie sich nach dieser einfachen Kur fühlt.

Leider bemerken wir bewusst die Entstehung eines Schlafdefizits kaum, sondern gewöhnen uns vielmehr allmählich an diesen unerfreulichen Zustand. Haben wir den Regenerationsmangel dann behoben, erleben wir sehr wohl den Fortschritt hinsichtlich Wachheit und Vitalität. Dieses Aufarbeiten passt im Übrigen gut zum Bedürfnis vieler werdender Mütter, ihre Vergangenheit in Ordnung zu bringen und das Nest optimal vorzubereiten.

Ein zusätzlicher Vorteil der geführten Meditationen liegt darin, dass sie mit der Zeit auch den bewussten Zugang zu Träumen wieder erschließen. Die inneren Bilder, die damit erlebt werden, sind nahe verwandt mit den nächtlichen Traumbildern und kommen von denselben seelischen Ebenen. Indem wir anfangen, innere Bilder wichtig zu nehmen und Träume schätzen zu lernen, werden diese auch leichter ins Bewusstsein dringen und uns so wichtige Botschaften aus unserer Innenwelt übermitteln. Eine bessere Zeit als die Schwangerschaft ist dafür kaum vorstellbar.

Viele Menschen erinnern sich bestenfalls an den letzten Traum der frühen Morgenstunden, der zumeist oberflächlicher ist und der Verarbeitung von Themen des vergangenen Tages dient. Ein Trick kann helfen, diese noch am leichtesten zu fassenden frühmorgendlichen Träume im Gedächtnis zu behalten. Wenn man sich schon beim Einschlafen vornimmt, sich beim Aufwachen nicht zu bewegen, gelingt es leichter, die Erinnerungsfetzen an den letzten Traum festzuhalten, denn meist sind es die ersten Bewegungen, die sie verscheuchen.

Die Oberflächlichkeit dieser Träume der frühen Stunden ist jedoch nicht zu verallgemeinern und auf die ganze Nacht zu übertragen. In der so genannten Geisterstunde kommen viel tiefere Themen zu Bewusstsein. In ihnen können wir ohne weiteres eine Art Psychotherapie in eigener Regie sehen, die jede Nacht stattfindet und uns wenigstens annähernd im seelischen Gleichgewicht hält. Die unguten Folgen der Unterdrückung von Träumen im Schlaflabor sind ein Indiz dafür, ein anderes stellen die Halluzinationen dar, die sich bei (übertrieben) stillenden Müttern einstellen, die nicht mehr länger als eine Stunde zum Schlafen kommen und so alle Traumphasen verpassen. Sie brauchten keine Psychopharmaka zur Unterdrückung ihrer Halluzinationen, sondern lediglich ausreichenden Schlaf. So ist manchmal allein durch den nächtlichen Einsatz einer Großmutter eine so genannte Stillpsychose* in den Griff zu bekommen.

An dieser Stelle mag auch klar werden, warum von der »Bearbeitung« von Schlafstörungen mit chemischen Mitteln nicht nur in der Schwangerschaft so sehr abzuraten ist. Schlafmittel behindern oder unterdrücken die Traumphasen und bringen eher eine Art chemisch herbeigeführte Bewusstlosigkeit, die wir nicht mit regenerierendem Schlaf verwechseln sollten.

Einschlafstörungen, die das Gros der Schlafprobleme ausmachen, rühren vornehmlich daher, dass immer weniger Menschen wirklich loslassen können. Sie sind nicht mehr in der Lage, sich so einfach dem weiblichen Pol des 24-stündigen Tages anzuvertrauen, jenem Bereich, wo wir nichts mehr kontrollieren und regeln sollen, wo uns alles geschieht und wir passiv werden müssen und dürfen. Menschen, die gewohnt sind, alles zu kontrollieren, zu regeln und zu managen, neigen besonders leicht zu solchen Loslassschwierigkeiten am Ende des Tages. Auch hier könnten die geführten Meditationen eine wertvolle Hilfe darstellen, ebnen sie doch immer wieder spielerisch den Weg über die Schwelle vom wachen Tagesbewusstsein in jenen Bereich der inneren Bilder, die umso leichter aus unseren Tiefen aufsteigen, je mehr wir von allem Wollen und Sollen loslassen.

Auch all die anderen Hausmittel zum Einschlafen sind noch besser geeignet als chemische Versuche. Sie zielen letztlich darauf, aus dem männlich aktiven Yang-Pol des Tages in den weiblich passiven Yin-Pol der Nacht hinüberzuwechseln. Ein Spaziergang vor dem Schlafengehen lenkt das Blut aus dem Gehirn in die Skelettmuskulatur um. Die kneippschen Empfehlungen von Wechselduschen bis zu Fußbädern ziehen das Blut ebenfalls aus dem Hirnbereich ab, um es in die Haut, unser größtes Organ, zu verschieben. Eine andere Methode wie das Zählen unzähliger Schäfchenwolken an einem vorgestellten Sommerhimmel macht das kontrollbegierige Großhirn müde und lässt es irgendwann abschalten. Ganz ähnlich wirkt die Methode, bei der man bis hundert zählt und dann wieder rückwärts und wieder vorwärts, bis schließlich doch Hypnos, der Gott des Schlafes, seine beruhigenden Fittiche über einem ausbreitet.

Mit die schlechteste Einschlafvorbereitung ist sicher das Fernsehen mit seiner Flut fremder, zum größten Teil aufwühlender Bilder. Albträume können allerdings nur dort ausgelöst werden, wo unverarbeitete Schattenthemen unter der Oberfläche des Bewusstseins schwelen.

Traumdeutung in der Schwangerschaft

Wenn eine Frau schwanger wird, begibt sie sich in das archetypische Reich des Mondprinzips, der Mondgöttin. In den Mythen steht dieses Reich nicht nur in Verbindung mit den Themen Fruchtbarkeit und Mütterlichkeit, sondern auch mit dem Meer des Unbewussten. Der konkrete Mond hat ja direkten Einfluss auf das Meer, wenn wir nur an die Gezeiten von Ebbe und Flut denken. Das Meer des Unbewussten ist wie ein Sammelbecken für alles Erlebte, alle Erfahrungen, die Menschen je gemacht haben und die sich hier zu Mythen, Symbolen und archetypischen Bildern verdichten. Die Schwangere ist nahe an diesem Wasser gebaut. Ganz konkret fließen ihre Tränen, das salzige Meerwasser der Augen, häufiger über, um die Spiegel der Seele zu reinigen und Druck abzulassen – und um zu lernen, sich dem rhythmischen Auf und Ab vertrauensvoll hinzugeben. Wie sonst nur medial veranlagte Menschen können viele Frauen aus diesem Urmeer der Gefühle und Menschheitserfahrungen schöpfen.

Die Botschaften des Unbewussten bedienen sich vorzugsweise der Traumbildersprache. Es ist deshalb sehr lohnend, den Träumen in der Zeit der Schwangerschaft besondere Beachtung zu schenken. Die Symbolsprache des Traumes kann wie eine geheimnisvolle Unterweisung in das Mysterium des Lebens sein, die Wesentliches mitteilt, auch wenn es intellektuell gar nicht genau zu verstehen und einzuordnen ist. Letzteres ist für die Wirkung auf die Seele auch ganz überflüssig.

Die werdende Mutter kann so tiefe Erfahrungen auf archetypischer Ebene machen. Es können sogar Bilder und Themen aus früheren Existenzen auftauchen, die für sie und das Kind von Bedeutung sein mögen. Selbst Sequenzen aus früheren Erfahrungen des Kindes wie auch Ängste, die es vielleicht jetzt gerade im Mutterleib bearbeitet, um unbelastet in seine neue Erdenrunde zu gehen, können in Traumbildern Ausdruck finden. Oft bietet sich der Mutter zumindest im Traum die Möglichkeit, »bewusst« mit ihrem Kind in enge Interaktion zu treten. Dabei zeigt sich die Seele des Kindes mit großer Häufigkeit als Erwachsene, die Wünsche oder Abneigung äußert, auf Prioritäten hinweist oder ihren Namen sagt.

In keiner Zeit und Situation verschmelzen Vergangenheit, Gegenwart und Zukunft so direkt spürbar wie in der Schwangerschaft. Und keine Sprache entspricht diesem Zustand so vollkommen wie die symbolische Bildersprache der Träume und der Seelenwelt.

Selbstverständlich lassen sich Träume deuten, und so genannte »wissenschaftliche« Behauptungen, dass sie bedeutungslos seien, sagen lediglich einiges über Wissenschaftlerinnen aus, aber nichts über Träume. Die Menschheitsgeschichte ist voll von Beispielen für die Wichtigkeit großer Träume. Das Missverständnis der Wissenschaftlerinnen mag darauf zurückgehen, dass sich die Träume einer ganz anderen Sprache als der des Tagesbewusstseins bedienen. Statt Logik herrscht hier Analogik. Abstraktionen spielen keine Rolle, dafür sind Seelenbilder umso wichtiger. Man kann ohne Übertreibung sagen, dass Träume die Sprache der Seele sprechen. Da aber die Sprache der Seele das eigentliche Ausdrucksmittel der Schwangerschaft sein sollte, wäre es von großem Vorteil für Mutter und Kind, wenn sie jetzt über die Träume auf der Ebene der Symbole kommunizieren lernten und dieses Band am besten noch während der ganzen Kindheit aufrechterhalten würden.

Die Seelensprache ist natürlich auch jene Symbolsprache, die die Bedeutung von Krankheitsbildern entschlüsseln helfen kann. Hier gibt es Nachschlagemöglichkeiten, aber noch wichtiger ist die eigene Ein- und vor allem Wertschätzung der Traum- und Symptombilder. Den Botschaften der Traumbilder ist deshalb auch ganz ähnlich wie denen der Krankheitsbilder zu begegnen mit Fragen wie: Was sagt mir dieses Symbol gerade jetzt in dieser Phase meiner Schwangerschaft? Wie ist mein Gefühl bei diesen Traumbildern, und was hat das mit meinem augenblicklichen Lebensgefühl zu tun?

Eine gute Möglichkeit ist auch, die Träume einfach mittels der inneren Reisen als Tagträume nach dem Aufwachen weiterzuträumen. Erfahrene Traumreisende träumen auch manchmal den Traum in der nächsten Nacht weiter, bis er ihnen noch klarer wird oder ein Ende und eine Lösung findet.

Würden wir unsere Träume wieder bewusst erleben, könnte unser Leben sehr an Tiefe gewinnen, weil wir viel mehr Zugang zu unseren archetypisch weiblichen seelischen Anteilen bekämen, und keine Zeit eignet sich dazu besser als die Schwangerschaft. Auf längere Sicht werden der traumreisenden Mutter sicher einige wesentliche Geschenke aus den Traumreichen zuteil. Wenn sie sich erst regelmäßig an ihre Träume erinnert, wird es ihr irgendwann passieren, dass sie im Traum plötzlich merkt, wie sie träumt. Sie erwacht sozusagen im Traum, ohne die äußeren Augen zu öffnen. Ab jetzt kann sie – ohne von Raum und Zeit länger beschränkt zu sein – ganz bewusst und aktiv ihren Traum selbst gestalten. Es ist nun ohne weiteres möglich, zu fliegen und jeden Teil der Welt in Gedankenschnelle zu besuchen. Da sie gleichsam unbegrenzt und unbehindert von den Zwängen der realen Welt ist, kann sie Unglaubliches erleben – bis hin zu Erkenntnissen, die viel tiefer reichen als jene, die aus rationalen Überlegungen erwachsen. Sie mag sogar ein Gefühl für die alte Weisheit »Den Seinen gibt's der Herr im Schlaf« bekommen.

Solches Erwachen in tieferer Hinsicht ist den Menschen des Ostens ein generelles Anliegen, und nicht umsonst nennt man Buddha dort auch den Erwachten. Yogaschlaf meint in Indien jenen Schlafzustand, bei dem der Körper im Bett ruht, während die grenzenlose Seele bewusst auf Reisen geht. So mag sich schon lange vor dem Tod, der übrigens mythologisch ein Bruder von Hypnos, dem Gott des Schlafes, ist, ein wunderbares Gefühl für die Unbegrenztheit und die Unsterblichkeit der menschlichen Seele einstellen, ein Gefühl, das das Ungeborene während der ersten Schwangerschaftsmonate oft erlebt. Auch diese Tatsache scheint es der Mutter zu erleichtern, ihm in die ekstatischen Reiche der Einheitserfahrungen zu folgen.

Untersuchungen im ersten Trimenon

Die erste Untersuchung wird der sicheren Feststellung der Schwangerschaft dienen, wozu inzwischen verschiedene verlässliche Tests zur Verfügung stehen, die auf Hormone in Urin und Blut reagieren. Einen Urintest wird die Frau meist schon in Eigenregie durchgeführt haben. Wenn sie bereits sicher ist, müssten diese Tests nicht wiederholt werden.

Außerdem wird die Gynäkologin durch Abtasten die Größe der Gebärmutter feststellen, um dadurch auf das Stadium der Schwangerschaft zu schließen. Nur wenn das Ergebnis unklar ist, sollte eine Ultraschallkontrolle erfolgen, da diese Untersuchung unter Umständen gar nicht so unproblematisch ist, wie es oft dargestellt wird. Beobachtungen bei Ultraschall haben gezeigt, dass das Kind nach einer Weile versucht, dem Gerät auszuweichen, indem es sich in die entgegengesetzte Richtung drückt (siehe auch Seite 274). Ab der 6. Woche lässt sich mit Hilfe der Ultraschalluntersuchung auch schon klären, ob möglicherweise Zwillinge oder Mehrlinge erwartet werden.

Darüber hinaus wird eine detaillierte Krankengeschichte der Mutter aufgenommen, die eine Klärung der eigenen Geburt einschließen sollte. Denn das, was sie darüber weiß, aus Erfahrung oder Erzählungen, ist sozusagen die Legende für die bevorstehende Geburt ihres Kindes, jedenfalls wenn darauf nicht weiter therapeutisch eingewirkt wird.

Die Größe des mütterlichen Beckens wird ebenfalls bestimmt, und zwar zwischen der Oberkante des Schambeines und dem Ende der Lendenwirbelsäule. Für eine natürliche Geburt wäre es gut, wenn dieser Abstand mindestens 18 cm betragen würde. Allerdings ist es völlig verfrüht, schon jetzt die Weichen auf Kaiserschnitt zu stellen, da sich noch vieles tun kann: Es steht noch nicht fest, wie groß der Kopf des Kindes zur Geburtszeit sein wird, und im Übrigen ist der mütterliche Organismus enorm anpassungsfähig.

In Deutschland wird dann noch ein Mutterpass ausgestellt und die Frau zur Geburtsvorbereitung angemeldet. Zu den Pflichtuntersuchungen im Rahmen des Mutterpasses gehören darüber hinaus eine gynäkologische Untersuchung zur Kontrolle der Eileiter und Eierstöcke, eine Prüfung des Scheidensekretes, ein Krebsabstrich und die Erhebung verschiedener Laborwerte. Dabei werden die Blutgruppe und der Rhesusfaktor bestimmt, und ein Blutbild wird gemacht. Im Blutserum wird nach Antikörpern gegen Röteln und Syphilis gefahndet. Wo sich keine Antikörper gegen Röteln finden, ist diesbezüglich äußerste Vorsicht geboten, auf keinen Fall darf jetzt noch geimpft werden (siehe auch Seite 313 ff.).

Bei all diesen Untersuchungen ist daran zu denken, dass die Schwangerschaft alles andere als eine Krankheit ist und dass sie auf natürliche Weise vieles verändert, so auch manche Laborwerte. Die Normwerte gelten jetzt nur noch sehr eingeschränkt, und ihr Verfehlen muss gar nichts Bedrohliches bedeuten.

In der normalen Schwangerschaft nimmt die Blutmenge ungefähr um 40 Prozent zu, relativ gesehen sinkt dadurch der Anteil der roten Blutkörperchen und kann daher zur Diagnose *Blutarmut* wenig beitragen. Viel wichtiger zur Beurteilung dieser Situation ist die Bestimmung des Blutfarbstoffes, des Hämoglobins. Sinkt das Hämoglobin, ist meist Eisenmangel der Grund für diese Blutarmut (Anämie). Schwangere haben gewöhnlich einen niedrigen Eisenwert im unteren Grenzwertbereich, da sie so viel Eisen an ihr Kind abgeben. Folglich ist der Eisenbedarf stark erhöht, die Aufnahme über den Darm ist dreimal so hoch wie sonst. Insofern könnte eine Schwangere sich von Anfang an darauf einstellen, möglichst eisenhaltiges Gemüse und Obst in ausreichenden Mengen zu sich zu nehmen. Dabei ist zu bedenken, dass nicht alles, was rot ist, auch viel Eisen enthält, auch wenn Eisen rot und dieser Fingerzeig nicht ganz verkehrt ist.

Subjektiv werden einige Schwangere bemerken, dass ihnen die Dynamik fehlt und sie sich eher müde und schlapp fühlen. Symbolisch entspricht dem die Reduzierung (des roten) Eisens, das als das Metall des Mars- oder Aggressionsprinzips zu sehen wäre. Bevor sie dieses Prinzip verstärkt in ihr Leben integrieren kann, müsste sie die erlöste Form des gegenläufigen Prinzips der Schwäche und Schlappheit in sich entwickeln. Hingabe aus ganzem Herzen, Ruhe und das Nachgeben gegenüber den eigenen kindlichen Bedürfnissen böten diese Möglichkeit.

Natürlich sollte eine Schwangere zusätzlich auch entsprechende Eisenpräparate einnehmen, wenn es medizinisch nötig ist. Besser verträglich und oft auch wirksamer als die schulmedizinischen Präparate ist das so genannte Kräuterblut, ein hoch konzentrierter Gemüsesaft mit hohem Eisengehalt.

Es zeigt sich, dass alle Mittel umso besser wirken, je mehr eine Frau den Forderungen ihrer Schwangerschaft nachzugeben bereit ist und je mehr offensive (marsische) Energie sie auf dieser Basis in ihr Leben integrieren kann. So wird die an sich schlechte Verträglichkeit der Eisenpräparate deutlich besser, wenn sie dem Prinzip der Durch- und Auseinandersetzung in ihrem Leben mehr Raum gibt. Wie immer lässt sich auch hier die deutliche Parallele zwischen Körper und Seele beobachten.

Bei den weißen, für die Abwehr zuständigen Blutkörperchen sind in der Schwangerschaft Werte von 4000 bis zu 15 000 normal und weisen lediglich darauf hin, dass der mütterliche Körper abwehrbereit und für alle Fälle gerüstet ist. Diese natürliche Erhöhung der eigenen Abwehrtruppen spricht dafür, dass die Schwangerschaft auch eine Zeit verstärkter körperlicher Auseinandersetzung ist. Dem entspricht auf der seelischen Ebene im Allgemeinen eher ein Bedürfnis nach Entspannung und Geborgenheit. Die Erfahrungen zeigen aber, dass Schwangere, die bereit sind, für die eigenen und die Interessen ihres Babys bis zum Letzten zu kämpfen, dieses weniger nötig haben. Wie im normalen Leben werden auch hier mutige, für Auseinandersetzungen offene Menschen weniger leicht Opfer von Infektionen*. Sie sind seelisch kampfbereit, und dem entspricht eine gute körperliche Abwehrlage. Wer sich den erregenden Themen des eigenen Lebens öffnet, ist in der Regel vor physischen Erregern viel besser geschützt.

Die (Blut-)Senkung ist in der Schwangerschaft fast immer erhöht und hat keinen Aussagewert über die Tatsache hinaus, dass das Abwehrsystem der Mutter in ständiger Kampfbereitschaft ist. Immerhin muss es sich ja auch mit dem biologisch zu 50 Prozent fremden Gewebe des Kindes arrangieren, ohne es abzustoßen. Die Schwangerschaft stellt hier die große Ausnahme dar, denn sonst muss *bio-logisch* alles Fremde sofort erkannt und bekämpft werden.

Antikörperbestimmungen sind dagegen manchmal wichtig und zeigen an, mit welchen Fremdstoffen oder Erregern der Körper schon Kontakt hatte, wie etwa Röteln*, die schwere Missbildungen verursachen können, wenn sie eine Schwangere erstmals treffen. Eine so genannte Titer-Bestimmung kann hier Aufschluss geben. Ähnlich werden für viele Infektionen Titer-Bestimmungen durchgeführt, sodass die Schwangere weiß, ob sie vor der jeweiligen Infektion ausreichend geschützt ist. Hier kommt vor allem die Bestimmung von Toxoplasmose-, Hepatitis-B- und Lues-Antikörpern in Frage.

Beim ersten Termin mit der Ärztin oder Gynäkologin sollten auch Themen wie Anstrengung und Arbeit in der Schwangerschaft, Sexualverkehr, Ernährung, Bewegung und Entspannung zur Sprache kommen. Wichtig wäre auch zu besprechen, dass diese erste Schwangerschaftsphase die wichtigste Zeit im Leben des Kindes ist, weil sich vor allem jetzt Urvertrauen entwickeln kann. Ein Gespräch über die wundervollen Möglichkeiten dieser Zeit würde große Chancen eröffnen.

Dieser erste ärztliche Termin in der Schwangerschaft ist natürlich auch von den Untersuchungen her der wichtigste, selbst wenn das heute oft anders gesehen wird, da jetzt erst wenige technische Untersuchungen machbar sind. Umso wichtiger wäre die Weichenstellung im seelischen Bereich, die im Idealfall viel von dem später möglichen Technikeinsatz überflüssig macht. Wenn die Eltern Anregungen annehmen, die darauf zielen, diese erste Zeit zu einer der bewussten Empfängnis zu machen, ist guten Erfahrungen die Tür geöffnet. Entsprechende Empfangsrituale können ganz verschiedene individuelle Formen annehmen – von eher religiös geprägten bis zu einem schönen ersten Essen zu dritt. Auch wenn beide Partner sich so früh schon eingestehen, dass das Kind von jetzt ab immer da ist und mitspürt und mithört, ist vieles gewonnen. All das könnte dazu anregen, sich mehr Zeit als bisher füreinander zu nehmen und vielleicht schon vorhandene Kinder in das Geheimnis einzuweihen. So können die Geschwister das Heranwachsen des neuen Familienmitglieds von Anfang an miterleben, und Eifersucht und Isoliertheitsgefühlen wird vorgebeugt. Zusammen lässt sich so am ehesten aus der Geburt ein Fest machen.

Statt über häufige, nicht unproblematische Ultraschalluntersuchungen* könnte der Ehemann über Gespräche und Rituale an der Schwangerschaftsentwicklung Anteil nehmen, und es wäre gut, wenn die Geburtshelferinnen ihn von Anfang an einbinden. Die meisten Männer bedürfen einer Einführung in die ihnen im Allgemeinen fremde Welt des Mondprinzips. Sein Mitfühlen wird wachsen, wenn er auch mitspüren kann oder die Gebärmutter ertastet, wenn sie langsam durch die Bauchdecken fühlbar wird. Wenn er ab der 10. Woche die Herztöne hören und im zweiten Trimenon die Bewegungen des Kindes von außen miterleben kann, wird sich auch in ihm viel mehr entwickeln, als wenn solche Erfahrungen über Doppelultraschall-Geräte vermittelt werden – ganz abgesehen davon, dass diese nachweislich für die Gesundheit des Kindes gefährlich sein können. Auf diese Weise wird verhindert, dass der Partner von der neuen Situation überrollt und überfordert wird. Er wird ja nun notgedrungen erleben, wie er für sie an die zweite Stelle rutscht. Je mehr er schon vorher dabei ist, desto sicherer wird er bis zur Geburt in eine angemessene Rolle hineinwachsen und dann auch problemlos dabei sein können, wenn seine Frau dem gemeinsamen Kind das Leben schenkt.

Eine wundervolle Chance wäre es auch, wenn *beide* Eltern sich jeweils mit ihrem eigenen Geburtstrauma aussöhnen könnten. Sie können sowohl gemeinsam in die Geheimnisse des verbundenen Atems eintauchen, als auch auf entsprechende Fantasiereisen gehen.

Das, was das Ungeborene jetzt an guter Ernährung für die körperliche, seelische und geistige Ebene braucht, würde auch beiden Eltern gut tun. In allen drei Bereichen kommt es jetzt vor allem auf die Qualität an, weniger auf die Quantität. Das gilt generell für alle Beteiligten und beschränkt sich nicht nur auf das Kind.

Wenn solch eine Einführung von Anfang an glückt, braucht man sich um viele der häufig beschriebenen Gefahren schon nicht mehr zu sorgen. Die Kummerspeckgefahr auf Seiten der Mutter zum Beispiel ist dann schon so gut wie gebannt. Sie muss es sich und ihrem Kind gut gehen lassen. Wenn das gesichert ist, wird sie nicht dazu neigen, diesbezüglich die Nahrungsebene über Gebühr zu betonen. Wenn sie sich geliebt fühlt, wird sie viel leichter dem gemeinsamen Kind Liebe geben können und vor allem auch sich selbst.

Der zweite Besuch bei der Geburtshelferin wird in der Regel einen Mond später stattfinden.

Das zweite Drittel der Schwangerschaft

Die kindliche Entwicklung

Mit dem zweiten Trimenon ist der Zeitraum von der 13. bis zur 28. Woche gemeint. Das zweite Trimenon dauert damit etwas länger als die anderen beiden Schwangerschaftsabschnitte. Das Baby wird in dieser Zeit – ungefähr mit der 16. Woche – im eigentlichen Sinn körperlich fertig ausgebildet. Die Entwicklung seiner Organe und Gewebe ist abgeschlossen, und es geht ab jetzt »nur« noch um Reifung und Wachstum.

Neuere Forschungen relativieren inzwischen längst die alte schulmedizinische Auffassung, dass das Kind nur eine Ansammlung von Körperfunktionen ohne Seelenleben sei, und bestätigen immer mehr, was die Reinkarnationstherapie schon seit langem ergeben hat und die religiösen Traditionen seit Jahrtausenden wissen: Das Kind ist ein Seelenwesen mit allen diesbezüglichen Fähigkeiten. Auch die Schulmedizin muss ihm aufgrund eindeutiger Forschungsergebnisse mittlerweile im zweiten Trimenon Gefühl, Schmerzempfinden und die Fähigkeiten des Hörens, Sehens und Träumens zugestehen.

Bereits im vierten Monat sind auch die wichtigsten Reflexe vorhanden. Das Baby kann seinen Kopf drehen und wenden und sogar die Stirn runzeln. Die Sinnesfähigkeiten des Gleichgewichtsorgans entwickeln sich zusammen mit dem Hören im fünften Monat, wie auch der Tast- und Geschmackssinn sich entfalten. Obwohl sein Gehirn offensichtlich noch nicht voll ausgereift ist, kann das Ungeborene im fünften Monat nachweislich sinnvoll reagieren. Manche Gynäkologinnen gehen davon aus, dass Kinder bereits in der Zeit der Amniozentese der bedrohlichen Nadel aktiv ausweichen und dadurch die Komplikationsrate verringern helfen. Moderne hoch auflösende Ultraschallbilder scheinen das eindrucksvoll zu belegen. Allerdings wurde die Kehrseite solcher Erkenntnisse genauso nachgewiesen, dass nämlich die Kinder die ganze Tragweite des Geschehens um die Amniozentese mitbekommen. Die Behauptung, dass ein Kind, das der Nadel ausweicht, nicht weiß, warum es das tut, wird selbst für sehr materialistisch eingestellte Medizinerinnen nur schwer zu vertreten sein.

Auf diese Weise zerstört die eine Richtung der Forschung natürlich der anderen das gute Gewissen. Die bisher geübte Taktik ist meist, einfach nicht zur Kenntnis zu nehmen, was die anderen herausfinden, oder, wenn das nicht mehr geht, wenigstens keine Schlüsse für das eigene Fachgebiet daraus zu ziehen. Von einer interdisziplinären Forschung sind wir auf diese Weise weiter denn je entfernt. Das Wissen um die voll entfalteten Sinnesfähigkeiten ihres Kindes kann eine werdende Mutter dagegen in ihrem Bestreben bestärken, ihm die Welt schon im Mutterleib nahe zu bringen.

Im sechsten Monat wird das seelische Miterleben des Kindes dann von allen anerkannt, zumal es jetzt nicht mehr bedrohlich erscheint, da (in Deutschland) die letzten Fristen zur Intervention abgelaufen sind. Auch die wenig mit ihrem Kind kommunizierende Mutter kann nun deutlich miterleben, wie sich das Kind im Bauch von Lärmquellen abwendet und angenehmen Tönen zuwendet. Überhaupt reagiert es jetzt spürbar unterschiedlich auf verschiedene Musikstücke. Manche Mütter kennen zu diesem Zeitpunkt bereits die Lieblingsmelodien ihres Kindes. Nun gibt es für sie kaum einen Zweifel, dass das Ungeborene ihre eigenen seelischen Reaktionen und Gemütszustände ziemlich genau mitbekommt. Das war natürlich auch vorher längst der Fall, aber jetzt ist das Kind schon so groß, dass sich seine Bewegungen und Reaktionen direkt auf die Bauchdecken übertragen, sodass die Mutter es viel deutlicher spürt und sich kaum noch darüber hinwegsetzen kann. Durch die wachsende Kraft des Kindes sind etwaige Missfallensäußerungen jetzt unverkennbar.

Längen- und Gewichtsentwicklung im zweiten Trimenon

Woche	Länge	Gewicht
16.	ca. 16 cm	ca. 120 g
20.	ca. 20 cm	ca. 300 g
24.	ca. 30 cm	ca. 640 g

Veränderungen bei der Mutter

Der mütterliche Organismus hat sich jetzt im Allgemeinen vollkommen umgestellt, und Anfangsprobleme wie Übelkeit sind überwunden. Sehr häufig fühlt sich die Mutter nun sogar besonders wohl und im Vollbesitz ihrer (weiblichen) Kraft. Der Volksmund beschreibt diesen Zustand treffend als »rund und gesund«. Dabei ist dem Gewicht keine übertriebene Bedeutung beizumessen, wenn es nicht *gravierend* anwächst. Nicht umsonst sprechen wir insgesamt von der Gravidität, das heißt, die Frau sollte an Gewicht zunehmen – allerdings natürlich besser auch auf der übertragenen Ebene als nur körperlich. Ob die Mutter jedoch nun fünf oder zehn Pfund mehr auf die Waage bringt, ist ziemlich gleichgültig für die Gesundheit beider. Vor Gewichtstabellen ist in diesem Zusammenhang eher zu warnen, denn sie können sowieso nur grobe Anhaltspunkte liefern und werden in der Regel überbewertet.

Zwischen der 16. und 20. Woche lassen sich im Allgemeinen die ersten Bewegungen des Kindes wahrnehmen. Als erste spürbare Lebenszeichen werden sie in der Regel große Freude auslösen. Werden sie allerdings zu intensiv, können sie die Mutter auch stören und wären dann auch zu deuten.

Ähnlich wie ein Erwachsener kann auch ein Kind aus Freude an der Bewegung strampeln oder im Stress um sich schlagen. Zumeist wird die Mutter erspüren können, ob die Bewegungen auf Protest oder natürlichen Bewegungsdrang hinauslaufen. Tatsächlich können bereits Ungeborene die Mutter tretend und an der Nabelschnur ziehend mit Botschaften traktieren. Je mehr sie diesbezüglich geneigt ist, freiwillig auf ihr Kind zu hören, das heißt, in sich zu horchen und manchem seiner Proteste sogar zu gehorchen, desto weniger rabiat werden solche Protestbewegungen ausfallen.

Während der ganzen Schwangerschaft gibt es *Kontraktionen* und damit eigentlich schon Vorstufen von Wehen. Das Festwerden der Gebärmutter zwei- bis dreimal pro Stunde ist also normal und geht mit dem Hartwerden des Bauches einher. Dieses Anspannen und Loslassen gehört einfach dazu, damit die Gebärmutter wachsen kann. Das Kind streckt und räkelt sich und löst so die Kontraktionen aus. Auch Massagereize können solche Reaktionen des Kindes bewirken.

Die Schwangerschaft ist für Mutter und Kind ein permanentes Sichstrecken und Wachsen, und das geschieht Tag und Nacht. Gegen 23 Uhr kommt es gehäuft zu Kontraktionen, die zu den Morgenstunden hin abnehmen. Das Kind kann am besten wachsen, wenn seine Mutter ruht, und so ist gerade die Nacht für diese Wachstumsübungen wichtig. Immerhin ist die Gebärmutter ja ein Muskel, und er braucht jetzt Training, um sich wachsend den steigenden Anforderungen anzupassen. All das spricht auch dafür, sich und dem Kind viel Ruhe in der Schwangerschaft zu gönnen.

In diese mittlere Zeit der Schwangerschaft fallen auch vielfach Veränderungen der Bindegewebssituation. Was als Schwangerschaftsstreifen* noch eher harmlos, wenn auch ästhetisch störend empfunden wird, ist in Gestalt von *Krampfadern** schon lästiger, besonders wenn diese, was häufig geschieht, sich am After in Form von Hämorrhoiden ausbreiten oder gar bis zur Scham hoch wachsen. Zwar verschwinden diese ungebetenen Gäste wieder, wenn der Druck im konkreten und übertragenen Sinn nach der Geburt zurückgeht, aber ihr Jucken und ihre bloße Existenz sind doch sehr unangenehm.

Die Neigung zur Bindegewebsschwäche ist erblich, allerdings verstärkt die Schwangerschaft die entsprechenden Probleme. Das große Gewicht der vollen Gebärmutter kann einerseits im Becken die Venen blockieren und so den Blutrückfluss behindern, während andererseits der Zufluss aufgrund der Schwangerschaft erheblich zunimmt, da das Blutvolumen um etwa 40 Prozent anwächst. Insofern ist die Rückenlage, die diese Situation noch fördert, möglichst zu meiden.

Von der symbolischen Bedeutung her zeigt diese Situation an, dass die Frau mehr Lebensenergie aussendet, als sie zurückbekommt. Das ist an sich eine für die Schwangerschaft ganz natürliche Situation. Entsprechende Bewusstheit könnte die Problematik erleichtern. Auch wäre es günstig, wenn die Mutter in anderen Beziehungen neben der zum Kind darauf achten würde, dass sie an Kraft jetzt mindestens das zurückerhält, was sie ausgibt. Anders ausgedrückt: Sie muss sich in der Schwangerschaft so verausgaben, dass sie sich in anderen Bereichen zurücknehmen sollte oder, besser noch, dort mehr bekommt, als sie geben muss. Eine neuerliche Schwangerschaft wäre zum Beispiel eine gute Gelegenheit, ältere Kinder nicht erst mit der Geburt des Geschwisterchens, sondern schon jetzt ein Stück abzunabeln und in mehr Selbstständigkeit zu entlassen. Das gilt auch für den Partner, insbesondere wenn dieser ihr ältestes und größtes »Kind« sein sollte. Natürlich kann es sein, dass er diesen eingeforderten Lernschritt mit Widerwillen quittieren wird.

Hämorrhoiden im Speziellen bedeuten, dass die Mutter auf ihren ungelösten Knoten sitzt, in denen sich ihre Lebenskraft staut. Ein Teil ihrer Lebensenergie ist folglich nicht mehr im Fluss, sondern geronnen und verstopft ihren hinteren Ausgang. Besser wäre auch hier wieder, das Thema auf der seelischen Ebene anzugehen und einen Teil ihrer Lebensenergie bewusst für sich zurückzubehalten und sich um ihre ungelösten seelischen Schattenprobleme zu kümmern. Es *juckt* sie meist in dieser Hinsicht sowieso.

Sexualität

Viele Frauen werden mit ihrem Partner die neue, ungewohnte Üppigkeit genießen, und es spricht nichts dagegen. Das Kind wird durch die Liebe der Eltern zueinander – auch durch die körperliche Liebe – am wenigsten in seinem Wohlbefinden beeinträchtigt, im Gegenteil. Genussvolle Erotik macht vielen Frauen jetzt in der Mitte der Schwangerschaft sogar besonderen Spaß. Die Gründe für den Anstieg der Lust sind zahlreich: Der Organismus produziert jetzt mehr Sexualhormone, die Scheide ist meist deutlich besser durchblutet und daher schon generell feuchter; sie wird auch leichter als sonst feuchter. Wo früher Angst vor einer Schwangerschaft bestand, mag jetzt die Gewissheit erleichternd wirken, dass sie nicht noch schwangerer werden kann.

Für das Baby ist die innere Haltung der Mutter das Entscheidende. Selbst wenn die Sexualität zu heftigen Orgasmen führt – solange die Mutter sie genießt, bleibt es für das Baby unproblematisch, auch wenn es zu Kontraktionen kommt und der Bauch etwas härter wird. Die während des mütterlichen Orgasmus leicht abfallenden Herztöne sind ebenfalls kein Alarmzeichen, sie erholen sich gleich danach wieder. Vielleicht hat das Baby mit entsprechenden eigenen Kontraktionen mitgemacht und gönnt sich jetzt auch eine gewisse Entspannungsphase. Erfahrungen aus der Reinkarnationstherapie, bei der solche Situationen aus der kindlichen, also der Mutterleibsperspektive, betrachtet werden, belegen, dass von Liebe getragene Sexualität zwischen den Eltern für das Baby kein Problem darstellt, sondern oft wirklich mit genossen wird. Es ist eher ein Signal, dass im zukünftigen Nest alles in Ordnung ist und eine lebendige lust- und liebevolle Atmosphäre herrscht.

Argumente wie das Fehlen der Sexualität während der Tragzeit bei Säugetieren ziehen hier nicht, denn im Tierreich gibt es natürlicherweise auch keine Brüste außerhalb der Stillzeit. Tiere haben offenbar nur in der Brunftzeit Lust. Beim Menschen ist die Sexualität aber von der Pubertät bis ins hohe Alter ein lebensbestimmendes Thema.

Die zunehmende moderne Sexualisierung so vieler Lebensbereiche wie etwa der ganzen Werbebranche hat demgegenüber wohl damit zu tun, dass die Liebe immer mehr in den Hintergrund gerät. Sexualität ist die Form, deren Inhalt die Liebe wäre. Wo aber der Inhalt zu kurz kommt, wird die Form immer vordergründiger und häufig überbetont. Insofern wäre die Schwangerschaft eine Zeit, in der die Sexualität zugunsten der Liebe wieder etwas zurückgehen könnte. Wo sie aber nicht Kompensation, sondern der natürliche körperliche Aspekt der Liebe ist, hat sie in der Schwangerschaft Sinn und Berechtigung.

Wichtig wäre, dass die Sexualität von der Frau ausgeht, die besser wahrnehmen kann, wie es um das Kind und seine Bedürfnisse steht. Wenn alle drei Genuss dabei haben, könnten Sinnlichkeit und Erotik während der ganzen Schwangerschaft eine Rolle spielen. Selbst Geschlechtsverkehr bis zur Geburt wäre möglich, wenn er allen dreien angenehm ist. Wo die Mutter allerdings diese Ebene für Kompensationen nutzt, etwa auf diesem Weg am Partner etwas wieder gut machen will, was er in längeren Phasen ihrer Übelkeit entbehren musste, wirkt sich das nicht förderlich aus.

Die Frau hat hier zwei Stimmen: für sich und für das Kind. Mit dieser natürlichen Zweidrittelmehrheit kann sie alles bestimmen und auch alle Abmachungen jederzeit außer Kraft setzen. Sie muss sozusagen immerzu das Recht haben, die Verfassung zu ändern. Das wird dann häufig dazu führen, dass sich während der Schwangerschaft die Tendenz langsam vom reinen Geschlechtsverkehr hin zu mehr Streicheln und Schmusen verlagert.

Die zunehmende Sexualisierung im Lauf der Entwicklungsgeschichte könnte die bio*logische* Antwort auf den extrem hohen

Blutzoll bei Geburten in den letzten Jahrtausenden sein. Wie in so vielen Bereichen schlägt die evolutionär sinnvolle Entwicklung heute auf uns zurück. Dabei müssten wir – von der Bevölkerungssituation gesehen – heute eher weniger Kinder bekommen. Die biologische Antwort darauf könnte wiederum die zunehmende Unfruchtbarkeit sein.

Alles spricht jedenfalls dafür, dass Erotik und Sexualität in ihrer Bedeutung für unsere Entwicklung über die Fortpflanzung deutlich hinausgehen. Dem wird eher die Philosophie des Tantrismus im Osten gerecht. Der katholische Versuch, Sexualität auf die Fortpflanzung zu reduzieren, geht offensichtlich an unserer Natur vorbei und befindet sich auch für die Schwangerschaft nicht in Übereinstimmung mit dem Empfinden der meisten Menschen.

Argumente, die auf den Prostaglandine-Gehalt der Samenflüssigkeit hinweisen, was Spasmen anregen könnte, sind schon insofern nicht überzeugend, als ein gewisses Maß an Kontraktionen sogar für das Wachstum der Gebärmutter wichtig ist. Für ihr unerlässliches Muskeltraining kann das bisschen Prostaglandine höchstens anregend wirken.

Lediglich bei medizinischen Extremsituationen wie vorliegender Plazenta (Plazenta praevia*), bei vorzeitigen Wehen, dabei auftretenden Blutungen*, Frühgeburtsneigung* und schon gesprungener Fruchtblase* wäre auf Geschlechtsverkehr zu verzichten. Hier ist Konzentration auf das Kind gefordert, wobei das dem Ausdruck von Sinnlichkeit noch eine Reihe anderer Möglichkeiten lässt und nicht gegen jeden Austausch von Zärtlichkeit spricht.

Natürlich ist die Sexualität in der Schwangerschaft auch eine Typfrage. Eine besonders vom Mondarchetyp geprägte Frau, die in Erotik und Sexualität immer mehr ein Mittel zum Zweck gesehen hat, mag eher Angst um ihr Baby haben und sich den Mann nun ganz gern ein Stück vom Leib halten. Die venusische Frau hat aber oft besonderen Spaß daran, nun mit ihren neuen Reizen zu spielen, und wird in der Sicherheit der Schwangerschaft, die ja mit Abstand die sicherste Empfängnisverhütung darstellt, ihren Bedürfnissen freien Lauf lassen.

Insofern ist die heute noch oft verbreitete Vorschrift, dass vier Wochen vor dem Geburtstermin der Geschlechtsverkehr einzustellen sei, eine typische Regel, die Ausnahmen zulässt. Solange die Fruchtblase intakt ist, nimmt die immer wieder beschworene

Gefahr aufsteigender Infektionen durchaus nicht zu. Selbst die Gefahr eines Blasensprungs ist bei einfühlsamer und von Liebe geprägter Sexualität kein Grund zum Verzicht.

Keine Lust zu haben ist dagegen ein Grund, der immer respektiert werden muss, denn wenn er missachtet wird, kommt es häufig zu all den medizinischerseits angedrohten Komplikationen – einfach weil die Schwangere innerlich nicht offen ist und Erreger und Komplikationen nun ein offenes Feld finden und leichtes Spiel haben. Wer also Angst beim Sex hat, sollte ihn lieber lassen, denn mit Angst macht es sowieso keinen Spaß, und Angst reduziert nachweislich die Abwehrkraft. Wer den Sex aber genießen kann, sollte es in vollen Zügen tun! Denn Genuss und Lebensfreude erhöhen ebenso nachweislich die Abwehrkraft und stabilisieren und versüßen so Schwangerschaft und Partnerschaft.

Ähnliches gilt für die Zeit nach der Geburt. Dafür kann es keine für alle gültigen und immer verlässlichen Regeln geben. Die zum Teil extrem strengen so genannten postnatalen Sexualtabus bei archaischen Völkern haben einerseits mit patriarchalischem Abwehrzauber gegen die übermächtige Weiblichkeit zu tun, waren aber andererseits wohl auch zum Schutz der Frauen vor männlichen Übergriffen gedacht, da Frauen während des Wochenflusses (Dauer: etwa sechs Wochen lang nach der Geburt) eine große offene Wunde in sich tragen, die bei der mangelnden Hygiene (nicht nur) in frühen Zeiten ein erhebliches Infektionsrisiko barg. Wobei es außerdem nahe liegt, nicht gleich nach der Niederkunft in die offene Wunde zu stoßen. Aber das kann auch gar nicht passieren, wenn die Mutter das Sagen hat – was eine unabdingbare Voraussetzung für die Sexualität in der Schwangerschaft und nach der Geburt ist.

Untersuchungen im zweiten Trimenon

Die Empfehlungen zur Zahl der Schwangerschaftsuntersuchungen schwanken recht stark. Ein einfaches allgemeines Schema kann eine gewisse Orientierung geben:

- In den ersten vier Mondmonaten jeden Monat eine Untersuchung: insgesamt vier Untersuchungen.
- In den nächsten drei Mondmonaten alle drei Wochen: insgesamt vier Untersuchungen.

- In den nächsten zwei Mondmonaten alle zwei Wochen: insgesamt vier Untersuchungen.
- Im letzten Mondmonat jede Woche: insgesamt vier Untersuchungen.

Sechzehn Untersuchungen sind nur dann nicht viel, wenn die Schwangere zu ihrer Hebamme oder Ärztin eine gute, tragfähige Beziehung hat. Wenn sie spürt, dass die dazugehörenden Gespräche ihr weiterhelfen, ist das eine gute Regelung. Falls die Untersuchungen dagegen als Last empfunden werden, könnten sie – besonders bei sensiblen Müttern mit einem guten Gefühl für den eigenen Körper – auch reduziert werden.

Eine ähnlich einfache Regel besagt für die Gewichtsüberwachung: Jeden Monat ein Kilogramm zuzunehmen wäre ideal, ist aber nicht zwingend geboten.

Insgesamt ist es natürlich weniger wichtig, wie oft die Kontrollen durchgeführt werden, als was kontrolliert wird. In jedem Fall müssen der Blutdruck gemessen, das Gewicht bestimmt und der Urin auf Eiweiß und Zucker untersucht werden, um die Gefahr einer Schwangerschaftsgestose* und eines Diabetes frühzeitig zu erkennen.

Außerdem wird routinemäßig die Gebärmuttergröße bestimmt, im Allgemeinen indem der so genannte Fundusstand in Zentimetern gemessen wird, also der Abstand von der Schambeinoberkante zum höchsten Punkt der Gebärmutter. Im ersten Trimenon, also bis zur 12. Woche, ist die Gebärmutter noch im kleinen knöchernen Becken behütet, jetzt im zweiten Trimenon tritt sie über diese Grenze und gibt sich durch die Größenzunahme der behutsam Tastenden zu erkennen.

Darüber hinaus wird die Gynäkologin die Herztöne des Kindes abhören und die Schwangere vaginal untersuchen. Natürlich wird auch auf Wassereinlagerungen und etwaige Bindegewebsprobleme geachtet.

Typische Themen dieser Zeit

Die schon erwähnte auffällige Geruchsempfindlichkeit kann sich auch noch in das zweite Trimenon hineinziehen und hält oft sogar die ganze Schwangerschaft über an. Viele Mütter vertragen nun überhaupt kein Parfum mehr, und dann ist es natürlich nahe liegend, diese und andere Duftstoffe einfach wegzulassen. Dem Hinweis, sich zurück zu mehr *Natür*lichkeit zu entwickeln, wird von den meisten werdenden Müttern gern und problemlos gefolgt. Im Rahmen der Umstellung vom Venusarchetyp der Geliebten zu dem Mondarchetyp der Mutter ist dieser Wechsel nur *natürlich*, er entspricht in der Analogie dem Wechsel von Dessous zu Umstandskleidern. Beides kann allerdings besonders von unreifen Partnern als Zurücksetzung und Missachtung ihrer Bedürfnisse interpretiert werden.

Aufgabe der Mutter wäre es, jetzt einen guten Riecher für ihre eigenen und die Bedürfnisse ihres Kindes zu entwickeln und mit feiner Witterung schon gleichsam zu erahnen, wo Gefahren liegen könnten. Wer es *in der Nase hat* und jede Gefahr bereits drei Meilen gegen den Wind riecht, kann sich viele Vorsichtsmaßnahmen und Sorgen ersparen. So wäre es gut, wenn die werdende Mutter ihrer Nase nach lebt und während der Schwangerschaft zunehmend lernt, ihrer Intuition zu vertrauen. Die Geruchsempfindlichkeit wird so besonders deutlich zu einer Symptomatik, die auf den eigenen individuellen Weg führen kann.

Falls sich dieser Trend gegen die Aromen von Genussgiften richtet, ist der Sinn der Botschaft leicht nachzuvollziehen, wenn aber Lebensmittel wie Käse abgelehnt werden, ist das naturgemäß viel schwerer zu verstehen. Aber auch hier wäre es nahe liegend, den von der Nase angegebenen Trend intuitiv aufzugreifen. Immerhin ist Käse durch einen bakteriellen Vergärungsprozess entstanden, und nicht selten spielen Schimmelbildung und Fäulnis bei seiner Reifung eine Rolle. Dass viele künstliche Gerüche sowie Gerüche von Fleisch, heißem Öl und Verdorbenem, aber auch alle übertrieben intensiven Düfte eine Abfuhr von der mütterlichen Nase erfahren, könnte zu denken geben. Und nicht selten wirkt dieser Riecher weiter bis über die Geburt hinaus und gibt dem gemeinsamen Leben eine andere Richtung. Widerwille gegen chemische Gerüche und die Hinwendung zu erdigen, bodenständigen Geschmacksrichtungen sind als eine Art Wegweiser zurück zum Ursprung zu interpretieren, als ein Wiederaufleben der archaischen Instinkte der Vorzeit.

Oft entwickelt sich die so genannte Überempfindlichkeit der Nase auch aus der Morgenübelkeit und wird von daher von vielen Frauen wie ein Krankheitssymptom abgelehnt. Ärztinnen werden diesbezüglich sogar um medikamentöse Hilfe gebeten. Medizinischerseits sind hier allerdings enge Grenzen gesetzt, da kein wirklich dauerhaft wirksames Mittel existiert. Am hilfreichsten kann hier noch eine Behandlung mit homöopathischen oder Bachblüten-Mitteln wirken, die das dahinter liegende seelische Thema erreicht.

Erleichternd könnte auch der Gedanke sein, dass wir ursprünglich im so genannten Rhinencephalon ein riesiges Riechhirn hatten, das bis heute eine enge Verbindung zum limbischen System besitzt, wo unsere Gefühle verarbeitet werden. Insofern ist Riechen viel wichtiger und lebensbestimmender, als wir gemeinhin glauben. Wenn man jemanden nicht riechen kann, ist das eine so tief gehende Aussage, dass man ihr immer Gewicht beimessen sollte. Umgekehrt sagt es viel mehr aus, wenn wir jemand gut riechen können, als wenn wir ihn optisch schön finden. Wir sollten uns unsere Partner besser mit der Nase als mit den Augen aussuchen, das hätte jedenfalls haltbarere Beziehungen zur Folge. Die Schwangerschaft mit ihrer so häufig auftretenden Geruchssensibilisierung ist eine gute Gelegenheit, hier wieder bewusster und wacher zu werden und den guten Riecher zu entwickeln.

Das letzte Drittel der Schwangerschaft

Die Entwicklung bei der Mutter

Das letzte Trimenon ist die Zeit des größten Wachstums des Babys und seiner stärksten Gewichtszunahme, was aber nicht mit einer entsprechend starken Gewichtszunahme der Mutter einhergehen muss oder soll. Das Kind wiegt gegen Ende der 26. Woche durchschnittlich unter einem Kilogramm und nimmt in der Regel bis zur Geburt noch über zwei Kilogramm zu.

Die Zeiten, in denen die Frauen animiert wurden, für zwei zu essen, sind aus Sicht der Medizin längst vorbei, da sich herausgestellt hat, dass eine bescheidenere Zunahme für beide gesundheitsförderlicher ist. Allerdings ist es auch keine Katastrophe, wenn die Mutter in dieser Zeit, in der so viel Energie in das kindliche Wachstum fließt, ihrem Hunger nachgibt und auch selbst etwas mehr zulegt. Die gut gemeinten Ratschläge der älteren Generation sind diesbezüglich allerdings *mit Vorsicht zu genießen*.

Ideal wäre das schon erwähnte Kilogramm pro Monat, was auf insgesamt zehn Kilogramm Gewichtszunahme hinausliefe; aber auch fünfzehn Kilogramm sind in der Regel noch erträglich. Je mehr sie darüber hinaus zunimmt, desto größer wird die Gefahr der Schwangerschaftsgestose*, desto leichter treten auch so genannte orthostatische Probleme hervor, etwa wenn der Rücken die neue Situation schmerzhaft bestreikt und das Gehen und aller weiterer Fortschritt schwer fallen.

Gut zu essen und ausreichend zu trinken wäre wichtiger, als viel zu essen, denn durch das schnelle Wachstum des Kindes wird der mütterliche Organismus belastet, und wo er nur Quantität statt Qualität bekommt, sind Mangelerscheinungen die rasche Folge. Man kann sich vorstellen, dass sich das schnell wachsende Kind einfach an allem bedient, was es braucht. Was aber nicht zur freien Verfügung steht, wird aus dem mütterlichen Organismus mobilisiert, und so können sich gerade jetzt noch Kalk- und Vitaminmangel und eine für die kommende, viel Energie erfordernde Zeit sehr ungelegene Blutarmut ergeben.

Viele Frauen erleben in dieser Phase einen ihnen oft bisher unbekannten und auf andere eigenartig wirkenden Nestbautrieb. Ein uraltes Muster greift hier offenbar und kann von Wasch- und Aufräumorgien bis zu Hausbaufantasien reichen. Dem steht die körperliche Beschwerlichkeit dieser Phase gegenüber, die das Lebenstempo in viel ruhigere Bahnen lenkt. Oft ist es auch die Zeit, in der das Essen am besten schmeckt und solche regenerativen Genüsse in den Vordergrund drängen.

In diesem letzten Schwangerschaftsabschnitt kann der Frau auch die Zeit recht lang erscheinen – bis hin zu dem Gefühl, es nicht mehr durchstehen zu können. Der ganz natürliche Zwerchfellhochstand macht der Schwangeren nicht selten zu schaffen. Kurzatmigkeit und Rückenbeschwerden lassen die Energie knapp und die Belastung übermenschlich erscheinen und können einer Ungeduld Vorschub leisten, die manchmal bis zu Frühgeburtswünschen reicht. Bis zur 36. Woche muss sie aber noch durchhalten. Dann erst ist die Schwelle erreicht: Ab jetzt könnte das Kind problemlos kommen und müsste auch nicht mehr in einen Brutkasten, denn nun ist in der Regel die Lungenreifung abgeschlossen, und es könnte selbst ausreichend atmen.

Bis zur 36. Woche erreicht die Gebärmutter ihren Höchststand und erstreckt sich direkt bis zum Rippenbogen, was bis zu Druck auf die Leber und den Magen gehen kann. Mit Erreichen der 36. Woche senkt sie sich dann wieder durch die einsetzenden Senkwehen: Das Kind tritt mit dem Kopf in das kleine Becken ein. Für die Mutter wird damit meist alles wieder leichter, und sie hält dann auch noch die letzten Wochen gut aus. Für das Kind dagegen beginnt es nun, eng zu werden. In dieser Zeit wird der Muttermundhals kürzer (von 3 auf 0 cm), und der Muttermund geht schon langsam ein wenig auf. Die Zeit der eigentlichen körperlichen Geburtsvorbereitung dauert für Mutter und Kind vier Wochen, einen ganzen Mondzyklus lang.

Die Entwicklung des Kindes

Für das Baby neigt sich nun die Zeit freischwebender Einheitserfahrungen im weiten Raum der intrauterinen Wasserwelt endgültig ihrem Ende zu. Es entwickelt sich im Gegenteil eine Situation der Einengung und Bedrängnis, die oft mit entsprechend unwilligen Bewegungen quittiert wird.

Mit der schwindenden Transparenz der Körperstrukturen wird auch die Transzendenz der Erfahrungen von der harten Welt der Materie mit ihren Begrenzungen eingeholt. Aus kindlicher Sicht wird das Paradies des Schlaraffenlandes nun eher zum Gefängnis, und niemand ist schuld daran. Seine Mutter empfindet die Einengung ebenso, und während sie sich darin übt, die Last der Mutterschaft mit Würde zu tragen, muss ihr Kind die zunehmenden Einengungen aushalten.

Das Kind hängt in seinem Erleben auch hier ganz wesentlich von der inneren Haltung und Einstellung seiner Mutter ab. Wo sie die Beschwerlichkeit willig annimmt, wird auch ihr Kind mit der Enge besser fertig. Bei der Geburt wird die Bedrängnis noch viel extremer werden, und insofern ist die durch das eigene Wachstum zunehmende Enge im letzten Trimenon geradezu als Vorbereitung zu betrachten, so wie der Engpass des Geburtskanals seinerseits wiederum als Vorübung für manchen Engpass im künftigen Leben anzusehen ist.

In dieser letzten Zeit im Mutterleib ist das Kind naturgemäß am aktivsten. Es kann schon schlucken und folglich trinken und trainiert so seinen Darm bereits ein wenig. Manchmal hat es sogar Schluckauf. Es kann nun schon nuckeln und mit der Atemhilfsmuskulatur Atembewegungen imitieren. Vor allem aber arbeitet es mit der Extremitätenmuskulatur und kann sich auf diese Weise gegen die »falsche« Musik oder unangenehme Hektik wehren oder für mehr Nachtisch ein*treten*. Gegebenenfalls wird es auch strampelnd seiner Freude über das »richtige« Essen Ausdruck verleihen. Sein Wach-Schlaf-Rhythmus hat sich jetzt schon gut entwickelt und ist so ausgeprägt, dass ihn viele Mütter wahrnehmen können.

Bis zur 36. Woche ist das Kind sacht Millimeter für Millimeter nach oben gewachsen, jetzt aber muss es umkehren und sich nach unten wenden. Diese Kehrtwendung ist nicht nur geburtsentscheidend, sondern auch von großer symbolischer Bedeutung.

Um hinaufzukommen, müssen wir uns vorher immer erst hinabwenden. Das wird als Grundmuster aller Entwicklung zum Beispiel auch im christlichen Glaubensbekenntnis deutlich: Christus muss vor der Auferstehung hinabfahren in das Reich der Toten. Für das Kind bedeutet dieser Abstieg eine große Herausforderung, denn es muss nun das Paradies des freien Schwebens mit dem Schraubstockgefühl seines im kleinen Becken festgesetzten Kopfes vertauschen. Es steht Kopf, erlebt extreme Enge und hat keine Aussicht, zumal das in der Frühzeit der Schwangerschaft noch vorhandene Wissen um den Sinn des kommenden Lebens nun in der Regel verblasst ist.

An sich zwingen die Senkwehen im letzten Monat das Kind geradezu hinunter in das kleine Becken der Mutter. Wenn es aber den Abstieg ins Dunkel als einzige Vorbereitung auf den gelungenen Kopfsprung ins Licht boykottiert, kann auch das noch Sinn machen. Selbst in solchen schwierigen Situationen, die schnell krisenhaften Charakter annehmen, könnte man noch Vertrauen zur großen Intelligenz des eigenen und des kindlichen Organismus haben. Wir wissen in der Regel nicht, was der Grund für solch eine Verweigerung ist. Zum Beispiel könnte eine eng umschlingende Nabelschnur* beim regulären Abstieg erdrosselnd wirken, oder das Kind ist einfach zu groß geworden. Wenn es die Gefahr einer Erdrosselung oder die Unmöglichkeit, mit seinem *Dickkopf* durch die enge Schlucht zu kommen, erkennt und oben bleibt, rettet es sich und vielleicht seiner Mutter damit heutzutage das Leben. Wenn Kinder sich schon fluchtartig auf Amniozentesenadeln einstellen, dürfen wir ihnen auch durchaus dieses Gespür für die richtige Geburtslage zutrauen.

Die Gynäkologie spricht in so einem Fall vom »bestehen bleibenden hohen Gradstand«. Das Kind verweigert den Abstieg ins Dunkel mit gutem Grund und übermittelt damit die Botschaft: »Holt mich hier anders raus!« Die Kunst der Geburtshilfe wäre, solche Situationen rechtzeitig zu erkennen. Wenn die Wendeversuche einer erfahrenen Hebamme (siehe Seite 353 f.), am besten natürlich einer weisen Frau, nichts gebracht haben, ist der Kaiserschnitt* ein Ausweg, für den wir dankbar sein können.

Längen- und Gewichtsentwicklung im letzten Trimenon

Woche	Länge	Gewicht
28.	ca. 35 cm	ca. 1230 g
32.	ca. 40 cm	ca. 1700 g
36.	ca. 45 cm	ca. 2300 g
40.	ca. 50 cm	ca. 3250 g

Typische Symptome im letzten Trimenon

Das zunehmende Gewicht und die Größe des Kindes führen oft zu verstärktem *Druck auf die Blase*, die nun ihrerseits die Mutter unter einen beständigen und zumindest sehr lästigen Druck setzen kann. Gerade bei der wachsenden körperlichen Behäbigkeit ist andauernder Harndrang störend. Wenn nachts mehr als ein zweimaliger Gang zur Toilette notwendig wird, handelt es sich meist um ein »nervöses Symptom« wie Medizinerinnen sagen; es kann aber auch der Anfang des durchaus ernsten Problems des schwangerschaftsbedingten Bluthochdrucks sein. Insofern ist eine ärztliche Kontrolle notwendig und wird im Allgemeinen zu einer Beruhigung führen, die allerdings die Blasenproblematik nicht behebt.

Bei Blasenschwierigkeiten ist es notwendig, den Hintergrund dieser so genannten nervösen Beschwerde zu klären. Die Frage, was die Schwangere so unter Druck setzt, ist vorrangig anzugehen. Rein äußerlich ist von nun an die Rückenlage zu meiden, was die meisten Mütter aber von sich aus richtig machen und vorzugsweise in stabiler Seitenlage liegen, die auch dem Bedürfnis nachkommt, den Bauch und damit das Kind zu schützen.

Das schnell zunehmende Gewicht des Kindes in dem nun oft wirklich sichtbar an der mütterlichen Wirbelsäule hängenden Bauch kann auch den Rücken der Mutter bis hin zu heftigen *Rückenschmerzen* strapazieren. Nun wird ihr das Gewicht, das sie schon die ganze Zeit über mit sich herumschleppt, oft schlagartig (zu) schwer.

Die Wirbelsäule symbolisiert die Weltachse des Menschen, um diese Achse dreht sich alles, und sie ist bei der Schwangeren nun schon deutlich schräg gestellt. Sie lehnt sich sozusagen ge-

111

gen das Gewicht ihres Bauches nach hinten, wodurch ihre Achse kippt und nun auf eine ungewohnte Weise belastet wird. Anders ausgedrückt ist es nicht leicht, unter solchen Anforderungen und Belastungen immer ganz gerade und aufrichtig zu bleiben. Je mehr jetzt noch im übertragenen Sinn auf ihren Schultern lastet, desto unerträglicher können die Rückenschmerzen werden.

Das Kind trägt die Mutter zumeist bewusst und spätestens in dieser Zeit fast immer auch gern. Der belastende Rest aber kann ihr längst zu viel geworden sein – von den Mehrfachbelastungen, unter denen Mütter ohne Partner nun oft leiden, bis zu der nicht minder belastenden Erfahrung, feststellen zu müssen, dass der eigene Mann unter den Anforderungen der Schwangerschaft immer mehr zu einem weiteren Kind wird. Aber auch die Erfahrung, dass die wenig kinderfreundliche Ellbogengesellschaft auf Schwangere wenig Rücksicht nimmt, kann so knapp vor der Geburt – da es nun so offensichtlich keinen Weg mehr zurück gibt – deprimieren und niederdrücken und sich am Rücken verkörpern.

Nach den Erkenntnissen von *Krankheit als Sprache der Seele* somatisieren sich in der Lendenwirbelsäule, wo ja auch konkret das ganze Gewicht des Oberkörpers zusammenkommt, vor allem die existenziellen Probleme, während sich im Schultergürtelbereich der tägliche Kleinkram, der einem zu viel wird, niederschlägt.

Durch den nun rapide wachsenden Druck des Kindes in alle Richtungen wird auch der Magen nach oben gedrückt und gerät insgesamt in eine bedrückende Situation. Solcherart eingeengt und verkleinert kann er nur noch geringe Nahrungsmengen aufnehmen, und nicht selten kommt es auch zum Rückfluss von Magensäure in die Speiseröhre. Symbolisch verkörpert solches *Aufstoßen und Sodbrennen*, dass der Mutter etwas sauer aufstößt, dass sie sauer ist, sich das aber nicht ein- und zugestehen kann.

Der Darm wird unter dem Einfluss der Hormonsituation möglicherweise so träge, dass es zu massiver *Verstopfung* kommt. Symbolisch ist das ein Zeichen, dass die Betroffene auf der übertragenen Ebene mehr für sich zu behalten hat und dafür sorgen sollte, dass sie und ihr Kind genug bekommen.

Kurzatmigkeit ist ein ganz harmloses, allerdings oft als anstrengend empfundenes Symptom. Aufgrund der Atembehinderung durch den schwangerschaftsbedingten Zwerchfellhochstand kommt es zu tieferen Atemzügen der Mutter, die so ihr Atemvolumen um 40 Prozent erhöht. Das Sauerstoffangebot lässt sich allerdings nur um 20 Prozent steigern. Das Ergebnis ist eine verstärkte Schlackenabgabe in Form von Kohlendioxid. Dessen Verringerung führt aber wiederum über einen Reflex zu einer verstärkten, das heißt kürzeren Atmung, die als Kurzatmigkeit bekannt ist und sehr lästig werden kann. Sobald der Kopf des Kindes kurz vor der Geburt in das kleine Becken wandert, bessert sie sich wieder. Im Übrigen ist die verstärkte Abatmung der Kohlensäure, die zu einer tendenziellen Alkalisierung des Organismus führt, ähnlich positiv zu bewerten, wie es bei der Beschreibung des verbundenen Atems anklang (siehe Seite 48 f.).

Äußerlich wäre bezüglich der *mit Enge verbundenen Symptome* von den Blasen- über die Magen- bis zu den Atembeschwerden dafür zu sorgen, es sich jetzt wirklich bequem zu machen und alles Einengende hinter sich zu lassen. Das betrifft natürlich vor allem den sozialen und partnerschaftlichen Bereich, reicht aber auch bis zur Kleidung, die viel leichter der Situation anzupassen ist. Umstandskleider sind jetzt positiv zu sehen. Ab diesem Zeitpunkt spätestens ist die Schwangere einer zeitlosen Mode des Weiblichen unterworfen, deren Ziel es ist, von allen Beengungen zu befreien. Wenn schon der Druck zunimmt und der Austausch mit der Welt – symbolisiert in der Atmung – schwieriger wird, sollte zumindest der physische Druck durch die Kleidung nachlassen. *Frau* braucht sich jetzt keine Gürtel mehr anzulegen, braucht nicht Taille zu zeigen usw.

Viele Mütter erleben nicht nur eine Tendenz zu natürlichen Formen und Größen, sondern auch zu natürlichen Materialien. Reine Wolle, die allerdings nicht kratzen darf[13], wird in solcher Zeit wieder äußerst attraktiv. Sie wärmt und beschützt in einem ganz anderen Ausmaß und lässt zugleich die Atmung des Körpers zu.

Spätestens jetzt wäre es an der Zeit, das In-anderen-Umständen-Sein als Fortschritt zu erkennen und dem auch in Äußerlichkeiten nachzugeben. Die Frau kehrt in der Schwangerschaft zurück zum Ideal der Großen Göttin, was unerwachsene Ehemänner verschrecken mag. Hier müsste die werdende Mutter zu sich und ihrem Archetyp stehen lernen und sich gegenüber Einschätzungen, die auf Entwicklungsdefiziten beruhen, abschotten. Sie muss spätestens jetzt vom Archetyp der hübschen (Venus-)Frau zur reifen (Mond-)Frau wechseln. Die rundlichen Formen und der tiefe Schwerpunkt im Becken geben der Hochschwangeren eine unverwechselbare Würde und werden heute ja auch schon wieder zunehmend mit Stolz getragen. Hier grüßt die Große Göttin! Dass Frauen noch vor einigen Jahrzehnten diese üppigen Formen verbargen, wenn sie in der Schwangerschaft zu den Idealen der Muttergöttin zurückkehrten, zeigt den überfälligen Wandel der Ideale.

Was darf *frau* noch unternehmen?

Zu den Aktivitäten, die eine Hochschwangere zu meiden hat, kann es wieder einmal keine allgemein gültigen Hinweise geben, weil jede Frau und jede Schwangerschaft einzigartig sind. Natürlich ist es in vielerlei Hinsicht gut, wenn die Schwangere sich Zeit nimmt und sich auf den neuen Lebensabschnitt einstellt. Die früher übliche Schonungspolitik kann aber auch kontraproduktiv sein, und manche Frauen, die unter dieser Devise von ihrer eigenen Mutter im eigenen Haushalt entmachtet und in eine Statistenrolle gedrängt werden, reagieren mit Recht ungehalten. Schließlich fühlen sich viele Schwangere nun sogar stärker als sonst, wie schon die würdevoll nach hinten zurückgelehnte Haltung verrät.

Was Spaß macht und ihr subjektiv gut tut, bekommt in der Regel allen beiden gut, denn niemand fühlt so mit ihr wie ihr Kind. Was davon in frischer Luft stattfindet und den Kreislauf anregt, ist sowieso gesund und fördert auch die Verdauung und den gesunden Schlaf – zwei Themen, die in diesem Stadium der Schwangerschaft in den Mittelpunkt rücken können.

Allerdings ist nun – noch stärker als schon im ersten Trimenon – sehr auf Zeichen zu achten, die der sensibilisierte Organismus gibt. Mit Beginn der Schwangerschaft ist bei sportlichen Aktivitäten zu verhindern, dass sich Durchhaltezwänge ergeben, wie sie sich zum Beispiel auf Bergtouren leicht entwickeln können. Sobald ein Ziehen im Unterleib oder Rücken auftritt oder entsprechend deutliche Unmutsäußerungen des Kindes zu bemerken sind, sollte die Schwangere in der Lage sein, darauf angemessen, das heißt durch Zurückschalten in der Aktivität, zu reagieren, und sich stattdessen entspannen und *Ruhe geben.*

Folglich ist zwar jetzt noch gewohnter Sport erlaubt, aber der Schwerpunkt wird sich, wenn *frau* oben Gesagtes beachtet, ganz selbstverständlich von der Leistung auf den Genuss an der Bewegung verlagern. Besonders unfallträchtige Sportarten wie Skilaufen und Springreiten sollten eher vermieden werden, selbst wenn das Kind sogar bei Unfällen verblüffend gut durch seine sichere Fruchtwasserhülle geschützt ist und meist weniger Schaden nimmt als die Mutter. Insofern spricht natürlich nichts gegen Spaziergänge zu Pferd oder gemütliche Skilangläufe, bei denen der Schwerpunkt auf dem Genuss der Landschaft in frischer Luft liegt.

Aber auch zu all den förderlichen und genossenen Aktivitäten gibt es – wie immer – einen Gegenpol. Wenn eine Mutter die Schwangerschaft kaum in ihr Leben einbezieht und einfach so weitermacht wie bisher, kann das der Schwangerschaft und dem Kind schaden. Falls eine berufliche Aktivität im Einklang mit dem Leben der Mutter ist und sie sich arbeitend darin verwirklicht, sozusagen an ihrer inneren Erfüllung arbeitet, mag ein Kind das gut tolerieren. Wenn sie sich aber in eine Richtung hetzt, die ihr selbst gar nicht entspricht, und sie unter Sach- oder ökonomischen Zwängen ächzt, kann das der Schwangerschaft zuwiderlaufen.

Bis vor einigen Jahren hat man allen Ernstes versucht, die dann auftretenden Frühgeburtstendenzen durch Zunähen der Gebärmutter (Cerclage) unmöglich zu machen. Damit war das Kind gefangen und konnte nicht mehr weg, egal was die Mutter aufführte. Diese Zwangsbewahrung der Frucht hat sich aber nicht sonderlich bewährt, und so wird heute einfach strikte Bettruhe empfohlen. Die Bettruhe tut natürlich gut, denn nun muss die Frau sich auf ihre neue Mutterrolle auch innerlich einstellen – ihr bleibt sozusagen gar nichts anderes übrig. Wenn sie dagegen im Bett weiterarbeitet und in der gewohnten Hektik und Drucksituation bleibt, sozusagen mit ihrem Büro ins Bett geht, bringt auch diese »Therapie« bezeichnenderweise wenig Erfolg, und das Kind macht seine Drohung wahr und sucht das Weite.

Das Vernähen des Gebärmutterausgangs war schon deswegen ungünstig, weil ein sehr kleiner Teil der Kinder mitgebrachte Probleme hat. Diese Seelen sollten wir ziehen lassen, zumal sie mit solchen Gewaltmaßnahmen sowieso nicht zu halten sind.

Wenn eine Seele wieder geht, obwohl sich die Mutter auf sie eingestellt und sie angenommen hatte, können wir davon ausgehen, dass es für beide die beste *Lösung* war. Der Seele hat dann diese kurze Episode für eine Erfahrung genügt, die wir mit unserem beschränkten Horizont nicht überblicken können. Auf dieses Thema werden wir im zweiten Teil noch zurückkommen.

Eine gewisse Gefahr in Ländern mit medizinischer Überversorgung liegt darin, aus der Angst vor der kommenden großen Verantwortung von einer Spezialistin zur nächsten zu laufen, um ja alles richtig zu machen. Niemand kann jedoch von vornherein alles richtig machen, da man das Leben immer vorwärts leben muss und es oft erst rückblickend wirklich verstehen kann. Zu viel in medizinischer Hinsicht zu unternehmen, selbst wenn es in bester Absicht geschieht, ist aber für Mutter und Kind nicht gut und kostet Zeit und Energie, die für Wichtigeres gebraucht werden.

Die Erfahrung hat leider gezeigt, dass viele Arztbesuche auch zu vielen Behandlungen führen. Selbst wenn diese noch so gut gemeint sind, wäre hier wieder einmal weniger mehr. So ist es nicht einmal sinnvoll, Fluortabletten einzunehmen, da fluorhaltige Zahnpasten – wie Untersuchungen zeigen – später genauso gut wirken und mit Sicherheit harmloser sind als die Tabletteneinnahme. Wenn die Versuche mit Fluoreinnahme selbst an Schulen aufgegeben werden, sollten sie umso mehr in der Schwangerschaft unterbleiben. Überhaupt wäre die Schwangerschaft eine Zeit, in der mit allen schulmedizinischen Medikamenten besonderes vorsichtig umgegangen werden sollte.

In Erwartung von Zwillingen

Eine Zwillingsgeburt ist etwas völlig Natürliches, wenn auch mit einem etwas höheren Risiko verbunden. Sie deshalb aber als Risikogeburt zu bezeichnen wie in der Gynäkologie üblich, macht ein natürliches Ereignis in übertriebener Weise zum Problem. Die Wahrscheinlichkeit, Zwillinge zu bekommen, lag vor der Ära der Hormonbehandlungen gegen Unfruchtbarkeit bei 1,18 Prozent, die Chance für Drillinge bei 0,014 Prozent und die für Vierlinge bei 0,0000016 Prozent. Was mathematisch so wenig eindrucksvoll aussieht, bekommt ein ganz anderes Gesicht, wenn es nach der Hellinschen Regel dargestellt wird. Demnach kommt eine Zwillingsgeburt auf 85 normale, eine Drillingsgeburt auf 85^2 normale, eine Vierlingsgeburt auf 85^3, die von Fünflingen auf 85^4 normale Geburten. Selbst mathematisch unbeleckte Leserinnen werden dahinter System erkennen. Mit Zufall hat es wohl kaum etwas zu tun.

Die Hellinsche Regel spricht für eine höhere Ordnung auch hinter Mehrlingsgeburten. Vielleicht ist es für die Welt nicht unwichtig, eine bestimmte Zahl von Zwillingen zu beherbergen. Durch unsere Hormontherapien und die dadurch rasant steigenden Mehrlingsgeburten stören wir allerdings auch diese Ordnung, noch bevor wir sie in ihrer Sinnhaftigkeit durchschaut haben.

Gezeugt werden schon immer deutlich mehr Mehrlinge, als später auf die Welt kommen. Die Natur nimmt offenbar immer wieder einen aus dem Spiel des Lebens. Jedenfalls sind weniger als die Hälfte der im ersten Trimenon per Ultraschall gefundenen Mehrlinge bei der Geburt noch vorhanden. Medizinerinnen denken ursächlich vor allem an Nabelschnuranomalien, die das Überleben vieler Mehrlinge verhindern.

Die möglichen Geburtsschwierigkeiten reichen von der Auslösung vorzeitiger Wehen, eines vorzeitigen Blasensprungs und daraus folgend häufigen Frühgeburten* für beide Zwillinge bis zu Wachstumsverzögerungen und einem erhöhten Asphyxie-Risiko, jenem Zustand, bei dem für den Zweitgeborenen entscheidende Lebensfunktionen durch Sauerstoffmangel bedroht sind. Wer zuerst kommt, mahlt offenbar auch hier zuerst. Aus den Erfahrungen der Reinkarnationstherapie ergibt sich schon sehr früh im Mutterleib ein regelrechter Kampf um den ersten Platz. Während der Schwangerschaft dreht sich die Konkurrenz um das Nahrungsangebot, das heißt um das Blut vom Mutterkuchen, vor der Geburt dann um den Startplatz in der vordersten Reihe.

Beim so genannten *fetofetalen Transfusionssyndrom* wird diese Konkurrenz auch der Gynäkologie deutlich. Hierbei kommt es direkt an der Plazenta zu einer Gefäßverbindung beider Nabelschnüre. Der eine Zwilling (Donor) verliert sein Blut an den anderen (Rezeptor) und bleibt in der Entwicklung zurück, während der andere immer dicker wird. Meist zeigt sich dieses erstaunliche und medizinisch unerklärliche Muster dann ganz ähnlich auch im späteren Leben: Die eine saugt aus, die andere lässt sich aussaugen beziehungsweise wird ausgesaugt. Bei der Geburt dreht sich der ärztliche Kampf deshalb fast immer um die zweite, deren Lebensfunktionen besonders sorgfältiger Überwachung bedürfen.

Ein Kaiserschnitt* wäre nur notwendig, wenn Lageanomalien hinzukommen, die bis zur Verhakung der beiden Rivalinnen gehen können. Allerdings werden bei der heute sowieso um sich greifenden Tendenz zum Kaiserschnitt Zwillinge immer öfter und früher operativ geholt.

Die Be-Deutung für die Kinder ergibt sich aus der Konkurrenzsituation um den ersten Platz (im Leben), einer echten (Über-)Lebenskampfsituation. Die mitgebrachte Aufgabe von Zwillingen besteht offensichtlich darin, die Vor- und Nachteile einer engen Beziehung zu erleben – lernen, zu teilen und zu verteilen, aber auch auszuteilen und seinen Lebensraum zu verteidigen. Beim fetofetalen Transfusionssyndrom, bei dem ein Zwilling auf Kosten des anderen lebt und ihm das Blut wegnimmt, liegt offenbar eine schicksalhafte Verbindung zwischen beiden vor, die von großer Einseitigkeit geprägt ist. Es handelt sich ja gleichsam um eine Vampirsituation, bei der ein Zwilling vom Blut des anderen lebt und ihn in dieser schrecklichen Partnerschaft (fast) aussaugt.

Nach unseren bisherigen Erfahrungen ist die Situation zweieiiger Zwillinge eher von Konkurrenz, Verschiedenheit und Abgrenzung geprägt, wohingegen sich die eineiiger mehr durch Nähe und lebenslange Verbundenheit auszeichnet. In diesem Fall geht es um die Auseinandersetzung mit dem Nicht-einzigartig-Sein. Es gibt sozusagen ein perfektes Duplikat. Das bringt viele zum Teil persönliche Vorteile mit sich, aber auch die Tatsache von Austauschbarkeit und Ersetzbarkeit. Selbst die einzelnen Organe sind austauschbar, was medizinisch heutzutage die Chance beinhaltet, in der Not ein zweites Leben geschenkt zu bekommen.

Für die Mutter bedeuten Zwillinge zuerst einmal doppelte Arbeit schon während der Schwangerschaft, dann aber vor allem auch bei der Geburt und erst recht danach. Die Schwangere wird noch mehr zu Atemnot und Rückenschmerzen neigen, schließlich trägt sie doppelte Last und gerät auch innerlich unter den Druck von zweien. Sie hat zudem eine höhere Gefahr, an Krampfadern*, aber auch Thrombosen bis hin zur Gestose* zu erkranken.

Zur Deutung siehe unter den entsprechenden Symptomen im

zweiten Teil des Buches, wobei die Bindegewebs- und Gefäß-schwäche im Vordergrund steht. Offenbar sind ihre Gefäße nicht für diese Mehrfachbelastung ausgelegt und spiegeln in ihrer Über-lastung die Überforderung. Dass hier mehr gegeben als genom-men wird, liegt auf der Hand. Die Lösung wäre, ganz bewusst mehr zu investieren, als die Schwangere für sich will, dann müss-te es der Körper nicht so sehr für sie tun.

Neben der Überraschung für die Eltern und den sich oft erge-benden Einstellungsproblemen ließe sich die Zwillingssituation auf einer tieferen Ebene als das Ergebnis besonders ausgeprägter Kinderwünsche interpretieren. Bei Mehrlingsgeburten auf dem Boden von Hormontherapien ist dieser Zusammenhang sogar überdeutlich. Der Spruch »Bedenke, was du dir wünschst, es könnte dir gewährt werden« drängt sich manchmal geradezu auf.

Zwillingsgeburten bringen aber auch eine Reihe von Vorteilen und positiven Herausforderungen mit sich. Die Kinder haben im-mer Gesellschaft, stabilisieren und erziehen sich gegenseitig, be-schwören viele witzige Situationen herauf. Die Eltern können je-weils ein Kind versorgen, sodass der Vater automatisch mehr in die Verantwortung hineingezogen wird, und nicht zuletzt wer-den die Kinder zu jemand Besonderem, was in der modernen Gesellschaft eine immer wichtigere Rolle spielt. Allerdings sind natürlich auch die Nachteile nicht zu überhören, denn eines der Babys schreit sicher immer und steckt das andere an. Die ökono-mische Belastung kann sich fast verdoppeln. Allerdings schen-ken Zwillinge wiederum doppelte Freude.

Die schönen Seiten und Chancen der Schwangerschaft

Jede Schwangerschaft führt zu einer Zentrierung der Mutter. Sie entwickelt oft ein ganz neues Bauchgefühl, wenn ihr körperli-cher Schwerpunkt tiefer sinkt. Automatisch wird sie sich – bes-ser geerdet – Mutter Erde näher verbunden fühlen, wenn sich auch ihr Lebensschwerpunkt setzt. Im Osten würde man sagen, dass sie ins Hara kommt, das Karlfried Graf Dürckheim als die Weltmitte des Menschen bezeichnete. Von hier aus fällt es ihr leichter, auch in der Natur das mütterliche Prinzip zu entdecken.

Wenn eine Schwangere in ihre Kraft kommt, wächst oft zu-sammen mit dem Kind auch das Gefühl von weiblicher Macht und Stärke. Die Chance liegt darin, verantwortungsvoll damit umzugehen, sich aber auch zu holen, was einem beziehungsweise beiden jetzt zusteht. Das Empfinden »Ganz gleich, was passiert, ich werde es schaffen« mag erklären, warum Schwangere oft selbst in extremen Situation noch durchhalten. Aus der Ruhe und Gelassenheit, die sich meist ab dem zweiten Schwangerschaftsdrittel einstellen, erklärt sich die Chance, mit der Schwangerschaft aus dem Trubel und der Hektik des modernen Lebens ein für alle Mal auszusteigen.

Darüber hinaus wird eine Schwangere in dieser persönlichen Adventszeit erleben, wie schön es sein kann, (ab-)zu warten und dabei guter Hoffnung zu bleiben. Selbst im Totalstress großer Schwierigkeiten kann sie erfahren, dass aus tiefster Dunkelheit das Licht geboren wird. Und Geduld ist heute wichtiger denn je. Wohl niemals lässt sich leichter erkennen, dass alles seine Zeit hat oder, wie östliche Weisheit sagt, der Weg das Ziel ist.

Die Mutter ist mit Beginn der Schwangerschaft nicht mehr allein auf dieser Welt, was in der Regel als beglückend empfunden wird. Sie ist darüber hinaus auch nie mehr allein im Sinn von *für sich*. So wie das Kind über die Nabelschnur fest an ihr hängt, ist sie ebenfalls *angebunden*. Das aber hat genauso seine schöne Seite, denn wer angebunden ist, weiß, wo er hingehört, und hat damit seinen festen Platz und eine sichere Aufgabe.

Im Fülligerwerden liegt entgegen dem Zeitgeistgeschmack auch die Chance, erfüllter zu werden. Die schwangere Frau wächst in jedem Moment äußerlich und innerlich und kann mit jeder Woche reifer, reicher und lebendiger werden. So mag sie in dieser konkret und symbolisch so überaus wasserreichen Zeit besseren Zugang zu ihren Gefühlen finden.

Der Vergleich zu den Kugelmenschen aus Platons *Gastmahl* drängt sich auf. Die Schwangere ist nicht mehr halb, sondern wieder rund und ganz. Sie ist vollwertig im biologischen und im religiösen Sinn und erfüllt die weibliche Rolle der Erhaltung des Lebens. Heute kommt noch hinzu, dass es zunehmend etwas Besonderes ist, fruchtbar zu sein und ein Kind auszutragen. Aber auch in den ältesten Zeiten war es ein besonderes Geschenk, als Gefäß für neues Leben auserkoren zu sein. Noch immer schwingt etwas davon selbst in der patriarchalischen Neuzeit mit. Sie schenkt nicht nur ihrem Mann und der Familie Nachwuchs, sondern auch der Welt ein Kind. So trägt sie zur Erhaltung der Kette des Lebens bei und fügt sich auf diese tiefe Weise in den Kreis des Lebens ein.

Außerdem hat die werdende Mutter für zehn Mondmonate Anteil an der nächsten Generation, weshalb Mütter wohl auch später mehr Verständnis für die Flausen der nächsten Generation bewahren.

Eine große und wunderbare Chance ist auch, mit dem Kind mitzuwachsen, die verschiedenen Lebensphasen nochmals mit zu durchleben und dabei die eigene Vergangenheit zu heilen. Wenn die Schwangerschaft zu einem großen Ritual des Lebens wird, ist es sicher, dass die Mutter zugleich mit der Geburt auch Frau wird. In den ersten Monaten kann sie in ihrem eigenen Urvertrauen wachsen und im Lauf der Schwangerschaft ihre eigentliche weibliche Identität finden. Dazu ist es aber notwendig, dass sich die Mutter ganz einlässt, auf ihre Kraft vertraut, Schmerzen in Kauf nimmt und bewältigt. Mit der Forderung nach einer natürlichen Geburt ist es allerdings nicht getan, zumal wenn sie sich nicht gehen lässt, sondern die Kontrolle bewahren will.

Nach der Geburt kann das Stillen und Nähren annähernd orgastische Gefühle auslösen und zu einer besonderen Chance für jene Frauen werden, die hier Probleme hatten. Nach der ersten Geburt wird nicht selten beim Geschlechtsverkehr der erste Orgasmus erlebt. Wer so sehr eins mit seinem Kind geworden ist, kann danach oft auch eins mit dem Partner und eigentlich mit allem werden.

Das größte Geschenk einer Schwangerschaft aber ist die Öffnung des Herzens und das Geschenk der bedingungslosen Liebe.

Auf dem Gegenpol zu diesen schönen Seiten der Schwangerschaft gehört natürlich auch wieder eine Schattenseite, die viele Schwangere in der hektischen modernen Welt auf Schritt und Tritt erleben. Die Schwangerschaft hat die uralten Rhythmen aus der Anfangszeit der Menschheit bis in die Gegenwart bewahrt, und die Frau wird über diese automatisch auch wieder ein Stück in diese alte Zeit zurückversetzt, als die Natur noch die Rhythmen des menschlichen Lebens bestimmte. Heute dagegen herrscht ein ganz anderer Takt, der wenig Rücksicht nimmt – weder auf die Natur noch auf eine Schwangere. Wenn dann moderne Menschen, die diesem maschinenbestimmten Takt unterworfen sind, ihrerseits wenig Rücksicht auf die Schwangere nehmen, kann das doppelt hart empfunden werden. Je tiefer die werdende Mutter in die ihr und ihrem Kind gemeinsame innere Welt abtaucht, desto leichter wird sie das wegstecken. Falls sie aber auf die Hilfe von außen angewiesen ist, kann es schmerzliche Probleme geben, die sich zum Teil auch bis in den Körper niederschlagen.

Am krassesten wird das bei dem früher als Eklampsie* bezeichneten Krankheitsbild, bei dem die Frau nicht sanft in die durch und durch vom Wasserelement geprägte und beseelte Welt der Schwangerschaft eintaucht, sondern vom steigenden (Blut-)Druck in ihren Gefäßen gepresst wird und in der Wasserwelt geradezu absäuft: Sie kann nicht mehr gut Wasser lassen, bekommt Ödeme*, die oft demonstrieren, wie sehr ihr das Wasser bis zum Hals steht. Stau, Stagnation und Druck treten an die Stelle von Fließen und Loslassen, den eigentlichen Anliegen der Wasserwelt, deren Teil sie nun durch die Schwangerschaft wohl oder übel ist.

Das Wesen des Wassers charakterisiert überhaupt die Schwangerschaft sehr treffend: Alles ist hier Fließen oder doch zumindest ständige Wandlung, wie es uns der Kreislauf des Wassers mit seinem Aufstieg im Verdunsten und seinem anschließenden Niederschlag in Form von Regen und Schnee so deutlich vor Augen führt.

Die Geburt

Die seelische Situation vor der Geburt

So wie das erste Trimenon seelisch vor allem im Zeichen der Umstellung stand und deshalb oft von Gefühlen der Überforderung und Abgeschlagenheit geprägt war und das zweite von einem Empfinden innerer Stärke, ja fast Euphorie getragen wurde, ist das dritte gegen sein Ende häufig schon von Unruhe und Erwartung bestimmt. Viele Frauen wünschen sich nichts sehnlicher, als dass die Wehen als Vorboten der Geburt nun endlich losgehen mögen. Es gibt wohl kaum eine werdende Mutter, die die letzte Ruhe vor dem kommenden Sturm noch so richtig genießen kann. Eher wächst mit dem Kind auch die Ungeduld. Das ist – zumindest beim ersten Kind – ganz normal und läuft meist synchron mit der Ungeduld des Kindes, diese Enge zu verlassen.

Oft entwickelt sich der schon beschriebene Nesttrieb und führt zu geschäftigen Vorbereitungen für die Ankunft des Babys. Selbst bei noch lange berufstätigen Müttern tritt in den letzten beiden Monaten vor der Niederkunft die gesetzliche Schutzfrist in Kraft, und so ist jetzt Zeit, der Babyausstattung den letzten Schliff zu verleihen. Frühere Aktivitäten wie Stricken und Nähen hatten den Vorteil, automatisch häusliche Ruhe zu verbreiten. Heutige Vorbereitungen werden sich eher im Einkaufen erschöpfen und dabei auch die Mutter erschöpfen.

Die Beziehung kann nun nochmals auf eine Probe gestellt werden. Die Zeit, in der sie ihren Partner möglicherweise bemuttert hat, ist endgültig abgelaufen. Die Situation müsste sich im Gegenteil umdrehen, und der Mann sollte gegenüber seiner Frau und seinem Kind eher in die versorgende Beschützer- und Vaterrolle wechseln. Für den Partner hat jetzt eine entwicklungsträchtige Zeit der Demutsübungen begonnen, denen auf so ziemlich allen Wegen der spirituellen Entwicklung ein hoher Stellenwert zukommt.

Unter den emotionalen Themen in der Zeit vor der Geburt stehen Ängste ganz im Vordergrund, auch wenn es natürlich Ausnahmen gibt. Was an Angst im Leben der Mutter noch unverarbeitet ist, wird sich jetzt, da es langsam, aber sicher hinsichtlich der Geburt immer enger wird, mit einer gewissen Wahrscheinlichkeit offenbaren und will nun unter dem zunehmenden Druck der Situation auch bewältigt werden. Die Themen dieser Ängste können vielfältig sein; sie werden sich jedoch vor allem auf die Enge der Geburtssituation beziehen und auf die Zeit danach. Die Angst vor Komplikationen steht häufig im Vordergrund oder die Angst, dass das Kind krank oder behindert ist. In dieser Hinsicht können die modernen Voruntersuchungen Erleichterung bringen, ermöglichen sie doch diesbezüglich eine gewisse Beruhigung schon im Vorfeld.

Ängste können sich auch auf ein eigenes Versagen bei der Geburt richten, besonders wenn eine Mutter komplizierte Entspannungs- und Atemtechniken gelernt hat. Beängstigend mag auch die Aussicht auf den Krankenhausaufenthalt sein oder auf die Möglichkeit eines Dammschnittes mit Komplikationen im sensiblen Genitalbereich. In diese Richtung tendieren auch Ängste vor einem Verlust der Anziehungskraft auf den Partner. Die zukünftigen Anforderungen der Mutterrolle werden außerdem manchen Frauen nun beängstigend erscheinen.

Eine ganz besonders typische Angst bezieht sich auf die Schwächung des Gedächtnisses und sogar darauf, es gänzlich zu verlieren. Tatsächlich erleben viele werdende Mütter mit Schrecken, wie ihre Gedächtnisleistung nachlässt. Das Phänomen ist ganz harmlos; es wird sich bereits unmittelbar nach der Geburt bessern und am Ende der Stillzeit wieder ganz verlieren. Trotzdem hat es doch – wie alles – eine Be-Deutung. Durch den Verlust des Gedächtnisses verliert ein Mensch im Extremfall den Bezug zur Vergangenheit und bleibt notgedrungen ganz in der Gegenwart. Besonders ausgeprägt intellektuelle Frauen werden durch dieses Symptom erschreckt, aber auch wirksam ins Hier und Jetzt und ins Empfinden geholt. Das wäre natürlich das letzte Ziel des Menschen überhaupt, kurz vor der Geburt ist es aber eine besondere Notwendigkeit. So mag dieses harmlose Symptom anregen, sich freiwillig mehr von der Vergangenheit zu lösen und jetzt nur noch dem Augenblick zu geben, was er fordert.

Ein guter Rat wäre, all diese Ängste mit dem Partner, einer Freundin, der Hebamme oder Ärztin zu besprechen. Denn allein schon durch das Aussprechen der Ängste können sich diese relativieren. Jede Auseinandersetzung mit Ängsten gibt diesen einen gewissen Raum und hebt die Enge auf, von der Ängste am meisten leben.

Leider kann man feststellen, dass ein guter Teil der Ängste durch Ärztinnen angeregt wird. Einerseits sind Medizinerinnen zum Glück für alle Eventualitäten ausgebildet, andererseits sollten sie die insgesamt seltenen Komplikationen für sich behalten und nicht unaufgefordert dauernd den Teufel an die Wand malen. Das ist auch der Grund, warum wir uns in diesem Buch zu der Zweiteilung entschlossen haben und an dieser Stelle nochmals darauf hinweisen wollen, dass der zweite Teil dieses Buches nur zum Nachschlagen im Komplikationsfall gedacht ist.

Klassische Geburtsvorbereitung

Die klassische Geburtsvorbereitung der Schulmedizin wird im Wesentlichen von Hebammen und teilweise von Krankengymnastinnen, in letzter Zeit auch von Geburtsvorbereiterinnen durchgeführt. Letztere kommen aus den USA und werden von einigen Hebammenvertretungen – wohl vor allem aus Konkurrenzgründen – heftig bekämpft. Natürlich ist es nicht sinnvoll, den Hebammen die Geburtsvorbereitung zu nehmen, denn sie müssen schließlich die Geburt leiten. Allerdings haben die Vorbereiterinnen auch Neuerungen eingeführt, die vielen Hebammen noch fremd waren. Der Einzug von Homöopathie, Bachblüten, Aromatherapie und alten Hausmitteln in die Entbindungsstationen ist wesentlich nicht der Ärzteschaft, sondern ihren Helferinnen zu danken. Die Hebammen waren, da von Schulmedizinerinnen oft ausschließlich schulmedizinisch ausgebildet, oft weniger frei als die Geburtsvorbereiterinnen. Wobei nur wenige Ärztinnen so weit gingen wie ein Erlanger Gynäkologieprofessor, der seine Hebammen per Unterschrift zwang, sich während der ganzen Ausbildung von alternativen Ansätzen fern zu halten. Solche Angst vor ganzheitlich denkender Konkurrenz zeigt natürlich auch, wie empfindlich die Schulmedizin geworden ist und vor allem wie sehr ihr die Felle (die Patientinnen) wegschwimmen. Dabei wäre es so viel einfacher und besser, wenn sich die etablierte Medizin den ganzheitlichen Ansätzen öffnen und sie zum Wohl der Frauen und Kinder integrieren würde.

Die normale Geburtsvorbereitung umfasst vor allem die klassischen Atemübungen, die tiefes Ein- und Ausatmen betonen und insgesamt Bewusstheit auf den Atem lenken wollen. Leider wird noch zum Teil gelehrt, dass beim Pressen der Atem angehalten werden soll, wenn das Kind dann kommt. Gemessen an den Möglichkeiten, die der verbundene Atem bietet, werden hier noch viele Chancen vergeben. Zum Beispiel ist auch Hecheln eine gute Möglichkeit, wenn der Kopf des Kindes den »brennenden« Damm langsam und kontrolliert passiert; eine andere wäre das Ausatmen auf einen Ton wie »au«, »fff« oder »schsch«.

Eine weitere gute Hilfe im Vorfeld wäre die Beckenbodengymnastik, die heute auch aus anderen Gründen empfohlen wird. Sie verhindert Blasenprobleme und ist zudem eine Chance, die sexuellen Erfahrungen eines Paares zu vertiefen. Ein gut durchblutetes, trainiertes Gewebe ist in jedem Fall besser in der Lage, seine Aufgabe zu erfüllen, und bei der Geburt hat der Beckenboden schließlich einiges auszuhalten. Das Vorgehen ist an sich nicht schwer: Verkürzt gesagt »zwickt« die Frau rhythmisch jene Muskeln zusammen, mit deren Hilfe sie den Urinstrahl unterbrechen kann. Beim Wasserlassen ist das am einfachsten zu verstehen und der beste Beginn zu machen. Danach ist es eine Übung, die weniger in sturen Übungseinheiten zu empfehlen ist, als sich vielmehr leicht in den normalen Tagesablauf einstreuen lässt. Vom Autofahren bis zum Kochen gibt es unzählige gute Gelegenheiten, aber auch in jeder Wartesituation. Gut bewährt hat es sich etwa auch, wenn das Telefon klingelt. Statt zu erschrecken, lieber fünfmal den Beckenboden zusammenkneifen und bei jedem Loslassen tief ausatmen. Das nutzt über die Schwangerschaft hinaus sogar dem anschließenden Telefongespräch. Eine wirklich gute Beckenbodengymnastik geht natürlich noch viel weiter. Genaue Anleitungen bekommt *frau* bei den Geburtsvorbereitungsübungen. Leider stößt die Beckenbodengymnastik – wohl aufgrund religiös geprägter Hemmnisse – bei einigen Frauen jedoch noch immer auf Ablehnung.

Auch die Pressstellung ließe sich gut üben. Natürlich sind gut entwickelte Bauchmuskeln hier von Vorteil. Entsprechende einfache Übungen finden sich in dem Buch *Säulen der Gesundheit*. Es ist besonders darauf zu achten, dass *frau* nicht in alte Fehler aus dem Schulunterricht zurückfällt, wo man dazu neigte, statt der Bauchmuskeln die Hüftbeuger zu trainieren, etwa wenn die Füße irgendwo eingeklemmt waren (unter einer Sprossenwand) und dann versucht wurde, sich aufzusetzen. Stattdessen ist es viel besser, auf guter Unterlage in Rückenlage die Beine anzuwinkeln und dann mit dem Oberkörper hochzukommen. Wenn *frau* sich dabei an den eigenen Ohren nimmt, sollte sie wiederholt und langsam versuchen, mit den Ellbogen die Knie zu erreichen.

Sehr bewährt haben sich auch Wassergymnastik und Schwimmen. Wasser ist das Seelenelement schlechthin, und wenn das Ganze nicht mechanisch durchgeführt, sondern einfühlsam genossen wird, kann es gute Erfahrungen bringen. So wie das Kind im körperwarmen Fruchtwasser schwebt, gelingt das auch der Mutter. In entsprechenden Kurseminaren[14] hat es sich bewährt, im körperwarmen Thermalwasser das freie Schweben zu genießen und es sogar für geführte Meditationen zu nutzen. So kommen sich Mutter und Kind durch die Ähnlichkeit der Erfahrung näher, und die Mutter kann bei einfühlsamer Begleitung sogar eigene möglicherweise problematische Erfahrungen mit ihrer eigenen Geburt in einer unterstützenden und wärmenden Umgebung verarbeiten. Fantasiereisen bieten sich natürlich auch auf dem Trockenen an, wobei sie im körperwarmen (35 bis 36 Grad) Wasser noch genussvoller sein können. Für einige Zeit ist der Mutter hier die ganze Last nicht nur ihres Kindes und der Schwangerschaft, sondern auch des eigenen schwerer werdenden Leibes abgenommen.

Eine wichtige Hilfe sind auch Gespräche über die Schwangerschaft mit Frauen, die bereits einem Kind das Leben geschenkt haben. Natürlich käme im Idealfall die eigene Mutter in Frage. Wenn das Verhältnis stimmt, können sich anlässlich der Schwangerschaft drei Generationen sehr nahe kommen. Aber auch eine gute Freundin kann die Rolle der Groß(en)mutter einnehmen – oder auch die Hebamme, wenn sie sich Zeit nimmt, wie immer häufiger vor gut geplanten (Haus-)Geburten.

Die Gespräche mit der eigenen Mutter, mit Freundinnen und erfahrenen Müttern, also mit den nichtprofessionellen Helferinnen, könnten sich auch auf Ernährung, das spätere Stillen und die verschiedenen Geburtsphasen und -zeichen ausweiten. Wichtig ist allerdings, dass sich diese Vertrauenspersonen ganz in den Dienst der Schwangeren stellen und sich nicht mit irgendwo gehörten oder gelesenen Sensations- und Horrorberichten wichtig machen. Eine gute Beratung von professionellen Helferinnen ist allerdings viel besser als eine fragwürdige aus dem privaten Kreis.

Falls eine Schwangere weniger Möglichkeiten hat, sich unter Frauen auszutauschen, lassen sich zum Glück die schon erwähnten *Reisen nach Innen* für entsprechende Gespräche ganz in eigener Regie nutzen. Die Mutter kann so nicht nur mit ihrem Kind im Bauch in Beziehung kommen, sondern auch mit ihrem eigenen inneren Kind. Sie kann auf dieser Ebene sogar einen Kontakt mit ihrer Mutter aufnehmen, selbst wenn diese nicht mehr leben sollte. Wenn die (innere) Mutter dabei eine eher idealisierte Rolle einnimmt, schadet das gar nicht, sondern kann im Gegenteil sogar bis zu einem Gefühl für die Große Mutter (Natur) oder Göttin führen.

Auf viel profaneren Ebenen lassen sich auch alle anderen obigen Übungen sehr vertiefen und dadurch im Effekt verbessern, wenn sie mit inneren Bildern verbunden werden, wie das bei den Wasserübungen schon anklang. Wo es gelingt, über die rein mechanische Ebene hinauszuwachsen, geschieht das immer zum Wohl von Mutter und Kind, die in der Schwangerschaft eine ideale Möglichkeit vorfinden, sich die Welt des Seelischen zu erschließen.

Homöopathische Geburtsvorbereitung

Zur Geburtseinleitung gibt es einige bewährte homöopathische Arzneien. Vor allem die Erfahrungen aus dem reichen, sehr pragmatisch orientierten homöopathischen Wissensschatz Indiens, wo die Homöopathie lange Zeit die einzig wirklich funktionierende medizinische Versorgung darstellte, sind sehr hilfreich.

Wir folgen hier den homöopathischen Empfehlungen von Ravi und Carola Roy, die sich nach unseren Erfahrungen bei zahlreichen Geburtsvorbereitungen bewährt haben.[15]

Zur Vorbereitung (Auflockerung) des Gewebes und zur Anbahnung erfolgreicher Wehen werden unter normalen Bedingungen vor allem zwei Arzneien eingesetzt:

- *Caulophyllum C 4*: ab der 4. Woche vor dem errechneten Geburtstermin täglich morgens und abends je 2 Globuli im Mund zergehen lassen.

- *Pulsatilla C 30*: ab 10 Tage vor dem errechneten Geburtstermin bis zum Termin 1 × täglich mittags 2 Globuli 30 Minuten vor dem Essen im Mund zergehen lassen.

Sollten sich sehr starke Ängste (Angst vor den Schmerzen, Panik mit vermeintlich schlimmen Vorahnungen) vor der Geburt entwickeln:

- *Cimicifuga C 30*: bei Auftreten der Ängste 2 Globuli einnehmen.

Theorien und Schulen der Geburtshilfe

Noch immer wird bei der Mehrzahl der Geburten die so genannte medizinisch kontrollierte Geburt nach dem alten Klinikschema im wahrsten Sinn des Wortes durchgezogen. Die Mutter ist mehr oder weniger fixiert, und die bevorzugte Gebärposition bleibt die Rückenlage, weil angeblich nur dann die kindlichen Herztöne über Geräte wirklich gut zu überwachen seien. Die Aktivität liegt genauso beim Klinikpersonal wie bei der Mutter, wobei aber in der Regel die Messdaten der Geräte den Verlauf bestimmen. Mittels Wehenschreibung (Tokographie) und Messung der kindlichen Herztöne (Kardiographie) erscheint die kindliche Situation optimal kontrollierbar, und über Oxytozin-Infusionen kann die Wehentätigkeit chemisch gesteuert werden. Immer noch wird auch die Fruchtblase aktiv gesprengt (Amniotomie), denn sonst könnte man die für jene Messungen notwendige Elektrode gar nicht am Kopf des Kindes befestigen.

Dabei wäre vieles von dem heute gar nicht mehr nötig, selbst wenn man darauf besteht, in dieser strikten Weise zu überwachen, denn heute sind die Ultraschallgeräte zur Überwachung der Herztöne schon so gut, dass in fortschrittlicheren Kliniken auf die Fruchtblasensprengung verzichtet wird. Mit dem auf den mütterlichen Leib geschnallten Ultraschallkopf kann völlig ausreichend überwacht werden. Die Geburt beginnt dann bei intakter Fruchtblase, was Vorteile für das Kind hat, wie sich heute sogar belegen lässt. Ist die Blase gesprungen und das Fruchtwasser abgegangen, lässt sich feststellen, ob kindlicher Stuhl (Mekonium) ins Fruchtwasser gelangt ist. Was früher immer als bedenkliches Zeichen gewertet wurde, muss keineswegs Besorgnis erregend sein, wie wir heute wissen. Unter großem Stress können Kinder durchaus in die »Hosen scheißen«, wie es in der Umgangssprache heißt. Das gilt auch für kleine und sogar noch ungeborene Kinder. Es kann aber auch andere Gründe dafür geben. Mit der modernen Mikroblutmethode oder der Sauerstoffsonde lässt sich heute viel verlässlicher feststellen, ob ein Kind Sauerstoffnot leidet. Insofern entfällt auch dieser Grund für eine Fruchtblasensprengung.

Der Dammschnitt, der lange Zeit Routine war, wird heute nur noch bei 30 Prozent der Geburten gemacht, was anzeigt, wie überflüssig er in den meisten Fällen schon immer war.[16] Der französische Gynäkologe Michel Odent hatte schon längst nachgewiesen, dass der Dammschnitt nur sehr selten nötig ist.

Im Ernstfall wurden bei Geburten im alten, aber heute immer noch vielfach angewendeten Stil natürlich alle Möglichkeiten von der Zangengeburt bis zum Kaiserschnitt sehr schnell eingesetzt, weil bis vor kurzem der Kreißsaal sowieso überwiegend den Charakter eines Operationssaals hatte. Erst heute wandelt sich das Bild des Kreißsaals allmählich, vor allem weil ja auch etwaige notwendige Verlegungen in benachbarte Operationssäle sehr schnell gehen. Erleichternd kommt hier hinzu, dass sich die Vorstellungen über Hygiene in den letzten zehn Jahren sehr gewandelt haben. Es hat sich gezeigt, dass akribische Vorkehrungen in der Praxis keinerlei Vorteil brachten. In den heute liberalisierten Entbindungssälen sind die Infektionsquoten nicht höher als früher mit den hohen Ansprüchen an die Keimfreiheit eines Operationssaales. Inzwischen ist erkannt, dass der entscheidende Infektionsweg die Hände der Behandlerinnen sind. Eine Erkenntnis, die eigentlich schon Ignaz Semmelweis (1818–1865) hatte.

Die Vorteile der eindrucksvollen Möglichkeiten der modernen Medizin sind zugleich ihre Nachteile. Denn weniger der mütterliche Organismus bestimmt im hoch technisierten Kreißsaal die Geschwindigkeit und den Verlauf der Geburt, sondern das System. Zu gern wurde schon immer gemacht, was möglich war, anstatt sich darauf zu beschränken, nur das wirklich Notwendige zu tun. Es ist aber nicht zu übersehen, dass sich heute schon vieles zum Positiven ändert. Viele Kliniken bemühen sich inzwischen um eine möglichst häusliche Atmosphäre, allein schon um noch genug Geburten zu bekommen und das eigene Überleben zu sichern. Bei all diesen positiven Entwicklungen und Fortschritten liegt es auf der Hand, dass die Menschheit schon in sehr frühen Zeiten ausgestorben sein müsste, wenn die Hightech-Medizin wirklich immer nötig wäre.

Für manche Mütter ist aber die angepriesene Sicherheit so wertvoll, dass sie auf das ganze Arsenal der schulmedizinischen Waffen im Kampf gegen etwaige Schwierigkeiten nicht verzichten wollen. Hier steht ganz deutlich die Medizin im Vordergrund. Die dahinter liegende »Philosophie« ist die der Macherinnen, deren Interesse technisch-funktional ist und die – wohl weitgehend unbedacht – davon ausgehen, dass ein Baby noch nicht viel spürt.

Den Gegenpol hierzu vertritt die Schule des Chirurgen und Gynäkologen *Michel Odent*, die in der Klinik Pithiviers auf die geringsten Zahlen von Dammschnitten, Zangengeburten und Kaiserschnitten in ganz Frankreich verweisen kann. Ihre Anhänger reduzieren medizinische Interventionen auf das absolute Minimum. Die Grundidee ist, der Gebärenden zu erlauben, in einen instinktgesteuerten Urzustand zurückzukehren, wo unter dem Einfluss der körpereigenen Endorphine der natürliche Spürsinn der Frau zurückkehrt und sie sich die beste und für sie natürlichste Haltung selbst suchen kann. Odents Bestrebungen gehen dahin, den uralten natürlichen Weg, auf dem die Menschheit viele Millionen Jahre alt werden konnte, wieder zu beleben. Dabei ist die von ihm und den in seiner Richtung engagierten Ärztinnen vertretene Haltung überhaupt nicht technikfeindlich. Im Gegenteil haben sie zum Beispiel als Erste die schmerzlindernden Geburten im flachen Wasserbecken eingeführt, eine Methode, die eine Art Hightech-Badewanne erfordert.

Frédérick Leboyers großes Verdienst ist es, das Augenmerk überhaupt einmal auf das Kind gelenkt zu haben. Seine Vorschläge zur *Geburt ohne Gewalt* zielen vor allem darauf, dem Neugeborenen einen liebevollen und menschenwürdigen Empfang zu bereiten. Er war im Gegensatz zu Odent kein Kliniker, aber überall auf der Welt bestätigen inzwischen engagierte Gynäkologinnen seine Ideen.

Man könnte vereinfacht sagen, dass Leboyer die Menschlichkeit in die Geburtsklinik zurückgeholt hat. Er hat wohl als erster westlicher und männlicher Gynäkologe erkannt, dass die Geburt ein archetypisch weibliches Geschehen ist, und deshalb auch eine dementsprechend angepasste Umgebung und Atmosphäre verlangt.

Grantley Dick-Read kann als ärztlicher Pionier der natürlichen Geburt gelten. Er erkannte als Erster, dass ein großer Teil der Geburtsschmerzen auf die Angst der Mutter zurückgeht. Sein Einfluss auf die Schulmedizin war stark und hat sich vor allem in Geburtsvorbereitungskursen niedergeschlagen. Darin setzte er besonders auf gute Information und Vorbereitung der werdenden Mütter, um den Teufelskreis aus Angst, Anspannung und Schmerz zu unterbrechen. Sein Anliegen war letztlich schon die Rückkehr zur natürlichen Geburt.

Die Hebamme *Sheila Kitzinger* wurde weltweit bekannt durch ihr engagiertes Plädoyer dafür, Mütter und Väter wie mündige Erwachsene zu behandeln und ihnen wirklich die freie Wahl zu lassen, sodass sie die für sich und ihr Kind beste Einstellung finden können. Dabei behielt sie aber auch durchaus die Interessen des Kindes als eines bewussten Wesens mit bestimmten Lebensrechten im Auge. Vor allem in den USA ist ihr Einfluss fast noch größer als jener der französischen Gynäkologenschule, und wie so vieles kommt er von dort zu uns und trägt wesentlich zur Umgestaltung der Geburtssituation in Richtung eines natürlichen und schönen Aktes bei.

Der englische Arzt *Robert Bradley* legte die Betonung auf die Einbeziehung des Partners und führte die partnergestützte Geburt ein. Der Partner oder auch eine Freundin der Gebärenden werden hier im Vorfeld der Geburt gleichsam zu Therapeuten trainiert. Das kann allerdings auch Nachteile bringen, wenn diese Laienhelferinnen ihre Rolle überziehen und dann manchmal bestimmender als die Schulmedizinerinnen werden. Wenn *er* als werdender Vater die Geburt in die Hand nimmt und *sie* mit ihrem Kind zur Statistin wird, ist der an sich gute Ansatz offenbar übertrieben. So kann dieser gute Weg in der patriarchalischen Gesellschaft schnell einen unangenehmen Schatten hervorbringen, weil der Herr im Haus sich nun auch noch zum Manager der Geburt »seiner« Frau und »seines« Kindes aufschwingt.

Die aus Russland stammende und von dem französischen Arzt *Ferdinand Lamaze* populär gemachte gleichnamige Methode ist in Russland und Frankreich von beherrschendem Einfluss und wird darüber hinaus noch in verschiedenen anderen Ländern angewendet. Ihr Gedankengut entstammt der Schule der Verhaltensmodifikation über Konditionierung, wie sie ursprünglich von Iwan Pawlow begründet wurde. Hier geht es vor allem darum, der Frau durch gezielte Information die Angst zu nehmen und sie von ihren Schmerzen durch Entspannungsübungen und rhythmisches Atmen abzulenken.

Jede der genannten Theorien und Methoden setzt etwas andere Schwerpunkte und macht sich auf ihre Art zur Anwältin der verschiedenen Beteiligten. Ideal wäre natürlich, wenn alle zu ihrem Recht kämen und ihre Rolle ausfüllen könnten. Der beste Weg dazu dürfte letztlich der natürliche sein, der davon ausgeht, dass die Geburt etwas ganz Wesentliches, dabei aber Normales und eben Naturgegebenes ist.

Heute ist die Zeit reif für Versöhnungsschritte zwischen den extremen Positionen und Schulen, denn es sind gerade die Fortschritte der Hightech-Medizin, die es dieser erlauben, wieder mehr dem natürlichen Ablauf zu vertrauen, und das zusätzlich mit einem Gefühl von Sicherheit im Rücken.

Einstimmung auf die Geburt und die Zeit danach

Eine gute Hilfe können oft Gespräche mit der eigenen Mutter sein, die dabei auch gleich Gelegenheit bekommt, allmählich in ihre Rolle der Groß(en)mutter hineinzuwachsen. Auch mit Freundinnen, die schon Kinder bekommen haben, können sich im seelischen Austausch die Weichen innerlich stellen, und die neue Rolle der Mutter kann deutlicher werden. Die Situation in der eigenen Familie lässt sich mit dem Partner besprechen oder auch zurechtträumen. Auch er braucht seine Zeit, um in die Vaterrolle hineinzuwachsen, zumal er keine oder viel weniger äußere Anstöße und Hilfen dazu bekommt.

Häufig sind auch Babypflegekurse eine gute Einstellungsübung auf die Zeit nach der Geburt sowie Bücher, die diese Zeit und ihre Themen behandeln. Während Geburtsvorbereitungskurse früher vor allem in der Hand von medizinischem Personal lagen und auf funktionale Atemübungen und Gymnastik zur besseren Dehnung des Beckens hinausliefen, haben sich auch hier mittlerweile neue

Möglichkeiten ergeben. Funktional antrainierte Übungen gingen im Stress der Geburt oft unter und vermittelten dann manchmal sogar obendrein ein Gefühl des Versagens.

Inzwischen nehmen Frauen das Ganze nicht selten in die eigenen Hände. Wenn *sie* sich in einer entsprechenden Therapie ihr eigenes Geburtstrauma bewusst gemacht und es losgelassen hat, schafft sie wie nebenbei die beste Basis für eine leichte Geburt.

Die Geburtsvorbereitung des Kindes über die schon erwähnten Möglichkeiten innerer Reisen kann ebenfalls unschätzbare Dienste leisten. Je früher die Mutter Kontakt zu ihrer inneren Stimme aufnimmt, desto besser. Es spricht alles dafür, dass sich nicht nur eine gut vorbereitete Mutter, sondern auch ein ebenso »informiertes« Kind einfacher auf die Geburt *einstellt* und den Kopfsprung ins Leben leichter wagt.

Darüber hinaus werden von den einzelnen Kliniken, Geburtshäusern oder auch von freien Hebammen Vorbereitungskurse empfohlen, die speziell auf die ins Auge gefasste Entbindungsart zugeschnitten sind. Ganz offensichtlich verlangt eine Hausgeburt eine ganz andere und viel intensivere Vorbereitung als eine medizinisch kontrollierte Klinikgeburt. Wenn die Mutter bei der Geburt neben ihrem Kind die Hauptperson sein will, muss sie naturgemäß bezüglich ihrer beider Vorbereitung mehr tun, um diese Rolle auch angemessen ausfüllen zu können. Wer genügend Zeit und das entsprechende Interesse hat, kann zum Beispiel auch durch Yogaübungen und die dazugehörige Lebensphilosophie eine ideale Grundlage schaffen.

Andererseits ist es aber auch ein Akt der Ehrlichkeit, wenn eine Frau, die etwa aus beruflichen Gründen bis kurz vor der Geburt eingespannt ist, sich für das breite Hilfsangebot einer modernen Klinik entscheidet, wo ihr vieles abgenommen wird. Heute ist oft auch schon Gefahr aus der Gegenrichtung in Verzug, etwa wenn eine völlig erschöpfte Mutter nur deshalb Rooming-in über sich ergehen lässt, weil sie nicht als Rabenmutter gelten will.

Die Wahl des Geburtsortes und der Geburtsart

Der beste Ort für die Geburt ist sicher der, an dem sich die Mutter am wohlsten und sichersten sowie am besten betreut fühlt. Nur sie allein sollte – vielleicht noch in Absprache mit ihrem

Partner – bestimmen, wo die Geburt stattfindet. Das ist aber natürlich nur die Theorie, da in der Praxis neben dem Partner viele andere versuchen werden, sich hier mehr oder weniger engagiert einzumischen – angefangen von den eigenen Eltern bis hin zu den behandelnden Ärztinnen.

Der übliche Ort für die Geburt ist in den deutschsprachigen Ländern immer noch die Klinik, nachdem es Jahrmillionen vorher keine Alternative zur Hausgeburt gegeben hatte. Die Frage ist, ob die Krankenhausgeburt wirkliche Vorteile bringt. Wenn man die Mütter- und Kindersterblichkeit über die letzten Jahrhunderte hinweg betrachtet, entsteht auf den ersten Blick sicher der Eindruck, dass die Krankenhausgeburt vorzuziehen ist. Allerdings scheint allmählich die Hausgeburt wieder eine echte Alternative darzustellen, auch wenn sie von den meisten Schulmedizinerinnen noch mit Argwohn betrachtet und mit Angstmache verbunden wird. Es gibt inzwischen sogar Studien, die belegen, dass Hausgeburten eine geringere Sterblichkeitsrate aufweisen. Eine australische Untersuchung von 3400 Hausgeburten zeigte, dass bei diesen Geburten auch Dammschnitte und -risse deutlich seltener vorkamen. In England, wo 94 Prozent aller Geburten in Kliniken stattfinden, geht man ebenfalls davon aus, dass zu Hause die Komplikationsrate eher geringer ist.

In Holland hat sich ein bemerkenswerter Kompromiss entwickelt. Die Frau bereitet sich zusammen mit der Hebamme ihrer Wahl auf eine Hausgeburt vor, zugleich ist aber für alle Fälle eine Klinik über die bevorstehende Geburt informiert. In einem der seltenen Notfälle kommt eine Art gynäkologische Notärztin mit ihrem Klinomobil genannten fahrenden Kreißsaal in kürzester Zeit vorbei. Auf diese Weise können die Vorteile der Hausgeburt mit den Möglichkeiten der Intensiv- und Notfallmedizin verbunden werden. Die Ergebnisse mit dieser in Holland sehr weit verbreiteten Art von echter Geburtshilfe sind keineswegs schlechter als die in Deutschland mit einer überwältigenden Zahl von Klinikgeburten.

In Holland lag 1986 die Sterblichkeit während und kurz nach der Geburt in der Klinik bei 1,39 Prozent, bei der Hausgeburt aber nur bei 0,22 Prozent. Wenn man nur die Erstgeburten berücksichtigt, waren es in der Klinik 2,0 Prozent, bei der Hausgeburt dagegen nur 0,15 Prozent Sterblichkeit. Die große Fähigkeit der holländischen Gynäkologie besteht darin, dass sie eine fantastische Auslese schafft, und nur so sind diese Zahlen zu verstehen. Hier wird dafür gesorgt, dass Frauen mit einer echten Risikoschwangerschaft in der Klinik gebären, die anderen aber ihr Kind zu Hause zur Welt bringen. Diese Zahlen beziehen sich auf 119 000 Klinikgeburten und 66 000 Hausgeburten.

Heute kommen in den Niederlanden noch 38 Prozent der Kinder zu Hause auf die Welt. Zehn Jahre früher waren es sogar noch weit mehr, denn leider passen sich die Holländerinnen dem modernen Trend zur Komplikation an, statt dass wir uns wieder dem viel gesünderen und natürlicheren Vorgehen annähern.

Allerdings ist bei den oben erwähnten vergleichenden Untersuchungen natürlich nur schwer zu berücksichtigen, dass die Sterblichkeitsrate bei Hausgeburten schon deswegen niedriger liegt, weil einerseits viele der Risikogeburten, die auf Vakuum-, Zangen- oder Schnittentbindungen hinauslaufen, von vornherein in Kliniken verlegt werden und andererseits die Vorbereitung bei den Müttern, die sich für eine Hausgeburt entschieden haben, oft deutlich besser ist.

Dem niederländischen Modell steht in den deutschsprachigen Ländern eine verschwindend geringe Zahl von Hausgeburten gegenüber, die dann allerdings auch ohne den Geleitschutz einer Klinik ablaufen, da ja solche gynäkologischen Klinomobile hier nicht existieren. Der Grund dafür liegt vor allem im immer noch weit verbreiteten Unwillen der Ärztinnen, die Hausgeburt zu fördern oder auch nur zu akzeptieren. Im Gegenteil werden heute noch immer Hebammen, die sich darauf spezialisieren, diskriminiert. Inzwischen ist sogar ein regelrechter Kampf zwischen den Kliniken um die weniger werdenden Geburten entbrannt. Das macht die Situation der wenigen für die Hausgeburt eintretenden Hebammen noch schwieriger.

Neben den Nachteilen für die freien Hebammen hat die Konkurrenzsituation aber auch Vorteile, führt sie doch dazu, dass immer mehr Kliniken sich um eine Atmosphäre wie bei einer Hausgeburt bemühen und sie mit den Vorteilen ihrer überlegenen Ausrüstung kombinieren bis hin zu so erleichternden Möglichkeiten wie der Wassergeburt. Von solchen neueren Entwicklungen abgesehen hat die Klinikentbindung für Mutter und Kind nur den Vorteil, in einem der insgesamt seltenen schweren Notfälle sofort die Intensivmedizin bei der Hand zu haben und die Frau von häuslicher Arbeit maximal zu entlasten.

Die Entbindungsklinik

Die Vor- und Nachteile der Klinikgeburt hängen natürlich vom jeweiligen Haus ab. Zum Teil durch den Konkurrenzdruck der einzelnen Kliniken untereinander, zum Teil aus Einsicht entstanden Häuser, die die vielen Vorteile der Hausgeburt mit den Möglichkeiten moderner Klinikmedizin verbanden und eine Art auswärtige Hausgeburt bei hohem Sicherheitsstandard ermöglichen. Hier wird zum Teil mit Erfolg versucht, die Krankenhausatmosphäre zu überwinden und einen der Geburt, die ja zu den natürlichsten Ereignissen des Lebens gehört, angemessenen unklinischen Rahmen zu schaffen.

Andererseits gibt es auch noch genug Kliniken, die völlig vom Einfluss der Hightech-Medizin geprägt sind und wo die werdende Mutter in einer der Situation durchaus unangemessenen Anonymität versinkt und als Kranke geführt wird. Sie hat sich dann ganz der Medizin und den Dienstplänen anzupassen. Die Hebamme kann hier häufig gar nicht von der werdenden Mutter ausgesucht werden, sondern aus dem Geburtszeitpunkt und dem jeweiligen Schichtdienstplan ergibt sich, welche Hebamme der Frau zur Seite steht. Dadurch fehlt das für die Geburt, aber auch für die Zeit davor und danach so wichtige Vertrauensband zwischen beiden. Auch von welcher Ärztin die Frau betreut wird, bestimmt mehr oder weniger der Dienstplan.

Am unangenehmsten ist in der Klinikumgebung neben der Anonymität wohl die Auslieferung an das Klinikpersonal und die für die Frau in der Krise einer Geburt kaum einzuschätzende Möglichkeit, zum Opfer von Ein- und Übergriffen zu werden. So wichtig es ist, im Notfall die Chance für einen schnellen und sicheren Kaiserschnitt zu haben, so fraglich bleibt, wann dieser Notfall gegeben ist. Statistiken belegen nüchtern und emotionslos, dass in Deutschland doppelt so viele Kaiserschnitte für notwendig befunden werden wie in Schweden – bei vergleichbarer Mütter- und Kindersterblichkeit. Wenn sich dann noch herausstellt, dass diese Rate in Belegkliniken, wo die Ärztinnen in jedem Fall ein direktes ökonomisches Interesse an der Schnittentbindung haben, noch deutlich darüber liegt, erübrigen sich eigentlich alle Kommentare. Die Zahlen sprechen eine traurige und deutliche Sprache, die alle gegenteiligen Beteuerungen fragwürdig erscheinen lässt und verrät, dass ganz andere Interessen als das Wohl von Mutter und Kind die Entscheidungen mitbestimmen. Zusammenfassend lässt sich sagen: Die Eignung der Klinik für Geburten ist umso geringer, je größer dort die Anonymität und die Technikgläubigkeit der Ärztinnen sind.

Solchen Nachteilen stehen natürlich auch Vorteile der Klinikentbindung gegenüber. Ein großer, bis heute fortbestehender Vorteil schon der frühen Gebäranstalten war die Entlastung der Mütter von der Hausarbeit und der Babypflege. Zwar wurde ihnen mit der Verantwortung für die Geburt und die Versorgung des Neugeborenen auch gleich das Kind mit abgenommen, sodass sie es nur zu den früher seltenen und strengen Regeln unterworfenen Stillperioden zu sehen bekamen, aber andererseits waren sie gut versorgt. So konnten sie sich vom Geburtsstress erholen und manchmal auch von der Schwangerschaft, was zu Hause keinesfalls immer sichergestellt war. Hier liegt noch immer ein Vorteil für viele Frauen, die in Kleinstfamilien oder allein leben und die Klinik schon für die Versorgung brauchen. Heute haben sie zudem den Vorteil, ihr Kind in den meisten Fällen bei sich behalten zu dürfen, wenn sie das wollen. Ein zentraler Vorteil der Klinik ist so natürlich die sichere Entlastung von der alltäglichen Arbeit für alle, die zu Hause kein belastbares Umfeld haben. Die Klinik könnte hier noch viel mehr Vorteile bieten, wenn sie die notwendige Ruhe nicht durch organisationsbedingte Hektik stören würde.

Eine Hausgeburt setzt eine sehr gut funktionierende Familie im Sinn der früheren Großfamilie voraus und wird in einer Zeit, die zur Vereinzelung der Menschen tendiert, der Klinik diesbezüglich nur schwer den Rang ablaufen können.

Auf der anderen Seite haben natürlich auch die modernen Erkenntnisse im physiologischen Bereich, etwa dass grünes Fruchtwasser nicht unbedingt einen Sauerstoffmangel anzeigt, wesentlich zur Verbesserung der Sicherheit von Mutter und Kind beigetragen. So wissen wir heute zum Beispiel, dass Kinder durch eine so genannte Sauerstoff-Sparschaltung während der Geburt mit viel weniger Sauerstoff auskommen als Erwachsene. So können die wichtigsten Organe, Hirn und Herz, noch längere Zeit ausreichend versorgt sein, auch wenn die Herztöne schon schwach werden. Das gab der Gynäkologie wiederum die Möglichkeit, länger abzuwarten und über eine Blutgasanalyse festzustellen, dass das Kind dennoch ganz in Ordnung ist. Viele dieser Durchbrüche im Forschungsbereich haben die Sicherheit erhöht und für Entspannung in früher angstbesetzten Situationen geführt.

Interessanterweise waren es oft gerade jene Gynäkologinnen, die diese Fortschritte herbeiführten, die als Erste auch wieder zurück zu natürlichen Wegen fanden. Vieles an dieser Grundlagenforschung verdanken wir den Holländerinnen, die zugleich auch diejenigen waren, die den Mut hatten, alte und bewährte Methoden wie die Hausgeburt am Leben zu halten, wahrscheinlich gerade weil sie durch ihre neuen Erkenntnisse und deren Umsetzung in moderne Therapiemethoden hohe Sicherheit geschaffen hatten.

Die Hausgeburt

Ein konsequenter Schritt in Richtung Natürlichkeit ist die Rückkehr zur Hausgeburt, die den unübersehbaren Vorteil hat, dass Mutter und Kind von Anfang an im eigenen Umfeld sind und dass auch der Vater an keinerlei Besuchszeiten gebunden ist, sondern selbstverständlich dabei sein kann, wann und wie er will. Die Hausgeburt wird auch am besten der Tatsache gerecht, dass Geburten etwas völlig Natürliches sind und schon von daher eigentlich nicht in ein Krankenhaus gehören. Mutter und Kind sind zum Glück in den überwiegenden Fällen ganz gesund.

Zu Hause ist inzwischen die Hygienesituation sogar vorteilhaft. Das Problem des Hospitalismus – die in Kliniken gefürchtete Entwicklung resistenter Keime, also von Erregern, die auch mit Antibiotika kaum mehr zu beherrschen sind – tritt hier nicht auf.

Entscheidender aber ist noch, dass die Umgebung passen wird und die Mutter und damit auch ihr Kind sich geborgen fühlen. Die spirituelle Philosophie geht davon aus, dass der Anfang ganz entscheidend ist und dass eigentlich schon alles im Anfang begründet liegt. Insofern ist es symbolisch natürlich auf alle Fälle vorzuziehen, das neue Leben zu Hause und nicht im Krankenhaus beginnen zu lassen. Dass solche Ortssymbolik zumindest im Bewusstsein vieler vor der Geburt sensibilisierter Frauen eine Rolle spielt, wird heute noch vielfach übersehen. Rein rational an das Thema herangehende Ärztinnen, die nur die technischen

Vorteile einer Klinik im Auge haben, werden diesem mütterlichen Empfinden natürlich nicht gerecht.

Das A und O bei der Hausgeburt ist allerdings, dass die gute Versorgung von Mutter und Kind gewährleistet ist. Hier könnte natürlich die Mutter der Mutter, die werdende Groß(e)mutter, wunderbar in ihre neue Rolle hineinwachsen, vorausgesetzt das Verhältnis zwischen beiden trägt eine solche Zusammenarbeit. Die weibliche Generationenfolge war in der Vergangenheit immer wichtig bei den Geburten und könnte das natürlich auch heute noch sein. Allerdings ist eine Geburt mit ihrer möglichen Dramatik kein geeigneter Zeitpunkt, um eine zerrüttete Mutter-Tochter- oder Großmutter-Mutter-Beziehung zu heilen.

Genauso wichtig ist die Auswahl und Rolle der Hebamme. Schon in der Klinik ist es eigentlich dem Ereignis gänzlich unangemessen, wenn die Hebamme nach Dienstplan wechselt und auf diese Weise der Frau oft nicht wirklich vertraut ist. Mit der bewussten Wahl der Hebamme kann eine Beziehung beginnen, die in der Geburt zwar einen Höhepunkt findet, aber bereits lange davor anfängt und darüber hinaus bestehen bleibt. So gewinnt die werdende Mutter einen Menschen, auf den sie sich in all den jetzt anstehenden, unter Umständen herausfordernden Situationen verlassen kann. Je weniger Einbindung in die Generationenfolge besteht, desto wichtiger wird die Rolle der Hebamme in dieser Hinsicht.

Zu bedenken bei allen Hausgeburten ist aber auch, dass die freien niedergelassenen Hebammen unter ihrer Diskriminierung auch in ihrer Arbeit leiden. Die (zu) wenigen Hebammen, die in dieser Situation den Mut zur Leitung von Hausgeburten haben, können sich heute kaum auf Vertretungen verlassen. Das heißt, wenn zwei Geburten zeitlich in Konkurrenz zueinander geraten, ist eine von den beiden werdenden Müttern ziemlich verlassen und müsste dann doch in eine Klinik gehen, worauf sie genauso wenig vorbereitet sein wird wie die Klinik auf sie. Das heißt, durch ihre Diskriminierung wird die Hausgeburt tatsächlich problematischer. Zu bedenken wäre auch die eigene moderne Wohnsituation, die für eine Hausgeburt nicht geeignet sein könnte (zu wenig Raum; dünne Wände, sodass *frau* sich akustisch nicht so gehen lassen kann, neugierige Nachbarn usw.).

Fragen, die für eine Hausgeburt wichtig sind:

- Ist eine normale Geburt zu erwarten? Denn nur dann ist die Hausgeburt eine sichere Möglichkeit.
- Fühlt sich die Frau wirklich wohl mit der Entscheidung? Erfahrungsgemäß müssen diejenigen, die sich zur Hausgeburt haben überreden lassen, eher mit Komplikationen rechnen.
- Ist eine Hebamme gefunden, die auch vorher und nachher zur Verfügung steht und zur Geburt verlässlich da ist?
- Hat die Hebamme bereits eine ganze Reihe von Geburten erfolgreich betreut? Sie sollte eine fundierte Ausbildung haben und Komplikationen frühzeitig erkennen können. Sie sollte außerdem ihre Grenzen kennen und neueste Instrumente besitzen.
- Ist die Hebamme mit der Wiederbelebung von Neugeborenen vertraut? Bei einem unvorhersehbaren schweren Notfall sollte sie sofort schulmedizinische Hilfe anfordern.
- Gibt es eine Kinderärztin, die Hausbesuche macht?
- Ist eine Klinik innerhalb von zwanzig Minuten zu erreichen?
- Sind etwaige ältere Kinder und der Haushalt wirklich gut versorgt?

Gründe, die gegen eine Hausgeburt sprechen:

- schwere Grunderkrankungen wie Diabetes oder Bluthochdruck – erst recht, wenn er schwangerschaftsbedingt ist
- vorangegangene Gebärmutteroperationen wie Kaiserschnitt(e)
- vorangegangene Totgeburt*
- Verdacht auf Missbildungen des Kindes
- ein den Ausgang versperrender Mutterkuchen (Plazenta praevia*)
- ein möglicherweise zu enges Becken
- Tendenzen zur Frühgeburt*
- Mehrlingsschwangerschaft
- Beckenend- oder Querlage*
- Erstgebärende unter 16 oder über 35 Jahre, Mehrfachgebärende über 45 Jahre

Die ambulante Geburt

Die ambulante Geburt ist ein Kompromiss zwischen Klinik und Hausgeburt und der Versuch, die Vorteile beider in einer Lösung zu integrieren. Verschiedene Krankenhäuser, Entbindungsheime und Arztpraxen bieten sie an, und für Frauen, die lieber zu Hause wären, aber die unmittelbare Nähe einer Ärztin mit all ihren technischen Möglichkeiten nicht missen wollen, drängt sie sich fast auf. Die Mutter kann die Eröffnungsphase noch teilweise zu Hause abwarten, und schon wenige Stunden nach der Geburt in der Klinik ist sie wieder daheim.

Die Möglichkeit, gleich nach der Geburt nach Hause zurückzukehren, besteht für eine Frau natürlich im Prinzip immer – am besten in Absprache mit einer Ärztin ihres Vertrauens –, denn auch in einer normalen Klinik kann eine Frau auf eigenen Wunsch jederzeit entlassen werden, sofern sie sich danach fühlt. Allerdings wird sie dann heute noch gern von Medizinerinnen, die die Zeichen der Zeit nicht erkennen, unter Druck gesetzt. Sie muss ein Revers unterschreiben und kann Probleme bekommen, in den folgenden Tagen von einer Hebamme adäquat versorgt zu werden.

Punkte, die für eine ambulante Geburt zu beachten sind:

- Darf die vertraute Hebamme, die die Frau vorher betreut hat, die Geburt leiten?
- Steht eine Hebamme für die Zeit davor und danach zur Verfügung?
- Gibt es Hilfe, um den Haushalt in den Tagen danach zu bewältigen?
- Wie weit kann die Frau die Geburt mitgestalten?
- Ist bei dieser Wahl die Regeneration der Mutter gewährleistet?
- Trägt der Partner nicht nur das theoretische Konzept, sondern auch die damit auf ihn zukommende Verantwortung und praktische Arbeit mit?

Das Geburtshaus

Einen heute immer üblicher werdenden Kompromiss kann das Geburtshaus darstellen. Hier wird ebenfalls versucht, die Vorteile einer häuslichen Atmosphäre mit der Versorgung einer Klinik zu verbinden. Allerdings liegt hier der Schwerpunkt auf der Atmosphäre, wohingegen er bei der ambulanten Geburt auf der Klinikausrüstung liegt. So ist es zum Beispiel in aller Regel unendlich leichter, gesunde Vollwerternährung in einem Geburtshaus zu bekommen als in einem gewöhnlichen Krankenhaus, wo man in der Regel nicht wegen, sondern trotz der Ernährung gesundet. In vielen Geburtshäusern gehört vollwertige Ernährung genauso wie passende Bewegungsschulung zur ganzheitlich orientierten Grundidee, was nicht zu unterschätzende Vorteile hat. Auch herrscht in vielen Geburtshäusern eine grundsätzliche Offenheit für geburtsunterstützende Maßnahmen mit homöopathischen Mitteln und Bachblüten, für Aromatherapie und geistige Techniken bis hin zu Meditation. Das kann medizinisch und atmosphärisch ein großer Vorteil sein – allerdings nur, wenn es nicht ins Extrem getrieben wird und nicht zur Verkennung der schulmedizinischen Möglichkeiten in extremen Notfällen (ver-)führt.

Dass eine Geburtsklinik praktisch ohne chemische Medikamente geführt werden kann, wenn man gut genug mit dem Arzneimittelschatz der Homöopathie umzugehen versteht, ist bewiesen. Dabei ist aber zu bedenken, dass wirklich gute klassische Homöopathie nach den Richtlinien Samuel Hahnemanns unendlich schwieriger und zeitlich aufwändiger zu erlernen ist als die an sich relativ einfache Schulmedizin. Daher gibt es viel weniger gute Homöopathinnen als gute Schulmedizinerinnen. Im Ernstfall der Geburt ist aber eine gute Schulmedizinerin unbedingt einer schlechten Homöopathin vorzuziehen. Allerdings wäre eine gute Homöopathin die beste Lösung, zumal sie dann auch ihre und die Grenzen der Methode richtig einzuschätzen weiß. Ähnliches gilt für die anthroposophische Medizin, wenn sie kompetent in der Geburtshilfe eingesetzt wird.

Ein großer Vorteil des Geburtshauses ist die Verbindung von gemütlicher, häuslicher Atmosphäre, die im Allgemeinen viel weit reichender von der Frau mitbestimmt werden kann als in Kliniken mit ihren schulmedizinischen Möglichkeiten in einem Notfall. Wenn ein guter ärztlicher Notdienst funktioniert, ist es nur von Vorteil, wenn die Medizin möglichst wenig spürbar ist und völlig im Hintergrund bleibt.

Das allerdings wird heute auch schon in Kliniken wie etwa der Entbindungsklinik in Baden-Baden versucht, wo ein gemütlicher Raum in kürzester Zeit in ein modernes Entbindungszimmer verwandelt werden kann, oder in Straubing, wo der Weg vom Entbindungszimmer in den OP in einer Minute zu bewältigen ist. Und diese beiden Kliniken stehen hier durchaus exemplarisch für viele andere. Bei all diesen Erwägungen im Hinblick auf schwerste Notfälle ist zu bedenken, dass diese in der Praxis wirklich selten sind. Das dauernde Reden darüber ist eine denkbar schlechte Geburtsvorbereitung, das völlige Verdrängen solcher Möglichkeiten aber ebenso unpassend.

Die Geburt ist in der Regel ein normaler und natürlicher Vorgang. Insofern ist es wichtig, dass sich die Mutter auf diesen Höhepunkt ihres Lebens in einer angstfreien und erhebenden Atmosphäre vorbereitet. Dass Medizinerinnen immer auch auf den seltenen Fall der Fälle vorbereitet sein müssen, ist ihr Problem und sollte auch ihres bleiben. Das ist im Geburtshaus meist insofern gewährleistet, als die Ärztin im Allgemeinen überhaupt erst geholt wird, wenn sie wirklich gebraucht wird – also bei der überwiegenden Zahl der Geburten gar nicht.

Der Geburtsplan

So wichtig ein Geburtsplan ist, so klar muss sein, dass er jederzeit von der Gebärenden umgestoßen werden kann oder mit ihrer Zustimmung den Umständen anzupassen ist. Die Mutter kann bezüglich des Ortes und der Art der Geburt im Vorfeld die wichtigsten Weichen stellen und damit auch die wesentlichen Entscheidungen vorbestimmen. Aber auch hier könnte alles anders kommen, und dafür müsste Offenheit vorhanden sein. Gerade wo diese Offenheit im Sinn des Vaterunser-Satzes »Dein Wille geschehe...« vorhanden ist, wird der Plan eher Bestand haben, als wenn versucht wird, ihn auf Biegen und Brechen durchzuhalten. Letzteres kann Mutter und Kind ernsthaft gefährden. Es gilt aber darüber hinaus für alle Situationen: Jede Vorstellung stellt sich vor die Wirklichkeit und wird damit zum Hindernis, um situationsgerecht im Augenblick zu entscheiden.

Deshalb ist es so überaus wichtig für eine Mutter, die auf eine natürliche Geburt zielt, dass sie eine Hebamme oder Ärztin findet, der sie wirklich vertrauen kann. Denn nur dann kann sie wirklich sicher sein, dass der Geburtsplan von anderen nur umgestoßen wird, wenn es wirklich medizinisch notwendig ist. Gerade wenn sie sich gegen im Normalfall überflüssige Maßnahmen wie Wehentropf und andere Infusionen, vorzeitiges Sprengen der Fruchtblase, Wehenschreiber, ständiges Überwachen des Kindes auf dem Monitor, Geburtseinleitung, Dammschnitt usw. entschieden hat, muss sie sicher wissen, dass all diese Maßnahmen wirklich nur im Notfall eingesetzt werden, dann aber kompetent und ohne Verzögerung. Insofern wäre es auch sinnvoll, wenn sie sie nicht als das »Ende der Welt« einstufen würde, sondern als Beginn eines anderen, nun überlebenswichtigen Szenarios erkennen könnte, das von Spezialistinnen routiniert und sicher gehandhabt wird. Nur dann kann sie sich auch den Eingriffen innerlich anvertrauen, was in dieser Situation äußerst hilfreich für alle Beteiligten wäre. Saugglocke und Kaiserschnitt haben natürlich schon vielen Müttern und Kindern das Leben gerettet – wenn sie für Ausnahmesituationen vorbehalten bleiben, sind sie ein Segen. Darauf muss sich die Mutter verlassen können.

Der Vater bei der Geburt

Über lange Zeiten war es in den Kliniken undenkbar, dass ein Vater bei der Geburt des gemeinsamen Kindes anwesend war. Die Geburt galt als reine Frauenangelegenheit, auch wenn sie meist von männlichen Ärzten geleitet wurde. Erst in jüngster Vergangenheit ist die Anwesenheit des Vaters üblicher geworden, und in vielen Kliniken ist sie heute schon fast die normale Variante.

Vor zwanzig Jahren beschränkte sich die väterliche Rolle bei der Geburt noch ausschließlich darauf, das Kind einige Stunden danach hinter einer Glasscheibe zu betrachten. Aus einer langen Reihe von Bündeln wurde eines der Babys von einer Kinderkrankenschwester hochgehalten, und der Vater konnte aus der Distanz einige mehr oder weniger viel sagende Gesten machen. Berühren oder Ansprechen war schon wegen (übertriebener) hygienischer Bedenken meist ausgeschlossen. Diese Distanz, ausgedrückt durch die Glasscheibe, die echten körperlichen Kontakt verhinderte, und symbolisch noch verstärkt durch die fremde Frau, die dem Kind näher kam als der eigene Vater, dem es nur von fern gezeigt wurde, hat dann nicht selten auch das Verhältnis zwischen Vater und Kind über weite Strecken geprägt. Gemessen daran haben wir heute einen langen, erfolgreichen Weg der Wiederanerkennung der väterlichen Wichtigkeit hinter uns.

In der Zeit dieser vaterlosen Klinikgeburten kamen wir lange zu ganz ähnlichen Konsequenzen wie archaische Völker, wenn auch über eine andere Argumentation. Diese schließen den Vater meist vom Geburtsgeschehen aus, um ihn ganz vordergründig vor den »bösen« (oder zu starken) Einflüssen des weiblichen Blutes – und was der Vorurteile gegen das »böse Weibliche« mehr sind – zu schützen. Möglicherweise erkannten archaische Völker aber auch den Initiationscharakter der Geburt, und so wie Frauen nicht bei männlichen Einweihungsriten zugelassen waren, durften auch Männer nicht an den weiblichen Riten teilnehmen.

Wir dagegen erklärten die Keime zum eigentlichen Problem und den Vater zur gefährlichen Infektionsquelle. Deshalb wurde er vom direkten Geburtsgeschehen ausgeschlossen, und selbst danach kam zwischen Kind und Vater noch die Glasscheibe. Dieser Ausschluss geschah aber – wie in der archaischen Gesellschaft – unter voller Wahrung des väterlichen Gesichtes. Das Beste, das er demnach für Mutter und Kind tun konnte, bestand darin, sich möglichst weit aus allem herauszuhalten. Da stellt ihn seine moderne, über weite Strecken ungeklärte Rolle seelisch vor ungleich größere Probleme.

Allerdings hat die durchaus nicht ganz unproblematische moderne Einmischung des Vaters in das Geburtsgeschehen für das Kind den großen Vorteil, dass es auch schon frühzeitig das Gesicht seines Vaters zu sehen bekommt und die heute immer noch unterschätzte Prägung auch auf ihn möglich wird.

Lange vor der Zeit der Klinikgeburten war es auch in unseren Breiten – aus heute ebenso abergläubisch anmutenden Befürchtungen – Männern grundsätzlich untersagt, sich in Frauenangelegenheiten wie die Geburt einzumischen. Sogar den damals ausschließlich männlichen Ärzten war es unter Strafe verboten, sich herabzulassen, bei Geburten zu helfen, da diese als unrein und höchst gefährlich für das männliche Geschlecht galten. Sehr früh glaubte man, wohl ausgelöst durch die Schreie bei der Geburt, dass dämonische weibliche Kräfte im Spiel wären, die dem

Mann abträglich sein könnten. Da man damals im Bereich der Geburtshilfe als Arzt sowieso praktisch gar nichts zu bieten hatte, war es natürlich auch am bequemsten, das Ganze einfach als unter der eigenen Würde stehend anzusehen. Die Väter durften natürlich ebenso wenig in den »gefährlichen« Bereich gelangen.

Der Ausschluss der Männer bei der Geburt mag auch auf die jüdische Tradition und damit auf die Basis der christlichen Kultur zurückgehen. Dort waren menstruierende Frauen und solche mit Wochenfluss nicht im Tempel und zu religiösen Handlungen zugelassen, weil man glaubte, dass sich Dämonen von Blut nährten und solcherart angezogen würden. Bis heute feiern Katholiken acht Wochen nach Weihnachten Marias Rückkehr in das religiöse Leben des Tempels (2. Februar: Mariä Reinigung oder Mariä Lichtmess).

Wenn solche Anschauungen auch inzwischen längst überwunden sind, kann man jedoch bis heute feststellen, dass die enorme Kraft, die eine Frau bei einer Geburt entfaltet, manchem Mann zu viel wird und anschließende Beziehungsstörungen die Folge sein können. In dieser Hinsicht ist die Geburt oft wirklich eine Gefahr für den Mann und deshalb auch für die Familie.

Oft spüren werdende Väter das auch und versuchen, sich *herauszuhalten* über die Artikulierung von Ängsten wie: »Ich kann da mit meiner Nervosität und Angst nur stören!« Oder noch einfacher: »Ich kann kein Blut sehen!« Oder noch ehrlicher: »Ich habe Angst, impotent zu werden wie der XY!«

In solchen Situationen wäre es ratsam, die ehrlichen Zeichen richtig zu deuten und den Ehemann von der »Pflicht« des Dabeiseins zu *entbinden*. Die werdende Mutter hat mit der Entbindung ihres Kindes genug zu tun, und ein zweites großes Kind in Gestalt ihres Ehemannes kann zu viel und in solch einer Situation auch enttäuschend sein.

Michel Odent, der große Reformer und Erneuerer der modernen Gynäkologie, hält Männer bei der Geburt ebenfalls häufig für fehl am Platz. Sie würden oft nur stören und ihre Frau mehr in Probleme stürzen, als ihr helfen. Denkbar ist natürlich auch, dass eine Frau sich gerade vor ihrem Ehemann nicht so stark gehen lassen kann, wie es für die Geburt nötig wäre.

Darüber hinaus kann dem erotischen Leben des Paares durch die Anwesenheit des Mannes erhebliche Gefahr drohen. Seine Frau in solch einer »biologischen« Situation zu sehen, in der sich

der »Eingang seines Lusttempels« wie eine klaffende Wunde darstellt, möglicherweise verschmiert mit Blut, Kot und Urin, kann
sich bei manchen Männern zu einem abschreckenden Bild ver-
festigen. Wenn dieses dann in späteren erotischen Momenten
immer wieder auftaucht, mag ihre Lust dagegen keine Chance
haben. Andere Männer erleben durch das Verdammtsein zur Pas-
sivität in ihrer relativen Statistenrolle einen solchen Einbruch
ihres Selbstwertgefühls, dass auch hieraus erhebliche Probleme
erwachsen. Einerseits kann das Bild der Schwäche im Zusammenhang mit ihrer starken Frau immer wieder auftauchen; andererseits können sie ihr diese Erfahrung unbewusst nicht verzeihen. Beides aber kann sich auf eine fragile Manneskraft
zerstörerisch auswirken.

Erschwerend kommt heute hinzu, dass viele Männer und Frau-
en zu dem Zeitpunkt, an dem sie ihr erstes Kind erwarten, in seelischer Hinsicht alles andere als erwachsen sind. Eine unerwachsene Frau wird aber durch die Schwangerschaft und den Akt einer
bewusst erlebten normalen Geburt, wenn sie unter Schmerzen
und mit dieser unwiderstehlichen Kraft ihrem Kind das Leben
schenkt, fast immer erwachsen. Die Geburt macht sie gleichsam
wie ein natürliches Ritual auch seelisch zur Mutter und damit
zur erwachsenen Frau, was bio*logisch* mehr als sinnvoll eingerichtet ist. Ein Ehemann, der vielleicht eher noch Junge ist, wird
allein durch seine Anwesenheit bei der Geburt aber nur juristisch
Vater und kaum seelisch erwachsen.

Vor allem wenn er nicht ausreichend vorbereitet war, wie es in
der Anfangszeit dieser neuen Sitte oft passierte, erlebte der Mann
sich während der Geburt in einer Situation der Ohnmacht und
Schwäche, denn er hatte keine besonders definierte Aufgabe und
so eigentlich keine angemessene Rolle. Während seine Frau im
Mittelpunkt stand und mit einem für ihn unnachvollziehbaren
gewaltigen Kraftakt Leben schenkte, stand er vielleicht den Spezialistinnen und jedenfalls sich selbst eher im Weg. Aus seinem
männlichen, auf das Macherprinzip ausgerichteten Weltver-
ständnis konnte er unter Umständen seiner eigentlichen (wichtigen) Rolle als seelischer Beistand seiner Frau wenig abgewinnen und orientierte sich an denen, die etwas taten. Damit aber
wendete er sich zielsicher jenem Bereich zu, wo Hebamme und
Ärztin sich in einer blutigen und für ihn ungewohnten Welt zu
schaffen machten. Dieser Anblick und die Fokussierung seines

Interesses nach unten erschwerte ihm seine Situation noch. Schlimmstenfalls wurde ihm von dem überfordernden Geschehen richtiggehend schlecht. Auf diese Situation beziehen sich noch heute manche Gynäkologinnenwitze. Häufig wird darin ausgedrückt, wie leicht doch der Umgang mit der Gebärenden im Vergleich zu der Betreuung des einer Ohnmacht nahen Vaters sei.

Während der Mann also große Stärke bei seiner Frau und zugleich deren Erwachsenwerden erlebte, wurden ihm nicht selten sein eigenes Kindsein und Kindbleiben sowie die damit verbundene Ohnmacht und Schwäche sehr nachdrücklich bewusst. Die Frau verwandelte sich vor seinen Augen von *seinem Mädchen* in die Mutter ihres gemeinsamen Kindes, während er bei sich fast das Gegenteil erlebte, nämlich dem ganzen Geschehen nicht gewachsen zu sein.

In der Konsequenz resultiert daraus unbewusst nicht selten Angst vor dieser starken Frau an seiner Seite. Wenn er noch sehr in sein eigenes Kindsein verstrickt ist, kann das einerseits dazu führen, dass er mit dem eigenen Kind, um das sich nicht nur bei der Geburt, sondern auch in der Zeit danach alles dreht, in Konkurrenz tritt. Andererseits passiert es auch, dass er sich nach seinem Mädchen sehnt, mit dem er sich problemlos einlassen konnte, wohingegen er Schwierigkeiten gegenüber der erwachsenen Frau bekommt, die nun an die Stelle des Mädchens getreten ist. Wenn diese Situation nicht bewusst gemacht wird, kann sie für alle drei gefährlich eskalieren. Erfreulicherweise lässt sich jedoch feststellen, dass die viel bessere Vorbereitung der Väter auf ihre Rolle bei der Geburt in verschiedener Hinsicht inzwischen manches gebessert hat. Allerdings bleibt die Herausforderung durch den meist eintretenden seelischen Entwicklungssprung der Partnerin zur Mutter und erwachsenen Frau bis heute ein Problem.

Hinzu kommt, dass das Mädchen, das er geheiratet hat, oft ganz für ihn da war, wohingegen die »neue Frau an seiner Seite« nun dauernd an der Seite des Kindes ist und für ihn kaum noch Zeit und oft auch weniger Geduld und Kraft hat. Liegt dieses Thema den Schwierigkeiten zugrunde, wird das oft auf die Konkurrenz um die Brust geschoben. Solche Väter äußern dann nicht selten, dass das Stillen an ihrer Unlust schuld sei, was ja eine kaum verdeckte Umschreibung eigener Eifersucht ist.

Bezieht man all diese möglichen Schwierigkeiten in die Überlegung mit ein, liegt der Schluss nahe, dass es in unserer Zeit, die keine festen Regeln für den Vater bei der Geburt kennt, auch keine generellen Hinweise und Richtlinien geben kann. So ist es ja auch nicht eindeutig geklärt, ob der Mann nun dabei sein *muss*, *soll* oder *darf*.

Es wäre sicher gut, wenn er von Seiten der Gynäkologie her dürfte, was im Allgemeinen heute der Fall ist. Darüber hinaus könnten sich beide, Mann und Frau, fragen, ob er dabei sein mag und ob sie ihn dabei haben will – und dann allerdings auch, ob er es sich in ihrer Beziehung leisten könnte, es nicht zu wollen, und ob sie es sich leisten könnte, es nicht zu wollen. Und schließlich müsste er sich rechtzeitig fragen, ob er es sich überhaupt seelisch leisten kann, dabei zu sein, ob er dem gewachsen ist, mit anzuschauen, wie seine Liebste nicht nur zur Mutter, sondern auch oft wirklich zur Frau wird.

Auch könnte *sie* sich fragen, ob sie *ihn* nicht nur dabeihaben will, sondern ihn vielleicht auch sogar dabei braucht. Und sicher können beide sein, dass es für ihr Kind gut wäre, wenn es auch mit dem Vater gleich von Anfang an zu tun bekäme. Das würde über die frühe Prägung die Beziehung zwischen ihm und seinem Kind auf eine tiefere Grundlage stellen.

Die Rolle der Begleitperson

Die werdende Mutter muss sich beizeiten fragen, wen sie dabeihaben will. Vielleicht ist es ja eher eine Freundin als der Partner, vielleicht sind es auch ihre anderen Kinder oder die älteste Tochter oder die Mutter.

Die Begleitperson, insbesondere der Vater, hätte eine wichtige Rolle, die allerdings in dem den Männern vielleicht eher ungewohnten Bereich des seelischen Beistands läge. Zu *machen* im eigentlichen Sinn hat der Vater nämlich nicht viel, wenn man einmal vom Abtupfen der Schweißperlen auf ihrer Stirn und anderen kleinen Liebesdiensten absieht. Von daher wäre es für sie nahe liegend, sich von Beginn an klarzumachen, dass es allen nur nutzen kann, wenn sich die Begleitperson aus den gynäkologischen Aspekten des Geburtsgeschehens völlig heraushält, mit anderen Worten: Sie sollte sich ganz auf die Mutter konzentrieren und ihr beistehen – und alle Sorge um ihren Unterleib der Hebamme und den Gynäkologinnen überlassen.

Manchmal mag es die werdende Mutter auch, wenn ihr Partner mitatmet, ihr den Rücken massiert, wo er wehtut, oder sie sogar stützt. Wenn sie sich zeitweilig zu einer Haltung im Stehen entschlossen hat, kann er sie sehr gut (unter-)stützen, was auch im Sitzen möglich ist, wenn er eine Position hinter ihr einnimmt, bei der sie sich an seine Brust lehnen kann. Es gab sogar in der Geschichte der Geburtshilfe einen Schmied, der es in dieser Position zur Meisterschaft und so zu einer überregionalen Bekanntheit als männliche Hebamme gebracht hat.

Im Wesentlichen wird sich die Mithilfe der Begleitperson aber darauf beschränken, der Mutter in den Wehenpausen zur Entspannung zu verhelfen und sie in der Wehe anzuspornen und ihr immer wieder Mut zu machen. Eine schöne Möglichkeit, die Schlussphase zu erleichtern, kann darin liegen, ihr mittels eines Spiegels den schon sichtbaren Kopf des Kindes zu zeigen. Wobei aber manche Mutter jetzt schon zu sehr *in anderen Um- und Zuständen* ist, um noch auf irgendetwas Äußeres achten zu können.

Überhaupt ist es wichtig, sich klarzumachen, wie sehr die Mutter im Mittelpunkt zu stehen hat. So gut vorherige Abmachungen sein mögen, sie muss alle Möglichkeit haben, diese Absprachen in einer Situation wie der Geburt, die sie sich beim besten Willen nicht vorstellen konnte, jederzeit zu ändern und gegebenenfalls auch die Begleitperson hinauszuschicken. Für diese wäre es gut, sich von vornherein mit einer solchen Möglichkeit vertraut zu machen, um entsprechenden Enttäuschungen vorzubeugen. Ein ehrgeiziger, auf eine perfekte sanfte Geburt fixierter Vater kann in der Hitze einer akut bedrängenden Situation, die den ganzen Einsatz der Mutter, aber auch von Hebamme oder Gynäkologin verlangt, zu einem unerträglichen Störfaktor werden.

In manchen Kliniken ist es heute den Vätern schon gestattet, bei Kaiserschnittentbindungen anwesend zu sein. Hier wäre es aus psychologischer Sicht sogar besonders wichtig, denn die Mutter ist manchmal (in Folge einer Vollnarkose) bewusstlos, wenn das Kind herausgehoben wird, und so kann sie es nicht übernehmen. Hier könnte der Vater einspringen, denn es ist ungleich stimmiger, wenn das Kind zuerst sein Gesicht statt das einer fremden Gynäkologin sieht.

Werden all diese Aspekte mit berücksichtigt, ist es sicher öfter ein Vorteil als ein Nachteil, wenn Väter neuerdings immer häufiger mit einbezogen werden. Man könnte darin sogar eine

Gegenbewegung gegen den zunehmenden Zerfall der Familien sehen. Ein Vater, der sein Kind mitgeboren hat, wird von Beginn an eine tiefere Beziehung zu ihm haben und damit auch verlässlicher zu ihm und der Familie stehen. Wie schwer der Aufbau einer stabilen Beziehung für beide Eltern wird, wenn das Kind gleich zu Anfang in einem Brutkasten auf einer Intensivstation verschwindet, ist inzwischen hinlänglich bekannt. Nach Vitus Dröscher sind 39 Prozent aller schwer von ihren Eltern misshandelten Babys Brutkastenkinder. Offensichtlich begünstigt das Fehlen eines tiefen seelischen Bandes zwischen den Eltern und ihrem Kind solche Übergriffe.

In der Situation, dass das Neugeborene in den Brutkasten muss, würden verantwortungsbewusste und die seelische Dimension mit einbeziehende Kinderärztinnen heute auf die frühzeitige Anwesenheit der Eltern am Brutkasten dringen und sogar – wenn auch unter erschwerten Bedingungen – Hautkontakt zwischen ihnen und ihrem Kind fördern. Die Kängurumethode oder jene von Frau Dr. Marina Marcovich[17] in Wien entwickelte Versorgungsart lösen das Problem sogar durch Verzicht auf die Inkubatoren, indem die Mutter das unreife Kind auf ihrem Körper nachreifen lässt.

Selbst Kinder sind heute schon manchmal bei Geburten dabei und erleben, wie ihr Geschwisterchen das Licht dieser Welt erblickt. Das kann bei gut vorbereiteten älteren Geschwistern durchaus schön sein und Vorteile bringen. Nicht selten auftretende Eifersuchtsdramen werden auf diese Weise reduziert, ist es doch die Methode, mit denen sich Mütter in archaischen Gesellschaften derlei Psychokrieg konsequent ersparen. Für Mädchen hat das Zuschauen auch noch weitere wichtige Vorteile: Es kann das Gebären lernen, weshalb in archaischen Kulturen bereits kleine Mädchen dabei sind, wenn ihre Mutter einem Kind das Leben schenkt.

Die schlechteste Variante ist sicher, wenn ein Kind unvorbereitet erlebt, dass die Mutter für Tage verschwindet, um dann mit einer Rivalin im Arm wieder aufzutauchen. Ist das Kind dagegen schon während der ganzen Schwangerschaft eingeweiht, hat es die Bewegungen des künftigen Geschwisterchens im Bauch der Mutter mitgespürt, war es bei der Namenssuche einbezogen, hat es die Babysachen mit ausgewählt oder (bei Hausgeburten) die Besuche der Hebamme miterlebt, dann kann die Anwesenheit bei der Geburt des Geschwisterchens ein großes Ereignis in seinem Leben und sein Miteinbeziehen zu einem erheblichen Vorteil für die Familie werden.

Allerdings würden kleinere Kinder noch eine weitere Bezugsperson zumindest in der Durchtrittsphase der Geburt brauchen, da der Vater mit der Konzentration auf die Mutter im Allgemeinen genug gefordert ist. Natürlich hängt auch vieles davon ab, wie alt und motiviert das Kind ist. Anzuraten ist die Anwesenheit sicher nur bei guter Vorbereitung, und sie dürfte für Kinder noch weniger zur Pflichtübung entarten als für den Vater. Am wenigsten Angst braucht man davor zu haben, dass Kinder den Anblick von Blut oder die Schmerzäußerungen der Mutter nicht verkraften können. Wenn sie entsprechend vorbereitet sind, werden sie in der Regel gut damit fertig.

Unter der Voraussetzung, dass die möglichen Probleme im Vorhinein bedacht und besprochen wurden, hat die Anwesenheit des Partners oder einer anderen Vertrauensperson einen wirklichen Fortschritt in der Geburtshilfe gebracht. Wobei oft zu beobachten ist, dass die Mütter und die Gynäkologinnen ihren Anteil an der neuen Situation schon sehr gut bewältigen, die Väter in die neue Rolle aber oft noch hineinwachsen müssten.

Die Geburtseinleitung

Die Geburt ist weit mehr als eine Entbindung, sie ist der Schritt ins eigentliche Leben. Aus der Welt der Einheit geht es durch einen bedrängenden Engpass in die neue Weite der polaren Welt der Gegensätze.

Auf der körperlichen Ebene wird diese Thematik sehr *deut*lich. Im Mutterleib wird das Ungeborene noch voll von der Mutter versorgt, und das Blut fließt in einem breiten Strom durch die eine weite Herzkammer, während die eigene Lungenatmung überhaupt noch ruht. Mit der Geburt und der Entfaltung der beiden Lungenflügel ist das Kind an das Ein und Aus des Atems und damit an die Polarität gebunden. In seiner Mitte, dem Herzen, kommt es nun zum reflektorischen Verschluss der (Herz-)Scheidewand, und aus dem einen Herzen werden zwei voneinander deutlich getrennte: das linke Herz, das das Blut in den Körperkreislauf pumpt, und das rechte, das es in die Lungenflügel schickt.

Die Verbindung zur Einheit ist nun fürs Erste unterbrochen und – was die Nabelschnur angeht – sogar abgeschnitten. Dem Kind müssen sich diesbezüglich erst wieder neue Wege in seiner neuen Welt erschließen, um paradiesische Einheitserfahrungen zu erleben. Wenn es später an die Mutter gekuschelt deren Wärme von außen spürt, wird es sich zumindest daran erinnern.

Zu verschiedenen Zeiten ist die Geburt verschieden interpretiert worden. Aus der Sicht eines spirituellen Weltbildes ist sie der Sprung oder auch Sturz in die Polarität und damit ein notwendiges, aber wenig euphorisierendes Ereignis. Shakespeare legt König Lear die Worte in den Mund: »Wenn wir geboren werden, weinen wir, weil wir die große Narrenbühne betreten.«

In der bürgerlichen Welt, die sich ganz auf das Diesseits konzentriert und hier Erfüllung sucht, ist die Geburt dagegen zumeist ein Freudenfest, da das Kind ein weiteres Stück Kontinuität in der familiären Kette des Lebens sichert. Wenn es sich um den so genannten Stammhalter handelte, war sogar der eigene Name in die nächste Generation hinübergerettet. Spirituell engagierte Menschen interessieren solche Überlegungen naturgemäß weniger, sehen sie doch Entwicklung in der Polarität vor allem im Hinblick auf die Einheit, die aus der irdischen Perspektive als Jenseits erscheint.

Die Geburt ist aber auch eine archetypische Situation. Nicht umsonst sprechen wir in anderem Zusammenhang von »schweren Geburten«, etwa wenn wir die Pubertät meinen. So wird die Geburt zum Prototyp für alle Übergangserfahrungen, und oft genug zeigt sie in dramatischer Weise, worum es dabei geht.

Ohne dass jemand zu beschuldigen wäre, endet das paradiesische Leben im Schutz des Mutterleibes mit seinen ozeanischen Erfahrungen allmählich in der Enge des mütterlichen Beckenausganges. Aus dem unbegrenzten Paradies wird ein enges Gefängnis und dann sogar eine Art Folterkammer, wenn der kindliche Kopf mittels Senkwehen im kleinen Becken der Mutter wie in einem Schraubstock eingezwängt wird. Das alte Paradies muss geopfert werden, ohne dass ein neues in Aussicht steht, ja ohne dass überhaupt irgendeine Form von Aussicht vorhanden wäre. Im Gegenteil ist das Kind jetzt im typischen Niemandsland zwischen zwei Lebensphasen gefangen und erleidet einen Zustand völliger Machtlosigkeit und Auslieferung. Erst wenn es seinen Teil dieser Nachtmahrfahrt durchlitten hat, geht die Reise ins

Neuland weiter, und mit dem Gebärmuttermund eröffnet sich ihm eine ganz neue Perspektive.

Jetzt beginnt wie nach jedem Lebensübergang alles wieder von neuem. Die Stufen sind dabei immer dieselben: Verlust und möglichst bewusstes Opfer des alten gewohnten Lebensraumes, Durchleiden des Niemandslandes zwischen den Welten und schließlich der Durchbruch in den neuen Lebensabschnitt unter Zurücklassung aller bisherigen Sicherheiten. Je bewusster diese Entwicklungsstufen bewältigt werden, desto eher lässt sich auch aus der kindlichen Perspektive vom Fest der Geburt sprechen.

Natürliche und alternative Mittel zur Geburtserleichterung

In fast allen Volksmedizinen gibt es eine Vielzahl von Rezepten zur Geburtserleichterung. Zu den einfachsten gehören häufige Lageänderungen und das Bewegen der Mutter in der Eröffnungsphase, da so Schmerz aktiv gelindert und etwaiger Unruhe ein Ventil geschaffen wird. In der aufrechten Haltung kann die Mutter auch leichter atmen, und so ist das Kind besser mit Sauerstoff versorgt. Außerdem wird die Geburt beschleunigt, weil der kindliche Kopf auf den Muttermund drückt.

Auch ein häufiger Lagewechsel vom Stehen zum Sitzen oder Knien in die Hocke oder in die Knie-Ellenbogen-Lage und wieder zum Liegen usw. ist für einige Frauen erleichternd. Wenn die Haltung etwa alle halbe Stunde gewechselt wird, schwächen sich zwar die Wehen ab, aber ihre Wirksamkeit nimmt zu, und darum geht es ja gerade. Schwächere Wehen mit größerer Wirkung beschleunigen die Geburt bei geringeren Schmerzen. Die Gynäkologen Michael Adam und Volker Korbei[18] geben folgende Durchschnittszeiten an: Beim Wechsel zwischen Sitzen und Stehen dauert die Eröffnungsperiode 3 Stunden und 31 Minuten, beim Wechsel zwischen Stehen und Liegen 3 Stunden und 55 Minuten, bei ausschließlicher Rückenlage aber 6 Stunden und 20 Minuten, also fast doppelt so lang.

Entspannungsbäder haben sich ebenfalls bewährt und bringen in gewissem Maß schon die Vorteile einer Wassergeburt mit ins Spiel, die sich so manchmal auch ganz ungeplant ergibt. Dabei ist das Kind durchaus nicht mehr gefährdet, die Infektionsgefahr ist nicht höher, und Erstickungsgefahr besteht aufgrund der kindlichen Reflexe nicht. Dafür kann sich durch die Wärme das mütterliche Gewebe besser erweichen, was der Geburt Vorschub leistet. *Wärmeanwendungen* entspannen das Gewebe und lindern unter Umständen die Schmerzen.

Massagen durch den Partner oder eine Freundin können ebenfalls helfen, indem sie zumindest eine angenehme Entspannung fördern und vom Schmerz ablenken. Einige Frauen wollen allerdings in dieser Situation überhaupt nicht angefasst werden, was ohne Enttäuschung respektiert werden sollte. Wo es ihr angenehm ist, haben sich Massagen des Rückens mit einer Betonung der Kreuzbein- und Lendenwirbelregion bewährt.

Die großen Vorzüge einer so weit es geht *homöopathischen Medikation* wurden schon hervorgehoben. Auch die *Phytotherapie* hat mit ihren bewährten pflanzlichen Mitteln einiges zu bieten, um der Frau die Geburt zu erleichtern.

Die chinesische Medizin umfasst weit mehr als die *Akupunktur*, wobei gerade diese bei uns schon gut erprobt ist und viele Vorteile bei der Geburtsunterstützung zu bieten hat. Damit lässt sich zum Beispiel die Durchblutung im Becken und speziell im Muttermundbereich fördern, und angenehme Entspannung und Beruhigung treten ein. Es muss nicht zwingend mit Nadeln gestochen werden, obwohl deren Bedrohlichkeit leicht überschätzt wird, sondern Methoden wie die Akupressur, Akupunktmassage oder Moxibustion führen in der Hand von Könnerinnen ebenso zum Ziel.

Die Vorteile dieser Methode können vereinzelt auch schon mit Zahlen belegt werden. Eine Studie der Ersten Universitätsfrauenklinik Wien an über hundert Gebärenden kam zu folgenden Ergebnissen: Die mit Akupunktur behandelten Frauen hatten deutlich kürzere Geburten als die der Vergleichsgruppe, und sie brauchten kaum Schmerzmittel. In der Semmelweis Klinik, ebenfalls in Wien gelegen, konnte gezeigt werden, dass sich die Eröffnungsphase durch Akupunktur bei Erstgebärenden um 21,5 Prozent und bei Mehrfachgebärenden um 17 Prozent verkürzen ließ.

Die Vorteile von *Autogenem Training* für die Entspannung kommen zwar nicht an die der *geführten Meditationen* heran, sind aber doch besser als nichts und heute schon weit bis in die Schulmedizin hinein verbreitet. Allerdings sind diese Methoden der Macht des Geburtsgeschehens nicht wirklich gewachsen.

Auch *Hypnose* kann den Geburtsschmerz lindern, vorausgesetzt es lässt sich eine gute Hypnotherapeutin finden.

Eine grundsätzlich gute Geburtsvorbereitung, die auch schon die Schwangerschaft erleichtern kann, bieten *Qi-Gong-*[19], aber auch *Yogaübungen*. Beide Methoden können helfen, das Gewebe geschmeidig zu halten, und machen obendrein Spaß, sofern sie nicht mit verbissenem Eifer betrieben werden.

Tricks zur Einleitung der Geburt

Ein einfaches Mittel ist die *Reizung der Brustknospen* durch Massieren und Saugen, wodurch es reflektorisch auch zu Kontraktionen der Gebärmutter kommen kann. Auch vorsichtiger *Sex* kann denselben Effekt haben, da das Hormon Prostaglandin im männlichen Samen milde wehenauslösende Wirkung hat und den Gebärmutterhals in seiner Konsistenz erweichen und verkürzen kann.

Hebammen empfehlen auch oft ein kurzes *Fasten* von zwei Tagen. Bei Überzeiten von mehr als einer Woche hat diese Maßnahme, die dem Kind zu dieser Zeit nicht mehr schadet, bei vier von fünf Schwangeren Erfolg.

Empfehlenswert ist auch ein *entspannendes Vollbad*. Zu heiße Bäder können jedoch das Kind in eine Stresssituation bringen und zu Kreislaufproblemen führen.

Eine *Autofahrt* auf möglichst unebenen Wegen, zum Beispiel einem Waldweg, mag ebenso helfen.

Ein *Einlauf* kann die Wehen in Gang bringen, wie jeder Durchfall, weshalb in der alten Volksmedizin die *Rizinuskur* empfohlen wurde. Drei bis vier Esslöffel morgens sollen Wunder wirken. Auf alle Fälle ist danach der Darm für die Pressphase der Geburt sauber, wobei die anderen Nebenwirkungen aber nicht zu unterschätzen sind und uns heute eher von dieser rabiaten Maßnahme abhalten würden.

Überwundene Zwänge

»Gottes Mühlen mahlen langsam«, sagt das Sprichwort. Die Mühlen der wissenschaftlichen Medizin lassen sich aber manchmal noch mehr Zeit, und so müssen wir uns teilweise mit an sich längst überwundenen Vorurteilen und Maßnahmen auseinander setzen. Zu einer so schnelllebigen Zeit wie der unseren gehört das Hinterherhinken in Einzelbereichen scheinbar dazu, insofern seien diese Dinge hier angeführt – einzig aus dem Grund, dass Betroffene erfahren, was sie nicht mehr tolerieren sollten.

In den meisten Kliniken wird heute auf die früher oft als Zwangsmaßnahme durchgesetzten *Einläufe und Klistiere* verzichtet. Nie fühlt sich eine Frau so voll wie kurz vor der Geburt. Wenn in der Unruhe direkt vor der Niederkunft dann auch noch eine Schwester ihr einen Liter Wasser in den Darm zwingt, ist das nicht selten als Akt der Vergewaltigung empfunden worden. Als Reinigungsmaßnahme ist der Einlauf im Übrigen nur von begrenztem Wert, da eine wirklich vollständige Reinigung des Enddarmes auf diesem Weg gar nicht möglich ist, schon gar nicht unter den Bedingungen kurz vor der Geburt.

Trotzdem kann ein Einlauf Frauen, die ihn etwa vom Fasten her gewohnt sind oder jedenfalls nichts gegen ihn haben, ein durchaus angenehmes Sauberkeitsgefühl geben. In diesem Fall ist er dann natürlich auch nicht schädlich. Manche Frauen fühlen sich mit einem entleerten Darm einfach wohler, weil sie dann nicht befürchten, dass beim Pressen auch Stuhl kommt. Das wäre zwar objektiv gesehen kein Problem, aber von vielen Gebärenden wird es eben als sehr unangenehm empfunden. Wichtig ist dann allerdings, dass man keinen großen Einlauf mit viel Wasser macht, der unangenehme Gefühle eher noch verstärken könnte, sondern eine Stuhlentleerung mit Klistier oder einem kleinen Einlauf bewirkt. Das hat auch den Vorteil, dass keine so große Wassermenge in den schon so vollen Körper hinein muss. Insofern wäre das Miniklistier hier ein guter Kompromiss, jedenfalls für Frauen, die ein ausgeprägtes Hygienebedürfnis haben, die besonders schamhaft sind oder die selbst jetzt noch größten Wert auf Ästhetik legen.

Schließlich ist auch das Loslassen beim Einlauf eine Art Vorbereitung für das viel größere Loslassen bei der Geburt. Stuhl loszulassen ist eine Art kleine Geburt, die die größere darüber hinaus durch den Reiz auf die glatte Muskulatur ebenfalls anregt und so manchmal geburtseinleitenden Charakter hat. Der Darm und die Gebärmutter bestehen aus ähnlichen glatten Muskeln, die offenbar mehr miteinander verbunden sind, als wir bisher annehmen. So kann der Einlauf sowohl bei primärer, also von Anfang an bestehender Wehenschwäche zur Erstanregung der Wehen versucht werden als auch bei sekundärer Wehenschwäche, wenn also die Wehen wieder nachlassen. Hier wären Tees als Zusätze zum Einlaufwasser obendrein hilfreich. Im ersten Fall empfiehlt Ilona Schwägerl[20] einen Lindenblütentee; im zweiten Fall bewährt sich ein Tee aus Schafgarbe, Brombeer- und Himbeerblättern, Eisenkraut, Kreuzkümmel, Wermut und Frauenmantel zu gleichen Teilen (4 Esslöffel auf 1 Liter Wasser).

Fasten ist eine hervorragende Entgiftungs- und Entschlackungsmaßnahme der Naturheilkunde und hat in der Geburtsvorbereitung nichts verloren, es sei denn bei der erwähnten Situation der geringfügigen Übertragung. Dass es in Deutschland teilweise noch immer üblich ist, Gebärende sechs Stunden vor der Geburt nüchtern zu lassen, ist der Hightech-Medizin zuzuschreiben, die stets für alle Fälle Operationsbereitschaft gewährleisten will. Leider sind die Narkoseärztinnen in der Regel noch nicht so weit auf dem Weg zurück zur Natürlichkeit fortgeschritten wie die Gynäkologinnen, was natürlich auch an ihrem ganz anderen Fach liegt. Sie können aber davon ausgehen, dass bei einer Gebärenden die Magen-Darm-Tätigkeit ruht, weil alle Energie in die sehr aufwändige Wehentätigkeit fließt, und dass sie sowieso nicht ganz nüchtern zu bekommen ist. Insofern könnte und sollte man ihr heute die mit dem Nüchternbleiben verbundene Tortur ersparen. Untersuchungen zeigen, dass der Magen sich bei Hochschwangeren so viel langsamer entleert, dass auch nach sechsstündigem Fasten noch Nahrungsreste in ihm verweilen können. Allerdings haben die meisten Frauen in den letzten Stunden vor der Geburt, in der Eröffnungs- und Austreibungsphase kaum noch Hunger, aber oft viel Durst, und den sollten sie auch stillen dürfen. Im Übrigen kann mit Hilfe der so genannten Überfallnarkose heute zu jeder Zeit operiert werden. Auch das fast zwangsweise Legen einer Infusionsnadel wird somit überflüssig, wird es doch vor allem damit begründet, der dürstenden Mutter Flüssigkeit über die Vene zuzuführen. Alles, was überflüssig ist und die Gebärende zumindest subjektiv zur Kranken macht, wäre besser zu unterlassen.

Die Frau sollte im Gegenteil sogar trinken, um die Wasserverluste durch Schwitzen auszugleichen. Manchmal wirkt auch schnell verfügbarer Zucker subjektiv angenehm labend und objektiv Energie spendend. Wer so hart arbeitet, muss auch essen und trinken dürfen, jedenfalls wenn sie will. Allerdings ist hier auch vor dem Gegenpol zu warnen. Dass die meisten Frauen in der eigentlichen Geburtsphase nicht mehr essen wollen, hat durchaus seinen tieferen Sinn, denn ein voller Bauch wäre beim Pressen alles andere als bequem und hilfreich.

Auch die *Rasur* des Schamhaars ist ein typisches Relikt aus alten Zeiten, das viel über die jeweilige Einstellung verrät. Die Rasur gehörte lange zur Standardmaßnahme vor einer Geburt und war eine routinemäßig durchgeführte Vorbereitung auf den Kaiserschnitt. Die Gynäkologinnen rechnen – wie alle Ärztinnen – immer gern und manchmal auch zu Recht mit dem Schlimmsten. Aber selbst vor Operationen ist die Rasur völlig unnötig. Wie einschlägige Untersuchungen inzwischen ergeben haben, sinkt das Infektionsrisiko dadurch nicht etwa, sondern es erhöht sich im Gegenteil noch, vor allem wenn die Rasur so frühzeitig erfolgt, wie es früher üblich war. Der Grund dürfte in der Neigung zu kleinen Entzündungen der Haarfollikel liegen, die eine Rasur nicht gewöhnt sind.

Geburtspositionen

Die Geburt wird wie jede Übergangskrise zur Bilanzzeit der zurückliegenden Lebensphase, in diesem Fall also der Schwangerschaft. War diese im Wesentlichen von guter Stimmung und freudiger Erwartung bestimmt, wird das die Geburt erleichtern und befördern, schon weil die Mutter aus ihrer eigenen Stärke heraus und mit Mut an das Geburtsgeschehen herangehen kann.

Eigentlich hätte der Vorgang der Geburt allein ausreichen müssen, um die Fiktion vom »schwachen Geschlecht« als männliches Wunschdenken zu durchschauen. So ist der Gebärmuttermuskel der stärkste und ausdauerndste Muskel im menschlichen Organismus, der auch ohne Training nicht degeneriert und trotzdem zu größter Anstrengung fähig ist. Das »starke Geschlecht« schaffte es aber, die Frauen anlässlich der Geburt vor allem durch die Rückenlage in eine Position der Schwäche zu manövrieren, und nirgends wird das so deutlich wie in der Gynäkologie alter Schule.

Heute ist es gar nicht mehr im strengen Sinn notwendig, sich vor der Geburt definitiv für eine Gebärposition zu entscheiden.

Unter dem Begriff der aktiven Geburt kann und sollte die Frau sich sogar während der Wehenphase frei bewegen und dadurch auch ihre Schmerzen aktiv lindern. Sie bleibt mobil und kann durch einen laufenden Wechsel zwischen Hocken, Knien, Stehen und Gehen sich einerseits ablenken, andererseits aber auch die Wehen in ihrem Drang nach unten tatkräftig unterstützen. Zwischenzeitliches Sitzen auf einem Gymnastikball ist ebenso möglich, wie ein Bad zu nehmen. All das wird die Wehenphase gegenüber der ohnmächtigen Rückenposition verkürzen.

Die Rückenlage

Ob die Mizteka-Indianerinnen Mexikos mit weit gespreizten Beinen auf ihrer eigens für diesen Zweck gewebten Strohmatte knien, die Frauen der Osterinsel mit gespreizten Beinen stehen und sich an ihre Geburtshelferinnen lehnen, ob Frauen auf Borneo zur Geburt auf angewärmten Holzschüsseln sitzen – fast überall auf der Welt wird aus Haltungen der Kraft heraus neues Leben geboren. Lediglich in den so genannten fortschrittlichen Ländern wurde lange eine demonstrative Position der Schwäche von Männern für die Frauen zur Geburt ausgewählt. Es ist letztlich dieselbe Haltung, die als Missionarsstellung beim Geschlechtsverkehr bekannt ist und auch dort erst von Missionaren aus »fortschrittlichen« christlichen Ländern eingeführt wurde.

Die Rückenlage hat also eine recht kurze und unrühmliche Geschichte. Erst im letzten Jahrhundert war es männlichen Gynäkologen gelungen, die Frauen solcherart *aufs Kreuz* zu *legen*. Dadurch ist zwar spät, aber eben doch ein Feld entstanden, das manchmal noch bis in die Gegenwart wirkt und manche Gynäkologin, aber auch Hebamme und sogar einige Frauen in diese an sich völlig ungeeignete Position fliehen lässt.

Selbst wenn die Gebärende noch anders begonnen hatte, ist sie unter Umständen nach einiger Zeit so erschöpft und entkräftet und dann vielleicht froh, wenn sie sich hinlegen und die Verantwortung an die bereitwilligen Medizinerinnen abgeben kann. Wenn sie auf diese Weise schon *fertig* ist, lange bevor die Geburt beendet ist, sind natürlich professionelle, technisch versierte Helferinnen Gold wert. Sie lösen dann die Schwierigkeit auf ihre gekonnte Art, und alle werden mit Recht dafür dankbar sein. In unserer heutigen Situation müssen wir uns tatsächlich einfache und natürliche Haltungen und Verhältnisse erst wieder (zurück-) erobern.

Bei aller Diskussion von Geburtspositionen aus anderen Zeiten ist allerdings nicht zu übersehen, dass die meisten Frauen in modernen Industriestaaten nicht mehr die körperliche Fitness und Kondition wie ihre Vorgängerinnen besitzen. Es ist also immer darauf zu achten, dass die Frau »ihre« Position – und sei es die Rückenlage – wählen kann, ohne kritisiert oder unter Leistungsdruck gebracht zu werden.

Dennoch: Außer dem Kopfstand gibt es wohl keine ungünstigere Geburtslage für Mutter und Kind. Die Rückenlage hindert nicht nur beim Pressen, weil sie die Kraftentfaltung erschwert und die Schwerkraft zur Feindin der Gebärenden macht, sie erhöht auch die Schmerzen der Wehen und stört deren Rhythmus. Wie verheerend sich die Rückenlage auf die Geburtsituation auswirkt, können sich auch Männer klarmachen, wenn sie den Versuch unternehmen, auf dem Rücken liegend im Sinn einer Darmentleerung zu pressen.

Die Rückenlage lenkt den Kindskopf in die falsche Richtung: Er drückt nun direkt auf den Damm statt auf die Scheidenöffnung. Da moderne Gynäkologinnen Dammschnitte gut beherrschen, wird die Gelegenheit nicht selten auch entgegen aller Notwendigkeit gesucht. Natürlich sind heutige Babys aufgrund reichlicherer Ernährung meist größer als früher, aber die Tatsache, dass auch bei uns schon wieder zunehmend Babys ohne Dammschnitt und -riss auf die Welt kommen, ist ermutigend und entlarvend zugleich. Die eigentliche Aufgabe der Geburtshelferinnen wäre, der Mutter schon während der Geburtsvorbereitung geschicktere Haltungen ans Herz zu legen, anstatt sie routinemäßig die Rückenlage einnehmen zu lassen.

Diese Geburtsposition behindert zudem die Entfaltung des kindlichen Kreislaufs, weil das Gewicht der Gebärmutter auf die Bauchschlagader drückt, was auch für die Mutter zu unangenehmen Stauungsphänomenen führt.

Hinzu kommt das aus Reinkarnationstherapien bekannte seelische Elend der Kinder in dieser Haltung, denn nicht nur die Mutter ist jetzt in ihren Kräften blockiert und liegt gleichsam wie zur Vergewaltigung ausgebreitet hilflos da, auch das Kind kann, an die Wand gedrückt, nicht aktiv an seiner Befreiung mitarbeiten. Der tschechische Arzt und Psychiater Stanislav Grof beschreibt dann auch folgerichtig, dass Kinder in dieser Position grauenhafte Beklemmungen durchmachen und Gefühle von Hoffnungslosigkeit durchleiden. Der deutsche Gynäkologe Friedrich von Zglinicki bewertet die Rückenlage deshalb als »unnatürlich, nutzlos, entkräftend und unproduktiv«. Als man im Rahmen eines Versuches in den achtziger Jahren im österreichischen Feldkirch Gebärenden die freie Wahl bezüglich der Lage ließ, entschieden sich über 90 Prozent spontan für andere Positionen.

Ein wesentliches Argument der Klinikärztinnen, dass der Wehenschreiber nur in Rückenlage funktioniere, war typisch für die alte Haltung, Mutter und Kind den Ansprüchen der technisierten Medizin unterzuordnen, anstatt umgekehrt vorzugehen. Allerdings scheint diese Zeit allmählich zu Ende zu sein, und die wirklichen Hauptpersonen, Mutter und Kind, rücken in den Mittelpunkt. Erleichtert wird das durch die moderne Ultraschallkontrolle, die auch technisch auf die Rückenlage verzichten kann, weil die Wehenschreibung genauso gut im Sitzen funktioniert.

Die Rückenlage ist überhaupt während der ganzen späteren Schwangerschaft weitestgehend zu meiden, da – wie schon erwähnt – die Gebärmutter auf die große Bauchvene (Vena cava) drückt und Stauphänomene (Vena-cava-Syndrom) verursacht. Das Blut wird bei seiner Rückkehr zum Herzen behindert, was Übelkeit oder sogar Ohnmacht auslösen kann. Schon in der Frühschwangerschaft wäre es besser, sich anzugewöhnen, auf eine leichte Seitenlage auszuweichen. Die Be-Deutung dieser Symptomatik ergibt sich aus der Rückenposition, die eine Haltung der Auslieferung und des Sichergebens ist. Offenbar ist der Betroffenen nicht bewusst, wie viel inneren Widerstand sie gegen diese Haltung hat. Erst der Körper macht ihr bewusst, wie ohnmächtig und geschwächt sie sich darin fühlt.

Die Hocke

Da die Menschen der archaischen Gesellschaften die Versorgung von Dammschnitten nicht beherrschten, mussten sie ohne solche Hilfsmittel auskommen, was zum Beispiel bei der Gebärposition in der Hocke auch sehr gut möglich ist.

Die Hocke ist eine alte, über ungezählte Generationen hinweg erprobte Geburtsposition. In dieser Haltung hat die werdende Mutter Gegendruck beim Pressen und kann wirklich mit Nachdruck, aus ihrer vollen Kraft heraus pressen und ihrem Kind das Leben schenken.

Nicht umsonst wird die Wehenphase im angelsächsischen Sprachraum *labour* (= Arbeit) genannt. Tatsächlich ist es eine unglaubliche Arbeit, die die Frau bei der Geburt zu leisten hat – eigentlich ist es die primäre menschliche Arbeit. Vom Kraftaufwand her ist diese Arbeit mit allen anderen menschlichen Anstrengungen nicht zu vergleichen. Ein Leichtathletik-Zehnkampf oder ein Boxkampf sind vergleichsweise harmlose Aktivitäten mit bequemen Pausen dazwischen. Für diese größte denkbare und auch wichtigste Arbeit, die ein Mensch leisten kann, ist eine unterstützende Haltung unerlässlich. In diesem Sinn ist die über Jahrhunderte, wenn nicht Jahrtausende bevorzugte Position der Hocke bestens geeignet. Natürlich ist es wichtig, die Frau dabei zu stützen und zu stabilisieren, indem man für eine Anlehnmöglichkeit sorgt, was uns zur nächsten Haltung bringt.

Die Geburt im Sitzen und der Gebärstuhl

Der Gebärstuhl hat ebenfalls eine sehr lange Tradition. Während wir bei den archaischen Völkern vor allem hockende und kauernde Stellungen finden, gab es schon in den Hochkulturen des Altertums Geburtsstühle. Im Ägypten der Frühzeit mit seinen Geburtstempeln waren Gebärstühle üblich. Die Tempelklausen zum Gebären wurden sogar »Haus des Stuhles« genannt. In einem über viertausend Jahre alten Bericht ist einer dieser Gebärstühle erwähnt. Ähnliche Geburtsstühle sind aus Palästina, Vorderasien, dem Zweistromland, Afrika, Japan und China bekannt. Sie scheinen weltweit zugleich aufgekommen zu sein. Primitivere Gesellschaften kannten so genannte Geburtsziegel, die in für Geburten reservierten Hütten und Zelten in ähnlicher Weise wie die Stühle eingesetzt wurden.

Über Jahrhunderte hinweg war der Stuhl aber auch in unseren Breiten das wichtigste Requisit der Hebammen, die ihn zu jeder Geburt transportieren mussten. Das Wort Hebamme kommt von Heb-Amme, also die Amme, die die werdende Mutter bei der Geburt quasi auf den Schoß nimmt und hebt. Diese Hebetechnik verlangte geradezu nach einer Weiterentwicklung, denn sie war über die Maßen anstrengend und blockierte die Hebamme auch für alle weiteren Hilfsmaßnahmen. Der Gebärstuhl war diesbezüglich eine Weiterentwicklung. Auf ihm konnte die Frau sitzen und hatte so natürlich einen guten Gegendruck zum Pressen.

Heute kommt der Gebärstuhl – in weiterentwickelter Form – in verschiedenen Kliniken wieder zum Einsatz und wird den Gebärenden dann meist als eine von verschiedenen Möglichkeiten angeboten. Es hat sich bewährt, den Gebärstuhl mit einer Matte zu kombinieren, auf der die Hebamme arbeiten kann, wenn das Köpfchen des Kindes kommt.

Die (stabile) Seitenlage

Diese Position kann ebenfalls das Pressen gut unterstützen, da sich ein entsprechender Gegendruck leicht organisieren lässt – am einfachsten durch die Unterkante eines stabilen Bettes. Der Vorteil dieser Haltung gegenüber der Hock- oder Standposition ist, dass die Gebärende ihren Körper zwischen den Presswehen gut loslassen und sich ausruhen kann. Ein Nachteil ist, dass die Kraftentwicklung im Liegen nicht so optimal möglich ist wie bei den vorgenannten Haltungen.

Wichtig ist, dass die Frau selbst die ihr entsprechende Haltung wählt, und da ist die Seitenlage in einer Gesellschaft, die sich jahrzehntelang für die Tortur auf dem Rücken entschieden hatte, oft ein guter Kompromiss.

Die Geburt im Stehen

Natürlich wird es zu anstrengend sein, die ganze Geburt *durch zu stehen*, aber einzelne Phasen können so gut bewältigt werden. Dann ist allerdings für festen Halt und sinnvolle Unterstützung zu sorgen.

Bis heute lassen die so genannten Seilhebammen im Sudan ihren Strick von der Hüttendecke, damit ihn die Gebärende ergreifen und sich daran festhalten kann, während sie an den Hüften von Frauen ihrer Familie gestützt wird, um die Wehen nach

Kräften zu fördern. So hat die Mutter Halt und die Wahl zwischen Stehen und Hocken.

Inzwischen gibt es auch bei uns Vorrichtungen, um einen Gurt oder ein breites, festes Tuch an Haken an der Decke zu befestigen, an denen sich die Frau halten oder in die sie sich – mit Gurten unter den Armen – hineinhängen kann. Wenn diese Haltung nicht übertrieben wird, sind auch mit dieser Weiterentwicklung des Seiles gute Ergebnisse zu erzielen. Die Frau kann sich in dieser stabilen Lage sogar herumkreisen und schwingen lassen. Im Sich-hängen-Lassen wird alles Loslassen natürlich leichter.

Das Roma-Rad und spezielle Gebärbetten

Eine ganz neue Methode, die wie so vieles auch auf eine Wiederentdeckung hinausläuft, ist das Roma-Rad, mit dessen Hilfe die Frau so ziemlich jede ihr bequeme Lage einnehmen kann. Es ist eigentlich eine Kombination aus Gebärstuhl und Seil. Ein Schweizer Architekt hat dieses Rad, in dem eine Sitzvorrichtung schwingt, anlässlich einer eigenen Rückenerkrankung entdeckt und dann zur Geburt seines Kindes weiterentwickelt. Heute ist das eine sehr geeignete, technisch raffiniert ausgefeilte Vorrichtung, die allerdings dadurch auch so teuer geworden ist, dass nicht viele Kliniken sie anschaffen. Es ist letztlich eine moderne Weiterentwicklung des Seiles, wobei es dieses mit dem Halt des Stuhles kombiniert und zusätzlich fast jede beliebige Position ermöglicht.

Heute gibt es Neuentwicklungen von so genannten Gebärbetten, die ebenfalls viele Haltungsvarianten ermöglichen. Auch wenn noch die Bezeichnung Bett dafür benutzt wird, sind es doch eher aufwändige Hightech-Konstruktionen zum Preis von hundert normalen Betten. Sie können in fast jede Richtung verstellt werden und haben den Sinn, es der Mutter, den Gynäkologinnen und Hebammen so bequem wie möglich zu machen. Ihr Hauptnachteil ist vielleicht die Bezeichnung Bett, denn dieses ist inzwischen zur Geburt schon wieder fast so verpönt wie in den vergangenen Jahrtausenden.

Die Wassergeburt

Die Wassergeburt wurde in Russland von einem Sportmediziner »entwickelt«, der sich mit Babyschwimmen beschäftigt hatte und dem die verblüffend gute Anpassung der Neugeborenen an die Wasserwelt aufgefallen war. Über England und Frankreich wurde die Wassergeburt bei uns wie so viele Neuerungen von Michel Odent bekannt gemacht.

Die hervorragende Anpassung des Neugeborenen an das Wasserreich ist eigentlich alles andere als erstaunlich, denn das Kind kommt bei der Geburt ja aus einer Wasserwelt, die es zehn Monate in bester Weise getragen hatte. Der Gedanke, dass dieses Getragensein auch etwas länger möglich sein müsste, gab den Pionieren den Mut, es mit dieser Geburtsart zu versuchen. Die nachfolgende Beschreibung einer ganz normalen, glücklichen Geburt werden die großen Vorteile der Methode für Mutter und Kind noch deutlicher machen (siehe Seite 168 ff.).

Eine Wassergeburt ist allerdings kaum zu Hause möglich und kann die Vorteile größerer Zentren manchmal auch im Hinblick auf ganzheitliche Alternativen aufzeigen. In Geburtshäusern wie auch in von Odent beeinflussten Kliniken eingeführt, hat die Methode inzwischen glühende Anhängerinnen gewonnen und wird auch schon in schulmedizinisch orientierten Kliniken erwogen. In einer normalen Geburtsklinik wie der in Straubing wird heute schon ein Drittel aller Geburten im Wasser gelöst. So ist die Wassergeburt in kurzer Zeit von einer Möglichkeit für spezialisierte Therapeutinnen und Geburtshäuser zu einem allgemeinen Weg ins Leben geworden.

Unter der Leitung von unerfahrenen Laien stellt die Methode allerdings eine Gefahr dar. Sie als Möglichkeit zu propagieren, die in Eigenregie durchgeführt werden kann, womöglich noch im Meer, ist schlicht verantwortungslos – sowohl im Hinblick auf das Kind als auch auf die Mutter. Probleme wie die Unterkühlung, die selbst bei Temperaturen von 30 Grad schon bald einsetzt, sind hier nicht zu bewältigen.

Einer der vielen Vorteile des Verfahrens ist die gute Entspannung, die die Mutter im körperwarmen Wasser erfährt, und die daraus resultierende Schmerzminderung. Hinzu kommt, dass das Gewebe im warmen Wasser deutlich weicher und nachgiebiger wird. Für das Kind ist es ebenfalls angenehm, gleich noch im warmen Wasser zu bleiben. Es taucht vom Fruchtwasser hinüber in das erste Badewasser. Statt dem früher üblichen Kälteschock ausgesetzt zu werden, bleibt es im vertrauten Milieu und in der gewohnten Temperatur. So wird der Geburtsschock in bester Weise verhindert. Durch einen sicher funktionierenden Reflex ist das Kind davor geschützt, Wasser zu schlucken oder einzuatmen. Das tut es ja auch im Fruchtwasser nicht, und dort hat es immerhin zehn Monate lang üben können. Erst wenn das kindliche Gesicht Luftkontakt hat, beginnt der Atemreflex.

Auch die Phase unmittelbar nach der Geburt, wenn die Mutter mit ihrem Kind noch ein wenig im Wasser bleibt, kann sehr schön sein. Allerdings sollte die Zeit, die die Mutter im körperwarmen, also um die 34 bis 36 Grad warmen Wasser insgesamt verbringt, zwei Stunden nicht überschreiten. Zur Geburt der Plazenta wird der Frau oft aus der Wanne geholfen, um den Blutverlust besser kontrollieren zu können. Er ist im Wasser aber nicht größer als auf dem Trockenen.

Ein idealer Geburtsverlauf am Beispiel einer Klinikentbindung

Da es bei uns längst normal geworden ist, Kinder im Krankenhaus zu bekommen, muss im Folgenden eine Klinikgeburt beschrieben werden. Damit sei aber nicht behauptet, dass das bei uns Normale auch das Natürliche oder gar Bessere sei.

Die Geburt erfordert einerseits ein Maximum an Offensivkraft, andererseits aber auch alle Hingabe dieser Welt. Sie verlangt jede Menge Mut und Energie, aber auch viel Urvertrauen und die Fähigkeit des Loslassens. Ihr Ablauf verdeutlicht den Umgang des Kindes mit dem Thema Aggression, das heißt mit der Marskraft, und zeigt die Fähigkeit der Mutter, zu geben und sich von den »ausgebrüteten« Früchten zu trennen, unter Umständen auch ihre Lust, dieselben über die Zeit zu behalten oder frühzeitig wieder loszuwerden.

Beispiel: *Der letzte Besuch bei der Hebamme liegt gerade drei Tage zurück, und es ist drei Tage über dem errechneten Termin. Alle Untersuchungen waren in Ordnung.*

Nachts um halb zwei wacht die Schwangere von leichtem

Ziehen und Festwerden des Bauches auf. Sie wartet zunächst noch ab und versucht, in den Pausen immer wieder einzuschlafen. Das Ziehen nimmt jedoch allmählich zu; um vier Uhr bemerkt der Ehemann die Unruhe seiner Frau, die nun aufsteht, um zu duschen. Beide fragen sich, ob das jetzt der Wehenbeginn zur Geburt ist.

Nach einer weiteren Stunde, um fünf Uhr, entschließen sich die werdenden Eltern, mit den schon Tage zuvor zusammengepackten Sachen in die Klinik zu fahren, da die Wehen jetzt regelmäßiger kommen und das Ziehen immer stärker geworden ist.

Kommentar: Die Geburt kündigt sich durch verschiedene Zeichen und Vorboten an. Gynäkologinnen sprechen davon, dass die Frau »zeichnet«, wenn sich in ihrem Schlüpfer das nahende Geschehen durch geringe Blutspuren (oft eher braun als rot) abzeichnet. Eine vermehrte Schleimproduktion kann sich zeigen. Im Vorfeld ist oft eine leichte Gewichtsabnahme ein gutes Zeichen. Es bedeutet, dass sich die Fruchtwassermenge verringert. Der Abgang des Fruchtwassers muss nicht, wird aber oft die unmittelbar bevorstehende Geburt ankündigen, wie auch intensives Ziehen im Unterleib und Wehen.

Der Beginn der ersten Geburtsphase, bei der es um die Eröffnung geht, wird fast immer auch durch ziehende Schmerzen im Rücken signalisiert. Das kann Stunden und manchmal sogar Tage andauern und auch wieder ganz aufhören.

Die beginnenden Wehen machen dann alles klar und zeigen den Geburtsbeginn unwiderruflich an. Das Wort Wehe drückt in ganz anderer Hinsicht ja auch eine gewisse Warnung aus: Sie warnt vor der kommenden Geburt.

Beispiel: *Die werdenden Eltern fahren gemeinsam den vertrauten Weg in die lange vorher ausgesuchte Geburtsklinik. Auf dem Weg merkt die werdende Mutter ein wenig Schleimabgang. Um halb sechs kommen sie in der Klinik an, auch hier ist ihnen der Weg vertraut, und sie gehen gleich in den Entbindungsraum. Erfreulicherweise sagt ihnen die diensthabende Hebamme, dass die Schicht ihrer Hebamme, mit der sie sich intensiv auf die Geburt vorbereitet haben, in einer halben Stunde, also ab sechs Uhr beginnt. Die aufnehmende Hebamme stellt fest, dass die kindlichen Herztöne gut sind und berichtet nach der Erstuntersuchung, dass der Muttermund schon 3 cm offen und schön* weich ist, das kindliche Köpfchen gut eingestellt ist und die Fruchtblase noch steht. Das im Sitzen geschriebene CTG (Cardiotokogramm, Aufzeichnung der kindlichen Herzfrequenz und der Wehentätigkeit) ist beruhigend. Die Hebamme vermittelt den Eltern, dass eigentlich ein Drittel der Geburt schon geschafft ist und alles bestens verläuft.

Jetzt übernimmt auch schon die vertraute Hebamme den Dienst und informiert sich über die von ihrer Vorgängerin ermittelten erfreulichen Befunde. Sie bietet den werdenden Eltern Tee an, und dabei sprechen sie zu dritt noch einmal die nächsten Stunden durch. Sie einigen sich, dass jetzt noch gar nichts Besonderes anliegt und Zeit zum Abwarten ist. Die Hebamme animiert die Eltern, auf der Station und den angrenzenden Gängen spazieren zu gehen, da diese Bewegung den weiteren Geburtsverlauf erleichtert.

Gegen acht Uhr wird das Ziehen stärker und auch schon ein bisschen unangenehm; die Mutter entschließt sich zum vereinbarten Entspannungsbad. Der Ehemann verspeist inzwischen das ihr zustehende Frühstück. Sie selbst hat keinen Hunger, aber viel Durst, den sie mit Kräutertee löscht, dem ein paar Tropfen der bewährten Bachblüten-Mischung Rescue Remedy beigegeben sind. Gut helfen jetzt die typischen Weihnachtstees, da Ingwer, Zimt, Anis, Nelke, Orange, aber auch Vervaine die Wehen fördern.

Kommentar: Aus unregelmäßigen Anspannungen der Gebärmutter, die bis zu einer halben Stunde auseinander liegen können, werden schließlich regelmäßigere Kontraktionen.

Jetzt beginnt die Phase zur Eröffnung des Gebärmuttermundes, der etwa 10 cm aufgehen muss – eben so weit, wie der kindliche Kopf groß ist. Der Schleimpfropf, der den Gebärmuttermund normalerweise verschließt, wird jetzt ausgestoßen, allerdings kann das bei Frauen, die schon öfter geboren haben, auch viel früher erfolgen und zeigt dann nicht den Beginn der Geburt an. Bei Erstgebärenden dauert es von jetzt an bis zum Austritt des Kindes noch etwa 12 Stunden, bei Zweitgebärenden etwa 8 bis 10, bei Drittgebärenden 6 bis 8 Stunden oder noch weniger. Solche Zahlen sind allerdings nur Durchschnittswerte und von daher mit großer Vorsicht zu betrachten. Was länger währt, kann genauso gut werden. Solange die Gebärende sich noch wohl fühlt, kann sie in der Phase der unregelmäßigen Wehen sogar zwischendurch noch schlafen, um so Energie für die entscheidenden Momente zu sparen.

Beispiel: Mit inzwischen schon ziemlich unangenehmen Wehen klettert sie in die Wanne. Das warme Wasser empfindet sie als angenehme Abwechslung. Während die regelmäßigen Wehen weitergehen, kann sie sich im körperwarmen Wasser doch etwas entspannen. Sie trinkt Tee, ihr Mann hält ihre Hand, und beide spüren, dass es in erwarteter Weise vorwärts geht.

Nach einer Stunde verlässt sie die Wanne, und alle sind neugierig, wie weit der Geburtsverlauf gediehen ist. Das in bequemer Seitenlage geschriebene CTG ist genauso gut wie das erste von sechs Uhr früh – dem Kind geht es offensichtlich den Umständen entsprechend gut. Die manuelle Untersuchung bringt das Ergebnis, dass der Muttermund jetzt 6 cm offen und sehr weich ist. Das Köpfchen ist schon etwas tiefer getreten. Die Eltern merken auch am Gesichtsausdruck und der entspannten Ruhe der Hebamme, dass alles bestens läuft.

Es ist halb zehn. Die Wehen sind sehr kräftig und zunehmend schmerzhaft, und sie wechselt zur Entlastung auf den großen, weichen Gymnastikball, wobei ihr Mann sie von hinten stützt, während sie, wie längst geübt, leicht wippend auf dem Ball sitzt. So sind die Wehen für kurze Zeit wieder leichter zu ertragen. In die Arme ihres Partners gelehnt, lässt sie ihn auch ein bisschen mittragen, zwischendurch immer wieder einen Schluck Tee trinkend. Nach einer halben Stunde will sie lieber wieder aufstehen und herumlaufen.

Bis elf Uhr wandert sie herum und lässt sich in den Wehen von vorn durch ihren Mann abstützen, was ihr lieber ist als am Geländer. Ab halb zwölf sind die Wehen so stark, dass sie mit der Hebamme – nach einer Gabe des homöopathischen Mittels Pulsatilla – beschließt, zum Gurt zu gehen. Wie besprochen und geübt hängt sie sich in das von der Decke herabhängende Tuch. Obwohl sie das gut geprobt hat, ist jetzt doch alles anders. Sie versucht, sich mit den Armen festhaltend von vorn hineinzuhängen, anschließend nimmt sie den Gurt unter die Achseln, um sich etwas pendeln zu lassen – aber all das ist immer schwerer auszuhalten und bringt ihr jetzt keine Erleichterung. Die Mutter klagt der Hebamme die Situation, als die Fruchtblase springt und sich ein Schwall von warmem Wasser über ihre Beine auf den Boden ergießt.

Die Hebamme bemerkt, dass das Fruchtwasser klar ist, und stellt anschließend fest, dass der Muttermund schon eine Öffnung von 8 cm Durchmesser zeigt. Sie entschließen sich nun, die Wanne einzulassen, und um halb zwölf liegt die Mutter zur geplanten Wassergeburt in der Wanne. Auch wenn die Wehen jetzt schon sehr schmerzhaft sind, bringt das wärmende Wasser doch sogleich wieder Erleichterung, und alle sind sich bewusst, dass jetzt die letzte und entscheidende Phase angebrochen ist.

Kommentar: Die Kontraktionen pendeln sich mit fortschreitender Geburt auf immer kürzere Abstände ein und erfolgen schließlich alle drei bis vier Minuten. Dieser erste Teil der Geburt dauert bis zur vollständigen Eröffnung des Gebärmuttermundes und lässt sich durch Bewegungen und häufige Lageveränderungen beschleunigen und erleichtern, wie auch durch die entsprechenden Mittel der Homöopathie. Die aufrechte Körperhaltung bringt die Eröffnung schneller in Gang, da die Schwerkraft nun den Druck auf den Muttermund erhöht, wodurch es zur vermehrten Ausschüttung des Wehenhormons Oxytozin kommt, das den gesamten Geburtsprozess unterstützt. Lediglich bei drohender Blitzgeburt empfiehlt sich die liegende Haltung, um den Prozess zu verlangsamen.

In der so genannten Übergangsperiode wandert der Kindskopf langsam nach unten. Spätestens jetzt platzt in den meisten Fällen die Fruchtblase, was eine regelrechte Überschwemmung bewirken kann. Die Wehen sind jetzt sehr heftig und folgen in kurzen Abständen aufeinander. Sie steigern sich in der Frequenz von anfangs alle 10 bis 20 Minuten allmählich auf alle 2 Minuten. Geburtswirksame Wehen dauern im Gegensatz zu den Vorwehen mindestens 30 bis 40 Sekunden und kommen (mehr oder weniger) regelmäßig mit zunehmender Intensität, die Eröffnungswehen dauern 60 bis 90 Sekunden.

Beispiel: *Die Wehen laufen stark und regelmäßig weiter, die Mutter schaukelt sich selbst im Wasser sitzend, und ihr Gesichtsausdruck ist wieder entspannter, sodass die Erleichterung auch auf ihren Mann abfärbt. Sie probiert die Knie-Ellenbogen-Lage in der Wanne, was ihr aber nicht angenehmer ist, weshalb sie wieder in die Sitzstellung zurückkehrt. Es geht ihr im Wasser immer noch besser als vorher, aber die Wehen beanspruchen sie sehr, auch wenn sie insgesamt seit dem Wechsel ins Wasser etwas nachgelassen haben.*

Nach einer Viertelstunde gewinnen die Wehen wieder mindestens die alte Kraft, aber in der Wasseratmosphäre wird der Schmerz doch gemildert. In den Pausen zwischen den Wehen gelingt es ihr immer noch, sich zu entspannen. Die angenehme Meditationsmusik, die sie sich mitgebracht haben, begleitet sie. Der Duft von Lavendelöl erfüllt die Luft. Gegen halb zwei wird das Bedürfnis mitzupressen immer stärker. In dieser Übergangsphase wird die Gebärende nochmals von der Hebamme und ihrem Mann motiviert, durchzuhalten – selbst wenn es jetzt besonders schwer erscheint.

Kommentar: Für die meisten Frauen ist die Periode, in der das Kind in einer halben Spiraldrehung nach unten geschoben wird, die mit Abstand unangenehmste der ganzen Geburt. Es ist die Zeit des Geschehenlassens, des Loslassens, des Wartens auf den richtigen Zeitpunkt, die oft von Gefühlen begleitet ist wie: »Jetzt schaffe ich es doch nicht mehr!«

Ein erheblicher Druck auf den Mastdarm lässt den Wunsch zu pressen immer mehr zunehmen, was aber vermieden werden muss, da der Kindskopf noch gar nicht im Beckenausgang angekommen ist. Die Arbeit, den Kopf hinunter in die Beckenmitte zu bewegen, wo er aber immer noch nicht zu sehen ist, fällt der Gebärmutter zu, wobei das Kind im Idealfall mithilft. Die Mutter darf ihrem Pressdrang höchstens mit einem »Schieben« etwas nachgeben.

Beispiel: Schließlich ergibt die einfühlende Untersuchung der Hebamme unter Wasser den ersehnten Befund: Muttermund vollständig eröffnet, Köpfchen bereits in Beckenmitte. Die Hebamme ermutigt sie, ab der nächsten Wehe mitzupressen, und benachrichtigt die diensthabende Ärztin.

Die Gebärende ist jetzt, da es so richtig vorwärts geht, wie verwandelt und freut sich geradezu auf die Pressphase. Ihr Mann stellt erstaunt und erleichtert fest, wie schnell sich die Situation geändert hat.

Nach sechs weiteren Wehen, bei denen die Mutter mit ihrer ganzen Kraft mitpresst, schiebt sich das Köpfchen in die Scheide. Die Hebamme führt die Hand der Mutter nach unten in den Schoß, damit sie spüren kann, wie das Köpfchen in der Scheide bereits deutlich tastbar ist. Mit den nächsten drei Wehen wird der Kopf geboren, und die Mutter legt ihre beiden Hände darum. Mit der nächsten Wehe gleitet der ganze kleine Körper in das

Wasser hinaus, aufgefangen von den Händen der Mutter und de-
nen der Hebamme.

Kommentar: Die Austreibungsperiode, in der die Mutter aktiv
mitarbeiten kann und soll, wird oft schon wieder mit Erleichterung aufgenommen. Endorphine (»Glückshormone«) kommen
vermehrt ins Spiel und geben der Frau neue Kraft. Jetzt wird der
Kopf des Kindes schon in der Scheide wahrnehmbar – er »schneidet ein« –, und die Gebärende kann und muss aktiv mitpressen.

Das aktive Pressen betrifft die Bauchmuskeln und die Muskeln des Beckenbodens bis zum Beckenausgang. Nach neuerer
Auffassung ist es am besten, die Frau ihren eigenen Rhythmus
finden zu lassen, da sie so meist effektiver und zugleich schonender für das Kind presst. Die Hebamme könnte der Frau jetzt
durch Zuspruch Mut machen, diesen eigenen Rhythmus zu finden. Danach braucht sie nur noch den Druckanstieg verbal zu
verstärken und im Wellental die möglichst tiefe Entspannung
und Regeneration entsprechend zuzulassen und zu fördern.

In welcher Geburtsposition sich die Frau auch befindet – und
besonders wenn sie auf dem Rücken liegt –, die Hebamme muss
den Damm in der Pressphase abstützen, um so einen Einriss
zu verhindern. Die gute Zusammenarbeit zwischen Gebärender
und Hebamme reduziert Dammverletzungen auch bei Erstgebärenden auf ein Minimum. Entscheidend für die rasche komplika-
tionslose Geburt sind aber vor allem die Motivation und die Kraft
der Mutter, insofern ist sie von allen Beteiligten in dieser Hinsicht voll zu unterstützen.

Die moderne Medizin kann einiges erleichtern, aber die letzten Möglichkeiten liegen jenseits aller Technik im Menschlichen. Exakte Größenbestimmungen mittels Ultraschalluntersuchung oder Kernspintomographie sind heute durchführbar und
stellen gegenüber den mechanischen äußeren Messungen früherer Zeit einen echten Fortschritt dar. Sie lassen aber immer noch
keine ganz exakten Aussagen zu, weil nicht berechenbar ist, wie
weit der kindliche Kopf noch nachgeben und wie weit das mütterliche Becken noch über sich hinauswachsen kann. Wenn beide Seiten, Mutter und Kind, bis zum Äußersten nachgeben, sind
wahre Wunder möglich und eigentlich bei der Geburt sogar die
Regel. Wo beide stur bleiben, ist dagegen Gefahr im Verzug. An
diesem entscheidenden Punkt ist weiterhin die Weise Frau und
Hebamme gefragt, um diese paar Zehntel Millimeter zu gewin-

nen, die alles entscheiden können. Hier beginnt die hohe Kunst der Geburtshilfe.

Beispiel: *Mit Hilfe der Hebamme holt sich die Mutter mit einem Glücksgefühl ihr Kind auf den Bauch und lässt es zugleich auftauchen. Bis auf den Kopf bleibt das Kind unter Wasser – und so macht es seinen ersten Atemzug zwischen den Brüsten der Mutter im warmen Wasser. Es niest einmal deutlich und entleert dabei Schleim aus Nase und Mund. Zum Schreien besteht kein Grund, und so fällt es aus. Die Anspannung des stolzen Papas – er sollte eigentlich die exakten Zeiten des Austritts und des ersten Atemzuges notieren – entlädt sich in einer Umarmung und einem Kuss. Das kleine Mädchen atmet entspannt weiter. Der Papa hat es nun zwar verpasst, die exakte Geburtszeit aufzuschreiben, aber die Hebamme weiß es genau: 13.44 Uhr.*

Die Hebamme umfasst dann die schlaffe, nicht mehr pulsierende Nabelschnur, die im warmen Wasser schwimmt, und bittet den Vater, dasselbe zu tun. Sie unterbindet die Schnur mit zwei Klemmen und gibt dem Vater die Schere, um die Nabelschnur zu durchtrennen. Der Papa hat ein paar Tränen im Auge, und dann gehört das Kind endgültig in diese Welt des Atems und der mit seinem Rhythmus verbundenen Polarität.

Kommentar: Wenn das Kind da ist, wird es sogleich auf den Bauch der Mutter gelegt. Mit der Abnabelung muss so lange gewartet werden, bis die Nabelschnur auspulsiert hat, um beim Neugeborenen einen Abnabelungsschock mit Erstickungsgefühl zu verhindern. Besonders Kinder, denen es nicht so gut geht, sollten noch an der Plazenta bleiben dürfen. Sie schnell abzunabeln und zu Wiederbelebungsapparaturen zu bringen ist viel weniger sinnvoll, als die Apparate zum Kind zu holen. Lediglich bei Bluterkrankungen muss sofort abgenabelt werden. Das Argument, dass die sofortige Abnabelung nötig sei, um den richtigen pH-Wert aus dem Nabelschnurblut zu bestimmen, ist medizinisch nicht haltbar.

Wenn eine Frau gelernt hat, mit dem verbundenen Atem umzugehen, spielt das Problem der Sauerstoffunterversorgung, eine der schwersten Bedrohungen während der Geburt, keine Rolle, da es wie beschrieben eher ein Sauerstoffüberangebot gibt. Insofern läge hier die beste Vorbeugungchance in der frühen Schwangerschaft oder sogar noch davor.

Beispiel: *Die Hebamme überprüft, ob die Nachgeburt gelöst*

ist, und bittet die Mutter, noch einmal mitzupressen, um auch die Plazenta zu gebären, was sehr leicht zehn Minuten nach dem Durchtritt des Kindes mit dem ersten Pressen geschieht. Das Wasser färbt sich durch das Blut nur ein klein wenig rosa. Hebamme und Gynäkologin nehmen die Nachgeburt aus dem Wasser und überprüfen mit einem Blick ihre Vollständigkeit.

Die Hebamme übergibt nun dem Vater das Kind und hilft der Frau aus der Wanne und beim Duschen, um sie danach in ein großes vorgewärmtes, flauschiges Badetuch zu hüllen, bevor sie mit Unterstützung in ihr vorbereitetes und vorgewärmtes Bett steigt. Die Hebamme wirft zuvor noch einen kurzen Blick auf den unverletzten Damm, stellt außerdem fest, dass sich die Gebärmutter wieder gut zusammengezogen hat, und die Mutter kann sich noch kurz die Nachgeburt anschauen. Gynäkologin und Hebamme gratulieren ihr und dem Vater. Jetzt erst ist die Geburt wirklich beendet.

Kommentar: Einige Zeit und Wehen später wird nach dem Kind mit der letzten Wehe in der Regel die Plazenta »geboren«. Dabei ist es gleichgültig, wie viel Zeit genau vergeht, solange es nicht weit über eine Stunde dauert und die Gebärmutter nicht blutet. Zu beachten ist, dass die Plazenta, wenn sie sofort nach dem Kind geboren wird, mindestens gleich hoch wie das Kind gehalten wird, damit das Blut weiter zum Kind strömen kann und nicht etwa umgekehrt.

Die Plazenta ist das kurzlebigste menschliche Organ. Ihre Alterungsprozesse zum Beispiel in Form von Infarkten und Gefäßverschlüssen setzen die Geburt mit in Gang. Jetzt nehmen die Hormonspiegel von HCG und Progesteron ab. So löst das Sterben des Alten die Geburt des Neuen aus. Wenn das Kind geboren ist, zieht sich die Plazentawand wie eine Ziehharmonika zusammen und löst sich normalerweise.

In Deutschland stellt man durch Druck hinter dem Schambein fest, ob die Nachgeburt lose ist. Wenn sich die Nabelschnur nicht zurückzieht, ist sie gelöst, und man kann gefahrlos weiter ziehen. Allerdings schließt sich der Gebärmuttermund reflektorisch durch den Druck, insofern wäre die in den USA übliche Praxis zu erwägen. Dort wird von Anfang an vorsichtig an der Schnur gezogen, um zu testen, ob die Plazenta lose ist.

Wenn die Nachgeburt nicht kommt, ist im Allgemeinen eine Lösung per Hand möglich. Ist die Nachgeburt nicht vollständig, muss der Rest mittels Ausschabung gelöst werden, was schwierig werden kann, da alles Gewebe noch so stark aufgelockert und weich ist. Die Gebärmutter wird sich, angeregt durch das erste Ansaugen des Kindes, nach dem Ausstoßen der Nachgeburt zusammenziehen, sodass die Blutungen aufhören.

Nachdem sie geboren wurde, hat die Plazenta ihren Zweck erfüllt und wird in der Regel mit dem organischen Klinikabfall verbrannt. Ganz selten gibt es Frauen, die sie mitnehmen und für ein Ritual benutzen. Es gäbe aber auch noch eine zusätzliche, sehr hilfreiche und lebensrettende Funktion für die Plazenta. Sie enthält nämlich auch nach dem Auspulsieren der Nabelschnur noch etwa 200 ml stammzellenreiches Blut, das zur Knochenmark- oder Stammzellenspende für Leukämiekranke genutzt werden könnte. Viele von den 5000 allein in Deutschland jährlich an Leukämie Erkrankenden könnten auf diese einfache Weise gerettet werden. Weder entsteht dem Neugeborenen daraus irgendein Nachteil noch seinen Eltern irgendwelche Mühe (lediglich eine Unterschrift ist notwendig). Im Gegenteil wird die Geburt des eigenen Kindes so auch zur Hoffnung und nicht selten Lebensrettung für einen anderen Menschen. Auch symbolisch erscheint es bedeutsam, den Schritt ins Leben mit einer solchen Hilfsaktion für andere zu verbinden. Im tiefsten Sinn kommt es so zu einer doppelten Geburt, denn auch die unbekannte Empfängerin bekommt ja neues Leben geschenkt.

Beispiel: *Nachdem es einige Zeit auf dem Bauch seiner Mutter verbracht hat, wird das Neugeborene in aller Ruhe gewogen, gemessen und von der Ärztin kurz abgehört und auf Unversehrtheit überprüft. Es ist alles dran, und so hat das Kind auch schon die erste Untersuchung, die U 1, hinter sich. Der Vater kann jetzt telefonieren gehen und Familienangehörige und Freunde benachrichtigen.*

Noch am selben Abend gegen 19 Uhr können die drei nach einer kurzen Untersuchung von Mutter und Kind durch die Gynäkologin nach Hause entlassen werden. Am nächsten Morgen gegen neun kommt die Hebamme das erste Mal zum Hausbesuch, um den Wochenfluss zu kontrollieren, um die Gebärmutterrückbildung zu überprüfen, um festzustellen, ob das Kind gut trinkt, und um der Mutter kleine Tricks zu verraten.

Kommentar: Ein gutes Viertel aller Geburten verläuft genauso wie eben beschrieben oder ähnlich komplikationslos mit minimaler Unterstützung aus dem Bereich der Hausmittel, auf die heute wieder viele Mütter und Hebammen zurückgreifen. Würde in der Vorbereitung noch der verbundene Atem hinzugenommen, wären die Chancen auf eine schmerzarme, schnelle Geburt sogar noch größer.

Eine weitere große Zahl an Geburten verläuft mit leichter bis mittlerer Unterstützung ebenfalls noch sehr gut. Zu den Komplikationen, die eigentlich den kleineren Teil ausmachen könnten, wenn sie nicht wie in Gestalt der Kaiserschnitte so übertrieben gefördert würden, wird im zweiten Teil des Buches Stellung genommen.

Natürliche Mittel zur Unterstützung der Geburt
(bei normalem Geburtsverlauf)

Homöopathische Mittel

Am besten werden 2 Globuli der entsprechenden Arznei in einem Glas Wasser aufgelöst und mit einem Plastiklöffel (kein Metall) umgerührt. Bei Bedarf nimmt *frau* einen kleinen Schluck (einen Teelöffel voll). Die Arzneien werden am besten während der Wehenpause eingenommen (das heißt nach jeder Wehe).

- *Caulophyllum C 200*: wenn bei guten und starken Wehen der Muttermund fest und rigide ist, als ob sich die Wehe heftig gegen die geschlossene Wand wirft.
- *Cimicifuga C 200*: bei starrem Muttermund, als ob alles verkrampft wäre; schwache Wehen und die Schmerzen sind mal da, mal dort; die gebärende Frau ist ängstlich und dadurch verkrampft.
- *Gelsemium C 200*: bei festem Muttermund; erfolgreiche Wehen lassen nach, der Schmerz wandert in den Rücken; starke Nervosität, die Wehen blockieren; abwechselnd unruhig, schwach bis apathisch; roter »gestauter« Kopf.
- *Pulsatilla C 200*: bei weichem Muttermund mit schwachen, unregelmäßigen Wehen; manchmal große Wehenpausen; die Stimmung ist auch weich, weinerlich, anlehnungsbedürftig.
- *Nux vomica C 200*: wenn bei jeder Wehe starker Harn- und Stuhldrang entsteht; gereizte Stimmung und Überempfindlichkeit (auf Licht, Geräusche, Gerüche, Anwesende).

- *Sepia C 200*: bei krampfartigen, unerträglichen Schmerzen; stichartige Schmerzen vom Muttermund nach oben; Empfindungen von Schwere, Druck nach unten und schmerzhafte Schwäche im Kreuz.

- *Chamomilla C 200*: bei extrem krampfenden, qualvollen, zur Verzweiflung treibenden Schmerzen; sehr rigider Muttermund; zornige, wütende Stimmung (wie eine Wildkatze); niemand kann ihr etwas recht machen; extreme Empfindlichkeit, schmerzüberempfindlich; *frau* schreit bei vaginaler Untersuchung; ruhelos, heiß, sehr durstig.

- *Kalium carbonicum C 200*: bei extremen Schmerzen im unteren Rücken (besser durch starken Gegendruck); kaum Entspannung in den Wehenpausen; extrem geräuschempfindlich; beherrschte Stimmung, aber nörglerisch und unzufrieden. Das Mittel kann zur gewünschten Rotation des Kindes von der Hinterhauptslage zur Vorderhauptslage führen.

Bachblüten-Mittel

- *Rescue Remedy*: 5 Tropfen in ein Glas Wasser geben und den Durst während der ganzen Geburt schluckweise damit stillen. Es wirkt harmonisierend und kann zusätzlich zu den homöopathischen Arzneien getrunken werden.

Mars, das Urprinzip der Geburt

Die Marskraft bietet die Chance, die Geburt mit Energie und Schwung zu lösen. Zur Krise könnte die Geburt werden, wenn es einerseits an Urvertrauen und andererseits an Austreibungskraft mangelt.

Konnte sich im Mutterleib, in der intrauterinen Zeit, beim Kind nicht genug Urvertrauen bilden, wird es nur schwer von einer Situation loslassen, die ihm noch nicht ausreichend gegeben hat, was sie ihm schuldete. An einem Beispiel vom ganz anderen Ende des Lebens wird das verständlicher. Nur wer genug materielle Sicherheit geschaffen hat und genug Lohn auf den verschiedenen Ebenen bekommen hat, wird die Arbeitswelt freiwillig und problemlos verlassen können.

In unserer Zeit, die glücklicherweise mit Geburten sensibler umzugehen gelernt hat, dafür aber mit der Empfängnis und der wichtigen Zeit danach immer weniger, nimmt das Urvertrauen ab, ohne dass der Mechanismus vielen überhaupt bewusst ist. Dadurch wird die Geburt als Mut erfordernder Schritt ins Leben schwerer, weil die Kinder noch gar nicht ausreichend versorgt sind, um ihr Nest »schon« zu verlassen. Die ständig weiter ansteigende Zahl so genannter Risikogeburten könnte hier eine ihrer Wurzeln haben. Auf der übertragenen Ebene zeigen es aber auch die Schwierigkeiten, die sich bezüglich Abnabelung in Pubertät und Adoleszenz einstellen.

Beim zweiten Punkt, der Austreibungsschwäche, steht im Allgemeinen ein Mangel an Entscheidungsfähigkeit und unser unbewusster bis hilfloser Umgang mit dem Aggressionsprinzip im Vordergrund. Das Wort Aggression kommt vom lateinischen Wort *aggredi* (= herangehen, vorstoßen, vordringen, angreifen) und meint nichts primär Böses, sondern eine aktive Annäherung an die Welt. Deshalb hat es sich bewährt, den antiken Namen Mars für dieses Prinzip zu verwenden statt das im Allgemeinen rein negativ empfundene Wort Aggression.

Zur Geburt ist eine gewisse Portion Marsenergie oder Aggression unverzichtbar. Wenn wir aber das ganze Prinzip entwerten, fällt es schwer, mit ihm noch sinnvoll umzugehen. Nicht nur seitens der Mutter ist die Marskraft notwendig, um überhaupt etwas so Gewaltiges wie Presswehen hervorzubringen; auch seitens des Kindes ist ein mutiger Kopfsprung ins Leben zu wagen. Die Marsenergie, die jeden Neubeginn beherrscht, gehört folglich so eng wie kein anderes Prinzip zum Anfangs des Lebens. Sie ist der »Motor« hinter jeder Geburt.

Selbst das kleinste und süßeste Küken braucht Aggression zum Ausschlüpfen. Mit seinem spitzen Schnabel muss es die Eischale zerstören, um sich von innen heraus zu befreien. Dieser Schnabel zeigt die Signatur des Marsprinzips sehr deutlich. Das Spitze, Akute und damit auch Gefährliche steht für Mars und seine Art, die zwar nicht jedermanns Geschmack, aber in dieser Welt unverzichtbar ist – so unverzichtbar wie auch jedes andere der verschiedenen Urprinzipien. Es handelt sich im Grunde um das gleiche Spitze, das sich an jeder Lanze und jedem Messer findet, an jedem Düsenjäger und jeder Rakete, das sich aber auch bei so unverdächtigen Dingen wie Knospen und Keimlingen zeigt.

So ist der Frühling als Neuanfang auch die natürliche Zeit des Mars und damit der Geburt. Die meisten Tiere werden jetzt geboren, Bäume *schlagen aus,* und der Salat *schießt* sogar; Milliarden von Keimlingen *durchbohren* die Mutter Erde, und ungezählte Knospen *zerreißen* ihre Hüllen. All das ist *natürlich* und weder böswillig noch brutal, aber durch und durch geprägt von marsisch-aggressiver Durchsetzungskraft.

Wir könnten diesem Prinzip, das wir sowieso nicht aus der Welt zu schaffen vermögen und das Heraklit als »Vater aller Dinge« bezeichnet hat, durchaus erlöstere Seiten abgewinnen als die des Streites und Krieges. Zum Beispiel indem wir *entschlossen* erste Schritte in neue Bereiche wagen, insgesamt *mutig*er leben, drängende Aufgaben *sofort in Angriff nehmen* und die *heißen Eisen anpacken.* Statt militärisch könnten wir denkend Grenzen überschreiten und damit *verletzen* – und geistiges Neuland *erobern.* Wenn wir dagegen mit der Aggression das ganze Prinzip Mars ablehnen, werden wir automatisch zu *Feinden der Aggression,* was keine Probleme löst, aber viele schafft. Wir werden dann aggressiv im unerlösten Sinn, denn weggedrängte Aggression rutscht in den Schatten und drängt, wie alles Verdrängte, dort weiter. So aber wird sie wirklich gefährlich. Statt Streit*kultur* zu entwickeln und uns mutig zu stellen und auseinander zu setzen, wollen wir um jeden Preis friedlich leben, und staunend erleben wir das genaue Gegenteil. Obwohl alle Menschen und Völker wie auch ihre Politiker Frieden anstreben und beständig davon reden, starrt unsere Welt vor Waffen und ist ausgesprochen kriegerisch eingestellt.

Im individuellen Bereich spiegelt sich dieses Problem in der großen Zunahme der Allergien wider, die im Mikrokosmos ähnlich unerlöste Aggressionsäußerungen sind wie die Kriege auf der makrokosmischen Ebene. Wohin wir schauen, stoßen wir auf Beispiele unerlöster und in den Schatten gesunkener Aggression.

Damit sind wir an der tieferen Wurzel der zunehmenden Schwierigkeiten mit der Geburt angelangt. Obwohl gerade die Schulmedizin uns suggerieren will, dass in ihrem Bereich ständig alles sicherer und besser wird, ist die Geburt – gemessen an den steigenden Zahlen der Risikogeburten – offenbar immer gefährlicher geworden. Das führt zurück zum Grundproblem vieler Entwicklungskrisen: der Entscheidungsschwäche. Wer sich nicht rechtzeitig zum Einsatz der notwendigen Kraft und Energie durchringt, erntet später dasselbe Marsprinzip nur in seinen unerlösteren Formen. Im (Lebens-)Spiel bleibt es immer, etwa wenn beim Dammschnitt ein Messer zum Einsatz kommt und Blut fließt. Beim Kaiserschnitt muss ebenso marsische Energie eingesetzt werden wie bei der natürlichen Geburt, nur in diesem Fall von Gynäkologinnen mit ihren Skalpellen statt von der Frau in Form von Presswehen.

Wo eine Deutsche verglichen mit einer Schwedin eine doppelt so hohe Wahrscheinlichkeit einer Schnittentbindung bei gleichem Risiko hat, bedeutet das, dass Mars bei uns doppelt so häufig unerlöst und damit unbewusst zum Einsatz kommt. Noch immer erleben in Deutschland viel zu viele Schwangere eine Dammschnittentbindung, jede fünfte sogar schon einen Kaiserschnitt. Das sind über 20 Prozent der Gebärenden; vor nicht einmal zehn Jahren lag der Durchschnitt noch bei 15 Prozent.

Naturgemäß neigen besonders vorsichtige Ärztinnen mehr zum Kaiserschnitt, denn sie tendieren eher dazu, eine Situation als riskant einzuschätzen. Man kann Mars also sowohl mit Mut als auch mit dem Skalpell gerecht werden. Der Wunsch, ihn ganz auszuschließen, ist menschlich zwar verständlich, aber ein absolut hoffnungsloses Unterfangen. Selten wird das so deutlich wie bei der Geburt, dem ureigensten Bereich des Marsprinzips.

Insofern lauert gerade auch in dem wachsenden Bedürfnis nach natürlichen Geburten eine gewisse Gefahr. Von Haus aus gehört sehr viel direkte Aggression zu jeder Geburt. Der Versuch, sie bei einer besonders sanften Hausgeburt außen vor zu halten, ist tendenziell gefährlich, weil sie dann auf unerlöste Ebenen rutschen wird. Verweigert eine Frau aus diesem Missverständnis heraus dem Marsprinzip sein Recht und produziert sie nur unzureichende Wehen, muss eine Ärztin einspringen und den *notwendigen* Nachdruck ins Spiel bringen. Fehlt jedoch eine Ärztin, weil die Eltern ganz *auf Natur machen* wollten, wird es nicht selten lebensgefährlich. Jetzt kommt Mars über die Gefährdung oder vermehrte und verlängerte Schmerzen ins Spiel. Gerade Natürlichkeit verlangt ein hohes Maß an ganzheitlichem und wertfreiem Verständnis.

Auf diese Weise können auch noch so verständliche und eigentlich gut gemeinte Reaktionen auf das funktionale und oft gefühlsarme Vorgehen der Schulmedizin gefährliche Schattenseiten hervorbringen. Wo Kinder bei alternativen Haus- und erst recht Wassergeburten zu Schaden kommen, weil die (marsischen) Methoden moderner Medizin prinzipiell ausgeschlossen wurden, wird das Kind mit dem Bade ausgeschüttet. Zum Glück sind zwar die diesbezüglichen Zwischenfälle nicht so zahlreich, wie von schulmedizinischer Seite oft behauptet[21], aber andererseits schon zu zahlreich gemessen an den Möglichkeiten, sie zu verhindern. Wer sich dem Marsprinzip grundsätzlich positiv nähert, wie es zu jedem Neuanfang und Geburtsgeschehen gehört, wird davon ein Leben lang profitieren. Denn die Geburt ist ja nicht nur der entscheidende Schritt ins Leben, in ihrem Muster zeichnen sich auch all die weiteren im Lauf des Lebens notwendig werdenden Geburten ab. Letztlich ist jeder Neubeginn symbolisch gesehen eine Geburt, wie auch jeder Schritt in Neuland und jeder Grenzübertritt. So ist es sinnvoll, das eigene Geburtsmuster zu kennen, um sich auf die besonderen individuellen Probleme mit Neuanfängen und Durchbrüchen einzustellen[22].

Die Be-Deutung der Geburtsumstände

Die Anfangsbedingungen beim Eintritt in die Polarität wirken ausgesprochen prägend. Wir könnten uns bewusster überlegen, worauf wir Kinder prägen. Sicher sollten wir sie jedenfalls nicht von Anfang an zwingen, *mit dem Kopf durch die Wand*, das heißt durch den Damm, zu gehen, denn es ist ein symbolisch schwieriger Anfang und eine schwierige Lebenseinstellung. Auch dass auf diese Weise gleich zu Beginn so viel überflüssiges Blut fließt, könnte zu denken geben. Das über lange Zeit von den Wehen *gegen die Wand gepresste* Kind muss schließlich nicht selten von den Helfern durch eine blutende Wunde geholt werden. Symbolisch wäre es viel schöner, wenn es aus eigener und der Kraft der Mutter kommen könnte, um sich die Welt vergleichsweise friedlich, wenn auch kraftvoll und bestimmt zu erobern.

Eigentlich hätte der Neuankömmling auf dieser Erde eine sanfte Einführung verdient. Damit aber alle (professionellen Helferinnen) gut sehen können, wird er oft noch immer mit grell blendendem OP-Licht begrüßt. Nach zehn Monden in der sanften Dunkelheit seiner Leben spendenden Höhle kann das Neugeborene das nur als schmerzhaften Überfall erleben. Wenn gleich auf die Blendung noch ein rabiater Sturz in eine kalte Welt folgt, gerät der Empfang zum Schock. Ein Temperaturgefälle von ungefähr 15 Grad von der Wärme des Mutterleibes (37 Grad) auf die Umgebungstemperatur im Geburtszimmer (etwa 22 Grad) ist mehr, als sich jedenfalls Erwachsene gefallen lassen würden. Das Neugeborene aber kann sich nicht wehren, außer durch sein Schreien. Dieses allerdings wird positiv missverstanden und bringt ihm einige Punkte im so genannten Apgar-Schema ein. Anstatt die Umstellung von der friedlichen Stimmung von Verbundenheit mit der Mutter auf die oft hektische Geschäftigkeit eines Klinikkreißsaales so allmählich wie möglich zu gestalten, machen alle Beteiligten nachhaltig klar, dass die wundervolle Zeit der Zweisamkeit und Geborgenheit endgültig zu Ende ist.

Jemanden zu blenden und mit Kälte zu konfrontieren sind Dinge, die keiner besonderen Deutung bedürfen. Früher hat man obendrein gleich nach der quälenden Begrüßung abgenabelt. Das Abklemmen einer noch pulsierenden Nabelschnur wird von den meisten Babys als schockierend und schmerzvoll erlebt, da es augenblicklich ein Erstickungsgefühl auslöst. Dass moderne Klinikerinnen das bis heute noch für unmöglich halten, weil die Nabelschnur keine Nerven enthält, ändert nichts an der empfundenen Panik und dem heißen Schmerz des überhasteten ersten Atemzuges. Unzählige Reinkarnationstherapie-Sitzungen lassen hieran leider keinerlei Zweifel.

Heute bleiben, wo einfühlsamere Helferinnen das Sagen haben, die Kinder an der Nabelschnur, bis diese von selbst aufhört zu pulsieren. Das erspart dem Kind Erstickungsgefühl, Panik und brennenden Schmerz. Die Lungenflügel müssen sich nun nicht explosionsartig aufblähen, sondern das Neugeborene kann sie sanft entfalten. Außerdem kommt das Kind heute in der Regel sofort auf den Bauch der Mutter, sodass es gleich wieder in deren Wärmeschild gelangt.

Ein Kind, das trotz allem noch nicht brüllte, wurde früher – mit dem Kopf nach unten – an den Füßen gehalten und ihm so lange auf den nackten Po gehauen, bis es endlich schrie. Dem brüllenden Kind hat man anschließend noch die Augen mit Silbernitratlösung verätzt, um im Rahmen der so genannten Credé-Prophylaxe eine Erblindung zu verhindern, falls die Mutter einen unentdeckten Tripper hatte. Heute nimmt man auch hier weniger aggressive Antibiotikatropfen oder lässt diese Art von Behandlung ganz sein. Mit all solchen früher auch noch geradezu schikanös inszenierten Maßnahmen lehrten wir Kinder von Anfang an, dass das Leben vor allem Qual ist.

Das sofortige Blutabnehmen aus der Ferse mittels eines kleinen Spießes passt ebenfalls noch in dieses Bild und hat sogar eine mythologische Vorlage. Hier sind die Medizinerinnen in der Rolle der Schlange, ihres Symboltieres, und zugleich des verlängerten Armes des Teufels[23]. In der Schöpfungsgeschichte bekam die Schlange ausdrücklich den Auftrag, Eva und ihren Töchtern nach der Ferse zu trachten. Heutzutage kommen die Söhne aus lauter ärztlicher Gründlichkeit auch gleich mit dran.

Dabei haben all diese schrecklich anmutenden Maßnahmen natürlich wissenschaftliche Gründe. Die Blutgewinnung aus der Ferse ist nötig, um zum Beispiel nach etwaigen Erbkrankheiten zu forschen. Aber selbst wo solche Aktionen moderner Medizin letztlich sinnvoll sind – als Begrüßungsritual für einen Neuankömmling sind sie gänzlich ungeeignet und könnten genauso gut etwas zurückgestellt werden. Auch wenn diesbezüglich schon vieles erreicht ist, wären hier noch immer Fortschritte zu machen. Verhindert werden sie zurzeit vor allem, weil die Mehrheit moderner Medizinerinnen noch immer meint, Neugeborene bekämen sowieso (noch) gar nichts mit. Insofern glauben sie natürlich auch, dass unmenschlich kalte Methoden keine Spuren hinterlassen. Psychotherapeutinnen, die ihre Patientinnen in den Behandlungssitzungen bis zur Geburt zurückschicken und -begleiten, könnten hier leicht für Aufklärung sorgen. Jedoch werden Therapeutinnen, die so weit zurückgehen, bis heute von der wissenschaftlichen Medizin ignoriert, als Fantastinnen belächelt und mitsamt ihren Ergebnissen abgelehnt.

Angesichts solcher Härten und schwierigen Umstände ist aber auch nie zu vergessen, dass die Geburt immer eine Übergangskrise bleibt. Die natürliche Enge muss mit Aggressions- oder Marsenergie überwunden werden. Ein wirklich sanftes Geschehen kann eine Geburt nie sein, aber es könnte mit mehr Einfühlungsvermögen und besserer Vorbereitung gelingen, den Einsatz der mütterlichen Marskraft sinnvoll zu verstärken und den ganzen Ablauf damit zu erleichtern.

Auch ein Neugeborenes wird seine Geburt nicht wirklich als sanft erleben. Allerdings könnte anstelle der beschriebene Fehlinszenierung der Moment der Befreiung mit einem überwältigenden Erleichterungs- und sogar Triumphgefühl erlebt werden.

Sogar orgastisches Erleben kann auch auf Seiten der Mutter den Schlussakt der Geburt bestimmen, sodass man mit Recht vom Fest der Geburt sprechen kann.

Bereits im Normalfall erlebt die Mutter eine grenzenlose Erleichterung, wenn der Druck nachlässt und eine monatelange Belastung von ihr abfällt. Die Freude über das Kind und das Empfinden grenzenloser Kraft können sich schreiend geradezu explosionsartig mit der letzten erfolgreichen Wehe und zusammen mit der Leibesfrucht entladen. Der *Ur*schrei, dem *Primär*therapeuten wie Arthur Janov auf der Spur waren, ist wohl nichts anderes als dieser ursprüngliche Schrei, in dem alles liegt: überschießende Freude und ein wahnsinniges Triumphgefühl, unerträglicher Schmerz und unglaubliche Erleichterung. Erfahrungsgemäß »vergisst« die Mutter die Schmerzen und die »Zerreißprobe« in dem Augenblick, in dem das Kind da ist. Zurück bleibt das Erlebnis, wirklich vollkommen im Hier und Jetzt gelebt zu haben – was sich später darin zeigt, dass praktisch alle Mütter gern über ihre erlebten Geburten sprechen. Je bewusster sie waren, desto intensiver war das Erleben, unmittelbar mit der Urgewalt der Schöpfungskraft konfrontiert worden zu sein. Das Erleben dieser Urkraft kann jede Frau von Grund auf verändern.

Noch häufiger ist aber die völlige Erschöpfung des schlussendlichen Loslassens und der Übergang in einen erholsamen Schlaf. Andere Mütter sind wiederum viel zu aufgedreht, um auch nur ein Auge zuzumachen. Alles ist möglich in solch einem außerordentlichen Moment, und es wäre unsinnig, dafür einen geordneten oder normalen Ablauf angeben zu wollen.

Nach der Geburt

Entfaltung in der Polarität

Nach dem Durchleben der Enge des Geburtskanals und dem Kopfsprung in die Welt der Gegensätze nimmt diese für das Kind immer konkretere Formen an. Im Mutterleib hat es noch ein einziges offenes Herz, und seine Lungenfunktion ruht. Mit dem ersten Atemzug aber wird das Kind Teil des Luftreiches und breitet auch sogleich seine inneren Lungenflügel aus. Zug um Zug verstrickt es sich von nun an immer weiter in die Welt der Gegensätze. Wurde es bisher ausschließlich aus dem mütterlichen Blut ernährt, muss es nun in eigener Regie atmend für energetischen Nachschub sorgen.

Durch die Entfaltung der Lungen wird reflexartig die Herzscheidewand geschlossen, und das Kind hat von nun an ein rechtes und ein linkes Herz. Diese Spaltung im Herzen ist äußerst wichtig für sein (Über-)Leben in der Welt (der Gegensätze). Geschieht sie nicht, sprechen wir von einem Loch im Herzen, einem angeborenen Herzfehler. Das Kind bleibt der Einheit und damit dem Jenseits dadurch näher. Wenn ihm die Trennung des Herzens fehlt, kann (und will) es sich nicht wirklich auf die gegensätzliche Welt mit ihren Herausforderungen einlassen.

Nach der Abnabelung wird es im besten Fall gleich angelegt und gestillt und kann sich so an der mütterlichen Brust der Einheit noch nahe fühlen. Nach einigen Monaten endet aber auch das im herben Versagungsakt des Abgestilltwerdens. Jetzt wird es wenigstens noch gefüttert. Schließlich muss es aber auch selbst essen, und beginnend mit der Adoleszenz dann obendrein auch noch selbst für die *Brötchen* sorgen. So nimmt die Spannung im Lebensmuster des Mandalas auf dem Weg vom Mittelpunkt, der der Einheit entspricht, zur Peripherie des Kreises immer weiter zu. Am äußersten Rand des Kreises, zur Zeit der Lebensmitte, ist sie dann maximal.

Auf dem ganzen Weg durch den Lebenskreis des Mandalas lässt sich beobachten, wie sich die Zeit am Anfang dehnt, um dann immer mehr an Geschwindigkeit zu gewinnen. Vor der Empfängnis herrscht die Zeitlosigkeit des Augenblicks, das ewige Hier und Jetzt. Die neun Monate im Mutterleib verlaufen sehr langsam, zumal am Anfang die Zeit in den ekstatischen Momenten der Einheitsnähe immer wieder stillsteht. Mit dem Nahen der Geburt gewinnt der subjektive Zeitablauf langsam an Tempo. Die ersten Monate nach der Geburt vergehen schon etwas schneller, auch wenn sie verglichen mit den ersten Monaten im fünfzigsten Lebensjahr immer noch ausgesprochen langsam ablaufen.

Unser Leben gewinnt generell an Tempo; das moderne Leben treibt diese Tendenz lediglich auf die Spitze. Auf dem Heimweg von der Peripherie des Lebensmandalas zurück zu seinem Mittelpunkt würde sich der Zeitfluss dann eigentlich auch wieder verlangsamen, allerdings müssten wir dafür bewusst etwas beitragen, wozu heute nur noch wenige bereit sind. Und so haben viele ältere Menschen sogar das Gefühl, dass ihnen die Zeit davonläuft.

Die Geburt ist die Bilanz der Schwangerschaft und schließt diese damit auch ab, wobei die Nachwirkungen in der Anfangsphase des neuen Lebensabschnittes noch groß sind, und eine sanfte Umgewöhnung sowohl für das Neugeborene als auch für seine Mutter wichtig ist.

Wie entscheidend diese Phase für das Neugeborene ist, machen sich Erwachsene oft nicht klar, weil sie die Zeit nur aus ihrer eigenen Wahrnehmung heraus erleben. Wenn sie sich allerdings daran erinnern, wie subjektiv langsam die Zeit ihrer eigenen Kindheit dahingeflossen ist, können sie sich besser in die große Wichtigkeit der ersten Momente einfühlen.

Prägende Momente direkt nach der Geburt

In der Verhaltensforschung an Tieren kennt man inzwischen das Phänomen der Prägung direkt nach der Geburt sehr genau. Konrad Lorenz hatte jungen Graugänsen gleich nach der Geburt sich selbst von Angesicht zu Angesicht präsentiert, wodurch die Tiere auf ihn als »Mutter« geprägt wurden. Bei allen möglichen und unmöglichen Gelegenheiten folgten sie ihm daraufhin, als ob er ihre Mutter wäre – zum Beispiel wenn er im Teich schwimmen ging, was in berühmt gewordenen Bildern dokumentiert ist. Genauso folgten sie ihm aber auch in sein Arbeitszimmer und versammelten sich um seinen Schreibtisch.

Schade ist, dass die Geburtshilfe diesbezüglich bis heute nicht zur Verhaltensforschung aufgeschlossen hat, sonst hätte sie nicht so lange Kinder gleich zu Anfang von ihren Müttern getrennt und auf fremde Gesichter geprägt, sondern auf das der Mutter und am besten beider Eltern. Die Präsentation des Vaters als erster Kontaktperson, etwa bei Kaiserschnittgeburten, hat oft den Effekt, dass sich das Neugeborene zu einem typischen Papa-Kind entwickelt, was zeigt, wie wirksam die Prägungsphase auch bei uns Menschen ist. Da die Schulmedizin das ganze Thema der nachgeburtlichen Prägung bis heute noch kaum entdeckt hat, ist bisher nicht untersucht worden, was bei Kindern seelisch geschieht, die auf Geburtshelferinnen geprägt werden, die sie dann nie mehr zu Gesicht bekommen. Die natürlichen Geburtsmethoden nach Leboyer und Odent haben diese Zeit zum Glück fast überall beendet.

Der erste Atemzug, die erste Nahrung

Heutzutage wechselt das Neugeborene oft direkt aus dem Bauch der Mutter auf ihn und bleibt so in der mütterlichen Wärme geborgen. Sein erster tiefer Atemzug darf sich von selbst entwickeln, auf früher übliches Absaugen kann man in der Regel gut verzichten. Wichtig ist ein wohlig warmer Raum, angenehm ein vorgewärmtes Tuch über Mutter und Kind. Es gibt der erschöpften Mutter ein Geborgenheitsgefühl und schützt das noch feuchte Kind vor der Verdunstungskälte. Andere Geburtshelferinnen lassen das Kind bis zum Auspulsieren der Nabelschnur ein bisschen zwischen den Beinen der Mutter ruhen. Damit ist das physische Zusammenleben der beiden beendet. Mittels Ausstreichen der Nabelschnur bekommt das Neugeborene den Rest des Blutes, das ihm gehört (außer bei Blutgruppen-Unverträglichkeit*).

Über den richtigen Zeitpunkt des Abnabelns gibt es noch immer Streit zwischen Leboyer-Anhängerinnen und Hebammen. Auch hier liegt die Lösung in der Mitte zwischen allen Extremen. Pulsieren ist Lebenszeichen, wenn es aufhört, kann und soll abgenabelt werden. Wenn man danach noch zu lange damit wartet, könnte das Kind auch wieder Blut an die großen Gefäße von Nabelschnur und Mutterkuchen verlieren.

Das Neugeborene darf, sofern es mag, bereits erste Trinkversuche unternehmen. Wenn die Geburt es nicht zu sehr strapaziert hat, gelingt das spontan. Das Daumenlutschen im Mutterleib hat als Trainingsphase den Boden dafür bestens bereitet. Die frühere Mode, das Leben mit einem oder zwei Fastentagen zu beginnen, weil noch keine Milch einschießt, geht glücklicherweise heute zu Ende. Die Vormilch, das Kolostrum, ist inzwischen als äußerst wichtig für das Kind erkannt und wird in der alternativen Medizinszene auch für erwachsene Patienten (in diesem Fall Vormilch von Kühen) als sehr wertvolles Mittel zur Abwehrsteigerung genutzt. Die Vormilch bekommt dem Kind wie alle von der Natur vorgesehenen Maßnahmen sehr gut.

Offenbar ist es von Natur aus vorgesehen, dass das Kind in den ersten ein bis zwei Tagen nur die dünne Vormilch zu sich nimmt, bevor dann über die Prolaktin-Ausschüttung im Gehirn die Weichen so gestellt werden, dass die Milch einschießt. So wird der kindliche Verdauungstrakt in den allerersten Tagen noch nicht (durch Kalorien) belastet, aber andererseits schon eingearbeitet, und vor allem bekommt das Kind bereits von der Mutter geliehene Abwehrkraft in Form ihrer Antikörper.

Die Bedürfnisse des Neugeborenen

Erwachsene haben oft das Gefühl, sich an eine neue Situation erst gewöhnen zu müssen. Dabei haben sie praktisch nie mehr eine so große Umstellung zu verkraften wie ganz zu Anfang des Lebens. Das Baby hat nie zuvor geatmet und kennt also das Gefühl von Luft in der Lunge gar nicht. Es kennt nicht einmal das Gefühl von Luft auf der Haut. Dafür hat es sein Wasserreich verloren, wo es außerhalb wie innerhalb des Körpers genauso warm war. Ist diese Luft nun kalt, wird es die neue Atmosphäre als feindlich und abstoßend erleben. Ist sie aber angenehm warm und kann das Neugeborene die Wärme und Liebe der Mutter spüren, wird es sich weiterhin und auch auf der neuen Ebene geborgen und wohl fühlen. So liegt es nahe, auch dem Neugeborenen jene Zeit einzuräumen, die jeder Erwachsene nach solch einer gravierenden Umstellung für sich in Anspruch nehmen würde.

Ähnlich unnötig und falsch wie das abrupte Abnabeln sind die Waschzwänge gleich nach der Geburt. Heute zeigt sich immer deutlicher, dass die Käseschmiere, die das Neugeborene bedeckt, ein guter Schutz ist und zuerst einmal belassen werden sollte. Früher, als der Waschzwang mit viel Nachdruck durchgeführt wurde, hätte das Verhalten vieler Hebammen stutzig machen können. Diese versuchten nämlich nicht selten, so viel wie möglich von der Käseschmiere für sich selbst abzubekommen – aus der Erfahrung, dass sie eine der besten Hautcremes überhaupt darstellt. Insofern lassen heute fortschrittliche Hebammen dem Neugeborenen diese erste Kosmetik und rubbeln sie jedenfalls nicht vorsätzlich beim ersten Bad ab. Falls das Bad das Kind von der Mutter entfernt, ist es ganz zu Anfang sowieso eher kontraproduktiv, jedenfalls wenn es in einem rigiden Regime als Punkt X in einer längeren Reihe von medizinischen Maßnahmen durchgezogen wird.

Die alte Idee, dass das Neugeborene sofort gewaschen werden müsse, hatte auch mit der Vorstellung zu tun, dass alles, was aus dem Mutterleib kommt, schmutzig sei. Womit sollte sich das Kind aber so schmutzig gemacht haben? Es könnte sogar gut ungewaschen auf dem Bauch der Mutter bleiben, selbst während die Ärztin die Wunde eines etwaigen Dammschnittes oder -risses näht. In archaischen Gesellschaften, von denen wir schon viel gelernt haben und noch so vieles lernen könnten, ist das frühe Waschen in der Regel unbekannt, und die Neugeborenen leben damit sehr gut.

Wo sich die ganze Geburt im Wasser abspielt, hat das Baby sicher den leichtesten Übergang, denn es bleibt erst einmal noch in seiner vertrauten Welt. In einem Wasserbecken mit seiner Mutter könnte es sich gut an die etwas niedrigere Temperatur gewöhnen.

Wenn schon ein frühes Bad in der Klinik nicht zu verhindern ist, könnte der Vater diese Aufgabe übernehmen, sodass das Kind gleich in der Familie betreut wird. Daraus könnte ein kleines, aber schönes Begrüßungsritual durch den Vater werden, für den das ein wichtiger Schritt zu seinem Kind sein kann. Wahrscheinlich ist es auch ein entsprechend wichtiger Schritt des Kindes zu seinem Vater. Auch hier wäre darauf zu achten, dass es das warme Wasser in liebevollen Händen genussvoll erleben kann und der Reinigungsaspekt in den Hintergrund tritt. Das wird in einem deutschen Krankenhaus naturgemäß schwierig sein, weil die Schwestern, seit Ignaz Semmelweis ganz auf Hygiene getrimmt, hier noch oft in alten Mustern festhängen. Es ist im Übrigen durchaus möglich, die geringen Mengen von Blut abzuwaschen, ohne die wertvolle Schutzschicht der Käseschmiere gänzlich zu entfernen.

Bei allem, was jetzt weiter geschieht, ist Wärme ein entscheidender Faktor, da die kindliche Wärmeregulation noch nicht annähernd so gut funktioniert wie bei Erwachsenen. Insofern muss das Kind immer einen Wärmeschutz haben. Der beste Schutz käme von der eigenen Mutter in Gestalt ihrer Körperwärme, wie die Versuche mit der so genannten Kängurumethode gezeigt haben. Babykleidung ist demgegenüber nur eine Notlösung. Sie sollte jedenfalls nicht eng sein, damit sich das Kind, das seine Nacktheit in der Freiheit des Wasserreiches gewöhnt war, nicht zu eingeengt fühlt. Eine aus natürlichen, atmungsaktiven Stoffen bestehende Wäsche wäre gut. Allerdings kann für ein frühreifes Kind, das lange vor der natürlichen Zeit gekommen ist, auch die enge Verpackung Vorteile haben, da sie die Situation im Mutterleib kurz vor der Geburt nachahmt und dem Kind Sicherheit in einer fremden Welt vermittelt. Schurwolle, die nicht kratzt, wäre noch eine gute Möglichkeit, da sie Wärme viel besser speichert als andere Materialien und darüber hinaus temperaturausgleichend wirkt.

Überwundene und notwendige medizinische Maßnahmen

Die schon erwähnte *Credé-Prophylaxe*, die bei einer unentdeckten Tripperinfektion der Mutter ein Erblinden des Neugeborenen verhindern sollte und bei der die Augen früher mit Silbernitratlösung behandelt beziehungsweise verätzt wurden, wird zunehmend nicht mehr durchgeführt, nachdem sie von der Liste der Pflichten einer Hebamme gestrichen wurde. Immer mehr Kliniken geben diese umstrittene Maßnahme auf, und Eltern können sie in jedem Fall durch Unterschreiben eines Revers verhindern. Die Wirkung war erstens immer eine Tortur für das Neugeborene, zweitens medizinisch immer unsicher und drittens meist überflüssig. Die Maßnahme hilft außerdem gegen die heute viel wahrscheinlicheren Infektionen der Augen mit Chlamydien nicht, sondern führt oft zu Bindehautentzündungen. Medizinisch ist in Hinsicht auf etwaige mütterliche Infektionen heute mit Antibiotikatropfen viel sichererer Schutz gewährleistet.

Früher galt der *Neugeborenen-Ikterus** immer als behandlungsbedürftig, heute geht man hier sehr viel defensiver vor. Es handelt sich dabei keinesfalls um eine Gelbsucht, sondern lediglich um eine noch nicht ganz an die neuen Aufgaben angepasste Leberfunktion. Erst ab einem Blutspiegel von mehr als 20 mg Bilirubin pro Deziliter Blut wird bei einem ausgereiften Kind die so genannte Phototherapie, das heißt die Bestrahlung mit UV-Licht, angewandt.

Im Gegensatz zu diesen überholten Verfahren werden direkt nach der Geburt immer mehr Tests mit dem kindlichen Blut und Stuhl durchgeführt. Diese fördern zum Glück nur ganz selten Ergebnisse zutage. Sie deswegen gering zu schätzen oder abzulehnen hieße, das Wesen der Medizin misszuverstehen. Auch wenn die sechs bis sieben Tests für die meisten Kinder nichts erbringen, ist es doch sehr wichtig, die wenigen Neugeborenen mit einer Stoffwechselerkrankung herauszufiltern, da sie oft mit Hilfe einfacher Ernährungseinstellung ein ganz normales Leben führen können.

Bei passender Gelegenheit einen Tropfen Blut mittels Fersenstich zu entnehmen, ist keine unzumutbare Belastung des Kindes. Wir sollten uns hüten, vom Extrem der Hightech-Medizin direkt hinüber in eine gefährliche Rundumverweigerung zu geraten, wie man sie heute schon erleben kann. Eine solche Abkehr von der Schulmedizin ist zwar als allgemeine Gegenbewegung verständlich, sie ist aber gegenüber dem einzelnen Kind nicht zu vertreten. Denn Feststellungen wie »betrifft nur ein Prozent der Kinder« nutzen wenig und sollten zu keinen Konsequenzen führen. Wenn das eigene Kind dieses ganz besondere Neugeborene ist und man die harmlose Untersuchung aus irgendwelchen ideologischen Gründen verweigert hat, wird man sich das Unterlassen von Untersuchungen später nur schwer verzeihen können.

Die seelischen Bedürfnisse von Mutter, Kind und Vater

Viele ärztliche Maßnahmen können zurückstehen hinter den nun viel wichtigeren seelischen Bedürfnissen der drei Hauptpersonen: Mutter, Kind und Vater. Einige Maßnahmen wie die Erstellung des Apgar-Schemas können zum Beispiel gut durchgeführt werden, während das Kind auf dem Bauch der Mutter liegt. Atmung und Durchblutung, Herzfrequenz, Muskelaktivität und Reflexe lassen sich so genauso leicht bestimmen, um darüber Aufschluss geben, wie gut es dem Kind körperlich geht. Blutabnahme für (wichtige) Untersuchungen auf Stoffwechselprobleme wie die Phenylketonurie können noch Stunden oder bis zum nächsten Tag warten, genauso die Untersuchung durch die Kinderärztin.

Wichtiger wäre dagegen das baldige Anlegen des Babys an die Brust, denn ganz abgesehen von der erwähnten abwehrsteigernden Wirkung der Vormilch wird durch das Saugen im mütterlichen Organismus das Hormon Oxytozin freigesetzt, das nicht nur das Einschießen der Milch anregt, sondern auch ein nochmaliges letztes Zusammenziehen der Gebärmutter bewirkt, mit dem sich die Plazenta löst. Solche perfekt aufeinander abgestimmten und ineinander greifenden Reaktionen könnten uns Respekt vor der wundervollen Organisation der Natur einflößen, in die wir möglichst wenig hineinpfuschen sollten. Das ehrfürchtige Berücksichtigen solcher scheinbar kleiner Veränderungen und Verbesserungen führt insgesamt zu einem ganz anderen Muster der Geburt und der anschließenden Zeit.

Für alle drei – Mutter, Kind und Vater – ist es viel leichter, sich gleich zu Beginn aneinander zu gewöhnen, als zu versuchen, das Kennenlernen zu Hause nachzuholen. Die ersten Momente nach der Geburt sind entscheidender für die weitere Beziehung als alle späteren, und diese Chance kann heute genutzt werden. Ideal ist natürlich, wenn alle drei in einer schönen Umgebung zusammen sein können und sich miteinander des neuen Lebens freuen.

Allerdings zeigt sich, dass gerade diejenigen, die sich fest auf ein solches Idyll eingeschworen haben, vom Schicksal oft für größere Aufgaben ausersehen sind und mit schwierigeren Abläufen fertig werden müssen. Die beste Grundhaltung wäre die, alles auf einen gemeinsamen und harmonischen Beginn einzurichten und dann zusätzlich die Offenheit des »Dein Wille geschehe...« in sich zu bewahren. Sein Wille geschieht natürlich sowieso. Das einzusehen ist weniger eine Glaubens- als eine Intelligenzfrage, aber es ist seelisch unendlich vorteilhafter, sich von Anfang an darauf einzustellen.

Eigentlich sollte, wer ein Kind bekommen will, innerlich bereit sein, jedes Kind unter allen Umständen bereitwillig in Empfang zu nehmen. Das genau entspräche dem »Dein Wille geschehe....« – eine Einstellung, die übrigens in allen Religionen in der einen oder anderen Form zu finden ist und durchaus keine exklusiv christliche Formel darstellt. Alles andere hat mit Bedingungenstellen zu tun und wird dem christlichen oder spirituellen Anspruch nicht gerecht.

Rooming-in oder Wohin mit dem Kind?

Nach einer über Jahrzehnte durchgehaltenen Kampagne zur sofortigen Trennung von Mutter und Kind nach der Geburt stellt die Schulmedizin heute erstaunt fest, dass alle Untersuchungsergebnisse für das Zusammenbleiben sprechen. Die erwähnte Kängurumethode ist eines der stärksten Argumente, denn hier rettet das enge Zusammenleben sogar das Leben. Aber es musste auch wissenschaftlicherseits erst festgestellt werden, dass die Jahrzehnte hindurch beschworene Infektionsgefahr besonders in Kliniken natürlich immer besteht, aber in den Babysälen deutlich größer ist als bei der Mutter im Zimmer. So verringert Rooming-in also nachweislich das Ansteckungsrisiko der Kinder. Außerdem konnte gezeigt werden, dass Kinder, die bei ihrer Mutter bleiben dürfen, nachts weniger schreien und tagsüber zufriedener sind. Das Stillen gelingt ohne Hast viel leichter und besser als zu vorgeschriebenen und begrenzten Zeitpunkten.

Die Beziehung zwischen Mutter und Kind kann sich rascher und besser entwickeln, wenn beide genug Muße haben, ihre Rhythmen aufeinander abzustimmen. Die Forschung spricht davon, dass das *Bonding* leichter gelinge. Schließlich ist das Zusammenleben schon in der Klinik eine gute Vorübung für den Alltag zu Hause.

An diesem Punkt wäre es besonders wichtig, dass die Mutter sich klarmacht, dass sie und ihr Kind nun die Hauptpersonen sind. Die Klinik muss gegebenenfalls für sie da sein – und nicht umgekehrt wie so oft in der Vergangenheit. Wichtig ist, sich schon vorher zusichern zu lassen, dass es möglich ist, das Kind ganz nach persönlichen Bedürfnissen bei sich zu haben. Rooming-in muss nämlich nicht heißen, dass das Kind automatisch auch nachts bleiben darf. Das Argument, dass es zur Beobachtung in den Babysaal müsse, ist im Allgemeinen nicht stichhaltig, denn die Mutter wird ihr Kind in der Regel viel besser beobachten als eine Nachtschwester.

Andererseits sollte es trotzdem möglich sein, das Kind zum Beispiel bei großer Erschöpfung zeitweise doch und spontan nachts abgeben zu können. Viele Mütter sind tatsächlich sehr froh, wenn sie es in den ersten Nächten nicht bei sich haben (müssen), um sich so besser und schneller zu erholen. Diese Vorteile der Kliniksituation nicht zu nutzen, wäre dann auch wieder ungeschickt. Eine Schwester, die daraufhin schnippische Bemerkungen macht, verfehlt ihren Beruf, und das sollte eine selbstbewusste Mutter ruhig deutlich machen.

Dass Rooming-in erst als neueste Erfindung aus den USA zu uns kommen musste, obwohl es doch über Jahrtausende das Natürlichste von der Welt war, ist an sich ein Witz. Heute machen erst 5 Prozent der Mütter davon umfassend Gebrauch; viele Mütter geben ihr Baby nachts doch noch ab. Die Gründe sind vielfältig. Einerseits gibt es immer noch viele Kinderschwestern, die um ihre Existenzberechtigung und gegen Rooming-in kämpfen, andererseits wird die Mutter-Kind-Beziehung offenbar in unserer Zeit schwächer. Wenn weit über 90 Prozent der Frauen nachts ihr Kind abgeben, weil sie ihre Ruhe wollen, mag das ein Beleg dafür sein.

Es ist bekannt, dass Frauen in den ersten vier Tagen, wohl auch durch die immensen Einbrüche im Hormonhaushalt, noch wenig Beziehung zum Kind haben. Diese muss sich von ihrer Seite erst entwickeln, wenn sich der innere Ausnahmezustand normalisiert hat. Das Kind dagegen erkennt bereits im Mutterleib die Stimme seiner Mutter, wie holländische Studien belegen, und es scheint schon deutlich auf sie fixiert zu sein – so weit die schulmedizinischen Erkenntnisse. Aus dem Erfahrungsschatz der Reinkarnationstherapie ist die enge Bindung des Kindes an seine Mutter bereits im Mutterleib längst bekannt und unzählige Male bestätigt.

Der Biologe Vitus Dröscher geht davon aus, dass der Mutterinstinkt zwar vorhanden ist, die Mutterliebe sich aber erst entwickeln muss und dieses vor allem in den ersten Tagen geschehen könne. Umso wichtiger ist es, dass Ärztinnen aufhören, Hygienefragen über die Mutter-Kind-Beziehung zu stellen, denn absolute Keimfreiheit um jeden Preis erstickt oft auch den Keim der Liebe!

Eine Erfahrung, die all das indirekt bestätigt, kommt aus dem Adoptionsbereich. Mütter, die ihr Kind zur Adoption freigeben wollen, müssen sich deshalb gleich nach der Geburt von ihm trennen, um eine Chance zu haben, seelisch darüber hinweg zu kommen. Die ersten Tage sind also von entscheidender Wichtigkeit für die Beziehung der Mutter zu ihrem Kind. Dröscher geht davon aus, dass Brutkastenkinder später nicht nur viel häufiger von ihren Eltern misshandelt werden, sondern dass sie sich oft ein Leben lang schwer tun, jemanden zu finden, der sie von ganzem Herzen liebt. Offenbar geht ihnen die anfängliche Erfahrung, abgeschoben zu sein, so in Fleisch und Blut über, dass sie davon nicht mehr loskommen. Wichtig ist, sich bei all dem klarzumachen, dass es hier keinesfalls um Schuldzuweisungen gehen kann, denn die Eltern hatten ja oftmals in dieser Situation gar keine Wahl. Hier liegt auch der Ansatz mutiger Kinderärztinnen wie Dr. Marina Marcovich, die selbst bei intensivmedizinischen Behandlungen die Mutter mit einbeziehen.

Früher musste sich fast jede Mutter schon von allem Anfang an um ihr Kind kümmern; in modernen Zeiten wurde dieser Zwang zunehmend schwächer. Die Mutterliebe sei beim Menschen durch den Intellekt verwirrt, meint Dröscher. Kinder, die nicht von Beginn an genug Liebe erfahren, neigen dazu, sich selbst weniger zu lieben, und finden deshalb auch schwerer jemanden, der sie vorbehaltlos liebt. Was wiederum dazu führt, dass auch sie nicht wirklich lieben können. Das Ergebnis dürfte unsere eher lieblose Zeit widerspiegeln.

Das Wochenbett

Die Zeit des Wochenbettes dauert sechs bis acht Wochen und entspricht der Zeit des Wochenflusses. Die ersten sechs bis vierzehn Tage nach der Geburt blutet die Gebärmutter normalerweise ständig, danach immer wieder einmal, auch unter Abgang von gestocktem Blut. Wenn danach noch immer Blutungen auftreten, wäre die Gynäkologin zu befragen, da sich – in seltenen Fällen – ein kleiner Teil der Plazenta in der Gebärmutter festsetzen kann.

In dieser ersten Zeit lässt sich auch im idealen Fall nicht allen gängigen Klischees von der glücklichen Mutter mit ihrem glücklichen Kind gerecht werden. Die Geburt ist sicher der oder jedenfalls ein Höhepunkt im Leben, und danach ein gesundes Kind in den Armen zu halten ist ein Gefühl wie im Paradies. Auf einem Höhepunkt kann aber niemand auf Dauer stehen bleiben – wie eben auch nicht im Paradies. Insofern ist der Abstieg in die Niederungen des normalen Lebens etwas ganz Normales und keinesfalls Krankhaftes, er kann aber trotzdem sehr desillusionierend sein.

Für die meisten Mütter hat die Rückkehr mit ihrem Kind in die Realität des Alltags etwas sehr Erdendes und oft Ernüchterndes. Unter Umständen fehlt ihr jetzt definitiv etwas. Ihr eben noch runder, voller Bauch ist leer. Das Bild von der strahlenden Mutter vor all den nun anstehenden Besucherinnen zu bewahren kann mühsam werden und sollte unnötig sein. Es wäre gut, wenn die Mutter genug Selbstvertrauen hätte, jetzt jene Besucherinnen, in deren Gegenwart sie nicht sie selbst sein kann und die sie erschöpfen, auszuladen oder jedenfalls auf später zu vertrösten.

Vor allem benötigen nun die drei Hauptpersonen und gegebenenfalls die älteren Geschwister viel Zeit füreinander. Nicht nur das Neugeborene erwartet Zuwendung, sondern auch die Mutter – und auch die Geschwister, die merken müssen, wie wichtig auch sie im neuen Lebensabschnitt sind. Manchmal braucht auch der Vater nun Zuwendung, aber ideal wäre natürlich, wenn er jetzt ganz für die Familie da sein könnte und sich einen ganzen Monat freigenommen hätte. Im Übrigen könnte auch die Groß(e)mutter in solchen Zeiten ihrem alten Namen und Anspruch gerecht werden.

Das mütterliche Körpergefühl ändert sich nun spürbar. Was sich hormonell langsam aufgebaut hat, bildet sich ziemlich rasch zurück, besonders schnell natürlich bei Müttern, die nicht stillen. Je sanfter der Übergang, desto leichter wird er. Die stillende Mutter bewahrt zum Beispiel äußerlich oft noch eine rundlichere Körperform und bleibt so auch für alle sichtbar der Schwangerschaft näher.

Durch das Stillen bilden sich allerdings die durch die Schwangerschaft verursachten Veränderungen im Unterleib schneller zurück, und so muss sie es mit etwaiger Wochenbettgymnastik nicht übertreiben. Vielen Müttern ist jetzt sowieso weniger danach, Gymnastik oder gar Sport zu treiben. Gut wäre es, wenn sie genug Selbstvertrauen hat, dieses rundere Körper- und Lebensgefühl noch einige Zeit stillend zu bewahren. Und will sie denn überhaupt wieder dem ehrgeizigen Ideal des gertenschlanken Mädchens nacheifern? Für manche Mütter ist dieses Thema mit der Geburt abgeschlossen, und manche Partner genießen das auch sehr. Wenn Männer darunter leiden, brauchen sie *Entwicklungshilfe* in Form von Psychotherapie, um doch noch erwachsen zu werden. Ein Mann, der auf magersüchtige »Figuren« steht, ist entwicklungsmäßig mit wesentlichen Teilen seiner Seele vor der Pubertät stehen geblieben. Er sucht ein Mädchen; nach der Geburt hat er aber meist eine Frau an seiner Seite.

Das Hochgefühl der Schwangerschaft und die damit oft einhergehende Stärke weichen bei der jungen Mutter allmählich ganz anderen Erfahrungen. Wenn sich eine enorme (An-)Spannung vor der Geburt aufgebaut hat, wird die Mutter danach von diesem Berg in ein oft tiefes Tal sinken und manchmal auch stürzen. Sie mag sich an Leib und Seele wund und sehr verletzlich fühlen. Dass dann Tränen fließen, ist normal und kein Anzeichen einer Depression. Tränen reinigen die Seele, waschen die Augen als deren Fenster und helfen loszulassen, was vorbei ist. So kann der Stau an Spannungen, Emotionen und Gefühlen abfließen. Tränen kann ein Partner trocknen, aber er sollte sie nicht stillen, sondern fließen lassen. Dass wir heute keine Träne mehr sehen können, ohne sofort aktiv einzuschreiten, ist Zeichen einer Zeit, die allen Gefühlen die Spitze nimmt. Im Wochenbett geht es weniger um eine perfekte »Performance«, sondern darum, anzukommen. Dabei kann es helfen, die Schleusen zu öffnen.

So richtig loslassen, das gelingt natürlich nur, wenn Hilfe vorhanden ist. Diese wäre am besten schon vorher zu organisieren. Natürlich mag das Geld kosten, aber es wäre gut, gerade auf dieser Ebene nicht zu sparen. Wo sparen nötig ist, gäbe es gute Gelegenheiten zum Beispiel bei der Babyausstattung und der Kinderzimmereinrichtung. Es ist aber typisch, dass wir bei den materiellen Dingen weniger sparen als bei den seelischen, und das ist traurig für Mutter und Kind. Kaum irgendwo anders in der

Welt sind die Kinderzimmer so perfekt ausgestattet wie bei uns. Wir sind aber andererseits sicher nicht die kinderfreundlichste Gesellschaft. Der Verdacht liegt nahe, dass hier kompensiert wird.

Oft kommen bei der Mutter zu aller Umstellung noch eine erhebliche und nun nicht mehr kompensierbare Erschöpfung und tiefe Müdigkeit hinzu, die das Gefühl vermitteln können, das alles nicht zu schaffen. Es wäre sehr gut für die Zukunft der ganzen Familie, wenn die Mutter diese Empfindungen nicht zugunsten guten Funktionierens unterdrücken müsste.

Plötzlich schmerzt dann auch noch die Dammnaht entgegen allen Erwartungen, die Brüste spannen, und das Stillen ist anfangs oft gar nicht so einfach wie gedacht und jedenfalls durchaus nicht immer ein orgastischer Hochgenuss. Dazu kommt die Verdauung nur mühsam wieder in Gang, und das Kind schreit, ohne dass *sie* immer gleich weiß, warum. Wenn dann noch Probleme mit einem unerwartet reagierenden Partner oder Auseinandersetzungen mit der Klinikorganisation hinzukommen, sind die Weichen in jenes Gefühlstief gestellt, das unter Namen wie Babyblues*, postnatale (nachgeburtliche) oder Wochenbettdepression bekannt ist. Gut zwei Drittel aller jungen Mütter fallen in solch ein Gefühlsloch, das nachweislich auch eine hormonelle Dimension hat. Gefühlsmäßig fehlt ihr jetzt leicht etwas, und die Hormone spiegeln diese Situation wider.

Für den Partner mag es nicht leicht sein, ihr jetzt gerecht zu werden, und oft wird sie auch nicht sehr gerecht zu ihm sein. Wenn sich so viele Spannungen entladen, kommen gern noch ganz andere alte und letztlich aufgestaute Probleme hoch. Sie ist bei einer normalen Geburt meist auch seelisch in das Muttersein eingeweiht worden, er hingegen hat – selbst wenn er dabei war – kein auch nur annähernd vergleichbares Ritual durchlebt. Sie sieht ihn jetzt aber vielleicht nur unter dem Aspekt, ob er ein guter Vater ist, ob er seelisch erwachsen ist oder nicht und ob er sich den Aufgaben gewachsen fühlt. Fast jede Frau erwartet das alles jetzt einfach von *ihm*.

Auf allein erziehende Mütter kommt aber erst recht eine harte Zeit zu, die am besten durch gute Beziehungen zu den Frauen der eigenen Familie oder zu engen Freundinnen aufgefangen wird. Das Wochenbett wäre eine ideale Gelegenheit, das Band zur eigenen Mutter wieder zu vertiefen und dieser so die Chance zu geben, Groß(e)mutter zu werden. Vieles ist an ihr nun auch leichter zu verstehen und anzunehmen – jetzt da die Tochter selbst Mutter geworden ist und die eigene Erfahrung des Kinderbekommens im Rücken hat.

Die gynäkologischen Veränderungen im Wochenbett sind dagegen meist leicht zu meistern. Eine Wärmflasche im Kreuz kann starke Nachwehen angenehm erleichtern. Zwischen der 8. und 10. Woche nach der Geburt können nochmals Blutungen auftreten, die meist noch nichts mit der Periode zu tun haben, sondern als Reinigung der Gebärmutter zu verstehen sind. Deren Regeneration ist damit weitgehend abgeschlossen, und die erste Schleimhaut wird häufig im Rahmen dieser Blutung ausgeschieden.

Venenprobleme[24], die sich jetzt nochmals verstärkt melden, bevor sie in der Regel wieder besser werden, sind mit möglichst häufigem Hochlagern der Beine zu therapieren. Das Hochlegen der Füße wäre in dieser Zeit auch in übertragener Hinsicht eine gute Idee, sofern das Umfeld das trägt und zulässt.

Natürliche Hilfsmittel nach der Geburt

Bachblüten-Mittel

- *Star of Bethlehem*: ein paar Tropfen in ein Gläschen Wasser geben und die Mischung in beide Armbeugen des Kindes tupfen; hilft gegen den Geburtsschock.

Homöopathische Mittel

Für die Mutter

- *Arnica C 200*: eine Gabe (5 Globuli) an zwei aufeinander folgenden Tagen; lässt die Geburtswunde, das Geburtstrauma schneller heilen.

Für das Baby

- *Arnica C 200*: 1 Globuli auf der Zunge zergehen lassen; heilt das Geburtstrauma und löst eventuell entstandene Hämatome (»Storchenbisse«) schneller auf.

Rezepte für das Wochenbett

- *Arnica C 30*: einmal täglich eine Gabe (3 Globuli); kann bei starken Blutungen sowohl im Zusammenhang mit dem Abgang der Nachgeburt als auch bei der späteren Reinigungsblutung lindern; hilft außerdem bei den Beschwerden nach Dammverletzungen, bei wunden Brustwarzen und überhaupt allen Gewebeverletzungen.
- *Mit Honig gesüßter Schafgarbetee* wird zusätzlich von erfahrenen Hebammen empfohlen.

Die Hebamme Ilona Schwägerl rät zu Folgendem:

- *Nachwehentee*: Schafgarbe, Melisse und Hopfen zu gleichen Teilen für einen Teeaufguss mischen; den Tee mit Honig süßen.
- *Topfenwickel* für Wundschmerzen im Dammbereich: 5 Esslöffel Eichenrindenextrakt in 250 g Magerquark mischen und kühl stellen. Etwas davon auf die Binde geben und eine Stunde einwirken lassen, während *sie* sich in aller Ruhe zurückzieht. Dieser Wickel ist auch ideal für eine entzündete Brust.

Die kindliche Ernährung

Frühkindliche Mahlzeiten

Die erste Mahlzeit besteht im Idealfall direkt nach der Geburt an der mütterlichen Brust aus der Vormilch, dem Kolostrum. Sie ist eine Art leichte Variante der Muttermilch, die die kindliche Verdauung anschiebt, aber nicht überfordert. Die Vormilch ist der Einstieg in das Stillen.

Bei einem reifen Kind reicht es in der Regel, die Unterlippe leicht mit der Brustknospe anzutippen, schon wird der angeborene Saugreflex für die typischen fordernden Mundbewegungen sorgen, die manchen Müttern durch und durch gehen und tiefe Glücksgefühle auslösen. Das kann, muss aber natürlich nicht so sein.

Die Milchproduktion regelt sich mit der Nachfrage. Je stärker und öfter das Kind saugt, desto mehr Milch fließt und desto mehr wird auch nachgebildet. Entspannung auf Seiten der Mutter kann den Milchfluss ebenfalls sehr fördern. Am besten sitzt die Mutter dabei bequem oder liegt auf der Seite, um ihren Beckenboden zu entlasten. Das Liegen ist besonders empfehlenswert, wenn das Kind zu den stillen Genießerinnen gehört und nicht zu den Schnelltrinkerinnen. Jedenfalls gibt es hier wie auch später im Leben keine Norm für die Dauer des Stillens. Bei sommerlicher Hitze trinken die meisten Babys zum Beispiel aus verständlichen Gründen öfter und dafür kürzer.

Es empfiehlt sich, vor einem Wechsel der Seite immer eine Brust erst ganz leer trinken zu lassen, da zuerst dünnere Milch für den Durst und erst später die dickere und sättigendere Milch fließt. Wenn die Brust übervoll ist, kann das Kind sie manchmal schlecht »packen«. Es empfiehlt es sich dann, ein paar Tropfen Milch mit den Fingern herauszudrücken und das kindliche Engagement so zu beflügeln. Wenn Baby an der Brust einschläft, kann ein vorsichtig seitlich in den Mund geschobener Finger für Befreiung sorgen.

Um die Qualität der Muttermilch braucht *frau* sich bei normaler gesunder Ernährung nicht zu sorgen; es gibt keine minderwertige Muttermilch. Die stillende Frau sollte sich genauso gut ernähren wie in der Schwangerschaft, vielleicht ein bisschen (etwa 500 Kalorien pro Tag) mehr. Reichliches Trinken ist besonders wichtig, und hier wäre zuerst an gutes Wasser zu denken.[25] Darüber hinaus muss jede Mutter herausfinden, was ihrem Kind bekommt. Häufig verursachen Zwiebeln, Knoblauch oder auch Nüsse und Kohl in ihrer Nahrung beim Kind Blähungen; Essig und alle Zitrusfrüchte wie zum Beispiel Orangen können einen wunden Po begünstigen; Kuhmilch kann beim Kind zu Bauchkrämpfen führen, wenn die Mutter sie nicht verträgt, ohne es zu ahnen.

Vegetarierinnen können ohne weiteres weiterhin auf Fleisch verzichten, wie es die indische Kultur seit einigen Jahrtausenden beweist. Allerdings müssen Vegetarierinnen dafür sorgen, genügend Eiweiß aus pflanzlichen Quellen zu sich zu nehmen. Hinter etwaigen Einwänden von gynäkologischer Seite stecken lediglich Vorurteile. Am besten wäre es jetzt, ganz der eigenen inneren Stimme zu vertrauen und ihr zu folgen – selbst wenn sie nun bei Vegetarierinnen zu Fleisch oder Fisch raten sollte.

Die Färbung der Muttermilch erlaubt keine verlässlichen Rückschlüsse auf die Qualität. Beim Stillen muss sich die Mutter auf keine bestimmte zusätzliche Diät für ihr Kind einstellen, denn ein Brustkind braucht nichts außer der Muttermilch, und für deren beste Zusammensetzung sorgt die körpereigene Intelligenz. Muttermilch ist immer frisch, keimfrei, wohl temperiert und von bestem Geschmack. Insofern macht Stillen die Mutter nicht abhängig, sondern im Gegenteil frei, denn sie kann ohne Proviantkoffer überall mit dem Kind hingehen.

Brustpflege

Die besten Pflegemittel für die Brust sind Wasser, Wärme, ein bis zwei Minuten direkte Sonneneinstrahlung, Luft und die Muttermilch selbst. Alle (sowieso überflüssigen) Desinfektionsmittel, aber auch Alkohol und Seife trocknen die sehr zarte Haut nur aus.

- Einige Tropfen *Mönchspfeffer* können bei Brustentzündungen helfen.

- Die letzten Tropfen *Muttermilch* über die Brustwarzen verstreichen und an der Luft trocknen lassen.
- Die Brust mit *Speichel* befeuchten und an der Luft trocknen lassen.
- Mit *Colostral-Emulsion* (hergestellt aus der Vormilch von Kühen) Brust und Brustwarzen eincremen.
- *Arnica C 200*: 3 Tropfen in 10 ml Branntwein lösen und damit nach jedem Stillen die Brustwarzen betupfen und sie an der Luft trocknen lassen; hilft zur Abhärtung von schmerzempfindlichen Brustwarzen.

Hilfen zur Milchbildung

- Haferschleim (möglichst warm zu sich nehmen)
- Weleda Milchbildungstee
- Weleda Milchbildungsöl
- Sonnenbaden: Die Brust maximal ein bis zwei Minuten in die Sonne halten. Die Brustwarze darf auf keinen Fall einen Sonnenbrand bekommen! Wie so oft ist auch in diesem Fall weniger mehr.
- Viel trinken
- Milchbildungskugeln nach Ravi und Carola Roy:
  250 g Weizen
  150 g Gerste
  100 g Hafer
  1 Hand voll gehackte Cashewnüsse
  150 g Butter
  150 g Muscovadozucker

Das Getreide fein mahlen und mit den Cashewnüssen in einem Topf anrösten, bis es leicht braun wird und stark duftet. Dann die Butter hinzugeben und rühren, bis sie ganz geschmolzen ist. Schließlich den Zucker hinzufügen und nach 10 bis 15 Sekunden den Topf vom Feuer nehmen. Etwas Wasser hinzugeben (2 bis 3 Esslöffel) und die noch weiche Masse zu Kugeln mit einem Durchmesser von 2 bis 3 cm formen.

Pro Tag dürfen nicht mehr als drei dieser Kugeln gegessen werden.

(*Quelle*: Ravi und Carola Roy, *Selbstheilung durch Homöopathie*)

Stillen und Füttern

Unter Abwägung aller Aspekte ist das Stillen in allen Punkten allen Alternativen deutlich überlegen: Das Neugeborene bekommt seine Abwehr weiter über die mütterlichen Antikörper und bleibt daher auf diesem Weg gesünder. Brustkinder sind nachweislich deutlich weniger von Infektionen geplagt. Die Versorgung mit den notwendigen Spurenelementen, Vitaminen und Nährstoffen ist mit keiner Alternative auch nur annähernd so gut gewährleistet.

In seelischer Hinsicht ist Stillen erst recht ohne Alternative. Die Schwierigkeit liegt nur in der Kombination mit den modernen Lebens- und Arbeitsformen. Langes Stillen ist – wie wir an den archaischen Gesellschaften erleben – vor allem vorteilhaft. Lediglich sollte nach dem ersten Dreivierteljahr allmählich zugefüttert werden. Schwierigkeiten für das Kind wird es eher bei sehr kurzfristigem Abstillen geben.

Zum Glück stillen heute wieder 60 bis 70 Prozent der Mütter. Die übrigen lassen sich von in der Regel überwindbaren Schwierigkeiten abhalten oder überschätzen – zumeist unbewusst – kosmetische Gründe oder verlangen einfach Bequemlichkeit. Das in der modernen Gesellschaft vorherrschende Brustideal, das eine eher mädchenhafte Brust in allen Lebensaltern bevorzugt, legt es nahe, die Brust aus dem Spiel (des Lebens) herauszuhalten. Archaische Gesellschaften mit ihren ganz anders gearteten Vorlieben zeigen immerhin, dass ihre Mitglieder seelisch erwachsener reagieren. Hier gilt die Brust, der man ansieht, dass sie ihre Aufgaben erfüllt und gelebt hat, als Schönheitsideal. Die Zwänge des modernen Berufs- und Karrierelebens sind weitere Gründe, die längeres Stillen scheinbar verhindern.

Den medizinisch-psychologischen Gründen, die das Stillen verhindern können, werden wir uns im zweiten Teil zuwenden, wobei sie überwindbar sind. Letztlich gelingt es jeder Frau zu stillen, die das wirklich aus der Tiefe ihrer Seele heraus wünscht. Das geht sogar so weit, dass Adoptivmütter, die sich innerlich völlig auf ihr Kind einstellen, manchmal in der Lage sind zu stillen, obwohl sie gar keine Schwangerschaft hinter sich haben.

Das Zufüttern schon zu Anfang ist eine ziemlich sichere Methode, das Stillen zu stören, und sollte deshalb unterlassen werden, auch wenn die Werbung aus nur zu verständlichen Gründen gern und frühzeitig anderes suggeriert. Die Mutter braucht sich eigentlich nur um ihre eigene Ernährung zu sorgen. Ist diese gut und der Situation angemessen, kann sie davon ausgehen, dass auch ihr Kind optimal versorgt wird.

Ob das Baby genug bekommen hat, zeigt sich am einfachsten an seiner wohligen Zufriedenheit nach dem Stillen. Ängstliche Mütter könnten sich aber auch durch die nassen Windeln davon überzeugen, dass, wo so viel herauskommt, auch einiges hineingegangen sein muss. Normalerweise macht ein Kind die Windeln sechs- bis achtmal pro 24 Stunden nass. Außerdem lässt sich durch Ausdrücken der Brust mit den Händen leicht feststellen, ob wirklich Milch kommt. Ein weiteres Zeichen ist das Aufstoßen, das »Bäuerchen« des Kindes.

Den Ernährungsfortschritt durch ständige Wiegerituale vor und nach dem Stillen zu kontrollieren verunsichert im Allgemeinen nur und macht Mutter und Kind leicht ein bisschen nervös. Einmal Wiegen pro Woche reicht, und dabei sollte sich eine Zunahme von 120 bis 200 g ergeben. Nur wenn ein Kind in den ersten beiden Wochen mehr als 10 Prozent seines Geburtsgewichtes verliert oder dieses nach drei Wochen nicht wieder erreicht hat, ist es notwendig, eine Kinderärztin zu befragen.

Beim Stillen und seinen Problemen ist im Wesentlichen daran zu denken, dass das Stillen ein durch und durch natürlicher Akt ist und schon seit Millionen Jahren bestens funktioniert. Das Überleben der Menschheit beweist, dass das Stillen sinnvoll und nützlich ist, und alle anderen Säugetiere demonstrieren es in natürlicher Selbstverständlichkeit. Trotzdem gibt es über das Stillen selbst unter Krankenschwestern und Ärztinnen die eigentümlichsten Ansichten. Insofern wäre es gut, sich an Mütter als Beraterinnen zu halten, die selbst gestillt haben, oder bei Schwierigkeiten eine Stillberaterin oder eine erfahrene Hebamme hinzuzuziehen.

Dass wir die natürlichste Sache der Welt so kompliziert haben, ist typisch für uns. Aber viele einfache Tipps (zum Beispiel der Stillberaterin) können den Weg zurück zum Stillen und damit zu wundervollen und natürlichen Momenten für Mutter und Kind ebnen.

Stillen oder Flasche? Für das Kind würde es vor allem die Entscheidung zwischen dem Duft der eigenen Mutter und ihrer Wärme und dem Geruch eines kühlen Gummischnullers bedeuten. Es ist auch nicht notwendig, die Brust auf das Stillen vorzubereiten, das macht der Organismus von selbst. Wichtig wäre, dass sich die Mutter innerlich darauf einstellt, bald ihr Kind zu stillen. Wenn sie möchte, kann sie noch vor der Geburt beginnen, mit den Fingern sanft ihre Brustwarzen zu massieren.

Es gibt so viele Gründe für das Stillen, dass es hier den Rahmen sprengen würde, sie alle aufzuzählen – sie reichen für die Mutter von der optimalen Gebärmutterrückbildung bis zu echter Brustkrebsvorbeugung.[26] Für das Kind ist erwiesen, dass es dadurch gesünder, zufriedener und sogar intelligenter wird, da das Gehirn durch das erzwungenermaßen viel stärkere Saugen an der Brust besser durchblutet und so mit mehr Sauerstoff versorgt wird. Der Infektionsschutz bei Kindern, die über ein halbes Jahr lang gestillt wurden, lässt sich bis ins Schulalter nachweisen. Die kindliche Zahn- und Gebissentwicklung bis hin zur Zahnstellung wird gefördert; Kieferanomalien treten nachgewiesenermaßen seltener auf.

Und trotzdem sind das noch nicht die wichtigsten Argumente für das Stillen, denn die seelischen Vorteile für Mutter und Kind lassen sich nur erfühlen und nicht beschreiben. All die noch kursierenden Vorurteile gegen das Stillen gehen auf die dunkle jüngste Vergangenheit der Medizin zurück und sind darüber hinaus eine typische (Miss-)Geburt des Patriarchats.

Bei der Frequenz des Stillens sind in der Vergangenheit verschiedene Anschauungen hart aufeinander geprallt. Früher, in den grundsätzlich strengeren Zeiten wurde das Baby alle vier Stunden angelegt, egal ob es wollte oder nicht oder ob es zwischendurch schrie. Selbst wenn es schlief, wurde es zum Stillen geweckt. Eine starre Ordnung und der Stundenplan gingen über alles. Dieses rigide System entsprach einer rigiden Zeit. Heute sind wir im anderen Extrem angekommen: beim so genannten Stillen nach Bedarf. Das führt nun häufig dazu, dass das Kind bei jedem Maunzer sogleich die Brust in den Mund bekommt. Nicht jede Äußerung eines Menschen zielt aber auf Hunger. Vielleicht wollte das Kleine in diesem Fall nur eine gewisse Ansprache oder seine eigene Stimme ausprobieren. Wenn jede Reaktion gleich mit Fütterung beantwortet wird, entwickelt sich hier schon sehr früh ein sehr eigenartiges Muster und Essverhalten, das später nicht selten *gewichtige* Probleme machen kann.

Jedes Kind hat seinen eigenen Trinkrhythmus, der in eine natürliche Beziehung zum Essen mündet. Sklavisch eingehaltene

Stillzeiten und -mengen führen nur dazu, dass das Kind die frühe Botschaft erhält, Essen und Hunger hätten wenig miteinander zu tun. Mit dem daraus erwachsenden Dilemma schlagen sich viele dann ein Leben lang herum.

Ganz abgesehen davon ist es für niemanden gesund, andauernd zu essen; es bekommt weder Erwachsenen noch Säuglingen. Der Psychoanalytiker René Spitz konnte bei Kindern, die von ihrer Mutter im Gefängnis geboren und dort nach strengen Regeln in einem Intervall von vier Stunden gestillt wurden, deutlich weniger Dreimonatskoliken* feststellen als bei Kindern, deren Mütter in Freiheit sich auch jede Freiheit bezüglich des Stillens nahmen. Rein funktional gedacht sind Kolikprobleme vorhersehbar und verständlich, wenn Milch jedes Verdauungsstadiums in jedem Moment wieder mit Milch anderer Verdauungsstadien vermischt wird. So entsteht ein großes Durcheinander, das dann sogar wochen-, ja monatelang andauern kann. Der Verdauungstrakt muss sich erst an seine neue Rolle gewöhnen, und das sollte ihm nicht übertrieben schwer gemacht werden. Die Dreimonatskolik kann durch eine gewisse Ordnung im Verdauungssystem deutlich gebessert werden (siehe auch praktische Tipps und Hinweise auf homöopathische Mittel ab Seite 441 ff.).

Den Rhythmus finden

Wie so oft liegt die Lösung in der Mitte, und jede Mutter könnte ihren eigenen Rhythmus im Zusammenspiel mit ihrem Kind finden. Die alte strenge und eigentlich sture Methode übersah die Rechte der Seele, und die neue vergewaltigt die Bedürfnisse des Körpers. Die Mitte ist nicht so schwer zu erspüren. Man reißt schließlich auch keinen Erwachsenen nur zum Essen aus dem Schlaf; bei Kindern sollte das ebenfalls nicht geschehen.

Bevor ein Kind gestillt wird, ist immer zu klären, ob es überhaupt Hunger hat, sonst entsteht ein auch für spätere Zeiten gefährlicher Teufelskreis. Kein Mensch sollte zum Essen überredet oder gar genötigt werden. Der relativ wehrlose Säugling leidet aufgrund seiner Hilflosigkeit noch viel schlimmer als ein Erwachsener, wenn er durch wohl meinende, übereifrige Menschen nicht mehr selbst bestimmen darf, wie viel Hunger er hat und was er zu sich nimmt.

Wenn Mütter zur jederzeit zur Verfügung stehenden Milch-quelle werden, laufen sie nicht nur Gefahr, die kindliche Ver-dauung überzustrapazieren, auch die eigene Gesundheit ist ten-denziell bedroht. Wenn sie nämlich nicht mehr am Stück zum Schlafen kommen, werden Traumphasen ausfallen, die jeweils eine Stunde Vorlauf an tiefem Schlaf brauchen. Träume sind aber – wie beschrieben – lebenswichtig zur Verarbeitung seelischer In-halte. Tatsächlich können solcherart extrem oft stillende Mütter auf diesem Weg bis in Halluzinationen geraten. Sie fangen dann an, ihre inneren Bilder mit offenen Augen zu sehen. In diesem Fall sollte man nicht unbedingt gleich die Psychiaterin, sondern lieber erst einmal die möglicherweise zu Verfügung stehende Großmutter oder den Partner einschalten, die dafür sorgen, dass die Mutter wieder einige Stunden lang ungestört schlafen kann. Die Psychiaterin spricht in solchen Situationen schnell von der Still- oder Wochenbettpsychose* und verordnet in der Regel schwere Psychopharmaka, die das Stillen dann beenden, weil die Mittel einfach zu giftig sind und über die Milch auch das Kind er-reichen. Die Oma oder der Partner könnte jedoch mit ungesüß-tem Tee aus einer Flasche mit winzigem Saugloch – und unter großem Einsatz – dafür sorgen, dass das Kind sich wenigstens nachts an längere Phasen ohne Milch gewöhnt. Der geringe Durchmesser des Sauglochs dient dazu, das Kind nicht zu (saug-) faul werden zu lassen.

Zuwendung und Liebe

Ein Kind kann nicht zu viel Liebe und Zuwendung bekommen, sofern es sich dabei nicht um Kompensation handelt. Denn falls das Kind auch noch die Liebe abbekommt, die eigentlich auf einen Partner zielt, wird der Grundstein für neurotische Ent-wicklungen gelegt.

Auf der Archetypen- oder Urprinzipienebene ist der Unterschied sehr klar. Kinder brauchen die Liebe und Zuwendung, die dem Mondprinzip entspringt: die mütterliche Liebe. Die dem Venus-prinzip verpflichtete Liebe müsste sich andere Wege und vor allem andere Ziele, wie eben einen Partner, suchen. Das wird naturge-mäß bei allein stehenden Müttern leicht zum Problem. Der schon von Freud beschriebene Ödipuskonflikt kann dann auch schon bald nach der Geburt erste Wurzeln entwickeln. Allerdings sollten wir dieses Thema weder im freudschen Sinn übertreiben, noch es ganz unterschätzen. Wieder wäre es das Vorbild der ursprünglichen archaischen Gemeinschaften, das zu strikte Haltungen relativieren könnte.

Eine Mutter sollte sich immer darüber bewusst sein, wie sehr sie ihr Kind (miss-)braucht, wenn sie mit seiner Hilfe eigene Einsamkeitsgefühle *stillt*. Unbewusst spürt ein Kind schon sehr früh, wie sehr es für das Glück der Mutter verantwortlich ist, und wird das irgendwann als Last erleben. Solch ein Anspruch der Mutter an das Kind wird dessen Selbstständigwerden erschweren, denn dazu muss es sich ja aus der Symbiose hinausentwickeln, die andererseits der bedürftigen Mutter erlaubt, ihre Einsamkeit zu kompensieren.

Nicht gestillte Kinder brauchen noch mehr Zuwendung, die sie aber gut über Massagen[27] und alle möglichen Formen des häufigen Hautkontaktes bekommen können. Das Kind möglichst viel auf den Arm zu nehmen und durch Berührungen und Zärtlichkeit zu »verwöhnen« wäre nun besonders wichtig. Eine Mutter, die nicht stillen kann oder will, sollte sich vor etwaigen Schuldgefühlen hüten, und lieber zu ihren Gründen stehen. So wie Gynäkologinnen zwei Jahrzehnte lang stillenden Müttern ein schlechtes Gewissen einredeten, machen es einige jetzt auch manchmal schon umgekehrt – wahrscheinlich, um diese Fehler der Vergangenheit zu kompensieren.

Es geht im Leben nicht darum, immer die objektiv beste Lösung zu finden. Es geht darum, die eigene auf dem eigenen Weg zu verwirklichen. Tatsächlich wäre es – wie spirituelle Traditionen immer wieder betonen – sogar besser, die eigenen Fehler zu machen, als die fremden Tugenden zu leben. Und trotz aller gewichtigen Gründe für das Stillen muss eine Mutter nicht stillen, um eine gute Mutter zu sein. Stillen ohne inneren Antrieb und ohne Beziehung dazu stört die Harmonie zwischen Mutter und Kind mehr, als es sie fördern könnte, und vor allem ist es ja auch möglich, ein Kind liebevoll mit einer Flasche zu ernähren.

Entgegen immer wieder geäußerten Meinungen besteht während der Stillzeit keine sichere natürliche Empfängnisverhütung, wobei die Hormonsituation während des Stillens aber so verändert ist, dass sie die Fruchtbarkeit deutlich einschränkt. Wenn eine Mutter voll stillt, hat sie eine Eisprungwahrscheinlichkeit zwischen 1 und 5 Prozent.

Zu bedenken ist auch, dass eine Schwangerschaft theoretisch schon vor der ersten Periodenblutung entstehen kann, da der Eisprung zeitlich vor der Blutung liegt.

Von den üblichen Verhütungsmitteln ist in der Zeit des Stillens lediglich die Antibabypille wegen ihrer hormonellen Wirkungen ungeeignet.

Das Abstillen

Stillen ist das klassische Beispiel für eine Partnerschaft. Es kann nur so lange gut gehen, wie beide Seiten Interesse daran haben. Wenn eine von beiden Seiten nicht mehr will, muss die andere diese Entscheidung notgedrungen (be-)achten. Feste Regeln für die Länge der Stillzeit kann es also nicht geben. Im Augenblick tendiert die Schulmedizin zu der Empfehlung von einem halben Jahr Stillen. Mit Sicherheit wird man aber langsam herausfinden, dass die Natur und die ihr noch verbundenen Völker auch hier mehr Vorbildcharakter haben, als wir es uns jetzt noch eingestehen. Wir werden in Zukunft zunehmend bestätigt finden, dass längeres Stillen keinesfalls schädlich, sondern sogar günstig ist. Bei behinderten Kindern wird es zum Teil jetzt schon empfohlen, und die Ergebnisse sind sehr ermutigend.

Ab sechs Monaten könnte ein Kind gut auf festere Babykost umgestellt werden, ab neun Monaten ist es zu empfehlen. Allerdings zeigen uns archaische Gesellschaften, dass es auch ganz anders gehen kann. Ob man mit sanftem Nachdruck zur festeren Babykost übergeht oder das Kind an der Brust trinken lässt, bis es von sich aus nicht mehr mag, hängt von vielen Punkten wie zum Beispiel der Lebens- und Arbeitssituation der Mutter ab.

Nach neun Monaten scheint sich der Geschmack der Milch

oder der des Kindes zu verändern, sodass um diese Zeit viele Stillkinder von sich aus auf die Brust verzichten, was sicher der harmonischste Weg des Abstillens wäre. Kinder, die deutlich länger an der Brust trinken dürfen, finden danach oft für geraume Zeit keinen Ausstieg mehr und fangen dann oft erst richtig an, die Brust zu genießen. Sie erleben beim Abstillen eher mehr scheinbaren Liebesentzug als die ganz Kleinen, da sie einfach mehr an die Brust gewöhnt sind.

Es wäre für beide Seiten angenehmer und gesünder, beim Abstillen behutsam vorzugehen und zuerst nur eine Saugzeit an der Brust durch eine Mahlzeit mit fester Nahrung oder durch ein Fläschchen zu ersetzen. In der kommenden Woche könnte dann die nächste folgen und so fort. Das ist für das Kind seelisch einfacher zu verkraften, und die Milch gebende Brust kann sich schonender zurückbilden.

Da das Abstillen einen Verzicht für das Kind darstellt, ist es nicht günstig, es während einer Krankheit durchzuführen oder im Hochsommer, wenn das Kind besonders viel Durst hat.

Wenn das Abstillen überhaupt nicht klappt, wäre die Möglichkeit mit einzubeziehen, dass auch die Mutter unbewusst noch nicht wirklich loslassen will. In diesen und anderen problematischen Fällen um das Stillen wäre an die Möglichkeit zu denken, eine Stillberaterin hinzuzuziehen (zum Beispiel über La Leche Liga, Adresse siehe Anhang).

Im Übrigen wird praktisch jedes Kind – sowohl in modernen als auch in archaischen Gesellschaften – irgendwann bis zum vierten Lebensjahr aufhören, an der Brust zu trinken. Manche Kinder brauchen länger diese Nähe, vielleicht um einen Urvertrauensmangel wettzumachen. Falls ein Kind verzweifelt gegen den Willen der Mutter weiter gestillt werden will, bekommt es womöglich auf anderen Ebenen nicht die Liebe und Zuwendung, die es in dieser frühen Lebensphase braucht.

Die Tendenz in der modernen Welt, im Vergleich zur archaischen immer kürzer zu stillen, ist durchaus problematisch, denn die moderne Variante ist in der Regel viel weniger kinderfreundlich als die archaische. Folglich brauchten moderne Kinder eigentlich eher längere Stillzeiten.

Man stelle sich einmal vor, so klein und hilfsbedürftig in eine so große, unübersichtliche und weitgehend kinderfeindliche Welt hineingeboren zu werden – wer würde da nicht dazu neigen, seine Bedürfnisse nach Beruhigung, Trost und Geborgenheit an einem weichen mütterlichen Busen zu stillen?

Die Rückbildung

So wenig Fasten während Schwangerschaft und Stillzeit in Frage kommt, so gut ist es danach geeignet, um dem Körper zu helfen, aus dem Schwangerschaftsmuster wieder zurück in die angestammte Form zu finden. Fasten intensiviert die schon vorhandenen natürlichen Rückbildungstendenzen in verblüffender Weise. Allerdings würde es deutlich leichter gelingen, wenn die Mutter schon vor der Schwangerschaft entsprechende Fastenerfahrungen[28] sammeln konnte.

Was die Rückkehr zum alten Gewicht angeht, so hat sich auch eine Diät bewährt, die in den USA für Herzpatienten zum schonenden Abnehmen entwickelt wurde. Sie lehnt sich an die Trennkost an. Im Mittelpunkt der Diät steht eine Gemüsesuppe, die nicht nur gut schmeckt, sondern auch in beliebiger Menge zu essen ist. Der Erfolg beim Abnehmen ist sogar größer, je mehr man davon zu sich nimmt.

Rezept Gemüsesuppe
6 große Zwiebeln
1–2 Dosen Tomaten mit Saft
1 großer Weißkohl
2 grüne Paprika
1 Bund Stangensellerie
Suppenwürfel (Kräuter)
Zum Würzen: Salz, Pfeffer, Petersilie, Curry oder andere Kräuter je nach Geschmack.

Das klein geschnittene Gemüse mit Wasser 10 Minuten aufkochen lassen, dann die Suppe bei mittlerer Hitze garen.

Von der Suppe darf zu jeder Zeit in unbeschränkter Menge gegessen werden. Um eine Fehlernährung zu vermeiden, ist es wichtig, ergänzend zu der Gemüsesuppe eine bestimmte Diät einzuhalten.

Empfehlungen für eine Diätwoche:

1. Tag: Nur Gemüsesuppe und Obst (alle Obstsorten außer Banane). Nur ungesüßter Tee, Wasser (keine kohlensäurehaltigen Getränke).
2. Tag: Nur Gemüsesuppe und rohes oder gekochtes Gemüse (am besten grünblättriges Gemüse; nicht erlaubt: Hülsenfrüchte und Mais). Zum Abendessen eventuell eine große gebackene Kartoffel.
3. Tag: Obst und Gemüse nach Wahl (aber keine Bananen oder Kartoffeln). Mindestens eine Portion Gemüsesuppe.
4. Tag: 3 Bananen und als Getränk Magermilch. Mindestens eine Portion Gemüsesuppe.
5. Tag: 250 g mageren Fisch mit 1–2 Dosen Tomaten. Mindestens 6–8 Gläser stilles Wasser. Mindestens eine Portion Gemüsesuppe.
6. Tag: Fisch und Gemüse nach Appetit (keine Kartoffeln). Mindestens eine Portion Gemüsesuppe.
7. Tag: Naturreis und Gemüse nach Appetit. Ungesüßte Obstsäfte (nichts Kohlensäurehaltiges). Mindestens eine Portion Gemüsesuppe.

Zusätzlich zu der Diät sind Körperübungen aus dem Bereich des Yoga oder Qi Gong zu empfehlen, aber auch normale milde Fitnessprogramme im Sinn des Buches *Säulen der Gesundheit*.

Kindlicher und mütterlicher Schlaf

Die Schlafbedürfnisse von Neugeborenen sind so verschieden wie die von Erwachsenen. Es gibt alle Varianten, und das hat viel mehr mit der Eigenart des Kindes zu tun als mit äußeren Umständen und Maßnahmen. Natürlich wird aber auch ein Neugeborenes in frischer Luft besser schlafen als in einem abgestandenen Zentralheizungsmief.

Meist wollen auch Neugeborene nicht allein im Bett schlafen und bevorzugen Gesellschaft – das wird ein Leben lang mehr oder weniger gleich bleiben. Dass das eigene Bett von Anfang an nicht so zwingend notwendig ist, wie immer wieder behauptet wird, zeigen uns erneut die archaischen Kulturen. Auf einem großen Lager ruhen oft verschiedene Generationen zusammen, ohne dass Kinder oder Eltern daran Schaden nehmen. Im Gegenteil gedeiht das Leben in dieser lebendigen Atmosphäre prächtig. Allerdings setzt es voraus, dass sich eine entsprechende Natürlichkeit erhalten hat. Wenn moderne Eltern aus Angst, ihr Kind im Schlaf zu erdrücken, kein Auge mehr zubekommen, führt das natürlich zu Problemen. Insofern sind auch die natürlichsten Dinge nur so lange anwendbar, wie die Menschen halbwegs natürlich reagieren.

Das Kind wird jedenfalls die Gemeinschaft mit den Eltern im Allgemeinen der schönsten handgeschnitzten Wiege vorziehen. Aber natürlich ist auch immer zu bedenken, wie viel die Eltern an Beanspruchung aushalten – und hier besonders der Papa, der jetzt oft sowieso schon mit Eifersucht zu ringen hat. Ein Vater, der aus verständlichen, aber trotzdem leicht als egoistisch durchschaubaren Motiven für ein schnelles Abstillen plädiert und darauf besteht, das Kleine in das getrennte Kinderbettchen zu legen, hat ein Problem mit seinem Kind – oft weil er selbst noch eines ist und die Bevorzugung des anderen nicht mehr länger hinnehmen will. Eigentlich wäre es dann an der Zeit, dass er seine Seele in Arbeit nimmt.

Auf der andere Seite wird es in der Praxis auch zu Kompromissen mit dem Kind führen müssen. Vor allem wenn eine Mutter bald wieder berufstätig ist und andere zeitweise ihr Kind versorgen, wird sie Probleme mit einem natürlichen archaischen Lebensmuster bekommen. Trotzdem ist es gut, das Ideal einer ursprünglichen Form vor Augen zu haben, um die unternommenen Maßnahmen daran zu messen und einen Orientierungsrahmen zu haben, auch wenn das Ideal selbst nicht zu verwirklichen ist.

Für die seelische Entwicklung des Kindes ist sicher eine gut eingespielte Großfamilie mit mehreren Generationen unter einem Dach eine wundervolle Sache. Solche Zustände sind jedoch heute meist ein Wunschtraum. Wenn die – vor allem weiblichen – Mitglieder einer Familie aber wenigstens im übertragenen Sinn noch unter einem Dach leben oder unter einer Decke stecken, hat das große Vorteile für alle.

Allerdings müssten dazu auch die gewachsenen Strukturen archaischer Großfamilien erhalten sein, weil sonst ein friedliches Miteinander kaum möglich ist. Die Großmütter sollten auf dem Weg zur Weisen Frau abgedankt haben, was die Herrschaft über

Haus und Hof angeht, und müssten in Bereiche spiritueller Mutterschaft hineingewachsen sein. Parallel dazu sollten die Mütter aus der Tochterrolle herausgewachsen sein und sich zu eigenverantwortlichen Frauen entwickelt haben.

TEIL II

Komplikationen auf dem Weg ins Leben

Es geht nicht darum, perfekt,
schnell und problemlos zu gebären.
Wir brauchen niemandem die hundertprozentig
perfekte Mutter vorzuspielen.
Liebe klammert nicht aus.
Sie sind immer für das Kind die
beste und einzige Mutter.
Beate Jorda, Ilona Schwägerl

Lernaufgaben als Chancen annehmen

Während der Deutungsarbeit zu diesem Buch wurde uns schnell bewusst, wie sensibel die Themen Schwangerschaft und Geburtshilfe zu beschreiben sind – zum einen weil durch die besonderen körperlichen und seelischen Umwälzungen im Leben einer Frau während dieser Zeit eine gesteigerte Empfindsamkeit besteht, zum anderen weil in der Regel jede Frau jetzt das Beste für ihr Kind will, sich damit meist stark für Situations- und Krankheitsdeutung interessiert und sie diese verstärkte Bewusstheit in besonderem Maß verletzlich macht. Es geht uns jedoch niemals – und schon gar nicht in dieser sensiblen Situation – darum, bereits bestehende Empfindlichkeiten oder Schuldgefühle zu verstärken oder gar neue überhaupt erst anzuregen. Verantwortung im Sinn von Antworten suchen und finden, das ist unser zentrales Anliegen.

Natürlich reagiert eine Frau in der Schwangerschaft noch betroffener, wenn sich plötzlich unbewusste Seeleninhalte und Schattenthemen mehr oder weniger heftig manifestieren. Sowohl in unserer Praxis als auch in unserem eigenen Leben hat sich aber gezeigt, wie hilfreich und heilsam es sein kann, trotz solcher Betroffenheit entsprechende Deutungsvorschläge an sich heranzulassen.

Wir – Margit und Ruediger Dahlke – haben selbst die konkrete Erfahrung gemacht, dass jedes Kind gleichsam ein Bote des Schicksals ist: Es wird uns zu unserem Heilwerden geschickt, und es kommt auch zu seinem eigenen Heilwerden zu uns. Die Schicksalsgöttinnen haben uns beiden ein wundervolles Kind zugedacht, das mit den Augen der »Normalität« betrachtet allerdings ganz anders ist und als »Schicksalsschlag« einzuordnen wäre. Unsere Tochter Naomi hat ein so genanntes Down-Syndrom, einen Chromosomenschaden. Als sich dieser Verdacht im fünften Schwangerschaftsmonat ergab und sich dann immer mehr verhärtete, haben uns Zweifel und Verzweiflung eingeholt. Zum Glück hat uns das Vertrauen in die Weisheit des Schicksals jedoch gezeigt, dass wir Naomi, die fast ausschließlich ihre Gefühle lebt, brauchten, um unser Leben zu bereichern und heiler werden zu lassen. Viele der sich ergebenden Probleme lösten sich dadurch, dass wir hinter ihnen einen Sinn erkennen konnten. Aber die Zeiten solcher Lösungen waren durchaus nicht leicht.

Naomi hat uns mit vielen unserer eigenen Themen konfrontiert: Wir lernten die Schulmedizin mit ihren immensen Fähigkeiten vor allem durch die beiden Herzoperationen, die Naomi benötigte, wieder schätzen. Wir mussten das Leid und die Ängste erfahren, wenn der Tod nahe rückt. Wir mussten angesichts der an Normen orientierten therapeutischen Frühförderungsmaßnahmen, denen sich Naomi konsequent verweigerte, für ihren und unseren Weg kämpfen – gegen ein besserwissendes und -meinendes medizinisch-pädagogisches Zwangsbeglückungssystem. Wir lernten neben den uns schon vertrauten Nachteilen der Antibiotika auch deren Vorteile kennen. Wir mussten uns mit dem Impfen neu und persönlicher auseinander setzen. Wir mussten lernen, dass es manchmal besser sein kann, den strikten Weg der klassischen Homöopathie, die nur das eine Simile als einziges Mittel duldet, hintanzustellen, und waren dankbar für einige »bewährte Indikationen«. Diese unspezifischen und eigentlich unhomöopathisch eingesetzten Mittel haben uns manche schulmedizinischen Medikamente erspart.

Wir hatten und haben die allerglücklichsten Momente mit Naomi. Insgesamt lehrt sie uns, offener zu sein. Sie zeigt uns, dass Theorien und Systeme hilfreiche Stützen sein können, dass letzten Endes aber immer der Mensch mit seinen individuellen Gegebenheiten und seiner Einzigartigkeit im Mittelpunkt steht und die einzig gültige Wirklichkeit darstellt. Diese Erfahrung weiterhin annehmen und vertiefen zu können, das wünschen wir uns von ganzem Herzen.

Nur Deutung ohne Mitgefühl, ohne liebevolle Zuwendung zum (immer in irgendeiner Form) leidenden Menschen führt genauso in die Irre wie die Missachtung des Sinngehaltes hinter allem äußeren Geschehen. Wir schließen uns damit den Worten von Paracelsus an, der sagte: »Die beste Arznei für den Menschen ist der Mensch, der höchste Grad von Arznei ist die Liebe.«

Auch wenn sich im Folgenden viele unserer Deutungen zu den Komplikationen von Schwangerschaft und Geburt hart anhören mögen, ist ihr einziges Ziel, den mitunter schweren Weg leichter zu machen. Das geschieht am besten dadurch, dass man Probleme frühzeitig erkennt und durchschaut und die in ihnen liegenden Lernaufgaben rechtzeitig an- und freiwillig auf sich nimmt. Die sprachlichen Wendungen mögen manchmal herzlos anmuten; die Umgangssprache ist in ihrer direkten Offenheit oft geradezu verletzend. Vor allem dann ist es wichtig, sich klarzumachen, wie wenig sinnvoll es ist, auf die Sprache als den Anzeiger des Problems loszugehen oder auf deren Benutzer. Ungleich besser wäre es, das Problem anzugehen. Dazu will dieser zweite Teil des Buches verhelfen. »Bekannte Gefahren sind nur noch halbe Gefahren«, weiß der Volksmund.

Durch große Herausforderungen kann man sich geplagt fühlen, aber wenn ihnen offen begegnet wird, können sie auch fördern und Entwicklung kraftvoll voranbringen. So kann man sich durch sie genauso gut »ausgezeichnet« fühlen. Schwierigkeiten sind dazu da, überwunden zu werden, heißt es so mutig.

Auch dabei wollen wir mit unseren manchmal schwer wiegenden und im Fall der Betroffenheit nicht leicht anzunehmenden Deutungen beitragen. Hinter Krankheitsbildern steckt immer Schatten, und nichts ist so schwer zu akzeptieren wie gerade Schatten im Zusammenhang mit der nächsten Generation. Nichts ist aber auch so entwicklungs- und wachstumsfördernd. Insofern machen wir hier einen schweren, aber überaus lohnenden Versuch.

Die Schwangerschaft im Lauf der Menschheitsgeschichte

Grundthemen der Schwangerschaft

In jeder Schwangerschaft geht es auch – ob wir das noch erkennen können oder nicht – um das uns heute wenig tangierende Thema der Arterhaltung. Der Impuls dazu ist so tief in uns, dass oft auch die ausgefeiltesten Maßnahmen der Gegenwehr zu kurz greifen, wie die immer noch vielen ungewollten Schwangerschaften zeigen. Letztlich zielen die tiefsten archetypischen Muster in uns auf Arterhaltung und sind so alt wie die Menschheit. So sind trotz aller Moral und Ethik viele Männer bis heute auf den Spuren des Göttervaters Zeus unterwegs und versuchen, ihren Samen, den sie unbewusst im Sinn der Evolution für den besten halten, möglichst flächendeckend zu verbreiten. Frauen dagegen haben nach wie vor das Programm von Hera, seiner Frau, gespeichert und versuchen, den besten verfügbaren Samenspender zu ergattern und ihn an die eigene Familie zu deren Schutz und Sicherheit zu binden.

In unseren heutigen modernen Gesellschaften gilt das männliche Muster als moralisch bedenklich und das weibliche als verständlich, aber veraltet. Wie relativ diese Wertung ist, erkennt man schon, wenn die Geschichte weitergedacht wird. Es müssen ja immer die zumeist gebundenen Frauen der anderen sein, die der moderne Zeus zusätzlich erobert. Diese folgen dabei einfach ihrem Programm und sind ja durchaus oft – trotz Moral und Religion – wechselbereit, wenn ein noch besserer Samenspender vorbeikommt. Allerdings werden sie dann immer wieder die (oft trügerische) Hoffnung hegen, dass er sich von ihnen (im Gegensatz zu ihrer Vorgängerin) wirklich binden lässt. Sie glauben, es zu schaffen, weil sie sich für besser halten, übersehen dabei aber, dass es ihm – seinem Muster entsprechend – überhaupt nicht um Bindung geht, sondern um die (Art-)Erhaltung seiner *Herr*lichkeit.

Ein weiterer Punkt, der in der Evolution durchaus seinen Sinn hatte, ist das Schutzbedürfnis, das auch in modernen emanzipierten Frauen auflebt, sobald sie sich zu zweit fühlen. Das mag sich heute an Geldthemen oder dem plötzlich unerwartet eintretenden und gar nicht zum bisherigen Lebensstil passenden Wunsch nach einem eigenen Haus oder Nest festmachen.

Ein inzwischen völlig aus der Mode gekommener Impuls, der evolutionär ebenfalls noch durchaus verständlich ist, zielt auf die Anschaffung von Reserven. Diese können in eigenem Gewebe bestehen und durch einen erheblichen Hunger und den Wunsch, für zwei zu essen, verursacht sein oder auch in dem Wunsch nach eigenem Geld, das nur für sie und ihr Kind da ist. Dahinter steckt natürlich Misstrauen, aber gar keines, das sich gegen ihn persönlich richten muss, sondern es kommt ein uraltes, eben archetypisches Thema hoch, das mit den Erfahrungen von Millionen Frauen mit Millionen Männern über Jahrmillionen hindurch zu tun hat. Geschichtlich betrachtet war die Mehrheit der Frauen immer allein erziehend, ob die Männer nun in Kriegen, auf Kreuzzügen, auf Handelsreisen, auf der Walz oder sonst wo waren.

Schließlich »will« die Evolution zeigen, dass sie beziehungsweise die Arterhaltung im Mittelpunkt steht, und wird entsprechende Zeichen setzen. Ihr ist die Schwangere – unabhängig von allen gesellschaftlichen und zeitgeistbedingten Modeströmungen – wichtiger als alles und alle anderen. Insofern wird sie ihre Zeichen setzen, wenn die jeweilige Frau das nicht in eigener Regie besorgt.

Wenn man dieses tief und unbewusst in uns weiterlebende Bedürfnis des Lebens im Hinterkopf hat, kann man viele Veränderungen während der Schwangerschaft besser einordnen, verstehen und annehmen.

Schwangerschaft und Elternschaft im Spiegel der Zeiten

In alten matriarchalischen Epochen stand die Schwangerschaft als Garantin des Fortbestandes der Gemeinschaft im Mittelpunkt des Lebens. In den darauf folgenden patriarchalischen Zeiten rückte sie zunehmend an den Rand des Interesses. Bis vor gar nicht so langer Zeit wurde sie sogar noch im Alltag weitgehend verborgen. Erst neuerdings, da sich eine Schwangerschaft nicht mehr so selbstverständlich und wie bestellt ergibt und sich schon Spezialistinnen vermehrt darum kümmern, sie überhaupt noch möglich zu machen, ändert sich das wieder. Förderlich ist diesbezüglich auch die allmähliche Befreiung des archetypisch Weiblichen aus der Jahrtausende währenden Unterdrückung.

Wie weit mit dem weiblichen Pol der Wirklichkeit auch die Schwangerschaft abgewertet war, mag die Tatsache beleuchten, dass die Geburtshilfe erst sehr spät, nämlich vor gerade einmal zweihundert Jahren, in die Medizin integriert wurde, und auch das nur mit herablassender Haltung von Seiten der damals noch fast ausschließlich männlichen Ärzte, die lange brauchten, um sich als wirkliche Ärzte der Frauen zu fühlen.

Dabei reichen einfachste Überlegungen, um sich klarzumachen, dass Schwangerschaft und Mutterschaft das Zentrum des menschlichen Lebenskreises ausmachen. Während in matriarchalischen Zeiten die Fruchtbarkeit an sich als beglückendes Geschenk der Großen Göttin verstanden und in Dankbarkeit angenommen wurde, stellte das Patriarchat Bedingungen, die zum Teil machtorientiert, zum Teil menschenverachtend und oft genug beides waren. Wie im alten Rom war es noch vor einigen Jahrhunderten in manchen Gegenden üblich, das Neugeborene vor dem Vater zu dessen Entscheidung auf den Boden zu legen. Wenn er es aufhob, galt es als akzeptiert, wenn nicht, war es todgeweiht. Entweder wurde es nicht versorgt oder in eines der Findelheime gebracht, was im Allgemeinen jedoch auf dasselbe hinauslief. Die Frau hatte dabei kaum ein Mitspracherecht, was in diesen Zeiten für fast alle anderen Bereiche ebenso galt.

Historische Untersuchungen wie etwa die von Vitus Dröscher besagen, dass die Mutterliebe sich erst recht spät entwickelt habe und damit ein relativ neues Phänomen sei. Das kann wohl nur daran liegen, dass das Patriarchat sie zwischenzeitlich abgeschafft hatte, denn bei allen (anderen) Säugetieren existiert sie, und ohne sie hätte wohl auch unsere Art kaum überleben können. Durch einen einfachen Trick konnte ihre natürliche Entwicklung behindert werden. Man(n) nahm der Mutter das Kind gleich nach der Niederkunft weg oder ließ es von anderen Frauen wegnehmen. Dadurch konnte die Ausbildung des natürlichen Bandes zwischen Mutter und Kind, das sich vor allem gleich nach der Geburt entwickelt, nachhaltig gestört werden, was einer Abschaffung der Mutterliebe gleichkam.

226

Auch wenn diese Zustände längst überwunden sind, sollten wir doch erkennen, dass die selbstverständliche Akzeptanz von Schwangerschaft und Elternschaft, wie sie zu Zeiten der Großen Göttin üblich war, noch lange nicht wieder erreicht ist. Bis heute haben wir zum Beispiel in vielen Ländern noch eine mit den Menschenrechten unvereinbare Diskriminierung von Schwangeren und Kindern, sobald die gesellschaftlich vorgeschriebenen Rahmenbedingungen nicht eingehalten wurden und die Vaterschaft nicht innerhalb einer Ehe liegt. Die Gesetzgebung vieler Länder diskriminiert uneheliche Kinder und bestraft sie zusammen mit ihrer Mutter für die Nichteinhaltung der patriarchalischen Bedingungen für Schwangerschaft und Elternschaft. Dabei ist in diesen Ländern Sippenhaft in allen anderen Fällen verpönt und gilt als unmenschlich; dem unehelichen Kind gegenüber ist sie aber Gesetz.

Heute können wir uns nur bewusst entschließen, zu einer Haltung gegenüber Schwangerschaft und Elternschaft zurückzufinden, wie sie in den ältesten matriarchalischen Zeiten üblich war und heute noch in Resten der wenigen archaischen Kulturen gelebt wird, zurück also zu dem natürlichen Gefühl, durch Kinder von der Großen Mutter (Natur) reich beschenkt zu werden.

Bei all unseren unbestreitbaren Leistungen und Fortschritten in technologischer Hinsicht gilt es zu erkennen, dass die großen Fortschritte in der Frauenheilkunde häufig heilsame »Rückschritte« waren zu alten Bräuchen, Riten und Einstellungen der Vorzeit. Wir haben sie vor langer Zeit verloren und finden ihre Relikte heute nur noch in wenigen archaischen Stämmen. Sie lassen sich aber – wie das Beispiel der Geburtshilfe zeigt – erfolgreich wieder beleben, besonders wenn wir dem Leben mit Achtsamkeit und Ehrfurcht begegnen. Und wo wäre das Leben leichter zu achten und zu verehren als in Gestalt der schwangeren Frau, die schon rein äußerlich immer auch Abbild der Großen Mutter (Göttin) ist?

Erinnerungen an die Macht der (Großen) Mutter

Zu den frühesten schriftlichen Erwähnungen von Geburten gehören diverse »Kaiserschnitte«. In den patriarchalischen Religionen machte eine Kaiserschnittgeburt einen sauberen Eindruck und ersparte den vorwiegend männlichen Göttergestalten den Durchtritt durch die »unreine« weibliche Unterwelt. Nach Aussage der *Genesis* wird Eva aus der Seite Adams geboren. Ihr Sohn Abel wiederum entsteigt ihrer Seite. Auch in anderen Hochreligionen treffen wir auf derlei frühe chirurgischen Zaubereien. So soll Buddha der Hüfte seiner Mutter Maya entstiegen sein, während in der griechischen Götterwelt Dionysos aus dem Oberschenkel von Zeus trat, wohingegen Athene eine echte Kopfgeburt war: Sie entsprang dem Haupt des Zeus. Asklepios, der mythische Ahnherr der Ärztinnen, wird als Sohn Apollons gleichsam standesgemäß durch Kaiserschnitt geboren.

Diese frühen Darstellungen von Geburten betreffen vor allem recht körperfeindliche männliche Gottheiten, die noch alle Mühe hatten, sich von den großen Muttergottheiten der Vorzeit abzusetzen. Wohl vor allem auch deshalb ersparten ihnen die dichtenden und malenden männlichen Künstler im Auftrag patriarchalischer Religionsverwalter den Durchtritt durch die weibliche Unterwelt, um sie so nicht von Anfang an schon (mit der Polarität) zu »beschmutzen«. Aus diesen Religionen entwickelte sich eine direkte Tendenz, das Weibliche, das wohl gerade erst in Gestalt der Großen (Mutter-)Göttin in die Schranken gewiesen, aber durchaus nicht endgültig besiegt war, herabzusetzen und abzuwerten, wo immer sich Gelegenheit bot. Die weibliche Geschlechtlichkeit und insbesondere der weibliche Unterleib wurden so allmählich zu einer Art Region des Grauens – bis hin zu der Vorstellung einer Vulva dentata, des mit Zähnen bewehrten Scheideneingangs, der einem Höllenschlund glich und nicht selten als solcher bezeichnet wurde. All das hatte selbstverständlich auch Auswirkungen auf den Umgang mit Schwangerschaft und Geburt.

Natürlich hat es von Anfang an, also schon lange vor der schriftlich fixierten und mit Daten gesicherten Geschichte, Geburten und Geburtshilfe gegeben. Die großen Göttinnen der vorgeschichtlichen Zeit, deren Spuren wir ganz zu Beginn unserer ersten Geschichtsaufzeichnungen finden, hatten einen sehr direkten Bezug zur Geburt, die in der Religion der Großen Mutter-Göttin naturgemäß sogar im Zentrum stand. Der Übergang vom Matriarchat zum Patriarchat kann deutlich nachvollzogen werden, auch wenn die Mehrheit männlicher Historiker bis heute die Existenz eines Matriarchats leugnet. Göttinnen wie Ischtar, Inanna, Isis, Astarte, die spätere Artemis, Hekate, Aphrodite,

Demeter und sogar Hera trugen noch ganz deutlich die Züge der Großen Göttin und hatten auch noch die Macht über Leben und Tod. Ersteres schenkten sie in vielen Geburten, Letzteren verantworteten sie nicht weniger entschieden. Göttinnen wie die indische Kali und die antike Hekate wurden ihre Nachfahrinnen, zwar einerseits schon ein Stück entmachtet, aber doch noch so stark, dass sich der Göttervater Zeus auf keinen Streit mit Hekate einzulassen wagte. Auch Hera, seine Schwester und Frau, war offenbar schon vor ihm mächtig, denn der Mythos berichtet, aus der Milch ihrer Brüste sei die Milchstraße entstanden. Im Christentum bezeichnen wir auch heute noch Maria als die Mutter Gottes.

Die Menschen archaischer Gesellschaften geben uns bis heute Hinweise auf uralte Vorstellungen auch aus vorgeschichtlichen Zeiten. Es kann kein Zufall sein, dass so viele archaische Völker glaubten und einige bis heute glauben, dass der Mond die Frauen befruchte, was im übertragenen Sinn bezüglich des Zusammenhanges zwischen Mond und weiblichem Zyklus sogar stimmt. Dass Männer daran überhaupt einen Anteil haben, war ihnen fremd und dürfte im Verlauf der Menschheitsgeschichte eine recht späte Erkenntnis gewesen sein.

So verlangt es nicht viel Spekulation, um anzuerkennen, dass es ein Matriarchat gegeben haben muss, dem die Geburt ein zentrales Mysterium war. Dafür spricht, dass wir in einem Zeitraum von 35 000 bis 10 000 Jahren vor unserer Zeitrechnung überhaupt nur Darstellungen weiblicher Figuren in der Kunst finden. Aus der Zeit davor gibt es gar keine Kunstfunde. Die Venus von Willendorf (um 35 000 vor Christus) mit ihren ausufernden weiblichen Formen ist nicht nur die bekannteste, sondern auch eine besonders typische Darstellung, aber wir finden ähnliche Figuren unter anderem auf Malta und Kreta.

Erst ab 10 000 vor unserer Zeitrechnung kommen vereinzelt auch Darstellungen von Tieren und Jagdszenen hinzu. Warum aber sollte eine Zeit nur weibliche Figuren hinterlassen haben, wenn ihr männliche genauso wichtig oder gar wichtiger gewesen sind? Es ist schon erstaunlich, dass aus diesen frühen Funden so gar keine oder ganz andere Konsequenzen gezogen werden als aus den späteren, die das Patriarchat untermauern.

Ein weiterer Grund hängt mit dem weiblichen Rhythmus zusammen, wie er am deutlichsten im Monatszyklus zum Ausdruck kommt. Wir wissen heute zweierlei sehr genau. In den frühesten Zeiten menschlicher Entwicklung gab es noch kein künstliches Licht. Ohne künstliches Licht aber menstruieren alle Frauen, wie moderne Versuche ergeben haben, im Mondrhythmus. Das heißt aber nichts anderes, als dass in den frühesten Zeiten alle Frauen im selben Rhythmus lebten und schwangen. Allein daraus folgt so eine große Macht, dass die andere Hälfte der Menschheit, die männliche, dem wohl eher ausgeliefert gewesen sein dürfte. Wenn nur hundert Soldaten im selben Schrittrhythmus über eine Brücke marschieren, gerät sie schon so ins Mitschwingen, dass Einsturz droht. Wenn Tausende von Frauen im selben Rhythmus leben, muss das ihnen gemeinsame Feld eine ungeheuer große und uns heute kaum vorstellbare Kraft gehabt haben.

Bedenkt man zusätzlich, dass in der Evolution die Erhaltung der Art immer an erster Stelle stand und diese bei den Säugetieren, zu denen der Homo sapiens jedenfalls aus biologischem Blickwinkel gehört, primär von den weiblichen Individuen abhängt, dürfte klar werden, warum der weibliche Organismus noch anpassungsfähiger und biologisch vitaler als der männliche ist. Bis heute rätseln Forscherinnen mit erfrischender Naivität daran herum, warum Frauen praktisch überall und unter allen möglichen Bedingungen deutlich älter werden als Männer. Hier sollte doch der Verdacht, dass ihr Organismus biologisch besser angepasst ist, nicht zu verwegen sein. Dass die Frauen somit in der frühen menschlichen Evolution überlegen waren, ist nur logisch.

Da die Erhaltung der Art beziehungsweise der Sippe wohl schon immer als vorrangig eingestuft wurde und die frühen Menschen noch keine Hinweise auf die diesbezügliche Rolle des Mannes hatten, ergibt sich ein weiterer Anhaltspunkt, dass über lange Epochen der Frühzeit hinweg Frauen *dominiert* und ge*herr*scht haben dürften – was sich bezeichnenderweise mit den Möglichkeiten der patriarchalisch geprägten Sprache nur noch unangemessen ausdrücken lässt.

Die – von der Geschichtswissenschaft allerdings nicht ernst genommene – Perspektive der Reinkarnationstherapie lässt an der Existenz matriarchalischer Gesellschaften vor unserer geschichtlichen Zeit sowieso keinen Zweifel. In diesen Lebensgemeinschaften unterstand die Geburt der zentralen Muttergottheit, und die

Schwangerschaft war ein hoch geehrter und über alle Maßen heiliger Zustand, der im Zentrum des religiösen Geschehens stand. Er bedeutete ungefähr das Gegenteil dessen, was das Patriarchat dann später daraus machte.

Die Unterdrückung des weiblichen Pols

Die auffällig aggressive, bis heute anhaltende Unterdrückung des weiblichen Pols der Wirklichkeit spricht ebenfalls indirekt dafür, dass die Männer es bitter nötig hatten, das ehemals übermächtige Weibliche mit allen Mitteln niederzuhalten. Ihre soziale Rolle muss, zumindest solange ihr Beitrag für das Überleben des Stammes verkannt wurde, recht bescheiden gewesen sein. Vermutlich litten die frühen Männer unter der daraus folgenden Bedeutungslosigkeit, schließlich konnten sie den Nachwuchs nicht einmal säugen und waren so in den zentralen Anliegen der Sippe den Frauen hoffnungslos unterlegen. Aus ähnlichen, vor allem aber auch juristischen Erwägungen ging der Schweizer Altertumsforscher und Rechtshistoriker Johann Jakob Bachofen davon aus, dass während der gesamten prähistorischen Zeit das Mutterrecht gesellschaftsbestimmend war.

Ob die Männer in den matriarchalischen Gesellschaften allerdings aktiv unterdrückt und sogar gequält wurden im Sinne einer Versklavung, wie sie später umgekehrt den Frauen widerfuhr, lässt sich historisch nicht mehr klären. Die weibliche Art an sich spricht eher dagegen, und Erfahrungen mit den wenigen heute noch existierenden archaischen Kulturen mit matriarchalischem Hintergrund geben ebenfalls keine Hinweise in diese Richtung. Aus der Reinkarnationstherapie folgt keine vergleichbare aktive Diskriminierung des Männlichen, auch wenn hin und wieder Männer zum Beispiel in der Rolle des Hirschkönigs geopfert wurden. Möglicherweise aber hat der von der Psychoanalyse entdeckte so genannte Gebärneid des Mannes seine frühen Wurzeln in dieser grauen Vorzeit.

Wahrscheinlich liegt im Gebärneid auch mit ein Grund für den fast vollständigen Rückzug aus der Öffentlichkeit zur Geburt, der sich praktisch durchgängig im Patriarchat zeigt. Bei vielen Naturvölkern finden wir diese Tendenz bis heute. Auf diese Weise wurde jedenfalls den Männern ihr Defizit nicht so deutlich präsentiert, und die Frauen konnten in Ruhe und geschützt gebären. Vielleicht kam sogar eine Art Verbannung hinzu, mit der die Männer der Übergangszeit versuchten, sich ihren Mangel aus den Augen zu schaffen. Die allmähliche Verteufelung des Weiblichen und insbesondere die Herabsetzung des Unterleibs sowie die gedankliche Beschmutzung von Schwangerschaft und Geburt dürften hier ihre Quellen haben. Bis heute lässt sich überall beobachten, wie sich schwache Menschen über die Fähigkeiten anderer, denen sie das Wasser nicht reichen können, lustig machen und krampfhaft versuchen, sich über sie zu erheben.

Aber ohne eine natürliche Beziehung zur Geburt, wie sie im Matriarchat gegeben war, hätte es die Menschheit wohl gar nicht bis ins Patriarchat geschafft. Der unglaubliche Blutzoll, der dann von Frauen anlässlich ihrer Schwangerschaften und Geburten erbracht wurde, ist völlig einmalig in der Natur. Es gibt keine einzige Säugetierart, die es sich leisten könnte, so viele Mütter und ihren Nachwuchs umkommen zu lassen, wie das in den härtesten Zeiten des Patriarchats geschah. In der matriarchalischen Vorzeit dagegen war die menschliche Geburt ähnlich problemlos wie die der Säugetiere. Dafür spricht neben den Erfahrungen der Reinkarnationstherapie auch alle bio*logische* und *natür*liche Logik.

Die Menschheit muss diesbezüglich einfach leichtere Zeiten erlebt haben, wofür auch die Beobachtung der meisten verbliebenen Naturvölker spricht, selbst wenn diese auch schon ganz wesentlich patriarchalischer Struktur sind. In kaum einem Volk oder Stamm und zu keiner uns bekannten Zeit vor unserer scheinen Frauen zum Beispiel freiwillig die extrem gebärfeindliche Rückenlage zur Geburt gewählt zu haben.

Inwieweit in der frühen matriarchalischen Zeit Frauenheilkunde praktiziert wurde, können wir heute nur aus so subjektiven Quellen wie der Reinkarnationstherapie oder der Mythenforschung beantworten. Wobei aller Wahrscheinlichkeit nach damals – dem weiblichen Prinzip entsprechend – einfach viel weniger eingegriffen wurde. Wenn dem Geburtsgeschehen von Anfang an sein natürlicher Lauf gelassen wird, ist allein dadurch schon unvergleichlich besser für die Gebärende und ihr Kind gesorgt.

Einiges spricht aber dafür, dass auch diese frühe Zeit bereits eine Art Naturmedizin kannte, die auf Heilkräuterwissen beruhte und sich in einer weiblich orientierten Gemeinschaft natürlich auch mit der Geburt, dem wichtigsten Geschehen für die Erhaltung des Stammes, befasste. Diese frühe Geburtshilfe hatte sicher einen stark religiös geprägten Hintergrund, denn noch in der späteren Übergangszeit *herr*schten im steinzeitlichen Europa wie auch noch den Hochkulturen der Sumerer, Babylonier und Assyrer Muttergöttinnen. Dementsprechend stand das Mutter-Kind-Thema im Mittelpunkt des gesellschaftlichen Lebens und prägte das kulturelle Geschehen. In diesen Zeiten dürfte auch die Medizin noch in den Händen von Frauen gelegen haben[29], insbesondere was die Behandlung der Gebärenden selbst betraf. Die Erfahrungen mit der Reinkarnationstherapie lassen daran jedenfalls keinen Zweifel. Insofern ist die Phase männlich bestimmter Geburtshilfe in den letzten beiden Jahrhunderten eine äußerst kurze Episode, gemessen an den vielen Jahrtausenden weiblicher Sorge um das Geschehen rund um Schwangerschaft und Geburt. Die Tendenz, bei »Frauensachen« nur Frauen Hand anlegen zu lassen, hat sich teilweise sogar bis in unsere Zeit erhalten. Im Islam hat die herrschende Männerwelt aufgrund extrem verkrampfter Sexualvorstellungen und Reinheitsgebote bis in die Gegenwart Probleme, männliche Ärzte an »ihre« Frauen zu lassen.

Geburtshilfe – ein »schmutziges« Geschäft?

Im Christentum wurde aus der Angst vor weiblicher Verführung der Unterleib der Frau als höchst gefährlich und später zudem als unrein angesehen. Damit kam automatisch auch die Geburt in den Ruf, gefährlich und beschmutzend zu sein. Das hielt in christlichen Kulturen viele Jahrhunderte lang Männer davon ab, sich bei Schwangerschaft und Geburt einzumischen.

Die Diffamierung des Weiblichen im Allgemeinen und des Unterleibes im Speziellen führte dazu, dass die fast ausschließlich männlichen Ärzte bis ins 19. Jahrhundert hinein auf Geburtshilfe nicht sonderlich erpicht waren. Selbst die Hebammen mussten in diesen Zeiten die Frauen im angezogenen Zustand, unter den Röcken und folglich im Dunkeln, untersuchen, weil etwas so Unreines wie die weibliche Scham und Scheide niemals entblößt werden durfte. Mit ihren Diagnosen tappten sie dementsprechend ebenfalls im Dunkeln.

Die Weisen Frauen, die in der Vorzeit Geburten betreuten,

dürften jedoch schon in vorchristlicher Zeit Probleme mit dem aufkommenden Machtanspruch der Männerwelt bekommen haben, die in christlicher Zeit in den Verfolgungen durch die Inquisition gipfelten. Männliche Gynäkologen aber hatten damit noch nichts zu tun, wie heute immer wieder zu hören ist, denn sie traten erst viel später auf den Plan.

Jemanden der Hexerei zu beschuldigen war in Zeiten dunkelsten religiösen Wahns der schnellste Weg, um Konkurrenz loszuwerden. Solange jedoch die Ärzte im Mittelalter und der Frühen Neuzeit fast gar nichts an therapeutischen Hilfen zu bieten hatten, die Weisen Frauen aber noch auf ihr Kräuterwissen zurückgreifen konnten, waren Letztere eine gefährliche Konkurrenz für die Mediziner. Mit ihrem überlegenen Kräuterwissen waren sie in der Lage, anderen Frauen vor allem auch bezüglich Empfängnisverhütung und Schwangerschaftsabbruch zur Seite zu stehen und von manchen männlichen Repressionen zu befreien.

Während wir für die Frühzeit nur erahnen können, dass Männer bei Geburten kaum anwesend waren, ist es für das Altertum und die noch existierenden archaischen Völker verbürgt. Geburten waren Frauensache und fanden im Kreis der Familie statt, häufig noch unterstützt durch Vorläuferinnen unserer heutigen Hebammen, erfahrene oder sogar weise Frauen, die bei allen Geburten innerhalb der Sippe oder des Stammes zu Hilfe eilten. Sie verstanden sich zum Teil darauf, aus Kräutern berauschende Getränke zu brauen, um mit ihnen die schlimmsten Geburtsschmerzen zu lindern.

Als Ort des Gebärens wurde im Allgemeinen der Mittelpunkt des Hauses gewählt; früher war die Nähe des heiligen Feuers wichtig. Später wurde die größte und jedenfalls beheizbare Kammer bevorzugt. Im eigenen Schlafzimmer oder auch nur im Bett zu gebären galt lange Zeit als große Schande.

Neben der Geburt zu Hause gab es auch schon sehr früh Vorläufer heutiger Geburtskliniken. Im alten Ägypten standen eigene Tempel zur Verfügung, die nur Geburten vorbehalten waren, und auch manche archaische Völker kennen besondere Geburtshütten.

Sowohl die meisten uns heute noch bekannten Naturvölker als auch die Kulturen des Altertums waren jedoch schon von patriarchalischen Strukturen geprägt, und so finden sich auch hier bereits viele Hinweise auf die Abwertung des Weiblichen bis hin zur Diskriminierung von Schwangeren und Vorstellungen von einer Verunreinigung durch die Geburt. Aufwändige Reinigungszeremonien und rituelle Waschungen wurden für nötig erklärt, um »Verunreinigungen« wieder aufzuheben, die durch die Geburt und dann häufig auch durch die Periode als kleiner Geburt entstanden sein sollten. Teilweise bestanden solche patriarchalischen Riten sogar darin, die Kleider der Schwangeren nach der Geburt zu verbrennen, und oft musste auch die Wäsche der Wöchnerin in einem rituellen Feueropfer entsorgt werden. Die inzwischen durchweg männlichen Priester erklärten, nur so seien die Dämonen fern zu halten und die (inzwischen vorwiegend männlichen) Götter gnädig zu stimmen.

Der antike Mythos berichtet davon, dass sich Rhea nach der Geburt des Göttervaters Zeus intensiv reinigen musste. Als Gipfel der Unreinheit wurde die Scheide angesehen. Da keine Hand den Ort solcher Gefahr berühren durfte, waren Untersuchungen im heutigen gynäkologischen Sinn bis in die Neuzeit tabu, was allerdings in hygienischer Hinsicht unschätzbare Vorteile hatte. Selbst wer eine Wöchnerin auch nur versehentlich berührte, galt damals bereits als so verunreinigt, dass nur eingehende Waschungen bis hin zu aufwändigen Salbungen »das Schlimmste« verhindern konnten. Insbesondere Frühgeburten, aber auch ganz normal verlaufende Geburten schlossen in der Antike Frauen für viele Wochen vom Tempel aus.

All diese Beispiele, die beliebig zu ergänzen wären, zeigen die Abwertung der Gebärenden über viele Jahrhunderte. Sie können auch einen Eindruck davon vermitteln, wie im Stich gelassen und ausgegrenzt sie sich gefühlt haben mögen. Letztlich laborieren wir bis heute an den Nachwirkungen dieser leicht durchschaubaren Diskriminierung, die ihre Wurzeln wohl vor allem in Minderwertigkeitsgefühlen hat.

Mit dem Gesagten soll nicht der Eindruck erweckt werden, als seien alle religiösen Reinheitsgebote das Problem – sie sind im Gegenteil in mancher Hinsicht wichtig, und es ist eher gefährlich, wenn sie heute gar nicht mehr beachtet werden. Das Problem des Patriarchats war und ist die Bewertung der Unreinheit. Ein Bauarbeiter ist nach einem harten Arbeitstag verunreinigt, wird dafür aber nicht diskriminiert. *Bios*, das Leben, kommt aus dem Urmeer und dem Sumpf, und beides war keineswegs steril. Gerade deswegen verdanken wir ihnen alle Entwicklung.

Die Eroberung der Geburtshilfe durch männliche Ärzte

In den Hochkulturen Ägyptens und Griechenlands waren anfangs noch ausschließlich Göttinnen für den Beistand bei der Geburt zuständig. In Hera, Hekate und Artemis haben wir noch direkte Nachfahrinnen der Großen Göttin vor uns, die auch große Hebammen waren. Zu Beginn aller uns bekannten Kultur existierte – wie zum Beispiel bei den Sumerern – auch ein grundlegendes Wissen um die Zusammenhänge bei der Geburt.

Ein Teil des Wissens um die Geburt und einige medizinische Techniken gelangten von den Sumerern zu den Babyloniern und den Assyrern und kam über Alexander den Großen erstmals nach Europa, wo aber vieles in den Wirren der Völkerwanderungen wieder verloren ging. Von den Mauren, die das Wissen bewahrten, kam es in einem zweiten Anlauf über Spanien noch einmal zu uns. Allerdings nutzte dieses geringe Wissen wenig angesichts der sich nun rasch entwickelnden hygienischen und sozialen Probleme. Im in dieser Hinsicht wirklich dunklen Mittelalter bedeutete noch praktisch jede größere Regelwidrigkeit – etwa ein zu enges Becken – für Mutter und Kind den Tod.

Bis weit in das 16. Jahrhundert hinein blieben gut gebildete Ärzte die Ausnahme. Selbst diese aber hatten – aus den erwähnten Vorurteilen heraus – noch gar nichts mit Geburten zu tun. Nicht einmal Hebammen gab es ausreichend. Diese nur schlecht ausgebildeten Hebammen wurden erbärmlich entlohnt und führten ein bedauernswertes Leben. Ab dem 15. Jahrhundert wurde an verschiedenen Orten zwar versucht, die Hebammenprobleme mittels Gesetz zu verbessern, aber der Erfolg blieb gering. Den männlichen Ärzten war das Eingreifen bei Geburten noch immer generell untersagt, was bei ihrem Ausbildungsniveau aber kein echter Nachteil war. So oder so war jede Geburt damals lebensgefährlich.

Die Hebammen versuchten sogar schon Kaiserschnitte, aber meist an der Toten. Das Kind ließ sich jedoch nicht retten, weil viel zu viel Zeit bis zu seiner Befreiung verging. Damals glaubte man, es reiche, den Mund der toten Mutter offen zu halten, damit das Kind weiteratmen könne. Aus christlicher Sicht bestand dann auch der eigentliche Zweck des zeitweise sogar gesetzlich geforderten Kaiserschnitts an der Toten darin, das tot geborene Kind noch zu taufen. Unter dem alles beherrschenden Einfluss der Kirche setzte sich zudem die Regel durch, das Leben des Kindes über das der Mutter zu stellen. Auch wenn die Zerstückelung eines zu großen Kindes im Mutterleib die einzige Rettung der Gebärenden gewesen wäre, verhinderten es die Gebote der Kirche, sodass dann beide, Mutter und Kind, sterben mussten.

Selbst wo einzelne Hebammen Fortschritte machten, konnten sich Neuerungen vor der Entdeckung der Buchdruckkunst gar nicht verbreiten. Die ersten Hebammenbücher waren dann allerdings voller Aberglauben und Vorurteile und halfen dementsprechend wenig. Im Übrigen waren Hebammen im Allgemeinen Analphabetinnen. Am schlimmsten schlug sich jedoch das Fehlen jeglichen Wissens über Hygiene nieder.

Zu Beginn des 16. Jahrhunderts begannen Ärzte über die Geburtshilfe Bücher zu schreiben, obwohl ihnen per Gesetz noch immer jede Mitwirkung an derselben untersagt blieb. Der Augsburger Arzt Bartholomäus Metlinger verfasste eine Neubearbeitung des Buches *Über die Geheimnisse der Weiber* von Albertus Magnus (um 1200–1280), das bis 1669 neun Auflagen erreichte und sich auf Erkenntnisse der Ärzte Hippokrates (um 460–375 v. Chr.) und Avicenna (980–1037) stützte. Die ganze lange Zeit dazwischen hatte keine Fortschritte gebracht, eher war die Situation noch schlechter geworden – unter dem Einfluss der Kirche und der von ihr verbreiteten geistigen Enge und Frauenfeindlichkeit. Aber auch die wachsende Enge in den von katastrophalen Hygienemissständen geprägten Städten verschlimmerte die Situation bei der Geburt.

Als sich die Ärzte schließlich selbst um die Geburten zu kümmern begannen, bekämpften sie sogleich energisch die Hebammen, unter denen es inzwischen einige gute und angesehene Geburtshelferinnen gab. Weit über die Grenzen ihres Landes hinaus bekannt waren Louise Bourgois aus Frankreich und Justine Siegmund, die unter dem Namen Siegismundin Berühmtheit genoss. Beide Hebammen hatten Bücher verfasst und wurden – wohl gerade wegen ihrer Erfahrungen und Fähigkeiten – von der Ärzteschaft als Konkurrenz angesehen und heftig bekämpft. Mit Plakaten und Handzetteln, die vor den Kräuterweibern warnten und die Frauen aufforderten, nur zu Ärzten zu gehen, wurde die Auseinandersetzung bis auf die Straßen getragen. Justine Siegmund war vor allem bekannt für ihren doppelten Handgriff, mit dessen Hilfe sie ein Kind im Mutterleib wenden und damit eine normale Geburt ermöglichen konnte.

Ende des 17. Jahrhunderts war es dem Sonnenkönig Ludwig XIV. zu danken, dass die Ärzte mehr Zuspruch bei Geburten erfuhren, da er seine zahlreichen Mätressen von einem bekannten Chirurgen entbinden ließ.

Ein wirklich inhaltlicher Fortschritt war schließlich die Geburtszange, die schon im 16. Jahrhundert beschrieben und im 17. Jahrhundert in England konstruiert und benutzt wurde. Aufgrund der kirchlichen Behinderungen konnte sie sich aber nicht durchsetzen, musste sie doch heimlich unter den Röcken angewandt werden. So verbreitete sie sich erst im 18. Jahrhundert wirklich überall.

Im 18. Jahrhundert schaffen die Ärzte dann auch den Schritt von der Behinderung der Geburt zur Geburtshilfe im eigentlichen Sinn, vor allem auch weil nun allmählich eine Zusammenarbeit mit den Hebammen die bisherige Rivalität ablöste. In Mainz war schon Mitte des 17. Jahrhunderts eine Hebammenschule gegründet worden, die nur Hebammenschülerinnen aufnahm, die selbst bereits mehrere Kinder geboren hatten. Erst im 19. Jahrhundert wurden dann vielen der Gebäranstalten, die inzwischen überall entstanden waren, Hebammenschulen angegliedert. Von nun an kam die Geburtshilfe wirklich voran.

Andererseits blieb die Gesamtsituation beklagenswert, denn die Sterblichkeitsrate sowohl der Mütter als auch der Kinder blieb aufgrund der fehlenden Hygiene furchtbar hoch. Der wirkliche Durchbruch kam erst mit Ignaz Semmelweis (1818–1865) und seiner Entdeckung der Hygiene. Nachdem der englische Chirurg Joseph Lister (1827–1912) noch die aktive Keimbekämpfung in der Wunde mittels Desinfektion erfand, konnten sogar Kaiserschnitte häufiger glücken. Die Entdeckung der Narkose und die Entwicklung von Nahttechniken der Gebärmutter setzten sich ebenfalls durch und verbesserten die Situation weiter. Doch trotz dieser unübersehbaren Fortschritte starb noch immer jedes vierte Kind gleich bei der Geburt, was das Elend der früheren Geburtshilfe erst richtig deutlich macht.

Die so genannten Kräuterweiber waren bereits aus der offiziellen Medizin verdrängt, als die ersten, nur auf ihr Gebiet spezialisierten Gynäkologen hervortraten. Allerdings gelang es der Schulmedizin erfreulicherweise bis heute nicht ganz, die Weisen Frauen auszuschalten. Die Sehnsucht, mit gesunden Kräutern und magischen Kräften – modern könnte man auch sagen: mit den Selbstheilungskräften der Natur – zu heilen, blieb in der Bevölkerung verwurzelt und feiert heute eine Art späte Auferstehung. Bis in die Gegenwart ist die Logik der Bekämpfung so genannter Außenseiter durch die Schulmedizin die gleiche geblieben: Wo die Schulmedizin *nichts mehr machen* kann, darf auch nichts mehr gemacht werden. Wenn es jemandem dennoch gelingt, kann das nicht mit rechten Dingen zugehen. Früher sprach man von Hexerei und hat die Betreffende verbrannt, heute kriminalisiert man sie, was leicht ist, wenn sie die entsprechenden Legitimationen nicht vorweisen kann. Allerdings kann die Schulmedizin dabei heute nicht mehr auf die Kirche als Erfüllungsgehilfin zählen, und insofern haben moderne Kräuterweiber wieder bessere Chancen.

Die frühen männlichen Gynäkologen waren eigentlich eher Chirurgen, die ihre Operationen auch auf den weiblichen Unterleib ausdehnten. Noch bis 1972 gab es das gemeinsame Fach des Arztes für Chirurgie und Geburtshilfe. Letztere kam – wegen der schon beschriebenen Tabus – erst später hinzu. Die eigentliche Geburtsbetreuung durch Ärzte im großen Stil begann erst am Übergang vom 17. zum 18. Jahrhundert. Zu diesem Zeitpunkt waren es insbesondere praktische Ärzte, die im Rahmen von Hausbesuchen vor allem Zangenentbindungen vornahmen. Die Verantwortung für die Mehrzahl der Geburten blieb aber auch jetzt noch in den Händen der Frauen aus der eigenen Familie und hinzugezogener Hebammen. Von der Frühzeit über das Altertum bis in das 19. Jahrhundert war die Sorge für Geburten also überwiegend in Frauenhand.

Aber auch als Männer mit der Weiterentwicklung ihrer Operationstechniken und vor allem der Narkose im 20. Jahrhundert das Kommando im Kreißsaal übernahmen – die Hebammen wurden von diesen Errungenschaften systematisch ausgeschlossen –, blieb die Stimmung noch lange Zeit vom weiblichen Pol getragen. Stillen war selbstverständlich; das »moderne« Rooming-in war in den zwanziger Jahren der Normalfall. Die komplette Machtübernahme durch den männlichen Pol zog sich in abgelegenen Teilen Deutschlands, wie etwa im Niederbayerischen, mancherorts bis in die fünfziger Jahre des 20. Jahrhunderts hin.

Die Entwicklung von der Haus- zur Klinikgeburt

Historisch war die Hausgeburt bis vor nicht so langer Zeit ohne Alternative, einfach weil die Gynäkologie eine so späte Entwicklung in der Medizin ist und es männlichen Ärzten nach den Regeln ihres eigenen Standes lange verboten war, bei Geburten zu helfen. Lediglich einzelne Mutige griffen ihrer Zeit voraus und schlichen sich, zumeist als Frauen verkleidet, heimlich zu den Gebärenden.

In einer Zeit, in der die Hygiene in den normalen Wohnhäusern der rasch wachsenden Städte nach heutigem Verständnis katastrophal war, stieg die Zahl der Todesfälle bei Geburten stark an. Die frühen Kliniken brachten hier aber anfangs keine wesentlichen Besserungen, da die Hygieneverhältnisse in ihnen ähnlich schlecht oder sogar noch schlechter waren. Noch Mitte des 19. Jahrhunderts war das Kindbettfieber geradezu typisch für die großen städtischen Gebäranstalten, die einen schrecklichen Blutzoll bei Müttern und Kindern forderten. Die Ärzte und Studenten selbst waren es, die die Frauen infizierten, weil sie – damals noch ohne jedes Verständnis für Hygiene – hintereinander Leichen obduzierten und Gebärende untersuchten. Zu dieser Zeit hatte die Medizin noch keine Ahnung von Keimen und Krankheitserregern. Gelehrte Professoren dozierten von einem »Genius epidemicus«, dem sie mehr oder weniger Bösartigkeit unterstellten.

Erst dem bereits erwähnten Ignaz Semmelweis war es zu danken, dass dieses Elend allmählich ein Ende fand, weil er die hygienischen Zusammenhänge erkannte und die Desinfektion einführte. Über viele Jahre hinweg wurde er verlacht, weil die Ärzteschaft nicht einsehen wollte, dass sie selbst das Hauptproblem und die wesentliche Infektionsquelle darstellte. Dass Semmelweis Beweise hatte und seine Erfolge überzeugend waren, änderte daran zuerst wenig. Der wirkliche Durchbruch der Hygiene kam erst spät und nach Semmelweis' Tod. Ihm selbst, dem wohl wichtigsten Arzt der Medizingeschichte, dessen Forderung nach Hygiene jedenfalls die Lebenserwartung wie keine andere medizinische Maßnahme erhöhte, konnten seine Kollegen nicht verzeihen. Für sie hatte er durch seine Entdeckung scheinbar das ärztliche Nest beschmutzt. Man ließ ihn in einer psychiatrischen Klinik elend an Wunden sterben, die mit seiner eigenen, damals noch verpönten Methode der Chlorkalkdesinfektion leicht zu reinigen gewesen wären.

Mit Hilfe der sich schließlich ausbreitenden Hygiene wurden die Zustände in den Gebärkliniken dann schnell besser. Als auch noch die Narkose und die Schnittentbindung zur Lösung schwieriger Situationen immer erfolgreicher wurden und sich durchsetzten, gewannen die Klinik- gegenüber den Hausgeburten an Boden. Für eine gewisse Zeit wurde es jedenfalls für die Frauen der Städte nun sicherer, zur Geburt eine Klinik aufzusuchen, weil ihnen zu Hause im Komplikationsfall die Hilfsmöglichkeiten der modernen Medizin vorenthalten waren. Allerdings blieb in den Kliniken trotz der immer mehr um sich greifenden Desinfektion das Risiko durch verschleppte Keime hoch, da die Geburtskliniken anfangs noch kaum von den allgemeinen gynäkologischen Krankenstationen getrennt waren und die Ärzte – ohne Vorsichtsmaßnahmen – hin und her wechselten.

Durch bessere Organisation und den Aufstieg der Gynäkologie zu einem eigenen Fach besserte sich das zunehmend, und so gewann die Klinikgeburt zuerst in den Städten und schließlich auch auf dem Land weiter an Boden gegenüber der Hausgeburt, mit dem Effekt, dass bis heute die Mehrzahl der Geburten in Krankenhäusern stattfindet.

Wichtige Themen für Eltern in der Schwangerschaft

Der Umgang mit der Ärzteschaft und ihren Möglichkeiten

An erster Stelle ist es wichtig, sich klarzumachen, dass die Schwangerschaft keine Krankheit, sondern das natürlichste Geschehen der Welt ist. Je nachhaltiger und schneller wir zur Natürlichkeit der Frühzeit zurückkehren, ohne deswegen zwingend moderne Errungenschaften aufzugeben, desto besser für alle Beteiligten. Die Tendenz, Schwangerschaft und Geburt als gefährlich einzustufen, ist eine Schattenseite der modernen Medizin. Je gefährlicher Schwangerschaft und Geburt inszeniert und gesehen wurden, desto eher gehörten sie natürlich in ärztliche Hände und am besten gleich in die Klinik. Allein die Tatsache, dass sich in Niederbayern der erste Gynäkologe erst um 1930 niederließ, könnte Anlass geben, sich klarzumachen, dass es die Frauen davor offenbar ohne ihn geschafft haben. Auch die Binsenweisheit, dass die Erde nach wie vor bevölkert ist, spricht dafür, dass die natürlichen Wege ins Leben in früheren Zeiten funktioniert haben. Das aber heißt noch lange nicht, dass sie besser waren als die heutigen. Aus der Verbindung von bewusster Natürlichkeit und moderner, auch technischer Fähigkeit ergibt sich – wie der erste Teil dieses Buches schon gezeigt haben mag – eine faszinierende Kombination, die natürliche Einfachheit mit hoher Sicherheit verbindet.

Überall in der Natur erleben wir ein ständiges Geborenwerden in *natür*licher Einfachheit ohne große Komplikationen und ohne Kompliziertheit. Dass wir ein so gut geregeltes Geschehen so intensiv überwachen und jede Entwicklung genau kontrollieren wollen, macht das Ganze sofort aufwändig und kompliziert. Es ist wichtig zu verstehen, dass Medizinerinnen aus all der Kompliziertheit ihre Legitimation ableiten und folglich ein (zumindest unbewusstes) Interesse daran haben. Da eine Mutter daran aber kein primäres Interesse haben kann, ist ein gewisser Interessenkonflikt für selbstbewusste Eltern vorprogrammiert, über den sie sich von vornherein Gedanken machen sollten.

Viele Ärztinnen haben heutzutage die gänzlich unärztliche Tendenz entwickelt, ihre Interessen, die leider eben nicht generell mit denen der Patientinnen übereinstimmen – wie etwa die Amortisation von teuren Geräten –, durch das (meist unbewusste) Einflößen von Angst durchzusetzen. Wenn die Frau beispielsweise der vorgeschlagenen Gebärmutterentfernung nicht zustimmen will, wird auf die Gefahr der Entartung hingewiesen. Das ist im Prinzip bei der Geburt leider oft nicht anders. So werden manchmal die Gefahren einer Hausgeburt übertrieben, einfach aus dem Grund, weil Ärztinnen die werdenden Mütter lieber in der Klinik haben und sie dort genau genommen sogar brauchen.

Für Ärztinnen ist das eine Gratwanderung, denn natürlich müssen sie die Vorteile der von ihnen vorgeschlagenen Methoden auch erklären dürfen, aber sie sollten sich hüten, die anderen, ihnen weniger vertrauten Methoden abzuwerten mit dem Ziel, ihren Willen durchzusetzen. Oftmals nötigen sie aber Frauen, Papiere zu unterschreiben, in denen diese, wenn sie auf ihrem eigenen Willen gegenüber dem der Ärztinnen bestehen, die Verantwortung für Dinge übernehmen, für die kein Mensch, sondern höchstens Gott oder das Schicksal Verantwortung tragen kann. Manchmal hat es den Anschein, als werde die Frau ab dem Moment, in dem sie die Klinik betritt, geradezu zum Besitzstand der Medizinerinnen und könne sich nur noch mittels Unterschrift wieder freikaufen. Die Schwierigkeit dieser Situation liegt darin, dass die werdende Mutter in der seelischen Bedrängnis oft nicht leicht unterscheiden kann, was wirklich notwendig ist und was einem Übergriff gleichkommt. Denn gerade in der Schwangerschaft und um die Geburt herum ist eine Frau besonders weich, empfänglich und beeinflussbar. Folglich fällt jede Angstmacherei auf sehr fruchtbaren Boden. Suggeriert eine Ärztin ihr Schuldgefühle, was für eine schlechte Mutter sie sei, wenn sie dieses und jenes nicht machen lasse, braucht sie schon eine sehr gefestigte Persönlichkeit, um einer so massiven Attacke zu widerstehen.

In solchen Situationen ist die Anwesenheit eines selbstbewussten Vaters bei Klinikgeburten oft Gold wert, denn er erinnert sich zumeist besser an die vorher mit seiner Frau und den Ärztinnen getroffenen Absprachen und kann – ohne selbst physisch in Bedrängnis zu sein – abschätzen, ob eine Abänderung des ursprünglichen Planes im Interesse seiner Frau liegt, und ihr gegebenenfalls den Rücken stärken. Auch kann er leichter für etwas unterschreibend die Verantwortung übernehmen als seine sich in wahrhaft anderen Umständen befindende viel empfindsamere und womöglich gebärende Frau. Allerdings muss natürlich dem erklärten Willen der Schwangeren immer die letzte Entscheidung zukommen.

Die einzige wirkliche Vorbeugung bezüglich des schwer lösbaren Dilemmas der Unterscheidung zwischen Angstmache und echter Bedrohung wäre, die verantwortliche Ärztin im Vorfeld sorgfältig auszuwählen und gut kennen zu lernen. In Kliniken müssen die Eltern jedoch immer damit rechnen, dass die vertraute Ärztin im Ernstfall dann doch nicht zur Stelle ist, weil eine andere Dienst hat. Gleiches gilt leider auch für die Hebamme. Es kann in Krankenhäusern sogar passieren, dass es aufgrund des Schichtdienstes einen – aus Sicht der Frau – völlig inakzeptablen Hebammenwechsel während der laufenden Geburt gibt. Aus Sicht der Klinik und auch der Hebammen ist das vielleicht normal und keineswegs böse gemeint, für die Schwangere aber gibt es dann kaum eine Chance, sich noch angemessen an eine andere Bezugsperson zu gewöhnen. Andererseits wäre zu bedenken, dass Hebammen und Ärztinnen auch nur Menschen sind und nach 12 bis 24 Stunden Dienst an ihre natürlichen Grenzen kommen – und damit beim besten Willen keine guten Helferinnen mehr sein können. Inzwischen gibt es aber auch hier bereits deutliche Verbesserungen, und moderne Hebammen organisieren sich oft schon mit überlappenden Schichten derart geschickt, dass Härtefälle vermieden werden. Aber dies vorher zu klären ist immer noch besser, als hinterher zu erschrecken.

Während der Geburt braucht die Schwangere die konstante Unterstützung durch verlässliche und bekannte Partnerinnen. Hauptsache bleibt also, dass die so genannten Helferinnen durch einen unerwarteten Wechsel nicht stören.

Was den Ort der Geburt anbelangt, so sind die Vorteile des einen automatisch die Nachteile des anderen. Die Devise, dass es in jedem Fall besser ist, alle Möglichkeiten zu haben, und daher die Klinik immer vorzuziehen ist, gilt längst nicht mehr unbesehen. Untersuchungen zeigen eindeutig, dass dort, wo mehr Ärztinnen zur Verfügung stehen, automatisch auch die Probleme zunehmen. Viele Zahnärztinnen garantieren viele Zahnbehandlungen; eine hohe Dichte an Kinderärztinnen produziert eine Häufung an kindlicher Symptomatik. Hier liegt ja auch der Hintergrund politischer Versuche, die Zahl der Ärzte und Ärztinnen in Grenzen zu halten. Da alle Menschen (gut) leben wollen, versuchen sie auch das dafür Notwendige zu tun. Bei Ärzten und Ärztinnen hat das allerdings einen unguten Beigeschmack und sollte deshalb als Problem besser bekannt sein. Die Wahrscheinlichkeit, dass vorhandene Geräte eingesetzt werden, ist grundsätzlich groß, und es verlangt ein hohes ärztliches Ethos, sich von solchen »Sachzwängen« frei zu halten. Bei einer Ärzteschaft, die mehr durch Zeugnisnoten als durch Berufung bestimmt wird und später dem Leistungsprinzip unterworfen ist, kann das nicht mehr vorausgesetzt werden. Immerhin verlangt man hier in einem System, in dem sich jedes Gerät amortisieren muss, von Ärztinnen, dass sie diese Grundregel unseres Wirtschaftssystems außer Acht lassen. Einigen gelingt das bewundernswert, andere haben Schwierigkeiten damit. Den Eltern fällt so heute die Aufgabe zu, die Zusammenhänge rechtzeitig zu erkennen und zwischen Ein- und Übergriff unterscheiden zu lernen.

Erschwerend kommt zu all dem noch hinzu, dass Ärztinnen ihre ganze Anerkennung aus dem Beherrschen von Komplikationen, Notfällen und überhaupt großen und eindrucksvollen Einsätzen beziehen. Das gilt sowohl in idealler als auch in ökonomischer Hinsicht. So wäre ein großes Maß an persönlicher Charakterstärke nötig, um auf solche eindrucksvollen »Heldentaten« zu verzichten. Der Dank und die Entlohnung nämlich, wenn alles gut und damit auch unspektakulär verläuft, sind vergleichsweise bescheiden. Nicht nur unter Ärztinnen gibt es das Phänomen, Probleme erst zu schaffen, um sie dann bravourös zu lösen. Nirgendwo ist es aber wohl so unangemessen wie in der Medizin.

Ähnliches gilt nicht nur für Eingriffe wie Operationen, sondern auch schon bei der Anwendung von Arzneimitteln. Grundsätzlich wäre mit Arzneien immer so zurückhaltend und sparsam umzugehen wie irgend möglich. In der hochsensiblen Zeit der Schwangerschaft gilt das in besonderem Maß. Vorzuziehen wären homöopathische und naturheilkundliche Mittel, die in der Regel deutlich geringere Nebenwirkungen haben. Allerdings muss jemand gerade von diesen Mitteln viel verstehen, um sie sinnvoll zu handhaben. Das ist – besonders bei der Homöopathie – weit anspruchsvoller als die Verschreibung schulmedizinischer Mittel, da es immer gilt, neben der akuten Situation auch das Wesen des ganzen Menschen zu erfassen. Schlechte Homöopathie ist aber unangemessen und sogar gefährlicher als gut beherrschte Schulmedizin. Insofern gilt es auch hier, einen guten Kompromiss zu finden.

Am besten wäre es natürlich, die Weichen schon rechtzeitig so zu stellen, dass kaum noch Medizin notwendig wird. Ein Beispiel mag das erläutern. Wenn der Blutfarbstoffgehalt (Hämoglobin-Gehalt) Werte unter 12 g/dl erreicht, ist es angezeigt, für Abhilfe zu sorgen. Allerdings wäre es besser, über eine spezielle eisenreiche Ernährung zum Ziel zu gelangen, als relativ schlecht verträgliche Eisenpräparate einzunehmen. Ein guter Kompromiss kann das schon erwähnte Kräuterblut sein. Am besten wäre aber *natürlich* eine Ernährung, die es erst gar nicht so weit kommen ließe.

Neben den möglichen Problemen, die sich aus den Eigeninteressen der Gynäkologinnen ergeben, haben diese jedoch auch die große Chance, positiv und vertrauensbildend auf die Frauen und die ganze Situation einzuwirken. Während der Schwangerschaft und bei der Geburt sind Frauen extrem weich und beeindruckbar und damit beeinflussbar. Da die Fürsorge und das Verständnis des Partners manchmal zu wünschen übrig lassen, Gynäkologinnen für die Probleme der Schwangerschaft aber Verständnis haben, weil sie diesen Zustand kennen, nehmen sie nicht selten stellvertretend die Rolle mitfühlender Beschützerinnen ein und gewinnen damit für längere Zeit großen Einfluss auf die Frau.

Kritisch zu prüfende Aussagen von Fachleuten

Manche Aussagen gynäkologischer Fachleute sind wohl nie vorsätzlich böse gemeint, ihre Auswirkungen sind es aber trotzdem. Da Gynäkologinnen wie alle Ärztinnen auf das Krankhafte hin trainiert werden und nur daraus ihre Existenzberechtigung ableiten, ja oft überhaupt nur den Arztberuf aus Angst vor Krankheit wählen, neigen sie dazu, überall Gründe für ihre eigene Existenz zu finden und behandlungswürdige Probleme zu entdecken. Wer von Schwierigkeiten lebt, wird automatisch eine gewisse Resonanz zu ihnen entwickeln. Dass Ärztinnen oft an der Patientin eigene Krankheitsängste zu bearbeiten suchen, ist dabei nur natürlich, es trifft für die meisten Berufe ähnlich zu.

»Der Kopf ist zu groß« ist das klassische Beispiel solch einer fatalen Aussage, die obendrein fast nie der Wirklichkeit entspricht, denn Kinder mit großem Kopf werden ständig geboren, selbst von kleinen Müttern. Ähnliches gilt für die Aussage »Das Becken ist zu klein«. Erstens ist die Beckenmessung selbst mit modernsten Methoden der Kernspintomographie nicht sicher zu bewerten, zweitens ist das Becken unter der Geburt extrem dehnbar und anpassungsfähig. Alles hängt davon ab, wie weit sich der kindliche Kopf anpassen und wie weit sich die Frau öffnen und weiten kann. Die (knochen-)harten Daten der Knochenmessung machen dem männlichen Pol zwar sehr viel Spaß, aber sie werden dem weiblichen Körper in seiner enormen Anpassungsfähigkeit und Weichheit nicht wirklich gerecht. Die Machermedizin versucht jeweils objektive Befunde zu produzieren, es gibt aber kaum eine subjektivere Situation als die Geburt.

Viel Verwirrung und Sorge produziert auch der Satz »Der Muttermund ist noch unreif«. Hier wäre einfach die Betonung auf das »noch« zu legen, denn manche Frauen lassen sich eben mehr Zeit, was an sich gar kein Problem darstellt. Nicht die ganze Frau ist unreif, sondern nur ihr Muttermund, und das ist kein Problem, sondern lediglich eine Frage der Zeit. Früher wurde eher der Spruch »Gut Ding braucht Weil« bemüht, und er wird dem Geburtsgeschehen noch immer viel besser gerecht.

»Sie haben eine Wehenschwäche«, das ist während der Geburt ein fürchterlicher Kommentar. Nicht die Frau hat eine Schwäche, sondern ihre Wehen könnten noch stärker werden. Es geht also um Motivation und die Fähigkeit, sich in die Situation der Frau zu versetzen, nicht um Kritik. Vielleicht braucht der Organismus noch eine Pause vor dem eigentlichen Sturm. Solch eine sekundäre Wehenschwäche ist auch noch kein Grund für einen sofortigen Wehentropf, obwohl er heute in dieser Situation immer öfter zum Einsatz kommt. Die werdende Mutter kann nichts machen, als entspannen und warten – in beidem sollte sie ermuntert und bestärkt, aber keinesfalls kritisiert oder verunsichert werden. Wegen einer kurzen Pause in den Wehen ist keine medizinische Maßnahme notwendig, sondern lediglich einfühlsamer Zuspruch; eine Verschnaufpause dient – nomen est omen – zum Durchatmen. Geduld und Warten werden heute leider immer mehr zu Fremdwörtern, deren Sinn und Chance Patientinnen und Ärztinnen immer weniger vertraut sind.

Falls Angststress entstanden ist, wird er den Adrenalinspiegel hochtreiben, was natürlicherweise die Wehen schwächt. Jetzt ist die Frau biochemisch auf Flucht eingestellt und nicht auf die Konfrontation der Geburt. Daraus folgt schon, dass alle ärztlichen und pflegerischen Maßnahmen darauf zielen sollten, eine Situation zu schaffen, bei der es *ihr* nach Entspannung zumute ist und nicht nach Flucht. Die alten Mechanismen, die sich in Jahrmillionen der Evolution ausgebildet haben, laufen dem modernen Lebensstil teilweise zuwider. Die ganze heutige Apparatemedizin vermittelt den meisten Frauen mehr Angst als Sicherheitsgefühle. Insofern ist sie bei der Geburt immer zweischneidig.

Sätze wie »Sie sind schon zehn Tage über dem Termin« sagen – wie noch ausführlich bei der Übertragung zu besprechen sein wird – ziemlich wenig aus, verunsichern aber umso mehr. Man könnte genauso gut und eigentlich besser feststellen: »Sie sind *erst* zehn Tage über dem *errechneten* Termin« und betonen, dass das eine Rechnung ist, die sowieso nicht aufgeht, weil nur 5 Prozent der Kinder wirklich zum errechneten Termin kommen. Allein diese Zahl sollte klarmachen, wie sehr die Rechnerei in der Gynäkologie übertrieben wird und wie wenig dabei herauskommt. Zumindest sollten diese schwachen Ergebnisse nicht auch noch zur Verunsicherung der Mütter missbraucht werden.

»Mit dieser Brust können Sie nicht stillen« ist ein genauso entmutigender und völlig deplatzierter Satz. Selbst wenn es sich bei solchen Aussagen fast immer um haltlosen Unsinn handelt, wird dieser – vor allem durch häufige Wiederholung – doch sehr behindernd und einschränkend wirken. Das Wunder des Lebens ist viel größer, als wir es uns meist eingestehen, und hier geht Probieren immer über Studieren. Negativkommentare im Vorfeld der ersten Versuche sagen jedenfalls nur, dass die jeweiligen Betreuerinnen psychologisch ungeschickt und wenig einfühlsam sind und an mangelndem Vertrauen in die Schöpfung leiden. Über die Stillfähigkeit wird damit jedenfalls kaum etwas ausgesagt. Es ist immer wieder erstaunlich, wie viel Milch aus kleinen Brüsten fließen kann und wie gut sich Kinder mit Flach- und sogar Schlupfwarzen arrangieren.

Wenn Schwangere ärztliche Gespräche mitbekommen, die nicht für sie bestimmt sind, ist es ihnen – wenn sie selbst betroffen sind – kaum möglich, das Gehörte zu ignorieren. Deshalb wäre es ratsam, sofort allem fragend nachzugehen, was irgendwie fragwürdig erscheint oder Angst macht. Vieles löst sich dadurch wieder, und was wirklich problematisch ist, sollte die Betroffene sowieso so schnell wie möglich erfahren. Die Idee der Schonung der Patientinnen zielt meist eher auf die Schonung der Ärztinnen, die in der Regel wenig psychologische Schulung haben, um Schwierigkeiten angemessen einfühlsam zu vermitteln.

Die Frage »Was dürfen Ärztinnen allein entscheiden?« verliert immer mehr an Bedeutung. Schon aus juristischen Gründen ist es heute unerlässlich, die Betroffene einzuweihen. Trotzdem gibt es vereinzelt noch immer Tendenzen, vor allem von männlichen Gynäkologen, auftretende Schwierigkeiten über den Kopf der Frau hinweg nur mit dem werdenden Vater zu klären. Aus lebensbestimmenden Entscheidungsprozessen sollten sich Ärztinnen so weitgehend wie möglich heraushalten und so objektiv wie möglich bleiben. Was die Frau schließlich tragen muss, sollte sie auch immer selbst entscheiden dürfen!

Vom Umgang mit medizinischen Problemen

Eigentlich müssten Medizinstudentinnen immer wieder lernen, dass das Häufige häufig und das Seltene selten ist. Immerhin kommen heutzutage 97 Prozent aller Kinder gesund zur Welt. An einer Universität, die sich auf die besonderen Fälle und die höchste Kompliziertheit in der Behandlungstechnik spezialisiert hat, passiert in der ärztlichen Ausbildung genau das Gegenteil und setzt sich dann bis in die Praxen der niedergelassenen Ärztinnen fort. Sie erzählen sich auf Fortbildungen mit Vorliebe ihre spektakulärsten »Fälle«, und nur diese bringen auch die gewünschte Anerkennung getreu dem Motto: Die eigentliche hohe Medizin ist die der Universität, und man sollte immer versuchen, ihr so nah wie möglich zu kommen.

Diese Haltung führt aber (unbewusst) dazu, aus Bagatellen

Großes zu machen, denn mit Kleinigkeiten kann man sich kaum sehen lassen. In der Praxis überwiegen aber die Bagatellen und die (medizinisch) kleineren Probleme. Was für die Patientinnen ein Glück ist, wird von hoch spezialisierten Ärztinnen oft anders empfunden. Mit Bagatellen kann man auf Kongressen nicht glänzen. Es ist leider nur allzu menschlich, sich über jene Ereignisse zu freuen, die Anerkennung und gutes Einkommen verschaffen. Das ist bei Ärztinnen ähnlich wie bei anderen Berufsgruppen, nur wird von ihnen ein viel höherer ethischer Standard erwartet.

Die großen Probleme in Schwangerschaft und Geburt sind in den letzten zweihundert Jahren dank der Fortschritte in Medizin, gesellschaftlichem Verständnis und veränderter Lebensführung beständig zurückgegangen. Noch in den letzten zwanzig Jahren hat sich eine deutliche Verbesserung der Situation und damit eine Verringerung der Komplikationen ergeben, sowohl in Bezug auf die Sterblichkeitsrate der Kinder als auch auf die der Mütter.

Da diese positive Entwicklung auch ganz wesentlich den Leistungen der Ärztinnen zu danken ist, kann ihnen wohl niemand verdenken, dass sie diese Errungenschaften hochhalten. Wer sich aber ständig auf Kongressen beweist, dass alles besser geworden ist aufgrund besserer Methoden und Geräte, muss letztere automatisch überbewerten. Die Kunst bestünde darin, sich der Fortschritte bewusst zu sein, die aufgrund der eigenen Leistungen erzielt worden sind, ohne diese Leistungen zu übertreiben oder gar in jedem Fall durchsetzen zu wollen. Es ist aber nicht zu übersehen, dass der Trend im Augenblick hin zu noch mehr Kaiserschnitten geht, was vor allem damit zu tun hat, dass aus jeder Mücke ein Elefant gemacht wird. Die Tatsache, dass es Kliniken gibt, die mit 6 Prozent Kaiserschnitten auskommen und der Durchschnitt bei über 20 Prozent liegt, lässt leider kaum andere Schlüsse zu. Das heißt aber statistisch gesehen, dass der Klinik mit 6 Prozent Kaiserschnitten eine mit fast 40 Prozent gegenübersteht. Damit entscheidet die werdende Mutter durch die Wahl der Klinik ganz wesentlich, ob sie eine Schnittentbindung bekommt oder nicht. Die Aussage, dass hier immer nur nach medizinischer Notwendigkeit entschieden wird, strafen die Statistiken leider Lügen.

Zum Glück sind unter den echten Problemen wiederum die kleineren die häufigeren und die größeren die selteneren (siehe auch weiter unten das Kapitel »Symptome in der Schwangerschaft«). Die **Morgenübelkeit** betrifft nicht wenige Frauen, bis ihr Organismus sich an die neue Hormonsituation gewöhnt hat. Der natürlicherweise steigende Druck im Unterbauch wird sich nicht selten bis in den Oberbauch übertragen und hier für **Aufstoßen** und **Sodbrennen** sorgen. Natürlich stößt ihr in der Schwangerschaft manches sauer auf, was sie vorher noch wegstecken konnte, aber damit kann sie umgehen lernen. Insbesondere wenn sie sich auf grundsätzliche Lösungen im Sinn von Erkenntnis der Botschaften ihrer Symptome einlässt, kann die Schwangerschaft in gesundheitlicher Hinsicht insgesamt ein großer Schritt nach vorn werden.

Gerade schwer wiegende Probleme wie das **Bluthochdrucksyndrom** geben der Schwangeren wichtige und *deut*liche Hinweise auf Lebensaufgaben. Dermaßen unter Druck gerät praktisch nur, wer auch im übertragenen Sinn unter Druck steht, ob sie sich das eingesteht oder nicht. Die **Krampfneigung** (Eklampsie) zeigt offensichtlich eine verkrampfte Situation an, wobei – bei aller Deutung im Sinn von *Krankheit als Symbol* – in beiden Situationen auf allen Ebenen zu behandeln ist. Nicht nur die seelische Lage ist dabei zu berücksichtigen und vielleicht mittels Psychotherapie zu durchschauen, sondern es muss auch sofort schulmedizinisch und, wenn möglich, zusätzlich naturheilkundlich behandelt werden.

Auch nach überstandener Geburt können Probleme auftreten wie der **Lustverlust**. In der ersten Zeit direkt nach der Geburt ist er noch ganz natürlich, später weist er auf seelische Probleme hin, die bis in die Bereiche der archetypischen Muster reichen können und mittels Psychotherapie anzugehen wären. Ein gravierendes Problem wie die **Wochenbettdepression** verweist auf die Sinnlosigkeit, mit der das eigene Leben erlebt wird, und ist ebenso wie die **Stillpsychose** besser psychotherapeutisch als psychiatrisch anzugehen. Letzteres läuft fast immer auf die Einnahme schwerer Psychopharmaka hinaus, was zum Beispiel das Stillen sofort beenden müsste. Oft ist eine Stillpsychose – wie schon im ersten Teil im Abschnitt über die Träume dargestellt – allein durch die Wiederfindung eines gesunden Schlafrhythmus zu beheben. Der schon erwähnte Einsatz einer Großmutter kann hier oft mehr bringen als chemische Mittel. Insofern sind aber Schlaf- und damit dann automatisch auch Traumprobleme in dieser Zeit nicht auf die leichte Schulter zu nehmen.

Mit dem Kind kann es natürlich ebenfalls Schwierigkeiten geben, aber auch diese sind viel seltener als angenommen. Die meisten Probleme der Neugeborenen wie die so genannte **Gelbsucht** (Neugeborenen-Ikterus) sind leicht in den Griff zu bekommen, und für die sehr seltenen gravierenden Probleme steht dann immer noch – und selbst nach einer Hausgeburt – die Schulmedizin zur Verfügung.

Die Eltern können genauso in Schwierigkeiten geraten, die allerdings ebenfalls zugleich besondere Chancen auf dem Entwicklungsweg bieten. Wer etwa in dieser Situation erfolgreich lernt, mit einer **Stressüberflutung** fertig zu werden, kann es dann oft für den Rest des Lebens. Alle Schwachpunkte eines Organismus können sich in diesen besonderen Belastungssituationen wie Schwangerschaft und Geburt melden, weshalb es so besonders wichtig wäre, solche Punkte schon vor einer Schwangerschaft zu entdecken und zu bearbeiten.

Wesentlich entscheidet die eigene Haltung zu den Belastungen, wie viel Schwierigkeiten daraus entstehen. Ist sie von Widerstand geprägt, kann die Problematik leicht eskalieren. Ist die Frau dagegen bereit, selbst einen schweren Ausnahmezustand anzunehmen und gleichsam als Exerzitium auf dem eigenen Entwicklungsweg zu betrachten, verwandeln sich oft auch noch extremste Belastungen in Gefühle von Kraft und Stärke. Großes Vertrauen in die eigenen Fähigkeiten ist dann das Ergebnis und sogar berechtigter Stolz darauf, was sie alles ertragen kann. Letztlich muss ohnehin alles ertragen werden, lehren verschiedene Traditionen.

Grundsätzlich wäre es immer besser, Probleme vor als während der Schwangerschaft anzugehen, um das eigene Leben in Balance zu bringen. Aber es ist dann noch immer besser, etwas auch in der Schwangerschaft anzugehen als bei oder nach der Geburt. Das betrifft alle Bereiche der Existenz – von der körperlichen über die seelische und geistige bis hin zu sozialen Ebenen und sogar Umweltsituationen. Natürlich erleichtert eine gewisse körperliche Fitness eine Schwangerschaft, sowohl was die Belastbarkeit von Herz und Kreislauf als auch die Dehnbarkeit und Anpassungsfähigkeit der Gewebe angeht. Gut trainierte Bauchmuskeln werden das Pressen während der Geburt erleichtern. Übertrainierte Körper von Sportlerinnen schaffen allerdings oft wegen mangelnder Dehnbarkeit der Gewebe eher Probleme.

Auch die Fähigkeit, sich rasch, tief und nachhaltig zu entspannen, ist äußerst hilfreich. Wenn die ökonomische Situation hinreichend sicher ist, macht das offensichtlich ebenfalls vieles leichter, wie natürlich auch intakte Familienverhältnisse und verlässliche Großeltern im Hintergrund sehr erleichternd und beruhigend wirken können.

Genuss- und Suchtmittel

Wie man es dreht und wendet – es gibt heute keinen Zweifel mehr, dass alle möglichen Drogen und auch solche, die sich als Genussmittel tarnen, auf das Ungeborene wirken und ihm zum Teil schwere Schäden zufügen. Das gilt auch für den Konsum von Nikotin und Alkohol.

Da Alkohol schnell über die Plazenta zum Ungeborenen gelangt, trinkt es notgedrungen immer mit, und die Gefahr einer Fehlgeburt verdoppelt sich. Auch die Gefahr einer Frühgeburt oder von Mangelentwicklungen des Ungeborenen steigt. Bei schwerem Alkoholmissbrauch in der Schwangerschaft liegt das Risiko, dass das Baby körperlich geschädigt zur Welt kommt, bei fast 50 Prozent. Bei fast der Hälfte der überlebenden Kinder kommen zudem schwere Intelligenzdefekte hinzu, mit Intelligenzquotienten unter 80.

Hinter dem Trinken liegen natürlich tiefere Probleme, selbst wenn es über den unverdächtigen Weg einer harmlosen und der Geselligkeit dienenden Angewohnheit entstanden sein sollte, wie es in jenen Gesellschaften nicht selten passiert, die Alkohol nicht als Droge, sondern als Genussmittel sehen. Hinter der Sucht steckt vordergründig ein Fluchtaspekt und noch tiefer oft eine verunglückte Suche. Auch hier läge die Notwendigkeit auf der Hand, noch vor der Schwangerschaft die wirkliche Suche, etwa nach dem Sinn des Lebens, wieder aufzunehmen und die Flucht in den Alkohol aufzugeben.[30] Spätestens mit der Ankunft der Seele böte sich sogar die Möglichkeit, einen tiefen, beglückenden Sinn des Lebens zu finden, denn wann ist eine Frau dem Mysterium des Lebens näher als in der Schwangerschaft?

In Bezug auf das Rauchen ist mittlerweile hinlänglich bewiesen, wie sehr Nikotin die Durchblutung der Plazenta herabsetzt und damit auch die Entwicklungschancen des Kindes. Allerdings ist auch nicht zu übersehen, dass Nikotin ein verblüffend hohes Suchtpotenzial hat und die Entwöhnung erhebliche Anforderungen an die Mutter, ja an beide Elternteile stellt. Belegbar ist, dass selbst Väter, die bis zur Empfängnis geraucht haben, bereits die Entwicklungschancen ihres Nachwuchses mindern. Während der Schwangerschaft sollten werdende Väter schon aus Solidarität und um die diesbezüglichen Chancen ihrer Frau zu erhöhen, sich ebenfalls vom blauen Dunst verabschieden.[31]

Im Fall von Drogen gilt Ähnliches, wobei hier durchaus die ärztlich verordneten Drogen mit gemeint sind. Die meisten Drogen passieren die Plazenta rasch und wirken damit voll auf das Kind. Besonders am zentralen Nervensystem des Ungeborenen ist mit Schäden zu rechnen. Drogensüchtige Mütter bekommen nicht selten abhängige Kinder, die kurz nach der Geburt, wenn der Drogennachschub über das mütterliche Blut ausbleibt, mit Entzugserscheinungen reagieren, die eine sofortige medizinische Behandlung erforderlich machen. Wie bei der Alkoholsucht ist hier an die Themen Flucht und, in erlöster Form, an Suche nach dem *Wesen*tlichen im Leben zu denken.

Was medizinische Drogen angeht, so ist sehr große Zurückhaltung zu empfehlen. Die meisten Pharmaka sind für die Schwangerschaft ungeeignet. Selbst auf den ersten Blick so harmlose Dinge wie Schlafmittel können furchtbare Auswirkungen auf das Ungeborene haben, wie das Beispiel Contergan auf so schlimme Weise demonstriert hat. Hier wäre bei entsprechendem Bedarf an harmlose Alternativen aus dem Arzneimittelschatz der Naturheilkunde zu denken, wobei auch dabei noch Vorsicht geboten ist. Am besten wäre es, sich an eine erfahrene Homöopathin oder Naturheilkundlerin zu wenden.

Selbst Kaffee ist an dieser Stelle zu erwähnen, denn auch hier trinkt das Kind mit. Vergleichende Studien belegen, dass starker Kaffeegenuss zu eher untergewichtigen Babys führt und die Fehl- und Frühgeburtsrate erhöht, allerdings wurde keine Häufung von Missbildungen gefunden. Die gefährliche Dosis von 600 mg Koffein wird je nach Zubereitungsmethode schon mit zwei bis vier Tassen pro Tag erreicht. Gegen ein Tässchen Kaffee ist allerdings weniger einzuwenden, wobei auch dieses schon den Schlaf sogar des Ungeborenen stören kann, dessen sich gerade erst bildender Organismus ja noch weit empfindlicher als ein erwachsener reagiert. Zu bedenken wäre auch, dass der Organismus nach dem

Genuss einer Tasse Kaffee vier Tassen Wasser benötigt, um hinsichtlich der Flüssigkeitsbilanz in einen neutralen Bereich zu kommen, da Kaffee dem Körper Wasser entzieht.

Wer zu Essproblemen oder Esssucht neigt, die eine Schwangerschaft ebenfalls sehr bedrohen können, sollte sich die dahinter liegenden Muster ebenfalls rechtzeitig, am besten schon vor der Empfängnis, bewusst machen und erlöstere Ausdrucksformen für diese Energien suchen. Möglicherweise belohnt *sie* sich mit Essen und könnte dann nach anderen Wegen einer sinnvolleren Belohnung fahnden. Oder sie versteckt sich hinter den gelben (Fett-)Bergen, die besser als alles andere Material isolieren. In diesem Fall ginge es darum, andere, lebensförderlichere Formen des Schutzes zu suchen. Wo Kummerspeck das Problem ist, gilt es, das Liebesproblem anzugehen. Auch im Bereich Essverhalten gäbe es noch viele Muster zu erwähnen – sie werden ausführlich in dem Buch *Gewichtsprobleme* besprochen –, die ebenfalls mittels eines speziellen Entspannungs- und Meditationsprogramms bearbeiten werden könnten.[32]

Bei all diesen gemeinhin als Laster bezeichneten Problemen, wäre von beiden Eltern am besten gemeinsam zu klären, wie viel ihnen eine gesunde Schwangerschaft und ein gesundes Kind wert sind und wie viel an eigenem Genuss beziehungsweise eigener Abhängigkeit sie bereit sind zu opfern.

Von der Deutung her laufen alle angeführten Symptome auf eine Mangelentwicklung des Kindes hinaus, weil es nicht genug Zuwendung und Nahrung in Form von mütterlichem Blut bekommt. Auch in anderer Hinsicht gibt eine an ihrer Sucht festhaltende Mutter dem Kind nicht genug. Oft steht es in ihrem Leben nicht an erster Stelle. Sie setzt offensichtlich andere Prioritäten oder hängt zu fest in alten Zwängen, die – ob sie will oder nicht – wichtiger sind als die Schwangerschaft.

Die Diagnostik in der Schwangerschaft und ihre Folgen

Probleme der Frühdiagnostik

Die grundsätzliche Frage, die bei aller Frühdiagnostik auftaucht, ist natürlich, was aus den Untersuchungen folgt. Frauen, die in keinem Fall zu einer Abtreibung bereit sind, sollten zum Beispiel noch defensiver auf Vorschläge zu Fruchtwasseruntersuchungen reagieren. Denn wenig ist belastender, als aufgrund eines problematischen Untersuchungsergebnisses während der ganzen Schwangerschaft mit einem schlimmen Verdacht leben zu müssen, der sich dann vielleicht nicht einmal bestätigt. Da wäre es ungleich besser, die Schwangerschaft noch in guter Hoffnung verbringen zu können. Insofern wäre von jeder Mutter für sich schon weit im Vorfeld abzuklären, ob überhaupt die Konsequenz der Abtreibung in Frage kommt.

Wenn bei einer Frau, die grundsätzlich nicht abtreiben will, eine Fruchtwasseruntersuchung mit erschreckendem Ergebnis gemacht wird, liegt aus seelischer Perspektive ein schwerer Kunstfehler vor, der im schlechtesten Fall massive Ängste heraufbeschwören kann, ohne medizinische Konsequenzen zu bringen. Wenn solche Situationen auch noch von Medizinerinnen benutzt werden, um abtreibungsunwilligen Müttern zusätzlich zu ihrer seelischen Not ein schlechtes Gewissen zu machen, stellt sich die Frage nach der charakterlichen Berufseignung solcher Medizinerinnen. In so einer Situationen können zum Beispiel Sätze fallen wie: »Bedenken Sie die finanzielle Belastung, die Sie der Gesellschaft zumuten, wenn Sie ein behindertes Kind zur Welt bringen.«

Leider ist die Mutter in ihren ganz anderen Sorgen um das Kind oft kaum in der Lage, sich gegen solche Übergriffe angemessen zu wehren – und anstatt schleunigst von der Medizynikerin, der sie aufgesessen ist, zu einer kompetenten Ärztin zu wechseln, wird sie sich oft einfach nur sehr schlecht fühlen.

Chromosomenanalyse aus dem mütterlichen Blut

Dieser zurzeit noch in Entwicklung befindlichen Methode wird die Zukunft gehören, da sie im Rahmen der Diagnosestellung weder Mutter noch Kind in irgendeiner Form gefährdet. Es muss lediglich der Mutter Blut abgenommen werden. Da auch geringste Anteile von kindlichem (fetalem) Blut im mütterlichen Kreislauf mitfließen, will man diese aufspüren und daraus die Chromosomen bestimmen. Auch wenn hier keinerlei direkte Gefährdung vorliegt, bleiben die aufgeführten grundsätzlichen Bedenken bestehen, denn die Konsequenz (Abtreibung) bleibt die gleiche.

Wenn diese Methode einsatzfähig ist und zur Routine wird, was in einem Land wie Deutschland zu erwarten ist, wird es innerhalb einer Generation kaum noch Behinderungen wie zum Beispiel die Trisomie mehr geben. Was den meisten oberflächlich betrachtet als ein Segen vorkommen mag, hat aber noch eine andere Seite, die Eltern behinderter Kinder wohl am ehesten ermessen können. Wo wird all das bleiben, was diese Kinder in unser Leben bringen? Aus der Perspektive der spirituellen Weltsicht stellt sich natürlich die Frage: Wie wird ein entsprechendes Schicksal wohl in Zukunft eingelöst?

Schulmedizinische Gründe für eine humangenetische Beratung
- Verwandtschaft der Eltern
- Erbkrankheiten in einer der Familien
- Es ist bereits ein krankes Kind aus der Beziehung hervorgegangen

Medizinische Gründe für eine Chromosomenuntersuchung (Amniozentese oder Chorionzottenbiopsie):
- Alter der Mutter über 35, Alter beider Eltern zusammen über 75 Jahre
- Erbschäden oder Missbildungen in einer der beiden Elternfamilien

Bachblüten bei einer pränatalen Diagnostik
Rescue Remedy – Bei der Entscheidung für pränatale Diagnostik empfiehlt sich die Einnahme der Bachblüten-Mischung Rescue Remedy (aus der Apotheke) für sich und das Baby ab drei Tage vor dem Eingriff bis drei Tage danach: $3 \times$ täglich 7 Tropfen.

Ultraschalluntersuchung

Was die immer routinierter eingesetzten Ultraschalluntersuchungen angeht, wäre anzumerken, dass wir über deren Langzeitwirkungen noch sehr wenig wissen. Bedenkt man, dass jahrelang Schulkinder auf der Suche nach TBC mit Röntgenstrahlen geradezu bestrahlt wurden, weil die Schulmedizin das für harmlos hielt, mag der Verdacht auftauchen, dass die Medizin besonders mit Neuerungen viel zu sorglos umgeht. Die Tendenz, Ultraschall kritiklos als harmlos einzustufen und routinemäßig einzusetzen, könnte uns später ähnlich Leid tun, wie das vor vierzig Jahren noch übliche Röntgen der Füße zur Schuhanprobe.

Immerhin ist der Blick in den Mutterbauch inzwischen durchaus nicht mehr unumstritten. Die Weltgesundheitsorganisation (WHO) lehnt wie viele Gesundheitsbehörden verschiedener Länder Ultraschall als Routineuntersuchung ab. Deutschland war das erste Land, dass sie 1979 als Routine einführte, was heute in Extremfällen zu regelmäßigen Kontrollen im Abstand von vierzehn Tagen führt. Die Regel sind jedenfalls mehrere Untersuchungen; mit den vorgesehenen drei Pflichtuntersuchungen kommen immer weniger Gynäkologinnen aus. In der Schweiz dagegen ist Ultraschall bis heute nur nach medizinischer Begründung vorgesehen und spielt eine verglichen mit Deutschland und Österreich geringe Rolle, ohne dass darunter die Betreuung der Schwangeren erkennbar leiden würde. Die WHO geht davon aus, dass Ultraschalluntersuchungen möglicherweise gefährlich, in jedem Fall teuer und einer guten klinischen Untersuchung oft unterlegen sind.

Vor allem aber tragen diese Untersuchungen heute oft mehr zur Verunsicherung als zur Beruhigung der Frauen bei. Manche Gynäkologinnen sprechen mehr mit ihrem Ultraschallgerät als mit den Frauen, was zu beängstigenden Missverständnissen führen kann. Die Erwähnung eines großen Kopfes mag bei einer hellhörigen Mutter bereits Assoziationen in Richtung Wasserkopf auslösen, während die Gynäkologin sich nur auf irgendeine Norm bezog und ihre Aussage gar nicht für die Ohren der Mutter gedacht war, sondern einer Art Selbstgespräch mit den Normkurven entsprang.

Gar nicht so selten führen Ultraschalluntersuchungen auch zu unnötigen oder sogar problematischen Maßnahmen. Häufig wird mit Ultraschallhilfe zum Beispiel der Geburtstermin falsch korrigiert. Wenn die Frau einen regelmäßigen Zyklus hat und das Datum ihrer letzten Blutung kennt, ist das in der Regel die verlässlichere Rechenbasis. Auch falsche Diagnosen in die Richtung, das Kind oder sein Kopf seien zu klein oder zu groß, sind gar nicht selten.

Eine relativ häufige Fehler- und damit zugleich Angstquelle ist auch die in der mittleren Schwangerschaft gestellte Diagnose einer den Ausgang verlegenden Gebärmutter (Plazenta praevia). Sehr oft verändert sich die Lage bis zur Geburt, denn nur in 0,1 Prozent der Fälle verlegt die Plazenta bei der Geburt noch den Ausgang. Bei 1000 Geburten gibt es also dieses Problem, die Diagnose wird aber deutlich häufiger gestellt.

Der Hamburger Ultraschallspezialist Professor Hackelöer konnte belegen, dass 70 Prozent der Fehlbildungen von normalen Gynäkologinnen übersehen werden. Noch viel schlimmer aber ist, dass 30 Prozent der diagnostizierten Fehlbildungen in Wirklichkeit gar keine waren. Bedenkt man all die Angst, die hier ausgelöst wird, ist ein Anteil von fast einem Drittel positiver Fehldiagnosen bei einer so sensiblen Frage wie der nach einer Behinderung des Kindes ein entsetzliches Ergebnis und ein Unglück für alle Beteiligten. Dagegen mutet die Tatsache, dass über zwei Drittel der echten Fehlbildungen von den normalen Gynäkologinnen übersehen werden, in Bezug auf die seelischen Folgen geradezu harmlos an.

Wenn man bedenkt, dass mittels Ultraschall auch Nierensteine zertrümmert und Krebszellen zerstört werden, kann man hellhörig werden. Natürlich handelt es sich hier um Geräte, die mit deutlich höherem Schalldruck arbeiten. Andererseits sind die zulässigen Grenzwerte für gynäkologische Untersuchungen umstritten und unsicher – und deshalb uneinheitlich. Bei nicht gepulsten, nicht über 10 mW/cm^2 gehenden Werten haben Studien bisher keine Probleme gezeigt. Professor Henglein, ein Berliner Physiker, konnte aber belegen, dass hohe Dosen Ultraschall chemische Reaktionen an der Erbsubstanz (DNS) und an großen Molekülen wie denen des Eiweißes auslösen können. Beide Substanzen sind aber lebenswichtig.

Außerdem ist seit längerem das Phänomen der so genannten Kavitation bekannt. Dahinter steckt die Tatsache, dass Ultraschall in Flüssigkeiten kleine Bläschen aufreißt, die zwar sofort wieder in sich zusammenfallen, in denen aber Temperaturen von einigen tausend Grad entstehen. Ab welcher Stärke diese Phänomene auftreten, wissen wir bis heute nicht sicher. Was sie für den menschlichen Organismus bedeuten, können wir noch gar nicht abschätzen. Sicher ist aber inzwischen, dass in Tierversuchen Entwicklungsschäden durch hohe Dosen Ultraschall nachgewiesen wurden, die von Chromosomenschäden über eine Beeinträchtigung des Abwehrsystems bis zum Absterben von Zellen reichen. In Australien ergab eine Untersuchung, dass häufig »geschallte« Babys zu Untergewicht neigen. Nachdem bisher der Ultraschall immer als völlig harmlos hingestellt wurde, sagt Professor Hansmann, der Bonner Spezialist für Frühdiagnostik mittels Ultraschall, dass eine »gewisse Traumatisation« des Patienten bei der Diagnose in Kauf genommen werden müsse. Er gibt außerdem unumwunden zu, dass Ultraschalluntersuchungen, die zu einer falschen Diagnose gelangen, sogar ungerechtfertigt zu Schwangerschaftsabbrüchen führen würden.

Die Konsequenz aus all dem könnte sein, Ultraschall deutlich kritischer einzusetzen, ohne ihn nun wieder zu diskriminieren, denn in ernsten Situationen bleibt er in den Händen von Spezialistinnen ein wertvolles und unverzichtbares Diagnosemittel. Das sollte umso leichter fallen, als eine amerikanische Studie an 15 000 Frauen zu dem Ergebnis kam, dass der Einsatz von Ultraschall den Ausgang von Geburten nicht verbessern konnte.

Das Ungeborene alle zwei Wochen zu vermessen ist angesichts obiger Zweifel einfach *vermessen*. Die Anwendung besonders starker Schallwellen bei der Doppler- und Duplex-Ultraschalldiagnostik ist als Routinemaßnahme grundsätzlich abzulehnen, bei Verdacht auf Mangelentwicklung des Babys, schwangerschaftsbedingtem Bluthochdruck und Verdacht auf zu wenig Fruchtwasserbildung aber eine wertvolle diagnostische Hilfe. Solange wir nicht wissen, auf welche Grenzwerte man sich verlassen kann, solange die Industrie nicht einmal gezwungen ist, die Werte ihrer Geräte offen zu legen, sollten wir sehr zurückhaltend sein und zumindest damit rechnen, dass die Ultraschalldiagnostik die gleiche Entwicklung wie die Röntgendiagnostik durchlaufen kann.

Eine Ultraschalluntersuchung ist in keinem Fall ein Familienspaß und durch den Wunsch nach ersten Porträts und Videoaufnahmen vom Nachwuchs niemals zu rechtfertigen. Es sollte immer ein medizinischer Grund vorliegen (Schweizer Modell). Die

Feststellung einer Schwangerschaft ist zum Beispiel kein ausreichender Grund. Dafür gibt es so einfache Methoden wie den Urintest.

Für die Schwangere würde all das heißen, dass sie Begründungen für solche Maßnahmen verlangt und sofort auf der Überweisung zu einer Spezialistin besteht, sobald eine für sie harte Diagnose ins Spiel kommt. Das ist dann oft der schnellste Weg aus der Angst und hin zu einer wenigstens verlässlichen Diagnose, von der sonst durchaus nicht auszugehen ist.

Selbst wenn das Mysterium der Schwangerschaft, das ja nicht umsonst im Dunkeln abläuft, mittels Ultraschall entzaubert und entmystifiziert wird, das Kind in seiner ozeanischen Welt gestört wird und man heute im Gerätedschungel oft das Gefühl hat, Schwangerschaft und Geburt müssten besser vor dem Zugriff der Macher geschützt werden, gibt es doch aus psychologischer Sicht auch eine andere Seite, die die Vorteile der Ultraschalluntersuchung zeigt. Wenn das Geschlecht des Kindes frühzeitig bekannt ist, können Eltern sich beizeiten auf ihr Kind einstellen und etwaige Schäden am Urvertrauen vermeiden. Außerdem kann die väterliche Beziehung durch das Bild des Kindes früher wachsen, was große Vorteile für alle Beteiligten hat.

Wann mit Ultraschall untersuchen?
- Wenn sich das Alter der Schwangerschaft weder durch Tasten (Mutter sehr übergewichtig) bestimmen lässt noch der Termin der letzten Regel bekannt ist.
- Bei unerklärlichen Schmerzen oder Blutungen.
- Wenn sich das Kind über längere Zeit nicht mehr bewegt hat.
- Wenn die Herztöne des Kindes nicht regelgerecht sind.
- Wenn eine Mangelentwicklung zu befürchten ist.
- Zur Sichtkontrolle bei einer Amniozentese.
- Wenn sich vor der Geburt die Lage des Kindes nicht sicher klären lässt.
- Vor der Geburt bei Verdacht auf Mehrlinge.

Was kann mittels Ultraschall überhaupt bestimmt werden?
- Zu Anfang (5. bis 10. Woche) lässt sich zur Altersbestimmung der Schwangerschaft der Fruchtsack messen.
- Ab der 6. Woche kann die Kopf-Steiß-Länge des Kindes bestimmt werden.

- Ab der 7. Woche lässt sich der Herzschlag beobachten.
- Ab der 10. Woche können der Durchmesser von Kopf und Brust sowie die Oberschenkelknochen-Länge gemessen werden.
- Die Lage des Mutterkuchens lässt sich feststellen.

Man muss jedoch längst nicht alles tun, was man tun kann, und schon gar nicht alles messen, was messbar ist.

Fruchtwasseruntersuchung

Die kritischen Überlegungen hinsichtlich des Einsatzes von Ultraschall gelten noch verstärkt in Bezug auf die Fruchtwasseruntersuchung (Amniozentese) und die Chorion(zotten)biopsie zur frühzeitigen Feststellung von Chromosomen-Anomalien wie der Trisomie 21 als weitaus häufigster (Trisomie 13 und 18 sind sehr selten). Der Volksmund spricht beim Trisomie- oder Down-Syndrom wegen des auffälligen Augenschnittes von mongoloiden Kindern.

Bei der Amniozentese oder Fruchtwasserpunktion wird mit einer Hohlnadel (0,8 mm) durch die Bauchdecke unter Ultraschallsicht eingedrungen und Fruchtwasser (ca. 15 ml) gewonnen, um in den abgeschilferten Zellen Chromosomen zu bestimmen. Gleichzeitig können darin die Eiweißstoffe (Alphafetoproteine) gemessen werden.

Bei etwa einem von 100 solcher Versuche kommt es zur Fehlgeburt, wobei die allerdings seltenen Spontanabgänge in dieser Zeit inbegriffen sind. Die Komplikationsrate ist auch deshalb so gering, weil die Kinder (sie müssen wohl Bewusstsein haben!) der eindringenden Nadel geschickt ausweichen, wie sich mittels Ultraschall sehen lässt.

Es steht der Verdacht im Raum, dass das Absaugen von bis zu 15 ml Fruchtwasser nicht von allen Kindern gleichermaßen gut toleriert wird. Professor Gembruch (Universitätsklinik Lübeck) äußert den Verdacht, dass es dadurch häufiger zu Missbildungen der Extremitäten wie Sichel-, Haken- aber auch Klumpfuß gekommen ist. Diese Vermutung wird durch die Tatsache gestützt, dass bei Mangelgeburten, bei denen häufig ein vermindertes Fruchtwasser zu finden ist, solche Missbildungen der Füßchen gehäuft beobachtet wurden.

Die Amniozentese kann im Übrigen lediglich Chromosomen-, Rückenmarkskanal- und Bauchdeckendefekte ermitteln. Wie alle andere so genannte pränatale Diagnostik ist sie ausnahmslos nur dann gerechtfertigt, wenn die Eltern grundsätzlich zu einer Abtreibung bereit wären. Wo das nicht der Fall ist, sollten Gynäkologinnen so menschlich sein, diese und alle anderen Untersuchungen, die die Diagnose eines Chromosomenschadens schon vor der Geburt nahe legen, zu unterlassen, denn widrigenfalls bestünde das einzige Ziel darin, seelisches Unheil anzurichten. Leider herrscht in den modernen Machergesellschaften nicht nur unter Medizinerinnen noch immer die Tendenz, zu machen, was man machen kann, ohne weiter zu überlegen.

Schon aus diesem Grund sind all die unsicheren Untersuchungen bezüglich Chromosomenschäden äußerst problematisch wie etwa der Triple-Test oder die Messung der Dicke der kindlichen Nackenfalte. Auf die Idee solch unsicherer Tests kam man nur, weil die aussagekräftigeren durchaus nicht ungefährlich sind.

Die Amniozentese ist erst zwischen der 14. und 16. Schwangerschaftswoche möglich. In dem späten Zeitpunkt liegt ihr größter Nachteil. Die Auswertung der Amniozentese nimmt darüber hinaus noch zwei bis drei Wochen in Anspruch. Abtreibungen zu so einem späten Zeitpunkt sind aber schon eher Zwangsgeburten, die für die Mutter und erst recht für das bei diesem Prozess langsam zu Tode gepresste Kind ein unbeschreibliches Drama bedeuten. Kaum eine Mutter würde sich noch einmal dazu entscheiden, wenn ihr vorher klar gewesen wäre, was es bedeutet.

Hier gibt es offenbar ein erhebliches Aufklärungsdefizit. Immerhin hätte eine Mutter ja auch die Möglichkeit, das Kind auszutragen, eine normale Geburt zu erleben und einer sofortigen Adoption zuzustimmen. In einem Land wie Deutschland finden Trisomie-Kinder sofort Adoptiveltern. Das hat nicht zuletzt mit dem meist wundervollen Charakter dieser Kinder zu tun, die nachträglich von den Familien, die sich zu einem Zusammenleben entschließen, fast immer als großes Geschenk empfunden werden.

Komplikationen der Amniozentese wie die **Eihautentzündung** (Amnionitis) lassen sich natürlich im Sinn von *Krankheit als Symbol* deuten. In diesem Fall handelt es sich offensichtlich um einen Konflikt um das innere Reich, die Fruchtwasserhöhle. Es verkörpert sich eine Art Krieg an der äußeren Hülle, in der sich das Ungeborene offenbar nicht mehr wohl fühlen kann. Es ist nahe liegend, hierin eine Aggression des Kindes gegen die Mutter zu sehen, die so etwas machen lässt. Immerhin signalisiert sie ihrem Kind damit ja, dass sie es nur unter bestimmten Bedingungen akzeptieren will – wenn es nämlich ganz gesund ist. Dieses »Ich liebe dich nur und nehme dich nur an, wenn du...« ist aber immer eine Beleidigung eines empfindsamen Wesens, das sich natürlich bedingungslose Liebe und Akzeptanz wünscht.

Eskaliert diese Konfliktsituation bis zur **Sepsis**, liegt ein so schwerer genereller Konflikt um das Kind vor, dass er die ganze Schwangerschaft in Frage stellt. Letztlich ist natürlich aber auch schon jede Amniozentese eine Infragestellung der Schwangerschaft, auch wenn das – außer dem Ungeborenen – heutzutage kaum jemandem bewusst wird. Im Rahmen dieses lebensbedrohlichen Konfliktes zwingt das Kind die Mutter, um sein Leben zu kämpfen. Das mütterliche Abwehrsystem muss gegen alle äußeren Angriffe durch mittels Amniozentese-Nadel eingebrachte Erreger ankämpfen. Damit nötigt das Kind die Mutter, sich gegen alle äußeren Angriffe und Widrigkeiten an seine Seite zu stellen, hier wird *Krankheit* sehr deutlich *als Symbol* verständlich, und insofern könnte man in dieser schweren Eskalation einen Selbstheilungsversuch des durch den Eingriff entstandenen seelischen Traumas sehen. Der Organismus wählt wie so oft den Weg über den Körper, und Krankheit wird zum Weg. Offensichtlich wäre es heilsamer, wenn sich die Mutter gleich von Anfang an bedingungslos auf die Seite ihres Kindes stellen könnte und auf die Amniozentese verzichten würde.

Solche seelischen Interpretationen sind bei uns durchaus noch nicht üblich, aber sie werden kommen. Im Fall einer plötzlich aufgetretenen Beziehungsstörung zwischen einem kleinen Mädchen und seiner Mutter stellte sich beispielsweise im Nachhinein heraus, dass eine Amniozentese dahinter steckte. Das zwölfjährige Mädchen, das gerade erst von dieser Diagnosemöglichkeit über eine Freundin erfahren hatte, fragte seine Mutter ganz scheinheilig, ob sie das auch gemacht habe. Als die Mutter nichts ahnend bejahte, interpretierte das Mädchen das Vorgehen im oben beschriebenen Sinn und entzog der Mutter sein Vertrauen. Es war noch ein Glück, dass diese Ursache Monate später gefunden werden konnte. Anschließend war es schwer, das Mädchen von seinem Verdacht gegen die Mutter wieder abzubringen – schwer, weil er ja begründet und logisch war.

Chorionbiopsie

Die Chorion(zotten)biopsie, die zwischen der 10. und 12. Schwangerschaftswoche gemacht wird, hat ein Fehlgeburtsrisiko von 3 Prozent. In dieser Zeit ist aber auch das Risiko von natürlichen Fehlgeburten noch deutlich höher, was in diese Zahl mit eingeht. Insofern haben die Amniozentese und die Chorionbiopsie wohl ein recht ähnliches Risiko.

Der Vorteil der Chorionbiopsie ist der frühere Zeitpunkt, zu dem sie durchgeführt werden kann. Ihr Nachteil besteht darin, dass sie in der Aussage weniger zuverlässig ist als die Amniozentese, weil keine Eiweißstoffe aus dem Fruchtwasser untersucht werden können, um mögliche Rückenmarks- und Bauchwanddefekte nachzuweisen.

Bei der Chorionbiopsie wird die Nadel durch den Unterbauch (transabdominal) oder mittels Katheter durch die Scheide (transvaginal) geschoben, um Mutterkuchengewebe (Chorion) zu gewinnen. Die Methode stammt aus Rotchina und wurde vor allem dazu entwickelt, das Geschlecht des Ungeborenen zu bestimmen und anschließend das unerwünschte Mädchen gezielt abtreiben zu können.

Nabelschnurpunktion

Die Nabelschnurpunktion (Chordozentese) ist ab der 10. Woche möglich – aber nur in speziellen Zentren, die in der Lage sind, das Blut auszuwerten. Die Fehlgeburtsrate liegt bei etwa 2 bis 3 Prozent, wiederum inklusive der Spontanabgänge in dieser Zeit.

Fetoskopie

Bei dieser Untersuchung wird mit dem Endoskop unter Ultraschallsicht durch die mütterliche Bauchdecke eingedrungen, um ein Stück kindliche Haut zu entnehmen. Auf diese Weise können seltene vererbte Krankheitsbilder der Haut, wie zum Beispiel das Schlangenhautphänomen, frühzeitig diagnostiziert werden. Diese Methode ist nur in seltenen Fällen einer entsprechenden Familiengeschichte zu erwägen und heute durch den Einsatz von

Ultraschall fast überflüssig geworden. Die Fehlgeburtsrate beläuft sich auf etwa 3 bis 5 Prozent.

Intrauterine Therapie- und Operationsmethoden

Eine immer wichtiger werdende Konsequenz aus der zunehmenden Frühdiagnostik sind die Operationen am Kind noch während der Schwangerschaft. Was auf den ersten Blick gespenstisch anmuten mag, ist in der modernen Medizin längst zum Alltag geworden.

Alles begann mit dem Morbus haemolyticus neonatorum, der Neugeborenengelbsucht aufgrund von Blutunverträglichkeit. Wenn diese bereits intrauterin festgestellt wurde, hat man unter Ultraschallsicht die Nabelschnur punktiert und dann das Blut Schritt für Schritt ausgetauscht. Inzwischen haben sich verschiedene Zentren auf die intrauterine Behandlung bestimmter Organe spezialisiert, und heute wird so ziemlich an jedem Organ operiert.

Das Vorgehen ist wie beim Kaiserschnitt: Das Kind wird herausgeholt, operiert und wieder hineingegeben. Im Fall von Gesichtsspalten verwachsen diese dann deutlich besser als bei späteren Operationen, weil die Narbenbildung viel geringer ist. Auch Lungentumoren werden schon operiert, wenn die Lungen des Ungeborenen ohne Operation keine Entwicklungschance haben. Zwerchfellbrüche werden geschlossen, wie natürlich auch Rückenmarksspalten.

Bevor man sich nun vorschnell auf eine so genannte spirituelle Einschätzung versteift und das Ganze als übertriebene Problemfeindlichkeit abtut, wären die Folgen zu bedenken. Denn dann müsste man sich konsequenterweise eigentlich gegen jede Operation aussprechen – was heutzutage aber kein vernünftiger Mensch machen wird. Wenn man schon eingreift und operiert, warum dann nicht auch so früh, wenn es doch medizinische Vorteile hat? Wenn wir intrauterine Behandlungstechniken beherrschen, könnten wir auch darin eine Aufgabe sehen, ein Leben zu erleichtern – oder jedenfalls den Versuch dazu auf einer äußeren Ebene unternehmen.

Die Frage, welche Eltern denn so etwas an ihrem Kind machen lassen, da doch die Komplikationsrate noch sehr hoch ist und es nicht selten zu Infektionen und Wehenauslösung kommt, stellt sich immer weniger. In einer Zeit, in der in den USA schon die Möglichkeit der immer wieder veränderbaren Oberweitengröße Furore macht, wo immer mehr Frauen es nur für die Optik in Kauf nehmen, sich einer Narkose zu unterziehen, wochenlang schmerzende Brüste zu ertragen – in solch einer Zeit stellen sich noch ganz andere Fragen. Wo alles immer mehr am Aussehen gemessen wird, mag man auch aus kosmetischen Gründen eine intrauterine Operation zur Korrektur einer Gaumenspalte riskieren.

Wenn das Leben des Kindes auf dem Spiel steht, sieht die Frage nach intrauteriner Therapie natürlich völlig anders aus, und das »Warum so früh?« wird sich sowieso nicht stellen, da ja nichts mehr zu verlieren ist. Hier schlägt die mögliche Kritik an einer vorschnellen Medizin dann in der Regel in große Dankbarkeit um. Tatsächlich ist es ja auch eindrucksvoll, was Ärztinnen da auf kleinstem Raum an lebensrettendem Kunsthandwerk erster Güte vollbringen. Vor nicht allzu langer Zeit hätte noch jeder von einem Wunder gesprochen. Dass wir die Hintergründe heute verstehen, macht das Ganze aber eigentlich nicht weniger wundervoll.

Gedanken zum Leben mit behinderten Kindern

Was sich Nichtbetroffene in der Regel kaum vorstellen können, ist Eltern, die die Erfahrung machen mussten oder durften, meist sehr bewusst: Behinderte Kinder sind auf ganz andere Art, aber keineswegs weniger, sondern oft eher noch deutlicher ein ganz besonderes Gottesgeschenk und können uns, wenn wir sie lassen, vielfach mehr über das Leben lehren als die größten Philosophen.

Ins Leben mitgebrachte Probleme sind – wie alle Schwierigkeiten in unserer Zeit – nicht beliebt, und jeder würde sie sich und anderen natürlich ersparen wollen. Aber wir würden uns ja auch jegliche andere anspruchsvolle Entwicklung ersparen, wenn wir die Wahl hätten. Die meisten wollen schon nicht in die normale Schule gehen, geschweige denn in die des Lebens. »Hoffentlich passiert nichts!« – das ist der ausgesprochene und unausgesprochene Wunsch einer breiten Mehrheit. Dabei sind es immer die Herausforderungen, die uns weiterbringen.

Behinderungen lenken die Schwerpunkte auf spezielle Lebens-
und Erfahrungsbereiche. Wenn ein Kind in seiner Intelligenz eingeschränkt ist, treten meist Emotionen und Gefühle mehr in den
Vordergrund und lehren die ganze Familie, sich viel tiefer in diese Welt der Seele einzufühlen. Ist ein Kind in seiner Motorik behindert, wird es das Leben seines Umfeldes verlangsamen, und
das kann gerade heute ein Segen für alle sein. Jede einzelne Be-
sonderheit kann ihre ganz eigene Anziehungskraft haben, wenn
man sie lässt. Wo etwas fehlt oder geschwächt ist, tritt fast immer etwas anderes in den Vordergrund; wir müssten nur ein wenig suchen und würden fündig. Spezialbegabungen, wie sie etwa
bei Autismus durch den Film *Rain Man* einem breiten Publikum
bekannt geworden sind, treten durchaus häufig im Zusammenhang mit Behinderungen auf. Fast jeder kennt die Geschichte
vom blinden Masseur, dessen Hände »sehend« sind.

Und es gibt mit Sicherheit keine Behinderte, von der wir nicht
etwas Wesentliches lernen könnten, das uns noch fehlt. Behinderte lehren uns – auf ihre ganz eigene Art – Rücksicht und Anteilnahme, Achtsamkeit und Vorsicht. Nicht umsonst haben
große Pädagoginnen wie Maria Montessori erkannt, dass es nicht
nur für behinderte Kinder gut sein kann, mit normalen zusammen zu sein, sondern es auch für die normalen Kinder wichtig
ist, mit den behinderten umgehen zu lernen und ihrerseits von
ihnen zu lernen.

Helen Keller, die blind und taubstumm geborene Amerikane-
rin, sagte: »Ich danke Gott für meine Behinderungen, denn durch
sie habe ich mich gefunden, meine Arbeit und Gott.«

Natürlich werden wir versuchen, uns jede Behinderung zu ersparen und so normal wie möglich zu sein, aber wir sollten gut
überlegen, ob wir uns alle behinderten Kinder wirklich ersparen wollen oder sollen. In einem totalitären System wie etwa
unter der Naziherrschaft wäre das wohl keine Frage, aber wir haben Gott sei Dank heute die Möglichkeit, solche Fragen zu stellen.

Wir können uns sowieso nicht alles ersparen, auch wenn die
Medizin es noch so sehr versucht. Und wir werden auf *jeden* Fall
lernen müssen, was uns zur Vollkommenheit noch fehlt – auf
die eine oder andere Art. Meist sind allerdings die ersten Ange-
bote und Aufgaben des Schicksals gar nicht die schlechtesten.
Und wenn wir immer wieder deren Annahme verweigern, wer-

den die Herausforderungen nicht weniger, sondern eher größer und vor allem zwingender.[33]

Der geplante kindliche Tod aus Angst vor Krankheit

Eine besondere Dimension erhält der kindliche Tod, wenn er durch moderne Technik angeblich notwendig wird, wie das in Folge der Pränataldiagnostik immer häufiger der Fall ist. Unsere Gesellschaft hat sich angewöhnt, diese Problematik fast nur noch unter funktionalen Gesichtspunkten zu diskutieren. Der Stolz bezüglich der immer raffinierter werdenden Untersuchungsmethoden und ihrer Ungefährlichkeit für die Mutter überdeckt alle Bedenken. Dabei konnten wir schon sehen, dass diese Ungefährlichkeit unter anderem auf die Panik zurückzuführen ist, mit der die Ungeborenen den eindringenden Speeren ausweichen.

Dieselbe Untersuchungstechnik der Amniozentese wird – aus unserer europäischen Sicht – in Indien gröblich missbraucht. Dort versucht man damit nicht so sehr erbgeschädigten, sondern weiblichen Nachwuchs zu verhindern. Mädchen werden in Indien überwiegend als Schaden angesehen. Folglich werden sie zu Tausenden »noch rechtzeitig« abgetrieben. Was bei uns einige Informierte aufregt, ist in einem Land wie Indien mit seinem ungebremsten Bevölkerungswachstum als eine Verhütungsmaßnahme stillschweigend geduldet. Aus Schicksalssicht muss in solchen Ländern irgendwann geradezu ein Krieg ausbrechen, um die männliche Überbevölkerung zu reduzieren.

Der Unterschied zu unserer eigenen Haltung ist bei unvoreingenommener Betrachtung nur relativ. Wo die Inder schon das »falsche« Geschlecht stört, greifen wir erst bei Chromosomenschäden ein, die zu Behinderungen des Kindes führen, oder bei Organmissbildungen, die frühzeitig im Ultraschall gesichtet wurden. In beiden Situationen erlauben wir es uns, zu entscheiden, welches Leben wertvoll genug ist, um weiterbestehen zu dürfen. Damit aber machen wir uns zu Herren über Leben und Tod in einem Sinn, wie das zumindest von keiner der großen Religionen vorgesehen ist.

Wo uns das noch hinführen könnte, mag eine Umfrage des Magazins *Der Spiegel* aus dem Jahr 1993 andeuten, nach der 13 Prozent der deutschen Schwangeren ihr Kind bereits abtreiben lassen würden, wenn nur der Verdacht auf Fettsucht bestünde. Dass Abtreibungen bei genetischen Störungen notwendig sind, ist jedenfalls ziemlich unbestritten, wobei diese Position bei einer etwas tiefer gehenden Betrachtung erhebliche Probleme aufwirft, wie wir gesehen haben.

In der Nazizeit wurde mit dem Begriff des »unwerten Lebens« argumentiert, und deswegen würden wir das auch hoffentlich nie mehr wagen in Bezug auf schon geborene Menschen. Die sich aufdrängende Frage ist aber natürlich, ob es nicht prinzipiell dasselbe Denken ist, das uns gegen das ungeborene Leben vorgehen lässt.

Solche Analogien gelten bei uns als völlig unzulässig. Wir sind es gewohnt, alles so hinzudrehen, dass uns möglichst wenig Probleme entstehen, und wir sind gar nicht gewillt, die gewohnten Gleise zu verlassen. Momentan wagen wir es kaum, andere Positionen überhaupt nur zu denken – wohl aus Angst, zu viel Staub aufzuwirbeln und dabei zu erkennen, wie fragwürdig das Fundament ist, auf dem wir unseren zugegebenermaßen bequemen Pragmatismus aufgebaut haben.

Ist – aus der Perspektive der Seele gesehen – nicht sogar eine Mutter, die ein nicht lebensfähiges Kind auf normalem Weg gebiert, viel besser dran als eine, die im fünften Monat unter unsäglichen Bedingungen ein Kind zu Tode presst? Psychotherapien und Beratungen haben gezeigt, dass das Schuldgefühl dafür sorgt, dass abgetriebene Kinder die Mutter immer (mehr oder weniger bewusst) belasten. Und da sie nie erwachsen werden, scheint die Mutter nie oder zumindest nur sehr schwer jenen natürlichen Lösungsprozess zu durchlaufen, der normalerweise mit dem Heranwachsen des Kindes seinen Gang nimmt. Das heißt aber, dass oftmals eine Frau mit diesem Thema zeitlebens belastet bleibt. Das »Problem« bei einer nicht erfolgenden Abtreibung ist aber, dass einige behinderte Kinder dann überleben und zu der beschriebenen großen Aufgabe werden.

Fruchtwasseruntersuchungen nehmen trotz grundsätzlicher Bedenken aus verschiedenen Gründen rasch zu. Ein wesentlicher, auch von der offiziellen Medizin vertretener Grund ist das immer höhere Alter der Eltern, mit dem das Risiko auf Erbschäden wie der Trisomie 21 steigt. Bei älteren Eltern war die Keimbahn einfach länger der Strahlen- und Umweltbelastung ausgesetzt. Da wir in unseren diesbezüglich besten Jahren verhüten, in der Torschlusspanik vor vierzig die versäumten Kinder dann aber schnell noch *nachholen* wollen, steigt das Durchschnittsalter der Eltern und damit aus gynäko*logischer* Sicht die Notwendigkeit von Amniozentesen. Logisch ist diese Sicht aber nur für diejenigen, die mit der Wissenschaft glauben, das Schicksal betrügen zu können. Das ist der momentan wahrscheinlich am weitesten verbreitete (Aber-)Glauben in den modernen Industriegesellschaften. In der Geschichte der Menschheit lässt sich jedoch kein einziges Erfolgsbeispiel für dieses Konzept finden. Trotzdem bestimmt es unsere Weltsicht und herrscht bis in die Operationssäle.

Inhaltlich würde eine Häufung von genetischen Schäden bei Kindern älterer Eltern darauf hinweisen, dass das Schicksal solch große (Lern-)Aufgaben und Herausforderungen besonders reiferen Menschen zumutet. Aus Schicksalssicht geht es im Leben wohl vor allem darum, die Menschen zum Lernen der anstehenden Aufgaben zu motivieren – und sei es durch Herausforderungen und das, was wir gemeinhin Katastrophen nennen. Aus der Perspektive der wissenschaftlichen Medizin geht es aber genau um das Gegenteil: uns nämlich so viele Härten und Herausforderungen wie möglich zu ersparen. Das ist zuerst einmal ein menschlicher Zug und wird von einer breiten Mehrheit dankbar angenommen. Was diese allerdings nicht wahrhaben will, ist, dass die Medizin dabei unabsichtlich sehr weit auf den Gegenpol ihrer ursprünglich so menschenfreundlichen Absicht gelangt und zunehmend härtere Konsequenzen heraufbeschwört.

Das wird verständlicher, wenn man Einblick in die Wirkung des Unbewussten und des psychologischen Schattens gewinnt. In kurzen Worten bringt das Goethe auf den Punkt, wenn er im *Faust* seinem Mephisto die Worte in den Mund legt, dass er ein Teil von jener Kraft sei, »die stets das Böse will, und stets das Gute schafft«. Die Wissenschaft will stets das Gute und verwirklicht doch oft recht zielsicher das Gegenteil. Die Physiker, die die Atombombe bauten, wollten eindeutig das Gute: die schnelle Beendigung des Zweiten Weltkrieges, die Rettung ihres Heimatlandes. Was sie damit schlussendlich heraufbeschworen, hatte aber mehr vom Gegenpol an sich, und einige der Wissenschaftler haben das auch erkannt und erschüttert zugegeben.

Oberflächlich gesehen muss die stetige Zunahme von Risikoschwangerschaften aus schulmedizinischer Sicht wohl bedeuten, dass es bei uns immer gefährlicher wird, ein Kind zu bekommen, und aus Seelensicht, dass es immer gefährlicher wird, sich hier bei uns *einzunisten*. Insidern ist dabei völlig klar, dass es die Schulmedizin selbst ist – in Verbindung mit einer Gesellschaft, die in ihrer Bequemlichkeit immer weniger Skrupel gegenüber dem Leben hat –, die dafür sorgt, dass immer mehr Schwangerschaften mit dem Stempel »Risiko« versehen werden.

Verantwortung

Zum Teil haben wir den Begriff Verantwortung schon so verbogen, dass es als geradezu zwingend angesehen wird, sich schon im Zweifelsfall gegen das Leben zu entscheiden. Wer sich heute aus grundsätzlichen religiösen oder spirituellen Erwägungen oder einfach aus Respekt vor dem Leben solchen modernen Diagnosemöglichkeiten wie der Amniozentese verweigert, gilt modernen Ärztinnen oft schon als verantwortungslos. Im Sinn dieser Gesellschaft handelt demnach verantwortlich, wer weder sich noch der Gesellschaft irgendwelche Herausforderungen zumutet. Um fast jeden Preis wollen wir die Härten des Lebens verhindern, und sei es, dass wir das Leben verhindern müssten.

Diese inzwischen gängige Auffassung zur Verantwortung stellt die ursprüngliche Bedeutung des Wortes völlig auf den Kopf. Darin steckt nämlich das Wort Antwort, das ursprünglich meint, dass die Verantwortlichen sich darum bemühen sollten, Antworten auf die Herausforderungen des Schicksals zu finden. Moderne wissenschaftsgläubige Menschen wollen aber offenbar am liebsten keine Herausforderungen mehr, um möglichst nicht mehr antworten zu müssen. Noch deutlicher bekommen es Englischsprachige mitgeteilt. Das Wort *responsibility* heißt direkt übersetzt: *Fähigkeit* zu antworten (*the ability to respond*). Ganz Ähnliches sagen das französische *responsabilité* und das italienische *responsabilità*.

Abtreibung und ihre Konsequenzen

Ob Pille davor oder danach, Spirale oder Pessar, Kondom oder Schaumpatrone – all diese Abwehrmaßnahmen gegen eine Schwangerschaft sind uns heute von der Pubertät an vertraut und zeigen in ihrer Art, wie kritisch wir gegenüber neuem Leben geworden sind. Die moderne Gesellschaft zeichnet sich geradezu dadurch aus, dass ihre Mitglieder alles an Spaß und Vergnügen möglichst sofort wollen, aber keinesfalls mehr bereit sind, die Konsequenzen dafür zu übernehmen.

Nehmen wir unsere Sprache ernst, wird das noch deutlicher. Wenn wir Babys zu den Menschen rechnen, was eigentlich unbestritten ist, wird die Antibabypille von der sprachlichen Logik her plötzlich zu einer Antimenschenpille. Solch ein Wort schreckt auf und könnte zeigen, wie anders wir die Zeit am Anfang des Lebens einschätzen im Vergleich zu jener Zeitspanne dazwischen. Aus der Perspektive des Mandalas, jenes Symbols des archetypischen Lebenskreises, gibt es zu solcher Zweigleisigkeit keinen Anlass, im Gegenteil könnten wir daraus ersehen, wie wichtig Anfang und Ende in der Mitte des Mandalas sind. Gerade zu diesen Zeiten aber leisten wir uns heute derartige Übergriffe auf und Attentate gegen das Leben.[34]

Diese Überlegungen mögen hinreichend andeuten, dass das Leben in der modernen Gesellschaft vielfach mit einer Krise beginnt und hier nicht der sonst übliche Versuch unternommen werden soll, aus pragmatischen Gründen ein Geschehen schön oder wenigstens harmlos zu reden (oder zu schreiben), das solche Konsequenzen für das weitere Leben mit oder ohne Kind hat.

Schon gleich nach Feststellung einer Schwangerschaft wird die Frage zu klären sein, ob das Kind überhaupt erwünscht ist, wobei etwas erfahrenere Gynäkologinnen das sehr rasch spüren.

Im Sinn der notwendig werdenden Entscheidung beginnt hier im eigentlichen Sinn des Wortes bereits die Krise. Wo unsere Vorfahren noch ein Gefühl dafür hatten, dass ihnen solche Entscheidungen über Leben und Tod nicht zustehen, gehen moderne Menschen recht gelassen davon aus, dieses Recht zu haben, einfach weil uns die moderne Medizin die Möglichkeiten dazu gibt. Würden wir aber in anderen Bereichen einfach machen, wozu wir in der Lage sind, wären überall Katastrophen abzusehen.

Mit Ausnahme einiger Seelen, die einer eindeutigen Einladung beider Eltern gefolgt sind, haben jene, die es irgendwie auf Schleichwegen geschafft haben, die oben skizzierten Verhütungsbarrieren zu umgehen, ihren solcherart ergatterten Empfängnisplatz noch längst nicht sicher. Für sie beginnt nun sozusagen das Asylverfahren. Zwar sind sie schon da, aber das heißt noch nicht, dass sie nicht wieder abgeschoben werden könnten.

Was den längst etablierten Seelen in ihren erwachsenen Körpern nicht nur praktisch erscheint, sondern sogar ein Gefühl von Freiheit und Entscheidungsfähigkeit beschert, gerät für die gerade erst angekommenen Seelen zu einer schweren Prüfungszeit. In spezifischen Psychotherapiesitzungen wird dieses Stadium entsprechend beängstigend erlebt.

Aus der Weigerung, sich sofort zu entscheiden – viele Eltern nutzen die ihnen gesetzlich eingeräumte Bedenkzeit von drei Monaten –, entsteht bei der in jeder Hinsicht abhängigen Seele des Ungeborenen eine für uns Erwachsene nur schwer vorstellbare Qual. Sie wird im tiefsten Sinn des Wortes auf die Folter gespannt. Der juristische Ausdruck »seelische Grausamkeit« wäre nirgendwo angemessener als hier, wo er keinesfalls benutzt werden darf. Im Gegenteil wird man von Anhängerinnen der Abtreibung für seine Benutzung in diesem Zusammenhang beschimpft. Diese sind meist so versessen auf die Eroberung vermeintlicher Freiheiten, dass sie die neu angekommene Seele einfach nicht als solche anerkennen und in ihre Erwägungen einbeziehen wollen. Es ist bequemer, nicht an ihre Existenz zu glauben. Das allerdings wird zunehmend schwerer, denn auch die Gynäkologie weiß inzwischen aufgrund ihrer Pränataldiagnostik, dass schon ab dem dritten Schwangerschaftsmonat vom Kind Schmerzempfindungen wahrgenommen werden und es träumen kann. Das alles ist ohne Bewusstsein jedoch schwer möglich.

Bei der Entscheidung für einen Schwangerschaftsabbruch wird sich der Embryo mit allen Möglichkeiten und verzweifelt gegen seine Vertreibung wehren. Er zieht sich – wie Ultraschallbilder belegen – in die hintersten Ecken der Gebärmutterhöhle zurück, was allerdings gegen die modernen Abtreibungstechniken höchstens einen quälenden Aufschub erwirkt. Der Embryo hat keine Chance, gleichgültig ob der Eingriff durch Ausschabung mit scharfen Löffeln oder per Absaugung erfolgt. Der Seele bleibt nichts übrig, als den solcherart zerstörten Körper wieder zu verlassen.

Die hier vertretene Sichtweise, dass die Seele von Anfang an alles wahrnimmt, mag einerseits in aller Klarheit die Härten unseres modernen Lebensstils für andere aufzeigen, andererseits kann sie aber auch Erleichterung vermitteln. Aus dem spirituellen Weltbild folgt nämlich genauso klar, dass wir ihr Leben gar nicht beenden können, denn dazu reicht unsere heute maßlos überschätzte Macht bei weitem nicht aus. Das Leben beginnt und endet nicht, es ist und geht in jedem Fall weiter, nur eben nicht auf dieser Ebene.

Wir sollten uns in jedem Fall bei einem so heiklen Thema mit Wertungen entweder zurückhalten oder sie uns zumindest sehr bewusst machen. Das spirituelle Weltbild legt es nahe, Partei für die Seele des Ungeborenen zu ergreifen, auch mag das die Fairness gebieten, denn diese Seele kann sich noch nicht selbst für ihre Rechte einsetzen, und ihre Gegenwehr ist bemitleidenswert hilflos. Auf der anderen Seite handeln diejenigen, die sich nicht dazu durchringen können, die Seele und ihren gerade erst besetzten Körper in diesem frühen Stadium ernst zu nehmen, praktisch ausnahmslos aus seelischer Not. Letztlich sind wohl alle Menschen gegen Abtreibungen, nur nehmen einige eigenes Leid ernster als fremdes. Wo sie das aber tun, geschieht es aus Hilflosigkeit und aus Angst um das eigene Leben und nicht eigentlich aus Aversion gegen das der anderen Seele.

Insofern fehlt es an Bewusstheit und folglich an Aufklärung und sicher nicht an Emotion in dieser Angelegenheit. Wie weit sich Menschen an diesem heiklen Punkt verrennen können, zeigt sich in den USA, wo aufgebrachte Abtreibungsgegnerinnen, zumeist von fundamentalistischen Einpeitscherinnen in pseudoreligiösen Gewändern angestachelt, auf so genannte Abtreibungsärztinnen bereits Attentate verübten.

Wie wenig durchdacht und erst recht, wie wenig »erfühlt« oft argumentiert wird, zeigt sich etwa, wenn sich dieselben Menschen glühend für die Rechte der benachteiligten armen Länder engagieren, die sich so wenig gegen die vom männlichen Macherpol organisierte industrielle Übermacht durchsetzen können, und zugleich für die Abtreibung eintreten und dabei keinerlei Mitgefühl für die vom selben Macherpol bedrohten Seelen aufbringen. Wir neigen alle dazu, mit zweierlei Maß zu messen. Ein großer Fortschritt wäre es schon, sich diese Zusammenhänge bewusst zu machen. Schon die Bibel weist nachdrücklich darauf hin, dass wir dazu neigen, den Splitter im Auge des anderen sehr wohl zu erkennen, den Balken im eigenen Auge aber zu übersehen.

In unserer Machergesellschaft sind Alternativen zur augenblicklichen Abtreibungspraxis nur schwer denkbar, und es gilt anzuerkennen, dass eine überwiegende Mehrheit der Bevölkerung mit dem jetzigen Zustand zufrieden zu sein scheint – wenn auch befürchtet werden muss, dass viele in dieser Mehrheit nicht über die verschiedenen Ebenen des Themas nachgedacht haben.

Eine Wiedereinführung des staatlichen Abtreibungsverbotes würde beim derzeit erreichten Bewusstseinsstand der Bevölkerungsmehrheit wohl auch nur den Schauplatz des Elends verlegen, und dabei könnte niemand gewinnen, aber viele würden zusätzlichen Schaden nehmen. Wenn die Abtreibung wieder aus den Arztpraxen und Operationssälen in die Hinterzimmer dubioser Engelmacherinnen gedrängt würde oder der unselige Abtreibungstourismus sich wieder belebte, wäre niemandem geholfen. Und der Wunsch zu helfen ist ja wohl die Motivation auf beiden Seiten der Abtreibungsfront. So käme zur Zerstörung des kindlichen nur noch die Bedrohung des mütterlichen Lebens hinzu. Das ist wohl auch der Grund, warum so viele wirklich religiös oder spirituell motivierte Menschen sich zwar mit dem erreichten (Miss-)Stand nicht abfinden können, aber in Ermangelung einer echten Alternative doch stillhalten. Abtreibungen lassen sich nicht sinnvoll und wirksam verbieten, sie würden sich bei einem gewissen Bewusstseinsstand von selbst verbieten. Ist dieser aber von einer Mehrheit nicht erreicht und vielleicht nicht einmal angestrebt, gibt es keine menschenwürdige Lösung.

Rechtlich ist wenigstens sichergestellt, dass in den modernen Industriegesellschaften keine Frau mehr zum Schwangerschaftsabbruch gezwungen werden kann. Jede Frau müsste allerdings noch für sich sicherstellen, dass sie sich auch von niemandem dazu zwingen lässt. Der Staat könnte seinerseits endlich durchsetzen, dass keine Frau durch äußere Umstände zur Abtreibung gezwungen wird, statt dauernd nur einschlägige Absichtsbeteuerungen vorzubringen. In einer Zeit, in der das Kinderbekommen so vielen Wohlstandsbürgern so schwer fällt, müsste genug, wenn nicht reichlich Platz für die unerwünschten Kinder sein. Wenn die Adoption gleich zur Geburt erfolgt, wäre auch für die Kinder von Anfang an relativ gut gesorgt, und der seelische Schaden hielte sich in Grenzen.

Erst wenn eine schwangere Frau, die ihr Kind selbst nicht annehmen kann, mit Unterstützung und Anerkennung statt mit Diskriminierung rechnen könnte, wenn sie dieses Kind austrägt und dann unter akzeptablen Bedingungen zur Adoption freigibt, ist hier das Mögliche getan. Solange uneheliche Kinder – selbst in einigen modernen Industrienationen – gegenüber ehelichen noch eklatant benachteiligt werden und ihre Mütter mit ihnen, ist noch vieles von Seiten der Gesellschaft offen, was die Situation bessern könnte. Viele Kinder werden nach wie vor abgetrieben, weil sie unehelich wären und ihre Mutter ins vermeintliche Unglück stürzen würden. Hier wäre die Gesellschaft gefordert. Und die Gesellschaft und die diesbezüglich besonders engagierten Verbände und Glaubensgemeinschaften könnten zeigen, ob ihnen das ungeborene Leben wirklich so wichtig ist, zum Beispiel wichtiger als der Wunsch, uneheliche Beziehungen und deren Früchte mit Nachdruck und erhobenem Zeigefinger zu diskriminieren, und ob ihnen die ungeborenen Kinder entsprechende Sozialmaßnahmen wert sind. Denn einiges Geld würden solche Maßnahmen sicher kosten, wohingegen das Jammern natürlich in jeder Hinsicht umsonst ist.

Es ist aber nicht zu verkennen, dass der Trend in eine andere Richtung geht – nämlich die Abtreibungen weiter zu erleichtern, wie sich schon an der Zulassung der Abtreibungspille zeigt, die das Problem lediglich medizinisch, aber keineswegs grundsätzlich oder auch nur seelisch erleichtert.

Probleme und Erkrankungen der Mutter während der Schwangerschaft

Die Risikoschwangerschaft

Der Begriff der Risikoschwangerschaft wird heute viel zu oft und leichtfertig gebraucht; für Deutschland schwanken die Angaben zwischen 30 und 60 Prozent. Hinter dem Anstieg von scheinbaren Risikoschwangerschaften steckt oft ein Problem der Verantwortungsübernahme. Jede schiebt die Verantwortung weiter. Deshalb tendieren auch immer mehr Gynäkologinnen zum Kaiserschnitt, weil dabei alles gut kontrollierbar ist und sie weniger Verantwortung haben. Manchmal kann man sich des Eindrucks nicht erwehren, dass auf Schwierigkeiten getrimmte Ärztinnen dazu neigen, tatsächlich überall Schwierigkeiten zu sehen, um sie dann auf bravouröse Weise zu meistern. Im schlimmsten Fall inszenieren sie sogar dort welche, wo eigentlich gar keine sind. Das geschieht nicht selten nach dem Motto: »Das Leben ist eine lebensgefährliche, durch Geschlechtsverkehr übertragene und immer tödlich verlaufende Krankheit.« Dem ist sicher nicht zu widersprechen, aber das Leben ließe sich auch noch anders sehen.

Eine Frau, der man eine Risikoschwangerschaft attestiert, wird nicht selten gerade dadurch erst für sich und ihr Kind zum Risiko, denn natürlich werden jetzt die aufkommende Freude und Lust auf das Kind mit Sorgen und Angst vermischt. Bei jeder etwas älteren Erstgebärenden automatisch nur aufgrund ihres Geburtsdatums gleich von einer Risikoschwangerschaft auszugehen ist medizinisch übertrieben, seelisch grausam und ökonomisch eine Arbeitsbeschaffungsmaßnahme. Warum sollte eine reife Frau nicht gut gebären können? Es lässt sich heute ja auch insgesamt die Tendenz erkennen, dass wir viel älter werden.

Auch die angeblich zu junge Schwangere ist – gemessen an unserer Vergangenheit und im Angesicht aller noch existierenden archaischen Völker, deren Frauen bei der ersten Schwangerschaft regelmäßig noch jünger sind – eigentlich ein Witz, wenn auch ein unverantwortlicher. Warum sollte eine Erstgebärende mit siebzehn in der Blüte ihrer Kraft nicht gut gebären können? Im Leistungssport gilt sie als voll belastbar, warum nicht in der Gynäkologie?

Ähnliches gilt für ein fragliches Missverhältnis zwischen kindlichem Kopf und mütterlichem Becken, das – wie schon beschrieben – gar nicht so sicher festzustellen und meist gar kein Risiko ist. Auch die Beckenendlage wird in vielen Kliniken schon wieder auf normalem Weg gelöst. Da fast 50 Prozent der Kinder übertragen sind, sollte dieses »Risiko« ebenfalls überdacht werden. Gut zu wissen ist diesbezüglich, dass Frauen mit langen Zyklen – häufig eher rundliche, in sich ruhende Frauen – einfach auch zu etwas längeren Schwangerschaften neigen, wohingegen Frauen mit zu kurzen, unregelmäßigen Zyklen eher zu Frühgeburten tendieren.

Viel nahe liegender, als überall Risiken an die Wand zu malen, wäre es, zu vermitteln, dass das Leben grundsätzlich ein Risiko darstellt und nur Nichtleben noch gefährlicher ist als Leben. Jede Schwangerschaft ist wie jeder Schritt in Neuland riskant und chancenreich zugleich. Wer gar nichts riskiert, kann gar nichts gewinnen, und solch ein Leben ist aus der Sicht der spirituellen Philosophie dann wirklich weitgehend umsonst. Vom entgegengesetzten Pol des Lebens, der Sterbebegleitung, ist die Erfahrung bekannt, dass nicht die Fehler es sind, die einen am Ende drücken, sondern das ungelebte, sozusagen versäumte Leben. Eine Schwangere ist aber mitten im Leben, und das neue Leben ist mitten in ihr. Statt sie zum Risikofall zu machen, wäre es so viel wichtiger und nahe liegender, ihr Mut zu machen, das Risiko des Lebens mutig auf sich zu nehmen, und ihr dabei alle Hilfe anzubieten, über die eine moderne, hoch gerüstete Medizin heute verfügt.

Kriterien für eine echte Risikoschwangerschaft
- Blutgruppenunverträglichkeit mit hoher Titer-Bildung
- schwere Blutungen
- schwere Infektionen
- vorbestehender Bluthochdruck oder schwangerschaftsbedingter Hochdruck

- innere Erkrankungen wie Diabetes und Nierenprobleme (schwere Organerkrankungen)
- mangelndes Wachstum des Kindes
- extreme Fettleibigkeit
- schwere Herzfehler
- drohende Frühgeburt bei vorangegangenen Früh- oder Totgeburten
- Mütter mit extremen seelischen Problemen im Sinn psychiatrischer Krankheitsbilder oder schwerster Neurosen

Symptome in der Schwangerschaft

Schwindelgefühle

Die Deutung dieses Symptoms liegt auf der Hand, aber sie ist, wie eigentlich alle Symptomdeutungen, vom Ergebnis her nicht angenehm. Hier *schwindelt* jemand oder macht sich etwas vor, das nicht dem eigenen tieferen Erleben entspricht. Am deutlichsten wird das in der Kajüte eines Schiffes auf hoher See. Wenn man in einem ruhig im Schoß liegenden Buch liest, melden die Augen zur Gehirnzentrale: »Alles in Ruhe und in Ordnung!« Zugleich meldet aber das Gleichgewichtsorgan im Innenohr zur selben Zentrale: »Schlingernde Bewegungen!« Nun ist beides zugleich unmöglich, und die Zentrale verdeutlicht diesen Schwindel mit der entsprechenden Körperempfindung.

Es gibt verschiedene Möglichkeiten, sich aus der Misere zu retten. Man könnte einfach die Augen schließen und sich dem wiegenden Schaukeln hingeben, vielleicht noch verbunden mit inneren Bildern von schönen Schaukelerfahrungen aus der frühen Kindheit oder gar aus dem Mutterleib, wo das Baby ja ständig geschaukelt wird. Das ist auch der Grund, warum fast alle Kinder dieses Gefühl später lieben, ob in der Wiege oder noch später auf dem Rummelplatz. Bei geschlossenen Augen ist jedenfalls die Fehlinformation der Augen ausgeschaltet, und die Information des Innenohres steht für sich allein und stimmt. Es wird einem dadurch bald besser gehen. Die andere Möglichkeit ist, aus dem Fenster zu blicken und den Wellen des Meeres in ihren sanften

Bewegungen zuzuschauen. Auch jetzt stimmen beide Informationen überein, und das Körpergefühl wird sich bessern.

Verglichen mit der Grundbotschaft, dass hier etwas nicht stimmen kann, ist es für die Deutung weniger wichtig, ob der medizinische Hintergrund des Schwindelgefühls ein niedriger Blutdruck oder ungewohnte Hormonschwankungen sind. Wenn *sie* mit niedrigem Blutdruck aufspringt, als wolle sie den Tag mit Siebenmeilenstiefeln angehen, schwindelt ihr. Zumeist wird ihr schwarz vor Augen. Sie muss sich wieder hinsetzen und bekommt dann die Chance, es in dem zu ihr passenden Schneckentempo nochmals zu versuchen. Auch in der Schwangerschaft gibt das Schwindelgefühl die Botschaft: langsam, bedächtig und in Ruhe.

Falls sich eine Frau vormacht, es habe sich kaum etwas durch die Schwangerschaft geändert und sie habe später noch genügend Zeit, sich um- und einzustellen, kann dieser Schwindel schnell mit dem einschlägigen Symptom auffliegen. Der Schwindel könnte ihr unter Umständen auch klarmachen, dass sie unbewusst gar kein Kind will, obwohl sie bewusst einen Kinderwunsch hegte. Auch die umgekehrte Situation kann vorliegen, dass sie bewusst kein Kind wollte, unbewusst aber doch, und das Ergebnis ist eine Schwangerschaft mit Schwindelsymptomen.

Wenn die Einstellung und die Außen- und Innenweltwahrnehmungen übereinstimmen, wird der Schwindel als Symptom bald schwinden, er hat dann einfach nichts mehr zu sagen, was die Betroffene nicht schon wüsste. Schon wenn ihr das richtige Thema bewusst ist, wird das Symptom in der Regel nachlassen.

Übelkeit und Erbrechen

Die Übelkeit zu Anfang der Schwangerschaft ist eine typische Reaktion auf die ungewohnte Überfülle an weiblichem Hormon. In der ersten Gewöhnungsphase muss sie heute beinahe als normal betrachtet werden. Von Emesis (Schwangerschaftserbrechen) spricht die Medizin, wenn das Übergeben fünf- bis sechsmal pro Tag erfolgt, von Hyperemesis wenn es zu einem unstillbaren Erbrechen kommt. In letzterer Situation besteht die Gefahr, dass der Organismus austrocknet und der Stoffwechsel durcheinander gerät.

Manchmal müssen die Patientinnen zum Ausgleich Infusionen bekommen, häufig – wenn auch zurückhaltender als in der Vergangenheit – wird Paspertin verschrieben, das die Brechneigung chemisch unterdrückt. Auch wenn die Situation medizinisch beherrschbar bleibt, ist die seelische Verfassung katastrophal: »Ich kann gar nicht so viel erbrechen, wie ich kotzen möchte.«

Frauen, die schon aus ihrem normalen Leben Östrogen nicht besonders gewöhnt sind, weil sie sich in ihrem Lebensstil seinem Einfluss erfolgreich entziehen, kommen auch mit dem Hormon HCG weniger gut zurecht. Hier sind weniger die mondigen, das heißt runden, weichen Frauen betroffen, die dem Mütterlichen von ihrem Typ und ihrer Einstellung her offen begegnen, sondern die eher venusgeprägten oder etwas herberen Frauen, die sich erst innerlich auf die Schwangerschaft einstellen müssen. Besonders Frauen, die auf der langen Skala vom rein weiblichen zum rein männlichen Archetyp eher gegen die Mitte angesiedelt sind, die es gelernt haben, ihren Mann zu stehen, sind von dieser Welle von Weiblichkeit überfordert und fühlen sich oft im wahrsten Sinn des Wortes »zum Kotzen«. Häufig steckt die unbewusste Ablehnung der Situation dahinter, auch des Ungeborenen und nicht selten des Erzeugers ihres Kindes, der sie in diese Lage gebracht hat und den sie manchmal eben nicht mehr riechen kann.

Manchmal ist es aber auch der soziale oder der berufliche Druck, den sich eine Frau durch ständige Übelkeit vom Hals zu schaffen sucht – denn jetzt hat jeder Verständnis, und sie ist entschuldigt.

Auch Unentschlossenheit und das Gefühl, hin- und hergerissen zu sein, können schnell zur Übelkeit führen. Zum Beispiel: Welches Essen ist gut, welches nicht? Welche Untersuchungen und Vorsichtsmaßnahmen sind gut, welche sind schädlich?

Sich dem weiblichen Prinzip zu *übergeben* wäre an sich schon die Lösung, aber natürlich nicht in körperlicher Hinsicht, sondern in seelischer. Je schneller sie sich der neuen Lage ergibt und die Schwangerschaft und ihre neue Rolle auch innerlich annimmt, desto eher ist der Spuk vorbei. Erbrechen heißt, etwas von sich geben, etwas loswerden. Im Allgemeinen fühlt man sich nach dem Erbrechen deutlich wohler, weil man das los ist, was einem zum Hals heraushing oder doch bis zum Hals stand. Die Betroffene könnte sich fragen, was sie an alten Einstellungen und Themen, die nun nicht mehr in die neue Zeit passen und ihr nur noch Übelkeit und Widerwillen bereiten, loswerden will und loswerden muss. Wenn sie es schafft, diese bewusst loszulassen, gibt es Hoffnung auf schnellere Befreiung vom Erbrechen.[35]

Manchmal reicht es schon, den Amniozentese-Termin abzusagen oder so schnell wie möglich hinter sich zu bringen und sich bedingungslos zu dem im Bauch heranwachsenden Kind zu bekennen, um eine Übelkeit schlagartig wieder loszuwerden.

Sanfte Hilfen in der frühen Schwangerschaft
Maßnahmen gegen die Übelkeit

- Einen verlässlichen Lebensrhythmus suchen und übernehmen.
- Meditationen[36] über den seelischen Hintergrund des Erbrechens.
- Das Erbrechen als Reinigungsmaßnahme akzeptieren und herausfinden, was man damit im übertragenen Sinn loswerden will.
- Einen guten Riecher für die eigenen Bedürfnisse entwickeln.
- Bei der Ernährung sehr vorsichtig auswählen, an allem vorher riechen.
- Entspannen, wenn es in dieser Phase mit dem Zunehmen nicht klappt und sogar ein wenig Gewicht verloren geht.
- Beruhigende Kräutertees (Melisse, Kamille, Hopfen, Pfefferminze) schluckweise über den Tag verteilt trinken.
- Viel Frisches (Ernährung, Luft, Gedanken usw.) zu sich nehmen.
- Lange ausschlafen und den »üblen Morgen« verschlafen.
- Vor dem Aufstehen eine Winzigkeit essen.

Bachblüten-Mittel, um sich auf die Schwangerschaft leichter einzustellen

Ähnlich wie homöopathische Mittel können auch die Bachblüten, die auf den englischen Arzt Edward Bach zurückgehen, ohne Nebenwirkungen seelische Muster der Schwangeren ausgleichen und helfen, die positiveren Seiten der eigenen Anlagen an die Oberfläche zu bringen:

- *Scleranthus*: um sich innerlich, mit ganzem Herzen für die Schwangerschaft und den neuen Lebensabschnitt entscheiden zu können.
- *Walnut*: um die Zeit der großen Veränderung vorbehaltlos

hinzunehmen und Verunsicherungen von außen zu widerstehen.

- *Cerato*: fördert die Fähigkeit, der eigenen inneren Stimme zu vertrauen, statt auf Einmischungen von außen zu reagieren.
- *Agrimony*: hilft dabei, sich selbst gegenüber ehrlich zu sein; hilft, inneres Empfinden und die nur scheinbar harmonische Maske auszugleichen; »gute Miene zum bösen Spiel machen« ist typisch für Frauen, die dieses Mittel brauchen.

Homöopathische Hilfe
Informieren Sie sich zuerst, ob eines der im ersten Teil ab Seite 73 beschriebenen großen Frauenmittel Ihrem Gesamtzustand entspricht. Dieses Mittel ist auch das Wirksamste gegen ihre Übelkeit.

Einnahme: Wenn nicht anders angegeben, nehmen Sie täglich 1 × 3 Globuli. Sollten Sie nach drei Tagen keine Besserung oder Veränderung spüren, müssen Sie eine andere Arznei wählen oder eine Homöopathin aufsuchen.

Homöopathische Mittel bei Schwangerschaftsübelkeit
- *Sepia*: Es ist die Überbetonung oder Überbewertung des männlichen Persönlichkeitsanteils dieses Frauentyps, der sie in eine »üble« Konfliktsituation bringt. Charakteristische Übelkeitssymptome: Ekel, Übelkeit, Brechreiz allein beim Gedanken an Essen, vor allem auch beim Gedanken an bisherige Lieblingsspeisen (symbolisch: das alte Leben), Sodbrennen, *frau* fühlt sich erschöpft, müde und ausgelaugt, will allein sein, kann den Rest der Familie nur schwer oder gar nicht ertragen. Die Übelkeit ist nachts (zur weiblichen Zeit) und morgens, wenn sie gleich nach dem Aufwachen mit ihrer Situation konfrontiert wird, am schlimmsten. Kleine Happen vor dem Aufstehen bessern ihren Zustand. Es besteht eine starke Abneigung gegen Milch, dafür aber eine große Lust auf Saures. Das allgemeine Leere- und Schlaffheitsgefühl empfindet sie auch im Magen, und es wird nicht durch Essen gebessert.
- *Pulsatilla*: So launisch und (mondig) wechselhaft die Stimmungen der Pulsatilla-Frau sind, so unterschiedlich äußert sich auch ihre Übelkeit. Sie hat immer zu verschiedenen Zeiten mal Lust auf dies, mal auf jenes. Fette Speisen verträgt sie gar nicht, und ihr Durst ist extrem gering. Obwohl sie

leicht friert, braucht sie ständig ein offenes Fenster und frische Luft.

- *Nux vomica*: Der Frauentyp, der dieses Mittel benötigt, kämpft stark mit dem Ausgleich seiner männlichen und weiblichen Wesensanteile. Die Frau ist immer gestresst, nimmt sich immer zu viel vor, leistet enorm viel und kämpft letztlich immer mit dem Chaos, was sie psychisch sehr mitnimmt. Sie gönnt sich viel zu wenig Ruhe und Zeit für sich und ist immer in voller Aktion. Dieser Konflikt des Zuviel macht sie reizbar, sie neigt auch zu Wutanfällen. Aus Frust isst sie alles und in Unmengen in sich hinein. Sie hat eine Vorliebe für Ungesundes wie Alkohol oder auch Zigaretten. Nach all der Belastung und Überlastung ihres körperlichen und seelischen Verdauungssystems ist sie nachts unruhig. Gegen Morgen taucht die Übelkeit auf, aber lange ohne Erbrechen, obwohl sie sich richtig danach sehnt (einfach alles loszuwerden). Sie hat einen ekligen Geschmack im Mund. Kommt es endlich zum Erbrechen, ist dies sauer oder gallig. Nux vomica heilt alles Übermaß: zu viel Stress, zu viel Essen, zu viel Alkohol (es ist das Katermittel), zu viele Zigaretten – deshalb ist diese Arznei eine hervorragende Unterstützung bei der Suchtentwöhnung (besonders Alkohol und Tabak), was ja in der Schwangerschaft mehr als ratsam ist.

- *Phosphor*: Wenn eine Phosphor-Frau schwanger ist, kann ein Strahlen und Leuchten sie umgeben, das ihrer Freude Ausdruck verleiht. Die große Sensibilität von Phosphor zeigt sich allerdings auch in starken Stimmungsschwankungen. Die Frau ängstigt sich schnell, lässt sich aber auch sehr schnell beruhigen und trösten, wenn man sie streichelt und in den Arm nimmt (Geheimtipp bei Phosphor!). Sie hat großen Durst auf sehr kalte Getränke und Lust auf Eis, worauf es ihrer Verdauung sofort besser geht und sich ihre Stimmung hebt. Wenn die Frau einmal richtig erbrechen will, muss sie nur lauwarmes Wasser trinken oder warten, bis sich das eben Genossene im Magen erwärmt hat. Das absolut Schlimmste (schon der Gedanke daran verursacht den Reiz zum Erbrechen) ist für sie lauwarme Milch. Heiße Getränke und heißes Essen verträgt sie wiederum gut. Eindeutig besser geht es ihr auch durch Schlaf und intensive Träume, durch Gesellschaft und Zärtlichkeit. Alles wird schlimmer durch Hunger (sie hat Heißhungeranfälle, wobei ihr Stimmungsbarometer weit unter null fällt und sie einer Ohnmacht nahe ist), in der Dämmerung (Angst vor Geistern) und im Liegen auf der linken Seite.

- *Ipecacuanha*: Zur physischen Grundstimmung dieses Mittels gehört ein Gefühl der Verachtung von allem, auch von sich selbst. *Frau* ist missmutig und mürrisch, vor allem wenn sich alles hinzieht und nicht schnell genug geht. Sie fühlt sich ausgeschlossen, kann durch die neue Situation der Schwangerschaft nicht mehr überall und nicht mehr so schnell mithalten. Kurz gesagt: Sie findet einfach alles zum Kotzen! Besonders elend fühlt sie sich, wenn sie sich und ihre Situation auch noch missachtet sieht. Körperlich zeigt sich diese Situation darin, dass ihr, bei ganz sauberer Zunge, ständig mehr oder weniger übel ist. Meist wartet sie aber vergeblich darauf, alles loszuwerden und zu erbrechen, was ihre Übelkeit aber auch nicht bessern würde. Da Ipecacuanha auch einen starken Lungenbezug hat (es wird auch bei keuchendem, krampfhaftem und erstickendem Husten eingesetzt), ergibt sich der Hinweis auf kommunikative Probleme in dieser Situation. Es ist oft nicht nur die Kommunikation nach außen gestört (missmutig, verachtungsvoll), sondern auch innerlich. So zeigt die Frau in dieser Schwangerschaftssituation auch ihrem Körper gegenüber wenig Sensibilität. Fühlt sie sich etwas wohler, stopft sie wahllos alles in sich hinein. Die Gier (nach Leben) steht ihr dabei regelrecht ins Gesicht geschrieben. Wie zu erwarten führt diese Maßlosigkeit aber wieder in die Übelkeit, und es macht sich ein unerträgliches Leeregefühl im Magen breit, oder es treten kolikartige, stechende Schmerzen im Nabelbereich auf. Auffällig ist auch eine verstärkte Blutungsneigung (zum Beispiel Nasenbluten), bei der ihr der Lebenssaft gleichsam wegfließt – auch eine Art, sich aus der Lebenssituation davonzumachen.

- *Colchicum*: Eines der Schlüsselsymptome ist hier, das die Schwangere unter einem übermäßig sensibilisierten und enorm geschärften Geruchssinn leidet. Sie spürt verstärkt jede ungünstige Witterung für ihre und ihres Kindes Situation. Es kann sein, dass sie der (modernen) Reizüberflutung in dieser »archaischen« Situation nicht standhalten kann. Sie flüchtet sich zum Schutz in die Teilnahmslosigkeit, schaltet ihren Kopf aus (Mangel an Ideen, schreibt unzusammenhängend, denkt gelöst vom

Kontext). Sie fühlt sich einfach von allem überlastet. Körperlich wird ihr schon übel, wenn sie Essen (vor allem Gekochtes, Fisch, Eier und fettes Fleisch) überhaupt nur riecht. Im Extremfall reicht schon der bloße Anblick von Speisen, um eine heftige Übelkeit auszulösen, die sie fast in die Ohnmacht treibt. Kalter Schweiß steht ihr dann auf der Stirn. Ein Brennen und gleichzeitig eisige Kälte machen sich breit. Im Kollaps versucht sie sich dann, der Überbelastung zu entziehen.

- *Cocculus indicuus*: Diese Arznei ist eine der häufigsten Hilfen bei Seekrankheit. Die Frau, die diese Arznei bei Schwangerschaftsübelkeit benötigt, ist in einer ähnlichen Konfliktsituation (siehe auch Seite 64 f.). Einerseits will sie weiter so viel leisten und schaffen wie bisher, muss es vielleicht auch, weil es ihre Lebenssituation erfordert, andererseits müsste sie sich in die Ruhe der Schwangerschafts- (Advents-)zeit begeben. Vor allem wenn sie viele ihrer unbewältigten Tagesgeschäfte in die Nacht verlegt und sie deshalb unter Schlafmangel, Übernächtigung und nervöser Erschöpfung leidet, kann dieses Mittel die »schwindelige« Übelkeit lindern. Schon die Modalitäten zeigen, was von *frau* gefordert wäre. Es geht ihr besser durch ruhiges Sitzen und Liegen; es geht ihr schlechter bei schneller, unnatürlicher Bewegung durch Auto- und Zugfahren, beim Fliegen, durch Schlafmangel und wenn sie sich aus der horizontalen Lage aufrichtet.

- *Lacticum acidum*: Es ist allgemein ein häufig verschriebenes Mittel bei Schwangerschaftsübelkeit – wohl wegen seines Bezugs zur Milch und damit zur Mutterschaft. Das Mütterlich-Nährende, die mütterliche Urnahrung Milch stößt ihr ziemlich sauer auf. Alle Übelkeitssymptome sind hier begleitet von saurem Geschmack im Mund; saures Erbrechen (besonders morgens). Der Appetit der Frau und ihr Durst sind unersättlich. Kurzzeitig fühlt sie sich dadurch besser, aber dann »klemmt« das Essen und sitzt wie ein schwerer Stein hinter dem Brustbein, was sie noch saurer auf alles macht. Sie leidet dann unter massivem Sodbrennen, stößt heiße Säure auf, sodass ihr Hals zu verbrennen droht. Auch ihre sarkastischen Äußerungen erinnern manchmal an einen Feuer speienden Drachen. Deutend könnte man sagen, dass diese Arznei ihr hilft, nicht mehr so sauer auf ihre Lebenssituation zu sein und sich auf das Nähren (Milch) des neuen Lebens zu freuen. Deshalb ist dieses Mittel oft auch hilfreich, wenn keine spezifischen oder besonders charakteristischen Übelkeitssymptome vorhanden sind.

Schwangerschaftsstreifen

Schwangerschaftsstreifen (Striae) gehören eigentlich in den Bereich des Normalen, denn laut *Pschyrembel*[37] bekommen sie 90 Prozent aller Schwangeren in den letzten drei Monaten mehr oder weniger stark. Heute gehen sie allerdings immer mehr zurück, weil einerseits – was Haut- und Gewebepflege anbelangt – mehr darauf geachtet wird und andererseits Schwangere nicht mehr annähernd so stark zunehmen. Hinzu kommt eine deutlich größere Sorge um den Körper, die sich in viel Zuwendung auch in Form von Gymnastik zeigt.

Physio*logisch* gesehen sind die Schwangerschaftsstreifen zum Teil hormonell begründet, da das steigende Östrogen das Gewebe weicher und nachgiebiger macht und eine mit der Schwangerschaft wachsende Dehnung auftritt. In dem Zusammenspiel von Hormonen und zunehmender Dehnung verstärken sich die Bindegewebsbrüche naturgemäß besonders bei konstitutioneller Bindegewebsschwäche und hinzukommendem Übergewicht. Dabei ist die Bindegewebsschwäche wohl insgesamt nicht häufiger geworden, aber das Schönheitsideal hat sich verschärft. In einer Zeit des Körper- und Jugendkultes, in der alles glatt und faltenlos sein muss, fallen Schwangerschaftsstreifen heute besonders negativ auf.

Auf der Be-Deutungsebene zeigt der Körper, dass er überfordert wird. Hinter den Schwangerschaftsstreifen, die bei der betroffenen Frau im Laufe der Schwangerschaft von Monat zu Monat zunehmen, stecken Bindegewebszerreißproben: Der Platz reicht nicht, *frau* kann nicht auf leichte Art und Weise genug Raum zur Verfügung stellen, vielleicht weil sie selbst nicht genug hat. Ihr Gewebe erweist sich als nicht genügend weich und anpassungsfähig und damit als nicht genügend hingabefähig. Die Schwangerschaft wird sozusagen äußerlich übertrieben, wohl weil sie innerlich noch nicht wichtig genug genommen wird, ähnlich wie Übergewicht die Wichtigkeit auf die Körperebene verschiebt. Angesichts der schwerer werdenden Lebenssituation wird der

Halteapparat in Relation eher schwächer und verrät eine haltlose Situation: Alles geht ihr unbewusst zu schnell und wird äußerlich zu dick. Es geht ihr sozusagen zu dick ein, und das Bindegewebe[38] verrät die Überforderung.

Zu entlasten wäre am wirkungsvollsten auf seelischem Weg, wenn die Mutter anfängt, ihrer Schwangerschaft mehr Platz im Leben einzuräumen. Viel bequemer sind natürlich körperliche Gegenmaßnahmen wie Massagen und entsprechende Einölungen. Wenn diese mit Liebe gemacht und angenommen werden, haben sie durchaus ihren Wert.

Die Lernaufgabe bestünde darin, sich Übertreibung und Überforderung mehr seelisch als körperlich bewusst zu machen und im übertragenen Sinn nachzugeben und sich der Situation hinzugeben. Es ginge darum, der eigenen Weichheit und Nachgiebigkeit, letztlich der eigenen Weiblichkeit auf anderer Ebene mehr Raum zu geben. Wenn sie sich und dem Kind innerlich mehr Raum geben kann, wird auch ihr Gewebe nachgiebiger werden und weniger einreißen.

Falls moderne Frauen dabei von einem Extrem ins andere geraten, wird die Aufgabe naturgemäß schwer. War sie zu Beginn der Schwangerschaft noch ganz modisch dünn mit knabenhafter Figur, muss sie nun von diesem eher männlichen Ideal zum ganz weiblichen wechseln. Dabei wäre natürlich eine Schwangerschaft die Gelegenheit, dem eigentlichen Lebensthema näher zu kommen und den eigenen weiblichen Seiten nachzuhängen. Die werdende Mutter braucht jetzt Stütze und sollte sich diese Unter-Stützung auch holen. Sie müsste jetzt diesbezüglich nicht mehr an sich halten.

Wenn Zulegen und Expansion vor allem beim Essen und daraus folgend in der Körperfülle geschehen, werden die gehassten Streifen den Irrtum bei der Wahl der Lösungsebene aufzeigen. Wahrscheinlich läge die (Er-)Lösung wie immer in der Mitte: Früher waren die Frauen von Haus aus fülliger und legten nicht so viel zu und nicht so viel Wert auf ein schlankes Äußeres. Wenn wir diese Haltung mit der modernen Einstellung bezüglich der Wichtigkeit der Schwangerschaft und dem heute üblichen Maß an Zuwendung verbinden würden, könnte das den Schwangerschaftsstreifen endgültig den Garaus machen.

Die Bindegewebsschwäche verrät ihrerseits einen Mangel an Halt und innerer Spannkraft sowie die Tendenz zu Nachgiebigkeit und einem Leben auf Sparflamme. *Frau* ist leicht verletzbar und nachtragend, was sich in blauen Flecken beim kleinsten Anstoß zeigt. Der Mangel an Bindungs- und Verbindungsfähigkeit bis zu einer gewissen Unverbindlichkeit und geringen Verlässlichkeit ist so weit verdrängt, dass die Betroffenen häufig an ihre Kompensationsversuche glauben und sich ganz auf dem Gegenpol sehen. Die mit diesem Bild nicht selten verbundene Opferhaltung wird bei den Folgen der Bindegewebsschwäche, wie den Venenleiden, noch deutlicher.

Die Lösung läge hier darin, sich bewusst dem Strom des Lebens anzuvertrauen – im Sinn bewusster Nachgiebigkeit, wie sie etwa eine Tai-Chi-Meisterin auszeichnet. Die hohe Sensibilität ließe sich gerade in der Schwangerschaft etwa bei der Kontaktaufnahme mit dem Ungeborenen konstruktiv einsetzen.

Pigmentveränderungen

Diese wenig geliebten Zeichen einer Schwangerschaft treffen vor allem die Brustwarzen, deren Warzenhof, die Scheide (Vulva) und den Anus. Nicht selten ist auch im Gesicht die Umgebung der Lippen betroffen (Chloasma uterinum). Die Linea alba (lat.: *albus* = weiß), die Mittellinie auf der Körpervorderseite, wird zur Linea nigra (lat.: *nigrans* = schwarz), manchmal können sich auch Operationsnarben dunkel einfärben.

Insgesamt werden also die primären und sekundären weiblichen Geschlechtsorgane verdunkelt und zeigen ihr und anderen, wo ihre Grenzen sind. Die Verdunkelung der Eingangspforten geht in Richtung Verschleierung und fordert von ihr, auf der übertragenen Ebene sich gegenüber von außen kommenden Anforderungen mehr zu verschließen. Im Osten würde man sagen, sie sollte Wächter an ihre Sinnespforten stellen.

Wenn die Mitte(llinie) mit der Linea alba herausgestellt wird, steht offenbar das Thema »Mitte finden« an. Nichts ist in der Schwangerschaft vorrangiger, als die eigene Mitte zu besetzen und in sich ruhend der kommenden Entwicklungen zu harren.

Sie ist mit anderen Worten gezeichnet und damit auch ausgezeichnet. Wird sie im übertragenen Sinn an*geschwärzt*, wird sie unangenehmer Dinge bezichtigt, ihr wird etwas angehängt. In diesem sehr deutlichen Fall könnte das die Schwangerschaft sein.

Dass brünette Frauen stärker betroffen sind als blonde, hat natürlich mit deren generell stärkerem Pigmentbezug zu tun, aber wohl auch damit, dass die archetypisch weniger weiblichen Frauen stärker betroffen sind. Ihnen wird die Schwangerschaft sozusagen deutlicher ins Gesicht geschrieben.[39]

Da Pigmente auch eine Schutzfunktion haben – nach dem Motto »Je dunkler, desto robuster« –, kommt die Aufgabe hinzu, sich schützen zu lernen, sich der eigenen Haut zu wehren. Mit der zusätzlichen Pigmentierung zeigt sie einerseits allen, was mit ihr los ist, und andererseits, dass sie jetzt vermehrten Schutz braucht. Dem entspricht die Erfahrung, dass die Pigmentierungen umso stärker auftreten, je weniger sich die Frauen ihr Schutzbedürfnis (in der Schwangerschaft) eingestehen. Deshalb trifft es auch mehr den herben, brünetten Typ von Frauen, der weniger zu seinen weiblichen Bedürfnissen steht und mehr in der Gefahr ist, die Schwangerschaft möglichst lange zu ignorieren. In den Fällen, dass Frauen überhaupt erst durch die Pigmentveränderungen auf ihre anderen Umstände aufmerksam werden, ist das besonders deutlich.

Dass ähnliche Pigmentveränderungen bei Einnahme der Antibabypille vorkommen, ist wenig überraschend, täuscht diese doch eine Schwangerschaft vor. Diese Frauen wollen natürlich noch weniger gezeichnet sein, sondern im Gegenteil – wie es ihnen die Werbung verspricht – ohne die dauernde Erinnerung an ihr Frausein leben können. Sie nehmen ja gerade die Pille, um sich ihr Leben so frei und unabhängig wie ein Mann einrichten zu können.

Die dunkle Pigmentierung macht herber und damit männlicher, fast als hätte sie einen Bart oder schmutzigen Mund. Es zeigt ihr die Aufgabe, auf der übertragenen Ebene – statt im Körper – männliche Eigenschaften wie Durchsetzung zu leben.

Das Symptom trifft bei aller Harmlosigkeit naturgemäß auf wenig Gegenliebe, weil es so deutlich ist. Sie fühlt sich von ihm bloßgestellt. Statt es dem Körper zu überlassen, könnte sie natürlich auch auf übertragener Ebene selbst für ihren Schutz sorgen und sich ein dickeres, dunkleres und damit weniger empfindliches Fell zulegen. Selbst scheinbar unabhängige Frauen, die die Pilleneinnahme sehr offensiv begründen und verteidigen, sagen in aller Ehrlichkeit, dass sie sich mit der Pille *schützen*.

Ödeme

Die zweite Hälfte der Schwangerschaft ist oft gekennzeichnet von einer Vollsaftigkeit und, medizinisch betrachtet, Ödembereitschaft, die dem modischen Geschmack direkt konträr läuft. Die wässrige Situation ist dabei insgesamt sinnvoll, solange sie nicht übertrieben wird. Die steigenden Hormone sorgen – biochemisch gesehen – für vermehrte Wassereinlagerungen. Die Frau nimmt alles Seelenhafte total in sich auf und hält es fest, allerdings ist hier ein harmonisches Gleichgewicht zwischen Körper und Seele gefordert. Je mehr sie seelisch aufnehmen kann, desto weniger muss der Körper einspringen. Das Wasserreservoir entspricht der Reserve an Seelenenergie. Je mehr seelische Reserven, das heißt je mehr Zeit sie für Seelisches hat, desto weniger Wässriges müsste sie über das notwendige Maß hinaus einlagern.

Wasser ist aber auch Schutz, Isolierung und weiches Polster in einem – man denke nur an die Schutzhülle des Ungeborenen aus Fruchtwasser, die schützende Schwellung bei einer Verletzung, die zugleich schient, oder einfach nur auch an ein Wasserbett. Für die Mutter wäre es jetzt sehr wichtig, sich gut und weich zu betten, dies aber natürlich besser in übertragener Hinsicht und nicht auf eigenen Körperpolstern. Sie könnte manchmal auch eine gewisse Abschirmung im Sinn einer positiven Isolierung gegenüber einer zu fordernden oder hektischen Umwelt gut vertragen.

Alles beginnt meist bei den Wurzeln. Ihre Füße scheinen zu wachsen, sie braucht eine größere Schuhnummer. Das würde ihr mehr Bodenkontakt und damit mehr Erdung bescheren, und sie könnte dann *auf* etwas *größerem Fuß leben*, was sich in der Schwangerschaft sehr angenehm auswirken würde. Tatsächlich bringt dieses Symptom manche Frauen dazu, endlich die Schuhgröße zu tragen, die sie generell brauchen. So kommt es manchmal auch zu einem Zuwachs von zwei Nummern. Es geht jetzt darum, zu den größeren Bedürfnissen zu stehen, die sich vor allem auf Erdung und Standsicherheit beziehen, das allerdings auch im übertragenen Sinn.

Der körperliche Zwang zu bequemeren Schuhen und bequemerer Kleidung zeigt zudem an, dass sie Einengung nun nicht mehr gut toleriert. Die Mode mit ihren Zwängen tritt dagegen zurück oder ist ganz passé. Und natürlich liegt auch die Aufforderung darin, die Füße viel öfter hochzulegen und die anderen arbeiten zu lassen. Das Hochlegen hilft nämlich spürbar, und so wird wiederum Krankheit zum Weg.

Auch die Hände können betroffen sein, was oft daran bemerkt wird, dass der Ehering nicht mehr passt oder nicht mehr heruntergeht. In jedem Fall wird damit die Bindung körperlich deutlich gemacht, und es gilt, dem Partner im seelischen Bereich mehr Aufmerksamkeit zu schenken. Zudem ist natürlich das Zupacken erschwert, aber gerade das sollte jetzt auch auf der körperlichen Ebene zunehmend überflüssiger werden. Sie hätte genug im seelischen Bereich anzupacken.

Wenn das Gesicht zum Schauplatz von Wassereinlagerungen wird, erscheinen herbe Formen weicher und weiblicher, was auch gleich als Aufforderung im Sinn von *Krankheit als Symbol* zu verstehen wäre. Schwellungen vor allem der unteren Augenlider zeigen, dass ihr etwas – meist in partnerschaftlicher Hinsicht – an die Nieren geht. Tränensäcke sprechen darüber hinaus von zurückgehaltenen Tränen. Schwellungen des Oberlides können dagegen Herz(ens)probleme verraten.

Krampfadern

Je mehr Östrogen im Spiel des Lebens ist, desto stärker auch die Neigung zu Krampfadern (Varizen), denn Östrogene weichen das Gewebe auf und leisten so auch allen anderen Bindegewebsproblemen Vorschub. So treten etwa Unterschenkelthrombosen bei Frauen viel häufiger als bei Männern auf. Diesbezüglich ist auch der Zusammenhang mit der Pille eindeutig belegt. Folglich verwundert es nicht, dass östrogenbetonte Frauen besonders zu Bindegewebsproblemen neigen. Für diese vom Schicksal sehr weiblich gemeinten Frauen geht es in besonderer Weise darum, das Weibliche in sich im rechten Maß zu leben.

In den Krampfadern verkörpern sich die nichtgelebten Konflikte um die Lebenskraft und vor allem um die Belohnung für all ihren Einsatz. Das Grundthema aller Krampfadern dreht sich nämlich darum, dass die eigene Lebensenergie zwar ausgesendet wird, sie aber zu träge oder gar nicht zurückkommt. Mit anderen Worten: *Frau* verausgabt sich und bekommt zu wenig dafür.

So wird auch verständlich, dass Frauen mit vielen Kindern

noch stärker betroffen sind. Eine neuerliche Schwangerschaft macht deutlich, dass der Rückfluss des Blutes, und damit *ihrer* Vitalität, zu kurz kommt und sie sich das nicht eingesteht. In der Schwangerschaft besteht dann zusätzlich die Gefahr, dass sich hieraus ein Konflikt entwickelt, der sich im unbewussten Fall als **Venenentzündung** (Thrombophlebitis) niederschlägt.

Das Symptom weist auch hier wieder den Weg, indem es sie dazu zwingt, (sich) mehr Ruhe zu geben und die Füße konkret und im übertragenen Sinn hochzulegen. Wenn eine Frau (zumeist aus Sachzwängen) auf ihre Krampfadern keine Rücksicht nimmt, die Beine nicht hochlegt, sondern das Problem weiter ignoriert, nimmt die Neigung zu Entzündungen und damit Konflikten deutlich zu.

Natürlich sollte in der Schwangerschaft jede Frau die Chance haben, sich ausgiebig auszuruhen. In einer so schnelllebigen und hektischen Welt wird dieses Symptom folglich mit einigem Nachdruck und großer Häufigkeit auf die Forderungen dieser besonderen Zeit aufmerksam machen. Es geht nun nicht um äußeren Fortschritt, sondern um das Ankommen. Sie muss wachsen lassen und deshalb auf das Gleichgewicht von Geben und Nehmen achten. Jedenfalls geht es nicht darum, durch falsch verstandenes Immer-noch-mehr-Geben ihre Gesundheit zu gefährden. Das Beste wäre, sie gönnte sich Ruhe und ließe geschehen, was jetzt aus sich und ihr heraus wachsen will.

Besenreiser sind sozusagen Krampfadern im Kleinen – keineswegs gefährlich, aber für den auf körperliche Makellosigkeit fixierten Zeitgeist doch recht störend. Sie deuten die obigen Themen warnend an.

Krampfadern der Scheide

Dieses äußerst unangenehme Krankheitsbild ist zum Glück relativ selten. Die kleinen und großen Schamlippen sind aufgeschwollen und doch oft nur die Spitze eines Eisberges. Die Krampfadern der Scheide (Vulvavarizen) können zu richtiggehenden Blutseen werden, die in ihrer Überfülle das Gefühl vermitteln, dass ihr alles unten hinausdrängt – ein Symptom, das der Frau das Alltagsleben sehr erschwert, ihr Sexualleben sogar verhindert.

Das nach unten drängende Völlegefühl kann so stark werden, dass es zusammen mit der physischen Bewegungseinschränkung durch die Krampfadern das Gehen be- oder sogar verhindert. In diesem Fall wird überdeutlich, dass ihr weiterer Fortschritt durch den Energiestau vor ihrem geschlechtlichen Eingang auf schmerzliche Weise behindert ist.

Unter der Anstrengung der Geburt können die Krampfadern (im seltenen Fall) sogar platzen und die hier gebundene Lebensenergie großflächig und erschreckend – wenn auch nicht wirklich gefährlich – in der Gegend verteilen. Die Frau ist in Gefahr, ihre Vitalität zu verlieren, wobei das Problem medizinisch gut beherrschbar ist.

Dick (blau) geschwollene (Scham-)Lippen ziehen medizinische Aufmerksamkeit auf sich und stoßen zugleich in sexueller Hinsicht ab. Ein nicht seltenes Szenario geht in die Richtung, dass die Schwangerschaft für sie eine ungewollte Situation darstellt, die sie schwach und ausgeliefert erlebt und in die ihre sexuelle Lust sie gebracht hat. Jetzt soll *er* sich ihr wenigstens nicht mehr nähern.

Die Aufforderung geht in die Richtung, dass sich die Frau selbst um ihre Scham kümmern möge, der Mann ihr aber gestohlen beziehungsweise vom Leib bleibe. Oft bemäntelt das Symptom eine entsprechende Abwehr des Partners, die sie sich nicht traut, verbal auszudrücken. So macht es das Symptom für sie viel eindeutiger.

Es handelt sich von der Deutung her um einen Energie- und Vitalitätsstau vor der Geschlechtsregion. Sie macht ihren Eingang zu, will jetzt in sexueller Hinsicht ihre Ruhe. Andererseits betont das Symptom die Scham und drückt ihr das Thema schmerzhaft und unangenehm ins Bewusstsein. Ihre Lebenskraft ist in dieser Region versackt. Sie gibt alles an Lebensenergie hinein, bekommt aber zu wenig von dem, was sie sich erhofft, zurück.

Die schulmedizinische Therapie ist dann auch recht einfach und besteht – wie bei Krampfadern üblich – in mechanischem Druck. Es gibt zu diesem Zweck spezielle Miederhosen, die die Vulva komprimieren, was naturgemäß viel schwieriger ist, als auf Krampfadern an den Beinen Druck auszuüben.

Die Symptomatik bildet sich nach der Schwangerschaft in der Regel bis auf einen Rest zurück, der daran erinnert, dass sie bei nächster Gelegenheit wiederkommen könnte und also nicht behoben, sondern im Augenblick nur nicht aktuell ist.

Eine gute Hilfe bei Krampfadern und Wassereinlagerungen bietet die Kartoffeldiät, die diesbezüglich auch Reis- und Obsttagen überlegen ist. Über die Regulierung des Natrium-Kalium-Gleichgewichts in den Zellen bewirkt sie eine Wasserausschwemmung. An zwei oder maximal drei einzelnen Tagen während einer Woche durchgeführt bringt sie zwar keine Heilung, aber eine deutliche Entlastung, ohne Mangelprobleme hervorzurufen.

Allgemeine Krankheitsbilder

Frauen sind in der Zeit der Schwangerschaft im Allgemeinen gut geschützt vor Problemen wie Blinddarm- oder Gallenblasenentzündung. Wenn sie dennoch vorkommen, sind sie besonders brisant, da schwer zu diagnostizieren und auch schwer zu behandeln, da das Kind immer mitbehandelt werden muss. Gedeutet sind diese beiden Krankheitsbilder in dem Buch *Verdauungsprobleme*, weitere mögliche Krankheitsbilder in dem Nachschlagewerk *Krankheit als Symbol*.

Schwangerschaftsbedingter Bluthochdruck, Gestose, Eklampsie

Fast so häufig wie Übelkeit sind in der Schwangerschaft Probleme mit der Blase. Natürlich drückt die wachsende Gebärmutter mit ihrer Frucht auf die Blase, und manche Frauen leiden unter dem andauernden Drang zum Wasserlassen. Der Druck auf die Blase mit den entsprechenden medizinisch harmlosen Beschwerden ist symbolisch ein direkter Verwandter jenes viel gefährlicheren Hochdrucks der Blutgefäße. Auch in der Schwangerschaft bedeutet dieses Symptom, dass die Frau unter hohem Druck steht, den sie sich nicht eingesteht. Der schwangerschaftsbedingte Hochdruck ist sehr gefährlich für das Baby, denn er führt zu einer Minder- und manchmal sogar Mangeldurchblutung der Plazenta, wodurch das Kind zu wenig Sauerstoff erhält. Es macht folglich auch eine Mangelentwicklung durch, was bis zu seinem Absterben gehen kann.

Beim Krankheitsbild der **Gestose** kommen noch Ödeme und erhöhte Eiweißwerte im Urin hinzu. Das kann übergehen in eine so genannte Präeklampsie mit Kopfschmerzen und Flimmern vor den Augen, Ohrensausen sowie Oberbauchbeschwerden, was bis zur Eklampsie mit großen Krampfanfällen führen kann.

Für die Schulmedizin reduzieren sich die Ursachen des Krankheitsbildes überwiegend auf Gefäßveränderungen. Tatsächlich hat die Hälfte der Gestose-Patientinnen schon Jahre vorher mit Blutdruck- und Nierenbeschwerden zu tun. Untersuchungen zeigen, dass sowohl Erstgebärende als auch Frauen aus sozial schwachen Schichten häufiger betroffen sind. Vom (Arche-)Typ her sind mehr mondige bis übergewichtige Frauen überrepräsentiert, die eher aus der ländlichen Bevölkerung stammen. Betroffen sind oft auch Frauen, die mit ihrer Umwelt nicht gut zurechtkommen. In den USA trifft es viel häufiger die dicken Fastfood-Konsumentinnen, die hier einen erheblichen Anteil an der Bevölkerung haben, weshalb die Gestose in den USA wohl auch ein noch weit größeres Problem als im deutschsprachigen Raum darstellt. Ältere und seelisch reifere Mütter, die geplante Kinder bekommen, leiden deutlich weniger unter dem Krankheitsbild. Disziplinierte, männlich betonte, kommunikativ starke Frauen neigen überhaupt nicht dazu.

Eine neuere Untersuchung des Wiener Ludwig Boltzmann Instituts für Geburtenregelung und Schwangerenbetreuung ergab, dass es sich bei den Patientinnen vor allem um Mütter handelte, die unter starkem Druck standen, den Anforderungen ihrer Umgebung gerecht zu werden. Sie fühlten sich viel schneller als Mütter einer Vergleichsgruppe verletzt und häufiger ungerecht behandelt, konnten das aber kaum befriedigend nach außen signalisieren. Die überwiegende Zahl dieser Frauen litt unter zum Teil schweren Ängsten und fühlte sich nicht geliebt, dafür aber ausgeliefert und unattraktiv.

Ausgelöst wird das Krankheitsbild meist durch nicht oder nur schwer zu bewältigenden Stress und unbeherrschbare Konflikte. Die Symbolik der Problematik ist unübersehbar. Die Mutter steht unter uner*träglichem* Druck. Weder kann sie ihm seelisch standhalten noch sich sein Ausmaß eingestehen, und so verkörpert sich der Druck in ihrem Gefäßsystem in einer extremen K(r)ampfsituation. Unter dem kaum erträglichen uneingestandenen Druck kann sie auch die Schwangerschaft kaum austragen.

Statt aber alle seelische Kraft zusammenzunehmen und sich durch die Enge der Situation hindurch- oder aus ihr freizukämpfen, kommt es zur Verkörperung in den typischen Krampfanfällen der Skelettmuskulatur. Diese großen K(r)ampfanfälle gegen Ende der Schwangerschaft zeigen an, dass sie diese (anderen) Umstände nur unter größten Anstrengungen aushalten kann. Der Anfall macht auch symbolisch klar, dass sie das Ganze nicht *durchsteht*. Die Sprache zeigt das Thema bereits in Ausdrücken wie: »Bei dem Gedanken krampft sich in mir alles zusammen.« Sie macht sich eng und klein, stellt sich gleichsam in totaler Anspannung tot.

Vieles spricht dafür, dass sich die Betroffenen im Vorfeld auf einer äußeren Ebene zu sehr gehen lassen. Das kann ganz verschiedene Hintergründe haben: von der häufigen sozialen Bedrängnis, die sie sagen lässt: »Jetzt ist alles völlig egal«, bis zur selteneren Situation der mondigen Frau, die in der Schwangerschaft endlich ihr Lebensziel erreicht hat. Wenn sie ihren einzigen Lebenssinn nur in der Mutterschaft und nicht auch in Venusthemen oder in der Karriere sieht, wird sie leichter dazu neigen, *die Schwangerschaft zu übertreiben.* Dann wird schnell zu viel gemacht, also zu viel gegessen (für zwei), damit das Kind schön kräftig wird. Im Hintergrund geistert dabei noch das alte ländliche Ideal des rotwangigen, dicken Kindes mit Puttengesicht herum. Verschärft wird diese Situation durch großen Hunger, der häufig bei Gestose-Patientinnen in eine regelrechte Kohlenhydratmast mündet. Weil sie niemanden hat, der sie liebt, tut sie sich selbst etwas (zu viel) Gutes. In der Schwangerschaft würde aber eher eine vermehrte Lust auf Eiweiß bestehen, da der Anstieg der Hormone HCG und Östrogen diese Tendenz fördern.

Mit den Auswirkungen dieser Hormone kommt sie zunächst einmal gut zurecht, denn ihr ist nicht (mehr) schlecht. Vielmehr geht sie ihrem Heißhunger und ihren so genannten Gelüsten geradezu haltlos nach. Der kritischen Umwelt gegenüber behauptet sie gern, nur wenig zu essen, und sie neigt dazu, ihre Esslust und die Lust, sich körperlich gehen zu lassen, um ihre Verzweiflung zu kaschieren, vor sich selbst und der Umwelt zu verleugnen. Wenn sie dauernd ermahnt wird, sich doch zusammenzureißen und sich nicht so gehen und hängen zu lassen, kommt es nicht selten zu Trotzreaktionen. Wenn alle sagen: »Iss nicht so viel!«, weckt das Versorgungsängste und das Gefühl, niemand würde ihr etwas gönnen. Sie aber hat das Empfinden, endlich etwas tun zu müssen – für sich (futtern) und ihr Kind (füttern). So kommt sie nicht nur leicht dazu, heimlich zu essen, sondern sie gerät auch in größte Probleme mit der Umwelt, oft speziell mit dem Partner.

Der Partner ist bei ihr sowieso meist mehr Mittel zum Zweck. Nicht selten handelt es sich um Vernunftehen, Ehen als Versorgungseinrichtung, in denen es an Liebe fehlt. Wenn es ihr nur um das Kind ging, hat der Partner mit der erfolgreichen Empfängnis seine Hauptaufgabe sowieso erfüllt. Viele Partner finden sich aber nicht widerstandslos mit dieser eingeschränkten Rolle ab.

Insgesamt gerät die Betroffene schnell auf den Gegenpol zu ihren ursprünglich guten Absichten, denn die sich unter dieser Situation leicht entwickelnde **Eklampsie** bedroht das eigene und das Leben des Kindes. Im Krampfgeschehen, das stark an einen epileptischen Anfall erinnert, wird das besonders deutlich. Verdrehte Augen, Zungenbiss, wilde Zuckungen der Muskeln und Schaum vor dem Mund machen deutlich, dass sie sich überhaupt nicht mehr unter Kontrolle hat, ja, dass alle Systeme verrückt spielen. Das Vollbild zeigt auf geradezu makabre Weise die überschäumende Schwangerschaft und wie der unbewusste (Schatten-)Kampf sich gegen sie selbst und das Kind richtet.

Ein Kind übersteht höchstens drei Krampfanfälle, weil seine Gefäßversorgung dabei stark geschädigt wird. Die Mutter dreht ihm wild kämpfend und natürlich völlig unbewusst die Nahrungszufuhr ab. Etwas in ihr (der Schatten) wendet sich gegen das Kind. »Was ist nur in sie gefahren?« fragten sich ihre Angehörigen schon früher.

Im Anfall hat es dann wirklich den Anschein, als sei eine fremde Macht in sie eingedrungen – archaische Menschen gingen auch ganz ernsthaft davon aus. Psychologisch betrachtet ist es die andere Seite ihres Wesens, sind es jene dunklen Kräfte (in ihr), die im Anfall Macht über sie gewinnen und – fast im Sinn einer unbewussten Abtreibung – das Kind austreiben, mit dem sie nicht fertig werden kann. Sie ist in keiner Weise mehr Herrin der Situation, sondern Opfer ihres Schattens.

Im religiösen Sinn hätte man früher tatsächlich von einem Kampf mit Fremdenergien oder Fremdwesen gesprochen und eine Art Besetzung angenommen, was wiederum in Zeiten erhöhter Beeindruckbarkeit und Beeinflussbarkeit und bei ichschwachen

Persönlichkeiten nahe liegt. Wenn aber etwas von ihr selbst als fremd Erlebtes in sie gefahren ist, könnte man die Krämpfe auch als Ausdruck ihres Kampfes gegen diese Energie deuten, wobei allerdings im wahrsten Sinn des Wortes das Kind mit dem Bade ausgeschüttet wird.

Dieses Geschehen ließe sich geradezu als Überreaktion auf das heutige karge und fast männliche Schwangerschaftsideal deuten. Die moderne Frau soll auch während der Schwangerschaft, also ihrer weiblichsten Zeit im Leben, sich nicht weit vom männlichen Pol entfernen, sondern alles ganz genau unter Kontrolle halten. Sie hatte schon zuvor gertenschlank zu sein und sollte auch so bleiben. Keinesfalls darf sie über zehn Kilogramm an Gewicht zulegen. Zunehmen ist inzwischen so verpönt, dass sie selbst eigentlich gar nicht runder werden sollte, sondern gerade mal das Gewicht des Kindes, der Plazenta und des Fruchtwassers zunehmen darf. Für sie selbst bleibt nichts übrig. An diesem Punkt gehen offenbar die Gestose-Patientinnen unbewusst in den Widerstand bis hin zu echten Trotzreaktionen.

Die Disziplin, das Gewicht zu halten, wird heute in dem Maß, wie das männliche Ideal auch im urweiblichen Bereich siegt, viel öfter aufgebracht. Therapeutisch wäre natürlich zu überlegen, ob man dem Thema Gestose nicht lieber homöopathisch begegnen sollte, statt es mit männlich allopathischen Mitteln zu unterdrücken, und ob man das alte runde weibliche Ideal der Schwangerschaft nicht wieder beleben sollte. Denn wenn es in genussvollrunden, aber immer noch natürlichem Ausmaß hochgehalten würde, müssten dafür prädestinierte Frauen es nicht so krankhaft und oft geradezu trotzig übertreiben.

In einem Land wie Deutschland nimmt die Gestose jedoch insgesamt ab, was damit zu tun haben könnte, dass das neue Selbstbewusstsein vieler Frauen durch die Emanzipationsanstrengungen vermehrt gefestigtere Persönlichkeitsstrukturen entstehen lässt und jedenfalls der Ich-Schwäche entgegenarbeitet. Frauen wissen inzwischen genauer, was sie wollen und wie sie sich gegen Übergriffe welcher Art auch immer abgrenzen können.

Andere Symptome bei der Gestose wie der Eiweißverlust über die Nieren verdeutlichen, dass die Mutter nicht mehr in der Lage ist, das Lebensnotwendigste für sich und ihr Kind zu behalten, und stattdessen die Grundstoffe des Überlebens verliert. Mit dem Eiweiß lässt sie die Lebensbasis für sich und ihr Kind davonfließen. Dass sie sich das für ihr Kind so viel wichtigere Protein[40] entgeht lässt und sich auf Kohlenhydrate stürzt, spricht auch für ihre unbewusste Gegenreaktion gegen das Kind, dem sie nicht gewachsen ist und das sie folglich nicht mehr wachsen lässt.

So hat sie für sich selbst nicht genug und kann auch dem Kind nicht mehr ausreichend geben, was sich in dessen Mangelversorgung ausdrückt. Aus der Sicht des Kindes dreht sich die normale Entwicklung nun um. Statt dass sich die Mutter ein Stück für das Kind aufopfert, wird das Kind von ihrem sich in den Symptomen durchsetzenden Schatten geopfert, um der Mutter, der selbst *nichts mehr übrig bleibt*, nicht auch noch das Letzte wegzunehmen.

Auf der körperlichen Ebene kommen in der lebensbedrohlichen Situation der akuten Eklampsie vor allem sehr einfache Maßnahmen in Frage. Oft genügen schon Ruhe und Stressreduzierung im Sinn von seelischer Entlastung durch Klinikeinweisung. Dort können in Extremfällen schulmedizinische Notfallmaßnahmen wie Blutdrucksenkung bis zur Krampflösung (Magnesiumgaben) hinzukommen. Die Frau wird durch die Klinikeinweisung automatisch aus dem Alltagsgeschehen herausgeholt, was ihrer seelischen Bedrängnis und Überforderung fürs Erste wirksam begegnet.

In Bezug auf die weitere Be-Deutung des seelischen Musters weisen die oft drastischen Gewichtszunahmen im Vorfeld des Krankheitsbildes nicht nur darauf hin, wie bedürftig die Mutter ist, sondern auch schon, wie sie statt an Wichtigkeit nur an körperlichem Gewicht zunimmt, das sie letztlich nicht rettet, sondern ihre unterdrückte Lage nur noch verschlimmert. Besser wäre es natürlich, im übertragenen Sinn gewichtiger zu werden, der Beziehung über das Elternthema und die Versorgungsansprüche hinaus Gewicht zu geben usw. Sie könnte sich eingestehen, wie sehr ihr partnerschaftlich *die Felle wegschwimmen*, denn darauf weisen symbolisch die Nierenprobleme hin.

Mindestens ebenso so häufig steckt aber auch der Versuch dahinter, sich ein dickeres Fell zuzulegen und sich so wirksamer abzugrenzen.

Die längerfristige Aufgabe besteht darin, den enormen Druck, der auf ihr lastet, zuerst einmal wahrzunehmen, um ihn dann erst loszuwerden. Der Krampf ließe sich im Kampf um das eigene und dann auch um das Leben des Kindes erlösen. Die eigene

Kindlichkeit gilt es mutig kämpfend loszulassen, statt (unbewusst) das Kind. Wo sie offensiv dafür sorgt, dass es ihr gut geht, und lernt, sich wirksam abzugrenzen, provoziert sie auch weniger Einmischungen von außen, etwa durch die Schwiegermutter. In der Praxis bleibt aber oft nichts anderes übrig, als sich ganz aus dem erdrückenden häuslich-familiären Problemfeld (in die Klinik) zu flüchten, um ganz für sich selbst und das Kind da zu sein. Danach wartet dann der große Kampf um ihr Leben und ihre Selbstbestimmung. Die Schwangerschaft bringt hier nur ein Problem ans Licht, das längst besteht.

Anzeichen für schwangerschaftsbedingten Hochdruck und eine Gestose

- Der Blutdruck steigt mehrmals über 140/90.
- Deutlich erhöhtes Eiweiß im Urin. Normalerweise befindet sich fast immer etwas Eiweiß im Urin von Schwangeren, insofern ist dieses Symptom nur im Zusammenhang mit den anderen aussagekräftig.
- Ein plötzlicher steiler Gewichtsanstieg; ein gleichmäßiger Anstieg ist dagegen ernährungsbedingt und kein Hinweis auf das Krankheitsbild.
- Wassereinlagerungen (Ödeme) im Bindegewebe, zum Beispiel geschwollene Knöchel und Beine; Hände, von denen sich die Ringe nicht mehr abziehen lassen; ein aufgequollenes Gesicht, dessen Züge verschwimmen – geschwollene Glieder treten aber in beinahe jeder Schwangerschaft auf und sind wiederum nur in Verbindung mit den anderen Symptomen aussagekräftig.
- Spätsymptome: Schwindelanfälle, Augenflimmern, Erbrechen, Ohrensausen, Krampfanfälle, die bis zur Ohnmacht führen können.

HELLP-Syndrom

Dieses moderne Krankheitsbild stellt noch eine Eskalation gegenüber der Eklampsie dar, denn es handelt sich hierbei um den totalen Zusammenbruch so ziemlich aller mütterlicher Systeme. Früher war es unbekannt; heute ist es zum Glück viel seltener als die Gestose. Während diese aber (zumindest in Deutschland) zurückgeht, nimmt das HELLP-Syndrom zu.

Die Bezeichnung stammt aus dem Englischen und steht für Blutungsneigung (*H* für *haemolysis* = Blutauflösung), Leberprobleme (*EL* für *elevated liver enzymes* = erhöhte Leberenzyme) und niedrige Thrombozytenzahlen (*LP* für *low platelet counts*). Hinzu kommen die von der Gestose schon bekannten Probleme Hochdruck und Eiweißverlust über die Niere, für die das oben Gesagte gilt. Einiges spricht dafür, dass es sich beim HELLP-Syndrom um eine drastische Verschärfung der Gestose handelt.

Die schwere Gerinnungsstörung mit viel zu wenig Blutplättchen lässt die Lebenskraft davonfließen. Schwerste Leberprobleme stören das Gerinnungssystem zusätzlich und können bis zum Platzen der Leber gehen, wenn diese so voll geblutet ist, dass die Hülle dem Druck nicht mehr standhält. Auf der Ebene der körperlichen Ursachen gibt es einen durch hohe Quecksilber-, Blei- und Holzschutzmittelwerte im Blut ausgelösten Verdacht auf eine Umweltproblematik, die die Leber als Entgiftungsorgan überfordert haben könnte.

Im Vollbild des HELLP-Syndroms brechen so ziemlich alle Körpersysteme der Mutter zusammen, und es bleibt nur der sofortige Kaiserschnitt mit Stabilisierung der Blutgerinnung durch Thrombozytengabe. Es ist unbehandelt das Bild der totalen Vernichtung der Schwangerschaft und des mütterlichen Lebens. Zumindest in dieser Schwere hat es das Krankheitsbild früher nicht gegeben.

Die Deutung läuft auf die totale, schon bei der Eklampsie beschriebene Überforderung hinaus: Alle Regelkreise versagen, alle Systeme brechen zusammen, die Lebensenergie geht zur Neige. Hinzu kommt über die Leberbeteiligung ein Mangel an Lebenssinn und eine Überlastung mit Überflüssigem und Gefährlichem.

Die Leber erkrankt schnell am Zuviel (es ist fast egal, welcher Art). Dabei kommt das Eigentliche zu kurz, ausgedrückt in der davonfließenden Lebenskraft. Deutlicher noch als bei der Eklampsie zeigt sich hier, dass »das Fass voll ist«. Die Leber, das Organ mit dem nächsten Bezug zum Lebenssinn, droht zu platzen, die Lebensenergie läuft nach innen davon (Hämolyse), die inneren Wunden können nicht mehr verbunden werden (Gerinnungsstörung). Sie kann in allem keinen Sinn mehr finden. Ihr Kampfgeist hat sich in Gestalt ihrer Lebensenergie erschöpft. Wo kein Sinn mehr gefunden werden kann, bleibt nur der Hilfeschrei: HELLP! – nomen est omen.

Blutungen

Blutungen sind immer ernst zu nehmende Alarmzeichen – besonders in der Schwangerschaft, wobei sie sich meist als harmlos herausstellen und über die jeweilige Vorgeschichte klären lassen.

Von der Deutung steht Blut für die Vitalität, und wenn diese davonfließt, wird es zuerst für die Lebenskraft und dann für das Leben gefährlich. Allerdings muss schon viel Blut fließen, damit echte Lebensgefahr eintritt. Hinzu kommt, dass Blut immer sehr viel Eindruck macht und regelmäßig nach mehr aussieht. Wenn sich bei kindlichem Nasenbluten nur 20 ml auf dem Kopfkissen verteilen, können Eltern oft schon an ein Blutbad denken.

Blutverlust nach außen ist insgesamt ein sehr demonstrativer, was die Bedrohung des Lebens angeht, aber oft eher harmloserer Hilfeschrei, als es den Anschein hat. Allein schon die Farbe Rot macht aus einem Blutverlust ein deutliches Alarmsignal.

Verletzungen am Muttermund

Muttermundverletzungen sind die häufigste Ursache von Blutungen und kommen in Form leichter Kontaktblutungen durch Geschlechtsverkehr zustande. Die Empfindlichkeit des Gebärmuttermundes in der Schwangerschaft spricht für eine sehr sensible und körperlich zurückhaltende Sexualität. Auch wenn es noch so sanft war, zeigt die Blutung doch, dass es *ihr* unbewusst im wahrsten Sinn des Wortes schon zu weit ging. Regeln lassen sich hier nicht aufstellen, denn manche Schwangere haben große Lust und gar keine Probleme beim Geschlechtsverkehr, und andere bluten schnell.

Insgesamt gesehen wäre es sicher gut, wenn die sinnliche und seelische Seite der Liebe bei der Schwangerschaft mehr in den Vordergrund tritt. Viele Frauen wünschen sich das auch, aber nicht alle Partner können den Wunsch nachempfinden. In diesem Fall wäre eine leichte Kontaktblutung ein gut verständlicher Hinweis in die richtige Richtung. Wenn es wild nicht geht, wird er es ja vielleicht – bei dieser Gelegenheit – sanft lernen und so wachsen und sein diesbezügliches Repertoire erweitern. Auch falls sie selbst ihre inneren Bedürfnisse nicht richtig einschätzen kann, könnte die Kontaktblutung ein Zeichen sein, das beide auf einen anderen, neuen und sanfteren Weg ihres Zusammenseins lotst.

Ein weiterer Grund für Blutungen sind vaginale Untersuchen an Muttermund und Portio (in die Scheide hineinragender Teil des Gebärmutterhalses). Die an diesen Stellen verlaufenden feinen Haargefäße können auch während der Eröffnungsphase einreißen und so kleine Schmierblutungen verursachen.

Plazenta praevia

Der Mutterkuchen liegt hier vor dem Ausgang der Gebärmutter und macht diese zur Falle für das Kind: Ihm wird der Ausgang mehr oder weniger versperrt. Die Situation ist sehr selten, auch wenn sie bei frühen Ultraschalluntersuchungen oft diagnostiziert wird. Kurz vor der Geburt kommt sie höchstens noch einmal bei 100 Geburten vor. Andere Studien kommen sogar nur auf einen Fall bei 1000 Geburten. Das heißt offenbar, dass die Natur das Problem meist noch rechtzeitig erkennt und selbstständig regelt.

Liegt die Plazenta aber bei der Geburt noch vorn, ist dem Kind der einzige Flucht- und Ausweg verschlossen. Wenn Gynäkologinnen nicht einen künstlichen Weg durch die Bauchdecken öffnen (Kaiserschnitt), wird die Gebärmutter zur Todesfalle.

Aus mütterlicher Sicht ist das weniger eine Frage des Nicht-hergeben-Wollens als des Nichtkönnens, obwohl dieses Geburtsmuster auch hin und wieder bei Müttern zu finden ist, die ihre Kinder (unbewusst) nicht hergeben wollen und ihnen so den Fluchtweg verbauen. Die Botschaft könnte dann für das Kind lauten: »Ich gebe dir alles, auch mein Herzblut, aber dafür musst du immer bei mir bleiben!« Oder noch härter: »Wenn ich dich schon nähre, dann fordere und verhindere ich als Gegenleistung deine Unabhängigkeit und Selbstständigkeit.«

Auf der körperlichen Ebene spielt nicht selten eine traumatische Vorschädigung der Gebärmutterschleimhaut etwa durch Ausschabungen eine Rolle. Weil die Schleimhaut geschädigt ist, sucht sich das Ei einen Platz nahe dem Ausgang, wo sie eventuell am wenigsten beeinträchtigt ist. Frauen, die eine Ausschabung brauchen, geben oft auch ihre Schleimhaut nicht freiwillig her, sodass gynäkologisch nachgeholfen werden muss.

Mutter und Kind sind jedenfalls auf fremde Hilfe angewiesen. Aus der Perspektive des Kindes beginnt das Leben mit einer *aussichtslosen* Situation, aus der nur fremde Hilfe es befreien kann. Wird aber solche Hilfe rechtzeitig in Anspruch genommen, reduziert sich das Problem medizinisch auf einen Kaiserschnitt, das kommende Leben wird dadurch jedenfalls nicht weiter in Frage gestellt oder gar behindert.

Eine Gefahr ist allerdings die vorzeitige Lösung der Plazenta. Bei Mangelgeburten löst sie sich meist zu früh, was einer Art Abschieben der nährenden Quelle gleichkommt.

Das Geburtsmuster der Plazenta praevia legt dem Kind nahe, sich auch in Zukunft rechtzeitig um Hilfe zu bemühen und diese bereitwillig anzunehmen. Wer sich innerlich darauf einstellt, bei Durchbrüchen und Übergängen auf fremde Hilfe angewiesen zu sein und sie zu erbitten, wird diese – wie bei der Geburt – auch bekommen. Letztlich haben alle Menschen ständig Hilfe nötig, die Geburtssituation der Plazenta praevia legt allerdings nahe, dass es sich hier um ein Lebensthema handelt. Untersuchungen belegen, dass frühzeitiges Suchen nach Unterstützung und rechtzeitiges Organisieren von Hilfen zentrale Fähigkeiten dieses Typs sind, den man auch als Überlebenspersönlichkeit bezeichnen kann. Menschen mit dieser Struktur sind besser als andere in der Lage, Auswege aus Krisen zu finden und sogar noch gestärkt aus ihnen hervorzugehen. So werden selbst aus scheinbar aussichtslosen Situationen Erfolge geboren, und die Schwierigkeiten des Lebens geraten zum Ansporn.

Hydramnion

Hierbei handelt es sich um eine Art Fruchtwassersucht, deren Ursache schulmedizinisch weitgehend im Dunkeln liegt. In Frage kommt sehr selten eine Ösophagusatresie, ein Verschluss der Speiseröhre beim Kind, sodass es kein Wasser schlucken kann und dadurch ein Überangebot entsteht.

Beim Vorliegen dieses Überangebots an Fruchtwasser besteht immer ein Verdacht auf kindliche Missbildungen wie zum Beispiel offene Rückenmarksdefekte, weshalb sehr rasch eine Amniozentese anberaumt wird und, wenn diese in Ordnung ist, eine Fruchtwasserpunktion, um die Überschwemmung abzulassen.

Normal ist bis zu ein Liter Fruchtwasser, beim Hydramnion kann es über zwei und bis zu zehn Liter ansteigen. Vor der Ultraschallzeit glaubte man in so einem Fall regelmäßig an Mehrlinge.

Hinsichtlich der Deutung liegt der Verdacht nahe, dass hier die sowieso schon sehr wässrig-seelische Situation erheblich übertrieben wird. Die Mutter umgibt ihr Kind mit zu viel Seele auf der falschen Ebene – mit zu viel Schutzschicht, zu viel Isolierung und Puffer. Es handelt sich urprinzipiell um einen jovischen Mutterschoß, beide sind am Zuviel »des Guten« erkrankt. Die Frage wäre zu klären, ob sie niemanden und nichts an ihr Kind heranlassen will und es gerade dadurch (unbewusst) gefährdet. Denn die wässrige Überfülle bringt die Gefahr der Überdehnung der Gebärmutter mit sich und führt so zu vorzeitigen Wehen. Die überlastete (Gebär-)Mutter versucht, die zum unerträglichen Problem gewordene Schwangerschaft vor der Zeit loszuwerden. Aus Sicht der Gebärmutter ist die Frucht auch schon so groß, dass sie längst überfällig ist.

Es handelt sich also letztlich in mancher Hinsicht um eine unbewusste Übertreibung der Schwangerschaft, um zu viel Schwangerschaft, und deshalb ist sie auch viel zu früh fertig.

Harnwegsinfektionen

Mütterliche Harnwegsinfektionen spielen heute eine große Rolle; sie haben bei aller Lästigkeit aber keine Auswirkungen auf das Kind. Immerhin 7 Prozent aller Schwangeren leiden unter Harnwegsinfekten, und 2 Prozent sind von Nierenbeckenentzündung (Pyelonephritis) betroffen. Sogar 30 Prozent der Schwangeren machen unbemerkte Harnwegsinfektionen durch. Es handelt sich damit um die häufigste Komplikation in der Schwangerschaft, die wichtiger ist als die Blutarmut (Anämie), vorzeitige Blutungen und vorzeitige Wehen.

Nicht behandelte Harnwegsinfektionen können bei der Frau zu späteren Problemen führen. Die Dialyse ist nicht selten die Folge schlecht behandelter Nierenbeckenentzündungen. Bei hohem Fieber bis zum Vollbild der Nierenbeckenentzündung werden heute sofort Antibiotika gegeben.

Auf der körperlichen Ebene erklärt sich die Häufung dieses Krankheitsbildes in der Schwangerschaft mechanisch: durch den

Druck der Gebärmutter auf das Nierenbecken und die Harnleiter, was zum Harnstau führt und den Erregern ideale Bedingungen verschafft. Wie das Leben müssen auch die Körperflüssigkeiten fließen. Wo sie zum Stehen kommen, droht die Gefahr einer Infektion, die wiederum Ausdruck eines Konflikts ist. Deshalb sind regelmäßige Urinuntersuchungen vorgesehen.

Auf der seelischen Ebene ist die Blase das Auffangreservoir für das Abwasser und zeigt zuerst an, wenn ein Mensch unter Druck gerät. An der Niere verkörpern sich vorrangig Partnerprobleme. Womit wir die beiden großen modernen Problemfelder umrissen haben.[41]

Schwangere stehen heute oft unter erheblichem Druck, und Partnerschaften sind längst nicht mehr so verlässlich wie früher. In Österreich, das diesbezüglich ziemlich repräsentativ sein dürfte, liegt die Scheidungsrate inzwischen oberhalb von 40 Prozent, in der Großstadt Wien sogar bei 50 Prozent, in manchen Bezirken gar schon bei 70 Prozent mit steigender Tendenz. Während früher die Eltern vier Kinder hatten, haben die Kinder heute eher vier Eltern.

Der Druck auf Schwangere wird kollektiv entsprechend größer, so wie individuell der Druck während der Schwangerschaft durch die Doppelbelastung durch Mutterrolle und Berufskarriere ständig wächst. Wenn zudem die Partnerschaft in dieser sensiblen Zeit unter Druck gerät, wird eine Schwangere das jetzt naturgemäß lieber verdrängen als konfrontieren, und der Konflikt kann in den Körper rutschen. Der Mutterinstinkt zum Nestbau und die Sorge um Sicherheit und Geborgenheit ihres Kindes werden die Schwangere leichter dazu verleiten, viele Dinge wegzustecken, nachzugeben und zu schweigen.

Hinzu kommt natürlich die größere Empfänglichkeit im Bereich des Seelenabwassers. Die empfindsame Schwangere ist von allem mehr betroffen, selbst von den Tagesnachrichten im Fernsehen oder Radio, und was sie nicht seelisch abfließen lassen kann, staut sich im Urogenitalbereich und entzündet sich hier leicht konflikthaft.

Fast immer handelt es sich um so genannte aufgestiegene Infektionen aus der Scheide in die Blase und von dort ins Nierenbecken. Aufgrund des aufgelockerten Gewebes ist auch eine Durchwanderung durch das Gewebe vom Darm her möglich. Keime, die zwar im Darm ganz natürlich sind, können aber am falschen Ort zu erheblichen Problemen führen. Auf der Be-Deutungsebene handelt es sich also um Konflikte, die in jeder Hinsicht von unten kommen. Denn ob sie aus der Blase aufsteigen oder aus dem Darm einwandern – sie stammen aus dem Abfallbereich, also von der untersten, dunkelsten Körperebene, und entsprechen damit Schattenthemen. Natürlich kommt in einer so neuen Situation wie der Schwangerschaft leicht alles Verdrängte und Unfertige hoch, aus der einfachen Logik, dass sich die Seele, wie auch der Organismus, jetzt noch von allem möglichen Ballast befreien will, um dann für die Geburt und die Zeit danach so unbeschwert wie möglich zu sein.

Wenn *sie* nun einen Partner hat, der seine Aufgabe in dieser Zeit nicht darin sieht, ihr Ballast abzunehmen und ihr immer wieder zu innerem Gleichgewicht zu verhelfen, und der, statt sie zu entlasten, eher zum Gegenteil neigt, sinkt der uneingestandene Konflikt um die Themen Harmonie, Partnerschaft und inneres Gleichgewicht leicht in den Körper.

Auch kann *frau* sich von ihrem Partner sexuell überfordert fühlen und es nicht wagen, diesen Konflikt auszutragen wie etwa auch bei der so genannten Honeymoon-Zystitis.[42]

Für eine Gesellschaft, in der diese Themen so in der Vordergrund drängen, verweist das Krankheitsbild insgesamt auf Probleme mit dem inneren Gleichgewicht sowie mit der Ausgewogenheit und Harmonie in der Partnerschaft. Viele Partnerschaften und Ehen bringen es offenbar nicht mehr im Hinblick auf die Nestsituation, sie bringen es genau genommen nicht einmal mehr im Hinblick auf das Schwangerwerden.

Scheinschwangerschaft

Die Scheinschwangerschaft war früher ein wichtiges Thema; sie spielt aber heute aufgrund der Ultraschalldiagnostik eine ständig abnehmende Rolle. Das heißt, sie wird so früh als Schein entlarvt, dass die Frauen schneller aus dem Dilemma herausfinden können und müssen.

So wie *frau* manchmal in der Lage ist, auch adoptierte Kinder zu stillen, wenn sie sich in das Gefühl der Mutterschaft entsprechend hineinsteigert, kann sie sich auch eine Schwangerschaft einbilden oder sich im wahrsten Sinn des Wortes hineinbilden.

Sie spielt es sich und der Welt so gut vor, bis sie es wirklich glaubt, und der Körper macht mit. Was auf den ersten Blick so erstaunlich wirkt, ist auf den zweiten aus der Hypnose gut bekannt. Wenn ihr jemand in tiefer Hypnose suggeriert, sie bekäme eine glühende Kohle in die Hand gelegt, und gibt ihr in Wirklichkeit eine kalte Kartoffel, bekommt sie trotzdem eine Brandblase.

Für die Deutung wäre zu klären, warum sie sich so in etwas hineinsteigern muss, das auf normalem Weg das Natürlichste der Welt ist. Im Hintergrund liegen sicher eine große unbefriedigte und unbewusste Sehnsucht nach einem eigenen Kind und ein starkes Wunschdenken. Selten kann auch einmal der zumindest anfangs halb bewusste Wunsch dahinter stehen, den Mann und seine Reaktion zu testen. Aus diesem Spiel kann sich dann, wenn ihr Körper anfängt mitzuspielen, Ernst entwickeln, an den sie schließlich selbst glaubt.

Sehr selten kann auch die Angst vor einer Schwangerschaft so übertrieben groß sein, dass sie genau das Befürchtete heraufbeschwört. Insgesamt handelt es sich aber um eine Symptomatik, die heute stark abgenommen hat. Das enge Zusammenspiel zwischen Körper und Seele lässt sich jedoch weiterhin sehr gut daran ablesen.

Die Persönlichkeitsstruktur von Frauen, die zu Scheinschwangerschaften neigen, zeigt oft geradezu feinsinnige Wesen, ausgestattet mit viel Fantasie und künstlerischem Sinn, die gelernt haben, viel Zeit in ihrer Traumwelt zu verbringen.

Das Kind betreffende Krankheitsbilder

Rhesusunverträglichkeit

Die Rhesusunverträglichkeit (Rh-Inkompatibilität) war immer selten und kommt heute aufgrund der guten schulmedizinischen Diagnostik und Prophylaxe kaum noch vor. Die Grundsituation ist folgende: Wenn ein Rh-positiver (Rh+) Mann sein Rh+-Gen vererbt und seine Frau Rh-negativ (Rh–) ist, besteht die Gefahr, dass nach der Geburt kindliches Rh+-Blut in das mütterliche eingeschwemmt wird. Dadurch wird sie darauf sensibilisiert und kann, wenn beim nächsten Kind dieselbe Rh-Konstellation bestehen sollte, das Kind schädigen. Die dann auftretende Zersetzung des kindlichen Blutes (Hämolyse) ist lebensbedrohlich. Hirnschäden und andere schwerwiegende Probleme gehören bei uns aber der Vergangenheit an.

In unseren Breiten sind 15 Prozent der Frauen Rh-negativ, die Mehrheit Rh-positiv. Von den 15 Prozent sind aber nur ganz wenige durch Kontakt zwischen kindlichem und mütterlichem Blut sensibilisiert. Hier stellt die Amniozentese natürlich eine zusätzliche Gefahrenquelle dar, weil sie kindliches und mütterliches Gewebe in Kontakt bringt.

Heute gibt es die Prophylaxe mit der so genannten Anti-D-Spritze, die Immunglobuline enthält, die die Antigene der Mutter gegen das Rh+-Blut des Kindes niederkämpfen. Dadurch ist die Rhesusunverträglichkeit seit den sechziger Jahren bei uns völlig auf dem Rückzug. Sie wird nur noch zum Problem, wenn bis dato unbehandelte Frauen, meist Ausländerinnen, Antikörper durch vorangegangene (Fehl-)Geburten haben.

In Deutschland sollte heute nach jeder Amniozentese, Abtreibung und Fehlgeburt die Anti-D-Spritze eingesetzt werden. Die Regel lautet, allen Rh-negativen Frauen zur Sicherheit Anti-D zu geben. Damit soll auch das letzte minimale Risiko verhindert werden. Von der schulmedizinischen Logik her ist das ganz folgerichtig, andererseits ist es ein enormer Aufwand, um extrem seltene Einzelfälle, die in der Statistik ein Zehntel hinter dem Komma ausmachen, auch noch in den Griff zu bekommen. Dagegen wäre immer noch nichts zu sagen, wenn nicht zugleich bei der Ernährung oder beim Umgang mit Alkohol und Nikotin relevante Chancen verspielt würden. Die Lösung solcher Probleme würde viel mehr bringen. Aber obwohl sie viel wesentlicher sind, geschieht hier nichts.

Darüber hinaus ist immer auch zu bedenken, dass bei all diesen Spritzen streng darauf zu achten ist, dass die Seren von HIV-negativen Spenderinnen stammen. Die verschiedenen Blutskandale der letzten Zeit haben in diesem Zusammenhang nicht gerade zur Vertrauensbildung beigetragen.

Die Therapie bei denjenigen, bei denen die Spritze zu niedrig dosiert oder vergessen wurde, besteht in intrauterinen Bluttransfusionen, um die Anämie des Kindes zu beheben. Nach der Geburt wird ein kompletter Austausch mit Blutgruppe 0 und Rh-positiv vorgenommen.

Als Fazit kann man feststellen, dass der Medizin hier ein wirklicher Fortschritt gelungen ist. Sie macht es möglich, dass Menschen, die eigentlich von Natur aus zusammen keine gesunden Früchte produzieren könnten, das doch gelingt. Der Verdacht könnte aber immerhin entstehen, dass noch andere Unverträglichkeiten möglich sind, wenn schon die Lebenssäfte nicht zusammenpassen. Natürlich gibt es darüber keine Untersuchungen, weil dieser Gedankengang in der Wissenschaft, die ja geradezu stolz darauf ist, dass sie das eigentlich Unmögliche zunehmend möglich macht, vollkommen unpopulär ist.

Für die beiden Eltern läge es aber immerhin nahe, sich zu fragen, inwieweit ihre Lebensenergien bereits zusammenpassen oder inwieweit sie daran noch arbeiten müssten, bevor oder während sie ihre Inkompatibilität von Medizinerinnen technisch-biochemisch ausbügeln lassen.

Infektionen

Zu den Pflichtuntersuchungen nach den Mutterschaftsrichtlinien gehören in Deutschland die Bestimmung der Blutgruppe sowie der Röteln-, Lues- und Hepatitis-Antikörper. Letzteres geschieht, um festzustellen, ob die Mutter mit diesen Infektionen in Kontakt war.

Virusinfektionen

Röteln
Bei uns haben 94 Prozent der Kinder Röteln (Rubella) im Schulalter. Aufgrund der furchtbaren Schäden, die eine Infektion mit dem Rubella-Virus während der Schwangerschaft bewirken kann, sollte – um sicherzugehen – bei jedem Mädchen in der Pubertät der so genannte Rötel-Titer bestimmt werden. Wenn er negativ ist, das heißt, wenn das Mädchen noch keine Röteln hatte, sollte es auf jeden Fall geimpft werden!

Bei einem Titer von mehr als 1:8 bis 1:32 ist ausreichende Immunität anzunehmen; bei Werten darüber ist sie sogar sicher. Von den Geimpften bleiben 2 Prozent allerdings seronegativ, das heißt, sie bilden keine Antikörper und müssten deshalb neuerlich geimpft werden.

Wenn der zu Anfang jeder Schwangerschaft bestimmte Rötel-Titer negativ ausfällt, ist große Vorsicht vor jeder Infektionsquelle, also vor jedem Kind, geboten. Eine schwangere Kindergärtnerin dürfte demnach eigentlich gar nicht weiterarbeiten!

Bei seronegativen Schwangeren, die Rötelkontakt hatten, kann bis zum achten Tag danach eine Passivimmunisierung mit Rötel-Hyperimmunglobulinen versucht werden, die aber keine echte Sicherheit bietet.

Die Häufigkeit der Schäden durch den Rubella-Virus (Rötelnembryopathie, Embryopathia rubeolosa) liegt bei 1:10 000. Die Probleme sind vielfältig und unterscheiden sich je nach dem Schwangerschaftsstadium, in das die Erkrankung fiel. Eine frische Infektion verursacht in 10 Prozent der Fälle einen Abgang. Andernfalls kommt es zu Mangelentwicklungen, Wachstumsverzögerungen, dem so genannte Gregg-Syndrom mit Innenohrtaubheit, grauem Star (Katarakt) und Herzfehlern. Weitere Folgen sind auch ein winziges Gehirn (Mikrozephalus) und Schmelzdefekte der Milchzähne.

Das Vorgehen bei nachgewiesener Infektion ist dementsprechend hart. Bei einer Infektion bis zur 12. Schwangerschaftswoche liegt das kindliche Erkrankungsrisiko bei bis zu 50 Prozent, und Ärztinnen raten in der Regel zum Abbruch der Schwangerschaft. Bei einer Infektion zwischen der 13. und 17. Schwangerschaftswoche liegt das kindliche Risiko nur noch bei 10 Prozent. Im Rahmen der Pränataldiagnostik kann man die Viren im Blut nachweisen. Bei Infektionen jenseits der 18. Woche sinkt das Erkrankungsrisiko auf 3 Prozent.

Die einfachste Verhinderung der Problematik läge in der Verantwortung der Eltern. Sie könnten ihr Kind auf einfache Art vorbeugend schützen, indem sie es gerade weniger vor dem Leben schützen. Denn jedes Kind, das normalen Kontakt zu anderen Kindern hat, ist immun. Wer in der eigenen Kindheit zu wenig Kinderkontakt hatte, ist zu wenig vorbereitet auf eigene Kinder. Kinder, die im Kindergarten waren, sind praktisch alle durchseucht und damit immunisiert. Nur überbehüteten Kindern kann das »erspart« worden sein, und dann schleppen sie dieses Problematik über die Kindheit hinaus mit. Wer sich aber vor Auseinandersetzungen drückt, bekommt sie später nur heftiger.

Diesbezüglich ist eine sich in letzter Zeit zaghaft in Deutschland ausbreitende Sitte interessant: Eltern schicken ihre Kinder auf so genannte Masern-, Mumps-, Röteln- und Windpockenpartys, damit die Kinder diese Kinderkrankheiten wieder durchmachen. Natürlich handelt es sich dabei um bewusst nicht geimpfte Kinder. Bezeichnend für Teile der Ärzteschaft ist die Tatsache, dass ernsthaft darüber nachgedacht wird, diese Partys polizeilich verbieten lassen, anstatt überzeugend zu argumentieren und endlich ein verlässliches Register für Impfschäden einzurichten.

Für das betroffene Kind läuft die Deutung bei einem intrauterinen Rötelbefall je nach dem Zeitpunkt der mütterlichen Erkrankung darauf hinaus, dass es kaum Außenkontakt bekommt. Es sieht nicht oder nur durch Grauschleier (Katarakt). Es hört nicht und bleibt deshalb auf der tiefsten Ebene unerreichbar (Innenohrtaubheit). Es bleibt der Einheit immer eng verbunden (Herzfehler) und kann sich auf die Polarität nicht angemessen einlassen. Wenn es gleich wieder umdreht, aus dem schwer geschädigten Körper flieht und stirbt, lässt es sich am wenigsten ein und kehrt gleich in die Einheit zurück.

Mit unserem zeitlich begrenzten und obendrein polaren Bewusstsein fällt es uns schwer, die schicksalhaften Zusammenhänge zu durchschauen und zu erkennen, welche Erfahrungen ein Kind in seinem vor allem nach innen gerichteten Wahrnehmungszustand macht. Bei entsprechendem Respekt vor der Weisheit des Schicksals können wir noch ermessen, welche Reifungsschritte die Situation bei den Eltern auslöst. Sicher wird ihr Blick für das Wesentliche im Leben geschärft. Alle vermessenen Ansprüche an das Leben, aber vor allem aller Kleinkram werden neben der Sorge um das Kind verblassen.

Windpocken

Hinter dieser Infektion steckt derselbe Varizellen-Zoster-Virus, der nach der Windpockeninfektion in den Ganglienzellen der Nerven sitzen bleibt, um dann permanent mit seinen Herpesinfektionen zu drohen, wobei er damit allerdings nur in Situationen der Abwehrschwäche seiner Wirtin eine Chance hat.

Im Normalfall stellen die Windpocken eine harmlose Kinderkrankheit dar mit Bläschenausschlag, Übelkeit und Fieber. Die schlimmsten, aber seltenen Komplikationen sind Lungenentzündung und Gehirnentzündung (Enzephalitis). Für das Ungeborene sind Windpocken dagegen stets eine Bedrohung.

Ähnlich wie bei den Röteln sind 94 Prozent der Menschen im frühen Erwachsenenalter durchseucht. Bei der frischen Infektion der Schwangeren kann man die passive Immunisierung mit Zoster-Immunglobulinen durchführen. In der Frühschwangerschaft verursachen Infektionen häufig Fehlgeburten, in späteren Schwangerschaftsmonaten Frühgeburten. Die Symptome sind denen der Rötelnembryopathie ähnlich und reichen von Hautnarben, unterentwickelten Gliedmaßen und grauem Star bis zu zerebralen Krampfanfällen und Rückbildung des Gehirns (Hirnatrophie). Die Deutung entspricht jener der Rötelnproblematik, da auch Symptome und Vorgeschichte ähnlich sind.

Gelbsucht

Bei der Infektion mit Gelbsucht (Hepatitis) sind keine embryonalen Schädigungen bekannt. Das Risiko der kindlichen Erkrankung bei einer Infektion der Mutter liegt allerdings im Fall von

Hepatitis B bei 70 Prozent. Hier würde man wiederum passiv immunisieren, wozu man sich ganz konkret die Abwehrkraft von anderen Wesen leiht, die schon Antikörper und damit eine Abwehr aufgebaut haben.

Im übertragenen Sinn handelt es sich hier um einen Konflikt um die Sinnfindung, der über die Mutter mit ins Leben gebracht wird. Er wird – im konkretesten Sinn des Wortes – von der Mutter übernommen. Eine ausführliche Deutung der normalen Hepatitis findet sich in dem Handbuch *Krankheit als Symbol*.

Aids

Von den rund 500 000 HIV-Positiven in Deutschland sind nur 15 Prozent Frauen, und zwar vor allem aus der Risikogruppe der Drogenabhängigen. Von diesen HIV-positiven Frauen sind allerdings 95 Prozent im gebärfähigen Alter.

Der Aids-Test darf in Kliniken nur gemacht werden, wenn die Schwangere einverstanden ist, was die Helferinnen in eine schwierige Position bei Risikopatientinnen bringt, da sie sich ja anstecken könnten. Die Gefahr, dass das Kind von einer positiven Mutter infiziert wird, ist sehr groß.

Von der seelischen Ebene betrachtet handelt es sich um eine schwere Erblast der Mutter, deren Problem der völligen Abwehrschwäche auf die nächste Generation übertragen wird. Hier wird überdeutlich, dass wir auch über die genetische Ebene hinaus in Systemen gebunden sind, die auf den ersten Blick, der nur über ein Leben reicht, furchtbar ungerecht wirken.

Auf der körperlichen Ebene bedeutet Aids, sich alles gefallen lassen, alles hereinlassen sowie an- und aufnehmen zu müssen. Durch den Wegfall der Lebensperspektive ergibt sich automatisch ein Zwang, sich auf den Augenblick, auf das Hier und Jetzt, zu konzentrieren. Allerdings ist das nur für die Mütter, kaum aber für die betroffenen Neugeborenen ein Argument. Im aidsverseuchten Afrika gibt es allerdings inzwischen einige wenige Kinder aidskranker Mütter, die gegen diese Infektion immun sind. Eine ausführliche Deutung von Aids findet sich in *Krankheit als Symbol*.

Herpes genitalis

Dieses extrem weit verbreitete Krankheitsbild spielt für das Kind nur während der Geburt eine Rolle. Bei einer frisch mit Herpes infizierten Mutter kommt es allerdings in der Hälfte der Fälle zur generalisierten Infektion des Kindes mit hoher Sterblichkeitsrate. Hier wird heute auf den Kaiserschnitt ausgewichen, wodurch die Infektionsgefahr auf 7 Prozent sinkt. Während der Schwangerschaft stellt die Infektion dagegen keine Gefahr für das Kind dar und wird in der Klinik heute in der Regel mit Aciclovir-Salbe behandelt.[43]

Bei einer Mutter, die von Herpes genitalis geplagt ist und die weiß, dass dieser eine Gefahr für die Geburt darstellt, mag sich diesbezüglich ein erheblicher Angststress entwickeln, durch den sie noch kurz vor der Geburt akut erkranken kann. Scham- und Ekelgefühle wegen der zu erwartenden Offenlegung des intimsten Bereiches mit all den damit verbundenen Ausscheidungen wie Urin, Stuhl und Blut können ebenso hereinspielen. Diesbezüglich müssten eine bessere Aufklärung und vor allem ein taktvolleres Respektieren des natürlichen Schamempfindens in Kliniken eingefordert werden. Dort herrscht im Kreißsaal manchmal noch immer eine Art Durchgangsverkehr, was von vielen Frauen als entwürdigend erlebt wird. Psychotherapeutische Erfahrungen haben gezeigt, dass auch die Neugeborenen die mangelnde Privatsphäre als extremen Störfaktor empfinden, der die Intimität zwischen Mutter und Kind stark beeinträchtigt.

Infektionen durch Kleinstlebewesen

Chlamydien

Wegen der enormen Zunahme der Chlamydieninfektionen müssen heute in Deutschland laut Mutterschaftsrichtlinien generell Chlamydienabstriche gemacht werden. Chlamydien dringen über Scheiden- und Muttermundentzündungen bis in die Gebärmutter vor. Sie sind besonders gefährlich, weil sie stärker noch als andere Erreger Wehen verursachen und über die Eihautinfektion zu Frühgeburten führen können, wobei fast alle Erreger diesbezüglich eine gewisse Gefahr darstellen.

Bei der Geburt bekommt das Kind leicht Lungenentzündung (Pneumonie) und Bindehautentzündung (Konjunktivitis), weshalb es im Sinn der alten Credé-Prophylaxe mit Antibiotikatropfen (statt früher Silbernitrattropfen) an den Augen behandelt wird. Im Übrigen läuft die schulmedizinische Therapie auf die Gabe des Antibiotikums Erythromycin hinaus.

Die erste Be-Deutungsebene enthüllt, dass die Mutter zu undifferenziert alles Mögliche aufnimmt und es versäumt, auf der seelischen Ebene auszuwählen, was ihr und ihrem Kind zuträglich ist. Sie hat nicht die Fähigkeit oder Kraft, die Spreu vom Weizen zu trennen, was dazu führt, dass sie zum Schluss in Gefahr gerät, alles zu verlieren, auch das Kind. Der Ausweg wäre, mehr auf die eigene innere Stimme zu horchen und ihr gehorchen zu lernen. Oft sind die Infektionen (Konflikte) lange still und werden erst durch eine Destabilisierung der seelischen Situation ausgelöst.

Auf einer zweiten Ebene geht es darum, sich den Konflikt um das Kind bewusst zu machen, denn immerhin tendiert das Krankheitsbild dahin, das Kind loszuwerden. Die Mutter könnte also auf die Suche gehen und nach eigenen unbewussten Widerständen gegenüber der Situation und vielleicht sogar gegenüber dem Kind fahnden, die sie sich bisher nicht eingestanden hat, die über die Wehenauslösung nun aber als Vertreibungsversuche sehr deutlich werden.

Dieser Bewusstwerdungsprozess ist zugleich die Therapie. Wenn diese Abwehr und die damit zusammenhängenden Vertreibungswünsche bewusst werden, können sie auch bearbeitet werden, statt sich im Körper auf so gefährliche Weise zu manifestieren.

Toxoplasmose
Dieses Krankheitsbild wird von so genannten Protozoen, dem Mikroorganismus Toxoplasma gondii, ausgelöst und hat die Hälfte der Deutschen schon infiziert, sodass diese mit Antikörperträgern ausgestattet sind. Bis zu einem Prozent der Schwangeren ist bei uns angeblich infiziert. Die Übertragung geschieht durch Katzen oder rohes Fleisch und wird durch Bestimmung der Immunglobuline M und G nachgewiesen.

Das Risiko einer Erkrankung an Toxoplasmose ist in der Frühschwangerschaft viel höher. Sie kann eine Fehlgeburt auslösen oder zu einem Wasserkopf (Hydrozephalus), einem verkleinerten Gehirn (Mikrozephalus) und zur Gehirnverkalkung führen. Die Folge sind Intelligenzdefekte, Epilepsie und Gehirnentzündungen (Enzephalitiden). Auch zu kleine Augäpfel, Netzhautentzündungen und Hepatitis kommen vor.

Bei der Geburt sind nur sehr selten akut sichtbare Defekte wie etwa der Wasserkopf festzustellen, häufiger entwickeln sie sich erst später und werden etwa in Form von Lernproblemen in der Schule manifest. Es handelt sich also um versteckte, hinterhältige Spätschäden.

Die Therapie der erkrankten Schwangeren geschieht heute mit Antibiotika. Das Problem ist, dass die Diagnose schwer zu stellen ist, denn die Anzeichen wie Lymphknotenschwellungen oder ein untypischer grippaler Infekt sind sehr undifferenziert.

Für die Be-Deutung der ins Leben mitgebrachten Probleme, wie etwa eine verminderte Intelligenz, gilt das bei der allgemeinen Deutung von Behinderungen bereits Gesagte (siehe Seite 267 ff.). Wo die Intelligenz eingeschränkt ist, treten wie zum Ausgleich dafür oft Emotionen, Gefühle und andere Formen der Wahrnehmung mehr in den Vordergrund, und andere Chancen und Lernaufgaben bieten sich. Bei der Entwicklung in Richtung Mikrozephalus bricht etwas von unserer animalischen Existenz oder unserem animalischen Erbe durch, eine Erlebensform auf einfachster und ursprünglichster archaischer Ebene, weil das Großhirn weitgehend reduziert ist.

Letztlich handelt es sich bei der Toxoplasmose um ein Problem, das die moderne Lebensweise heraufbeschwört, die in Großstädten sich immer weiter vom einträchtigen Zusammenleben mit anderen Menschen und in diesem Fall auch mit Tieren entfernt. Früher waren alle Menschen ständig mit Katzen im Kontakt und folglich durchseucht. Heute gibt es aber schon Menschen, die ganz ohne solche Kontakte aufwachsen (müssen). Wenn sie während der Schwangerschaft kurzfristig mit Katzen zusammenkommen, steigt die Gefahr. Die moderne schulmedizinische Strategie, nun die »Schuld« auf die Katzen zu schieben, ist mehr als kurzsichtig. Denn die Gefahr besteht ja nicht bei denen, die mit Katzen leben oder wenigstens mit den Tieren Kontakt haben, sondern bei denen, die keinen mehr haben.

Schon der Volksmund weiß, dass bekannte Gefahren halbe Gefahren sind. Das gilt immuno*logisch* noch mehr. Tiere und damit auch Katzen gehören in unser Leben und machen es nicht nur reicher, sondern auch sicherer. Sie bringen uns auf den verschiedensten Ebenen in Kontakt mit dem Leben, und wir lernen, darauf zu antworten – sowohl in seelischer als auch in immunologischer Hinsicht. Wer eigene Antworten und Antikörper besitzt, ist viel besser daran als jene, die keine hat und in ständiger Angst vor Fragen leben muss, die Antworten, oder vor Erregern, die Antikörper von ihr verlangen.

Toxoplasmoseprophylaxe mit Homöopathie
- *Toxoplasmosenosode C 200:* eine Doppelgabe (1 × 3 Globuli, nach 5 Minuten noch 1 × 3 Globuli) kann genommen werden, wenn zu Beginn der Schwangerschaft keine Toxoplasmose-Antikörper vorhanden sind, also noch kein früherer Kontakt mit den Erregern stattgefunden hat; damit wird einer Infektion während der Schwangerschaft vorgebeugt. Der Schutz reicht neun bis zwölf Monate lang. Allerdings bietet diese Prophylaxe keinen im schulmedizinischen Sinn sicheren Schutz.
(*Quelle:* Ravi und Carola Roy: *Homöopathischer Ratgeber – Geburt.* Murnau 1992.)

Lues
Die Durchseuchung mit Lues (Syphilis) beläuft sich heute nur noch auf etwa 13 Infizierte auf 100 000 Menschen; nur noch 0,4 Prozent der Schwangeren haben eine positive Luesanamnese. Insofern handelt es sich um ein zu vernachlässigendes Problem.

Lueserkrankungen treten allerdings im Rahmen vermehrter internationaler Kontakte und Reisemöglichkeiten inzwischen wieder häufiger auf. Im Gegensatz zu früher ist aber die intrauterine Schädigung heute sehr selten. In der zweiten Hälfte des 18. Jahrhunderts waren dagegen noch über 95 Prozent der Deutschen durchseucht.

Bei einer unbehandelten Lues während der Schwangerschaft beträgt die Fehlgeburtsrate 50 Prozent. Beim Kind kommen Gedeihstörungen, Knochenmissbildungen, Zahnfehlstellungen, Sattelnase und Hörstörungen vor. Aber auch alle anderen Missbildungen sind in diesem Fall häufiger.

Das Bild der Lues ist in dem Buch *Frauen-Heil-Kunde* gedeutet. So viel ist an dieser Stelle noch zu sagen: Die akute Gefahr ist gebannt, aber das Erbe der Menschheit sitzt uns noch im wahrsten Sinn des Wortes in den Knochen – und nicht nur dort. Das ist auch der Grund, warum in der klassischen Homöopathie dieser genetische Nährboden mit der Gabe von so genannten Erbnosoden (Luesinum, Medorrhinum, Tuberculinum, Psorinum) saniert wird. Dabei handelt es sich um homöopathisch aufbereitete Krankheitsstoffe jener Infektionskrankheiten, die lange Zeit die großen Geißeln der Menschheit waren.

Bakterielle Infektionen

Eihautinfektion
Bei der Infektion der Eihaut (Amnionitis) handelt es sich um die Hauptkomplikation bei der Amniozentese (siehe Seite 262 ff.). Darüber hinaus kommt sie sowohl bei noch geschlossener als auch schon eröffneter Fruchtblase – zum Beispiel nach vorzeitigem Blasensprung oder bei verlängerten Geburtszeiten von über fünfzehn Stunden – vor.

Die größte Gefahr liegt darin, dass sich das Kind bis zur Sepsis infiziert. Dann handelt es sich offensichtlich um einen lebensbedrohlichen Konflikt, dessen Thema sowohl von der Mutter als auch vom Kind ausgehen könnte. Vorstellbar ist verkörperte Aggression des Kindes gegen das Nest (Eihaut), in dem es sich zu lange festgehalten fühlt, Wut gegen die Eischale, die seinen Befreiungsversuch verhindert, eine Mutter, die es bewusst oder unbewusst zu lange festhält.

Die Geburt

Rückkehr zur altbewährten Natürlichkeit

Bei normal verlaufenden Geburten sind Ärztinnen weitgehend überflüssig, was nur schwer für einen Berufsstand zu akzeptieren ist, der mittels so vieler differenzierter Techniken so wichtig wurde. Im Zuge der neuen Gynäkologie aber gibt es einen starken Trend zurück zu den altbewährten, fast traditionellen Methoden, die Mutter und Kind in den Mittelpunkt und die Medizinprofis – jedenfalls für den Normalfall – an den Rand des Geschehens rücken. Der Vergleich zwischen früheren und heutigen Sitten und Gebräuchen macht deutlich, was diesbezüglich schon alles erreicht ist.

Früher zeigte man der von der Geburt erschöpften Mutter ihr Kind nur kurz, um es sogleich in einen so genannten Säuglingssaal zu bringen. Während viele Mütter sehnsüchtig auf ihr Kind warteten, hinderten sich die Kleinen schreiend am Schlafen. Allerdings interpretierte die alte Frauen*heil*kunde dieses Schreien als Lungenkräftigung. Bis heute müssen engagierte Mütter die Sorge um das seelische Wohlergehen ihres Kindes in die eigene Verantwortung nehmen, denn die Schulmedizin hat dafür im Allgemeinen noch immer zu wenig Verständnis.

Dass Schreien sehr oft ein Zeichen der Bedrängnis und Not ist und nur selten dem Training dient, kann fast jeder etwas empfindsame Mensch nachfühlen. Auf einen erwachsenen Menschen übertragen, würde die alte gynäkologische Praxis schnell durchschaubar. Presste man einen Erwachsenen – Kopf voran – stundenlang gegen eine Wand, um ihn dann mit groben Mitteln durch eine künstlich aufgebrochene Öffnung zu zerren, ihm anschließend sofort und unter Panikgefühlen und scheußlichen Schmerzen die Luftzufuhr abzuschneiden, machte man sich bereits strafbar. Würde man ihn dann noch mit Scheinwerfern blen-

322

den und anschließend die Augen verätzen und ihm – obwohl splitternackt und nass – einen Kälteschock verpassen, indem man ihn um 15 Grad herunterkühlt, um ihn anschließend in die Ferse zu stechen und ihm mit dem Kopf nach unten hängend den nackten Po zu versohlen, würde man juristisch längst von Sadismus sprechen. Falls er auch noch aus Leibeskräften brüllt, da er sich ohne Trost und Zuspruch allein gelassen fühlt, würden wir kaum vermuten, er mache Atemübungen zur Kräftigung seiner Lungen.

Inzwischen hat sich glücklicherweise vieles gebessert, aber vieles wartet auch noch darauf. Die sofortige Trennung von der Mutter, für die es natürlich gelehrte Argumente gab, ist heute dank amerikanischer »Forschungen« überwunden. Man konnte doch tatsächlich beweisen, dass es Mutter und Kind im Allgemeinen besser bekommt, wenn sie nicht zwangsweise getrennt werden. Das völlig neu entwickelte Verfahren des Rooming-in konnte sich so erfolgreich durchsetzen. Wie eine Sensation wurde es zuerst in Kliniken, wo sich Patientinnen derlei finanziell leisten konnten, eingeführt. Als Fazit bleibt: Wenn man nur lange genug an grobem Unfug festhält, kann man irgendwann die Rückkehr zum Normalen als Durchbruch und wissenschaftliche Leistung feiern.

Mittlerweile wurde die zuerst von Frédérick Leboyer propagierte sanfte Alternative von vielen Hebammen und zunehmend auch von *aufgeweckten* Gynäkologinnen übernommen. Einige Kinder werden sogar schon wieder zu Hause geboren. Kliniken haben sich im härter werdenden Kampf um Geburten zu speziellen Geburtszimmern durchgerungen, die mehr Geborgenheit bieten als die alten lauten Kreißsäle. Bei dezentem Licht anstelle blendender Scheinwerfer, entspannender Musik und kinderfreundlicher Temperatur wird heute im Allgemeinen schon ganz selbstverständlich auf die Einleitung der Wehen mittels Chemie verzichtet und abgewartet, bis sich die Geburt in ihrem eigenen Rhythmus entwickelt. Natürlich erleichtert es erheblich, wenn sich alle Gewebe in der natürlichen Zeit auf das Geburtsereignis vorbereiten konnten und von innen heraus weicher und nachgiebiger geworden sind. Echte Übertragungen sind sehr selten – meist handelt es sich um Rechenfehler, die so aber wenigstens keine Konsequenzen haben.

Die Geburtshaltung wird den Frauen heute schon meist freigestellt. Es werden lediglich Vorschläge gemacht. Vereinzelt gehen Gynäkologinnen sogar demütig zu Boden, um bei einer Hockstellung von unten die Fortschritte am Muttermund zu beobachten. Und inzwischen gibt es auch längst wieder Geburten ohne Dammschnitt oder -riss. Bewusste Mütter haben sich selbst und ihr Kind auch so gut auf die Geburt eingestellt und vorbereitet, dass klassische »Entbindungen« kaum mehr notwendig sind, sondern die Geburten ganz von allein ihren natürlichen Verlauf nehmen können. So macht es allmählich wieder Sinn, von der Schwangerschaft als einer Zeit guter Hoffnung zu sprechen.

Sehr unterstützend in Richtung Wiedergewinnung der Natürlichkeit ist – wie schon während der Schwangerschaft – bei der Geburt die Begleitung mit naturheilkundlichen Mitteln. Neben der Fülle bewährter pflanzlicher Mittel (Phytotherapeutika) wird heute vor allem auch wieder die klassische Homöopathie eingesetzt, die allerdings ein hohes Wissen der Anwenderinnen verlangt. Der große Vorteil der Homöopathie bei der Geburt liegt darin, dass die Mittel nichts Wesensfremdes ins Spiel bringen, sondern nur die angelegten Möglichkeiten der Mutter verstärken und ihr so helfen, in ihre Kraft zu kommen. Auch wenn es natürlich am besten wäre, eine homöopathisch versierte Begleiterin dabeizuhaben, können doch auch hier eine Reihe bewährter Möglichkeiten vieles erleichtern (siehe auch Seite 178 f.).

Symbolisch bleibt das Verlassen der bergenden Höhle des Mutterleibes ein entscheidender und mutiger Schritt ins Leben, wohl nur mit jenem zu vergleichen, den die frühen Menschen unternahmen, als sie die bergenden Höhlen der Mutter Erde verließen, um draußen in der gefährlichen Weite des Landes zu siedeln. Und so wie die Etappe vom Höhlenmenschen zum modernen Menschen ein einschneidendes Ereignis auf unserem kollektiven Evolutionsweg war, ist es das Verlassen der mütterlichen Bauchhöhle für unsere individuelle Entwicklung.

Die Geburtsmatrizen nach Grof

Die perinatalen Matrizen nach Grof[44] stellen Übergangsgesetzmäßigkeiten dar und können helfen, jene Lebenssituationen zu erkennen, die unser persönliches Problem und damit auch Entwicklungspotenzial besonders deutlich machen. Wie immer gibt es eine erlöste Möglichkeit, die jeweilige Phase zu durchlaufen, aber auch eine unerlöste, wenn die Entwicklung gegen den Embryo läuft.

Erste Matrix: Die Intrauterinphase
(Zeugung und Schwangerschaft)

Für die erste Matrix bedeutet es im erlösten Fall, dass sich das Kind im absoluten Paradies frei schwebend empfindet. Es ist ein Wunschkind und fühlt sich wie im Himmel oder im Schlaraffenland, wo aus allen Quellen Milch und Honig mehr als reichlich fließen. Erlebt es diese Zeit auf der unerlösten Seite, weil es unerwünscht oder gar Anlass für Abtreibungsversuche ist, fühlt es sich eher wie in der Hölle, ist voll misstrauischem Unmut und erwartet von seiner Umgebung weitere Hässlichkeiten.

Es handelt sich um jenen großen Zeitraum von der Einnistung bis in jene spätere Phase, in der das Ungeborene erstmals an die Grenzen seiner bis dahin scheinbar unbegrenzten Umgebung stößt. Das prägende Lebensgefühl wäre jetzt im Idealfall Allverbundenheit. Regressive Sehnsüchte im späteren Leben im Sinn von Schlaraffenlandträumen beziehen sich auf diese frühe Situation. Aber niemals wieder wird das Kind diesen Zustand körperlich so rein erfahren wie zu Beginn seines Lebens. Alle regressiven Versuche, diese Welt wiederzugewinnen, enden in Frustration.

Unsere tiefsten Sehnsüchte zielen auf die Einheit, doch die göttliche, heile Welt ist dem polaren erwachsenen Menschen nicht konkret auf dieser Erde, sondern nur innerlich über spirituelle Wege zugänglich. Auf Erden können wir die Gegensätze nur nacheinander erleben und müssen den Preis der Polarität zahlen. Suchen wir die totale Geborgenheit, sind wir dazu verdammt, ihre räumlichen Grenzen als beschränkende Enge zu spüren. Streben wir aber nach völliger Freiheit, finden wir mit deren Weite auch die dazugehörige Kälte.

Es bleibt uns nichts anderes übrig, als diesen paradiesischen Zustand der Einheit zu opfern, um auf dem Lebensweg voranzukommen und die Einheit dereinst auf einer höheren Ebene wiederzugewinnen. Verschiedenste spirituelle Traditionen beschreiben transzendente Zustände, die die Schönheit der ersten Lebensphase wieder erkennen lassen.[45]

Von dieser ersten Matrix positiv geprägte Menschen leben aus einem Gefühl des Urvertrauens und der Selbstverständlichkeit heraus. Sie sind mit Selbstvertrauen gesegnet und erscheinen wie Glückskinder, denen das Leben alles schenkt, dessen Früchte ihnen fast von selbst in den Schoß fallen. Aus der Fülle jener ersten Matrix schöpfend laufen sie aber auch Gefahr, dass ihr großes Selbstvertrauen zu besonderer Eigenblindheit führt, vor allem wenn sie jede kritische Selbstbetrachtung meiden. Unter ihrem glücklichen Stern fällt es ihnen oft schwer, dunkle Wolken überhaupt wahrzunehmen, sodass sie nicht selten einen großen Schatten produzieren.

Leicht fällt es ihnen dagegen, den Wechselfällen des Lebens jeweils positive Seiten abzugewinnen; weniger leicht, sich später von der Mutter und deren Anerkennung zu lösen. Von vielem können sie sich lösen, doch an diesem Rockzipfel halten sie verzweifelt fest, zumal sie mit der Mutter vor allem schöne Erfahrungen verbinden. Ihre große Chance läge darin, durch innere Lösung von der Mutter erwachsen und eigenverantwortlich zu werden, anstatt es nur gekonnt vorzuspielen. Wie alle Märchen- und Mythen-Heldinnen müssen auch sie das Paradies zuerst verlieren, um es später auf höherer Ebene wieder zu finden. Andernfalls droht die Gefahr, dass sie sich zu ewigen Jünglingen[46] beziehungsweise zu ewigen Mädchen »entwickeln«.

Zweite Matrix: Die Eröffnungsphase

Während die erste Matrix dem Paradies entspricht, ist die zweite Matrix mit der Vertreibung aus selbigem vergleichbar. An die Grenzen seines Reiches gestoßen, erlebt das Ungeborene erstmals, dass der Mutterschoß einschränkt und behindert und dass dieses Problem noch ständig zunimmt. Sein eigenes Wachsen erhöht den Druck unaufhörlich, bis er in den Eröffnungswehen einen ersten Höhepunkt findet. Dieser ungeheure Druck komprimiert sogar die versorgenden Blutgefäße, sodass es zu Kälte- und Erstickungsgefühlen kommen kann, die nicht selten im Rahmen einer Reinkarnationstherapie oder mit Hilfe des verbundenen Atems wieder erlebt werden. Das Kind steckt jetzt in einer Sackgasse. Kein Weg führt zurück ins Paradies, aber auch das, was vor ihm liegt, ist angsteinflößend, vor allem weil es *uneinsehbar* bleibt. Es scheint keinen Ausweg zu geben. Am Ende des Tunnels ist kein Licht erkennbar, da der Muttermund noch nicht geöffnet ist.

Die Situation der Ausweglosigkeit prägt Menschen, die bewusstseinsmäßig in der zweiten Matrix festhängen. Sie fühlen sich häufig am Ende ihrer Möglichkeiten und spüren den Druck, der sie schon über die Senkwehen in die Ausweglosigkeit hineinpresste, auch im täglichen Leben. Sie wissen dann nicht, wie es mit ihnen weitergehen soll, und ein Gefühl von Sinnlosigkeit kann zur Grundstimmung ihres Lebens werden. Sie können zeit ihres Lebens von Ängsten geplagt sein, die in jeder brisanten, sie zu Verbindlichkeit und damit aus ihrer Sicht in die Ausweglosigkeit zwingenden Situation auftauchen. Die Folge ist ein heftiger Fluchtreflex in Richtung der alten heilen Welt der ersten Matrix.

Um Lösungsmöglichkeiten für Menschen der zweiten Matrix zu finden, lohnt sich nochmals ein Rückblick auf die konkrete Geburt der Betroffenen. In dieser Phase wird das Kind immer stärker mit dem Kopf gegen den noch geschlossenen Muttermund gepresst. Schmerz und Leid steigern sich ins subjektiv Unermessliche, und es ist kein Licht und kein Ausweg in Sicht. Doch irgendwann führt genau dieser Druck zur Öffnung des Muttermundes, und der Durchbruch zur nächsten Phase beginnt. Genauso hat der Druck im Leben den Sinn, doch noch Tore und Auswege zu öffnen, wenn man ihn aushält und bewusst an den anstehenden Themen dranbleibt – und vor allem das Vertrauen nicht verliert, dass irgendwann auch die Erlösung aus dieser Situation kommt.

Es ähnelt der Schattenreise durch die Unterwelt, die ebenfalls notwendig ist, um zum Licht zu gelangen. Doch viele der auf die zweite Matrix negativ fixierten Menschen schmoren die längste Zeit ihres Lebens in der Hölle, weil sie immer wieder glauben, in der Regression ihr Heil zu finden, und zu fliehen versuchen. Es geht dann darum, ihnen bewusst zu machen, dass sie vor lauter Suchen das Finden vergessen haben.

Fühlt man sich in die typische Situation der Betroffenen ein, lässt sich nachvollziehen, wie frustrierend dieses Lebensgefühl ist. Sie neigen zum Beispiel dazu, ihr Studium vor der letzten Prüfung abzubrechen. Sie beenden ihre partnerschaftlichen Beziehungen knapp vor dem Punkt, an dem es verbindlich würde, und verwenden anschließend viel Zeit darauf, den unvollendeten

Lebenssituationen und offenen Enden nachzutrauern. Menschen der zweiten Matrix haben dabei nicht nur eine zu geringe Frustrationstoleranz, häufiger liegt ihr Problem noch darin, dass sie zu viel auf einmal erreichen wollen und sich dabei verzetteln. Gelingt es ihnen dagegen, ihre Energie auf ein Ziel zu konzentrieren, haben sie meist genügend Reserven, um ihre Bemühungen zum Erfolg zu führen.

Dritte Matrix: Der Geburtskampf

Wenn das Kind im Mutterleib Druck und Ausweglosigkeit lange genug ertragen hat, beginnt die dritte Geburtsphase. Der Druck, dem es sich nicht zu widersetzen lohnt, bewirkt die allmähliche Öffnung des Muttermundes. Dadurch kommt neuer Mut auf, und weitere Kraftreserven werden mobilisiert. Jeder kennt wohl solche Augenblicke aus dem eigenen Leben: Sobald man wieder Licht am Horizont sieht – ein Bild, das übrigens gut aus der Geburtshilfe stammen könnte –, geht es auch in noch so schwierigen Situationen weiter. Ab jetzt trägt die Hoffnung, selbst wenn die Kraft schon verbraucht ist.

Ähnliches erlebt das Kind, wenn es das Licht am Ende des Tunnels wahrnimmt. Jetzt beginnt der eigentliche Kampf um das Geborenwerden, der mit vielen schmerzhaften und beängstigenden Erfahrungen verbunden ist. Wenn es durch den Geburtskanal gepresst wird, ist das Kind in jedem Moment bedrängt und eingezwängt. Es wird mit dem Kopf durch Blut und Kot geschoben, aber es kann von nun an um sein Leben kämpfen.

Jeder der vielen traumatischen Momente dieser Phase kann, wenn er unverarbeitet bleibt, Jahre oder Jahrzehnte später in völlig anderen Zusammenhängen erneut auftauchen. Platzängste und sexuelle Abnormitäten wie die Lust an Strangulierung, aber auch an Stimulationen durch Kot und Urin ergeben plötzlich Sinn, wenn man sie mit der dritten Matrix in Verbindung bringt. Da der Schmerz der Enge und die Lust der Befreiung in dieser Phase häufig ineinander übergehen, wird dieser Zeitraum von manchen auch als erste sexuelle Erfahrung beschrieben.

Menschen mit einer Fixierung auf die dritte Matrix können zu unermüdlichen Kämpfern werden, die beständig ihr Ziel vor Augen haben. Sie lieben Veränderungen und manchmal sogar Katastrophen. Eine gewisse Rastlosigkeit kann ihr Leben prägen. Während bei Problemen in der zweiten Matrix Angst und Sinnlosigkeitsgefühle den Menschen begleiten, müssen die in der dritten Matrix Verhafteten sich und den anderen ständig beweisen, wie mutig und gut oder besser als die anderen sie sind.

Urprinzipiell sind die Betroffenen als Plutoniker oft mit dem Gott der Unterwelt und des Totenreiches recht gut vertraut, denn dem Tod ist das Kind während dieser Austreibungsphase oft nahe. Die dritte Matrix ist insgesamt der gefährlichste Abschnitt des Geburtsvorganges und die Zeit der meisten Komplikationen.

Während die Gefahr für Menschen der zweiten Matrix darin bestand, aufzugeben und zu flüchten, besteht das Problem für Menschen der dritten Matrix darin, anzukommen und Entspannung zu finden. Tod und Wiedergeburt stellen ihr zentrales Lebensthema dar; häufig verwechseln sie aber ständige äußere Veränderung und Bewährung mit dem Sprung auf eine neue Entwicklungsebene. Pubertäre Ersatzrituale wie auch Extremsportarten und viele andere lebensgefährliche Versuche, erwachsen zu werden, haben mit dieser Phase zu tun.[47]

Dort, wo Probleme mit einer Phase auftreten, fehlt es immer an Bewusstheit. Denn so wie der Säugling das alte Paradies verlassen musste und darum kämpft, das Leben außerhalb des Mutterleibes zu gewinnen, versuchen viele *große Kinder*, den Sprung ins Erwachsensein zu schaffen. Ohne Bewusstheit kann aber auch diese zweite Geburt eigenverantwortlichen Menschen nicht gelingen. Techniken wie Bungeejumping, seit Jahrhunderten bei afrikanischen Kindern wegen des rituellen Ablaufs erfolgreich, führen bei uns selbst bei hundertfacher Wiederholung nicht ans Ziel. So müssen die hier Hängengebliebenen ständig nach neuen Herausforderungen suchen, motiviert von der ebenso intensiven wie irrigen Hoffnung, dass eine immer weitere Erhöhung der äußeren Angst- und Schmerzgrenze schließlich Erlösung bringt.

Die zahlreichen mythologischen Drachenkämpfe könnten aufzeigen, wie es gelingt, die eigene Unreife mit Bewusstheit zu überwinden. Die Monster der Märchen und Mythen symbolisieren dabei die leidenschaftlichen, triebhaften und ichsüchtigen Kräfte, die es zu überwinden gilt. Erst wenn diese inneren Kämpfe gewonnen sind, öffnet sich der Weg zur Prinzessin, zur schönen Jungfrau, und somit zur eigenen Seele. Jetzt ist der endgültige Durchbruch gelungen, und Säugling wie Erwachsene finden sich auf einer neuen Ebene wieder.

Vierte Matrix: Das Geborenwerden, die Befreiung

Im Augenblick der endgültigen Befreiung hat das Kind alle Strapazen überwunden, und ein Leben in Freiheit steht ihm außerhalb des Mutterleibes offen. Alle Enge liegt hinter ihm, und die Weite der neuen, noch unbekannten Welt wartet darauf, erobert zu werden. Sind die vorhergehenden Phasen bewusst durchlebt und durchlitten worden, kann die Vergangenheit zurückgelassen werden, und ein Ankommen in der Gegenwart wird möglich. In diesem Augenblick liegt die Chance, völlig neu zu beginnen. Da nach Auffassung der spirituellen Philosophie im Anfang alles liegt, können die ersten Eindrücke entscheiden, wie das Kind in seinem weiteren Leben die Welt wahrnehmen wird.

Frédérick Leboyer hat unsere Aufmerksamkeit für die Wichtigkeit der ersten Eindrücke im Leben geschärft, aber leider hatten die meisten heutigen Erwachsenen diese Chance einer Geburt ohne Gewalt noch nicht. Mit grellem Licht zur Begrüßung geblendet, unsanft und unter Erstickungsgefühlen zum ersten Atemzug gezwungen, tun sich viele schwer, die Freiheit und Entfaltungsmöglichkeiten der vierten Matrix zu nutzen.

So wird es oft notwendig, unbewältigte Geburtsphasen erneut zu durchleben, um das Leid der Vergangenheit wirklich loslassen zu können. Viele Menschen suchen und finden instinktiv jene Lebenssituationen und -erfahrungen, die sie darin unterstützen. Doch einige bleiben auch hängen und benötigen therapeutische Hilfe, um diesen Loslösungsprozess von den Geburtsmustern, die einem sonst zeitlebens in den Knochen stecken, zu schaffen.

Auf seelischer Ebene bedeutet der Schritt in die Freiheit vor allen Dingen zunehmende Eigenverantwortung. Das eigene Potenzial wird nur nutzen können, wer die Gesetze der polaren Welt anerkennt, was nichts anderes heißt, als dass jeder Schritt einen gegenpolaren Aspekt besitzt. Wird ein Mensch sich auf dem Weg in die Freiheit später einmal selbstständig machen, gewinnt er die Freiheit, über seine Lebenszeit frei verfügen zu können, aber er verliert die Sicherheit und Geborgenheit einer Angestellten- oder Beamtenkarriere. Ein Mehr an Geborgenheit bedeutet aber immer einen Verlust an Freiheit. Je tiefer wir uns in die Polarität des Lebens hineinwagen, desto breiter wird das Spektrum unserer Erfahrungsmöglichkeiten.

Im Idealfall haben Menschen mit der vierten Matrix diesen Durchbruch geschafft und können die Früchte ihrer Anstrengungen ernten. Sie haben die Chance verwirklicht, jenes Leben zu beginnen, das ihnen wirklich entspricht. In allen großen Durchbrüchen finden wir die Qualität dieser Matrix.

Die problematische Geburt

Eileiter- und Bauchhöhlenschwangerschaft

Im Jahr 1994 kam eine Eileiterschwangerschaft (Tubargravidität) auf 100 Geburten. Nach persönlichen Erfahrungen liegen die Zahlen heute viel höher – mit immer noch stark steigender Tendenz –, sodass inzwischen eher 5 bis 10 Eileiterschwangerschaften auf 100 Geburten kommen. Eine Hauptursache ist die Endometriose[48], die die Durchlässigkeit des Eileiters (Tube) stört, sodass das Ei hängen bleibt. Möglicherweise zieht die im Rahmen einer Endometriose versprengte Schleimhaut im Eileiter oder in der Bauchhöhle den Samen auch geradezu magisch an, sodass er den langen Weg durch Gebärmutter und Eileiter bis in die Bauchhöhle findet.

Aber auch Eierstockentzündungen (Adnexitis) tragen zur Verlegung der Eileiter bei. Die Ursache können ebenso angeborene Verengungen der Eileiter sein – oder auch Verwachsungen, die ein Verkleben der Transportwege begünstigen. Zysten, die abgekapselte, nicht verarbeitete Seelenenergie enthalten, können sich ebenfalls als Hindernisse erweisen. Abgekapselte, nichtgeweinte Tränen blockieren auf diesem Weg ein Schwangerwerden. Solange der alte Konflikt ungeklärt bleibt, will sich der Organismus nicht weiter belasten, schon gar nicht mit einer Schwangerschaft.

Die meisten Blockierungen entstehen auf dem Boden von Konflikten (verkörpert in Infektionen), wobei es manchmal den Anschein hat, als würde die Thematik auch von einer Generation auf die nächste übergehen. Wenn die Betroffene zum Beispiel in der Familie früher selbst miterlebt hat, dass Kinderbekommen mit großen Schmerzen verbunden ist und die Frauen es schwer hatten oder im Stich gelassen wurden, kann das dazu führen, dass sie diese Familienproblematik übernimmt und am eigenen Leib austrägt.

Das Fruchtbarkeitsthema, bei dem es ja um das Weiterleben

der Familie und letztlich der Art geht, ist sehr mit der weiblichen Ahnenreihe verbunden. Es wird offenbar nicht nur das Erbgut weitergegeben, sondern auch die Familientradition der ganzen weiblichen Linie mit all ihren schmerzlichen Erfahrungen des Kinderbekommens. Wahrscheinlich sind die Indianerinnen, die glauben, hinter jeder Frau stehe die gesamte weibliche Ahnenlinie, und die hoffen, dass sie gemeinsam es nun schaffen, mit den Familienthemen fertig zu werden, nicht so weit von der Wirklichkeit entfernt, auch wenn wir noch keineswegs in der Lage sind, solche Einflüsse messen zu können.

Des weiteren begünstigt die Spirale eine Schwangerschaft außerhalb der Gebärmutter (Extrauteringravidität oder EU), was leicht nachvollziehbar ist. Eine seelisch empfängliche Frau zieht eine Seele an, diese findet keinen passablen Platz in der Gebärmutter und sucht einen Ausweg. Die Wirkungsweise der Spirale zielt ja darauf ab, über die Entzündung (somatisierter Konflikt) durch den eingebrachten Fremdkörper (Spirale) die Einnistung in dem veränderten Milieu zu verhindern. Jede Spirale bewirkt durch den Fremdkörperreiz eine leichte Entzündung, die die Flimmerhärchen behindert, sodass sie das Ei nicht mehr gut weitertransportieren können. Spiralenträgerinnen neigen damit generell viel mehr zu Entzündungen der Fortpflanzungsorgane.

Die schulmedizinische Behandlung einer EU beginnt mit einer laparoskopischen Inspektion, das heißt, die Ärztin öffnet den Bauch und schaut hinein (Bauchspiegelung). Wo man bis vor zehn Jahren noch operiert hat, wird heute die fehlgeleitete Frucht endoskopisch abgesaugt. Die Einspritzung von Prostaglandinen unter endoskopischer Kontrolle mit dem Ziel der Austrocknung und Resorption hat sich nicht durchgesetzt. Bei der extrem seltenen echten Bauchhöhlenschwangerschaft stellt die invasiv wachsende Plazenta ein Problem dar, das ohne Operation oft nicht zu lösen ist.

Auf der Seelenebene handelt es sich um den verzweifelten Versuch, trotz Verweigerung und Installierung massiver Hindernisse schwanger zu werden. Dem entspricht auch der Verzweiflungsakt des Organismus. Da ein Schwangerwerden in der Gebärmutter nicht möglich ist, kommt es zu einer Art Nistplatzsuche um jeden Preis. Für die Fortpflanzung ist dem Organismus aufgrund von Jahrmillionen evolutionärer Erfahrung kaum ein Preis zu hoch.

Insgesamt sind die Eileiter am häufigsten betroffen, viel seltener die Eierstöcke, und die echte Bauchhöhlenschwangerschaft ist extrem selten. Sie kann sogar ausgetragen werden und ist in München auch schon entbunden worden. So gibt es weltweit einige wenige Kinder, die ohne den Schutz einer Gebärmutter herangereift sind.

Vom Typ her sind eher venusische Frauen betroffen, die mit dem Unterleib Probleme haben und deshalb zu häufigen Entzündungen und Ausfluss neigen. Die Symbolik ist sehr deutlich: Es handelt sich um Früchte auf der unpassenden Ebene, aber auch um Fruchtbarkeit um jeden Preis – eine gefährliche Fruchtbarkeit, die keinen geeigneten Raum, kein eigenes Nest findet und das Leben der Mutter bedroht.

Bei der **Eileiterschwangerschaft** handelt es sich sozusagen um eine Schwangerschaft auf dem Zubringer. Es könnte eine gewisse Ungeduld dahinter stecken, ein Unvermögen, den rechten Ort und Zeitpunkt für den Kinderwunsch abzuwarten. In unserer schnelllebigen Zeit ist Ungeduld eine immer häufiger auftretende Untugend, wie die wachsenden Zahlen von Eileiterschwangerschaften auf ihre Art belegen. Durch das Missachten der richtigen Zeitqualität und des geduldigen Abwartens besteht die Gefahr des inneren Zerreißens (der Tube), und das Ganze zielt auf vorzeitigen Abbruch, was eine andere Form von Ungeduld ist. Das Ergebnis ist neuerliches geduldiges Warten (lernen) auf eine neue (Kinder-)Chance. Die Aufforderung an die Mutter läuft darauf hinaus, ein echtes Nest und Zuhause zu schaffen.

Im Vorfeld einer **Bauchhöhlenschwangerschaft** muss ein Ei gesprungen und befruchtet worden sein, ohne dass es anschließend vom Fimbrientrichter aufgefangen wurde. Es handelt sich also um einen Mangel an aufnehmender weiblicher Qualität seitens der Gebärmutter, der durch eine bedrohliche Aufnahmefähigkeit in noch tiefere Bereiche kompensiert wird. Hinzu kommt, dass das Spermium, das Symbol des Männlichen, in Bereiche vordringt, wo es nichts zu suchen hat. Der weibliche Organismus fördert das aufsteigende Männliche (Spermium) so sehr, dass es zu weit vordringen kann. Jedenfalls werden die Grenzen der weiblichen Aufnahmebereitschaft so weit missachtet, dass *frau* ihr Leben riskiert. Hier könnten falsch verstandene Nachgiebigkeit, Aufopferungsbereitschaft und mütterliche Empfänglichkeit dahinter liegen. Sie nimmt das Ei zwar auf, aber auf einer Ebene, wo es nicht gedeihen kann und wo es ihr Leben bedroht.

Die Aufgabe könnte lauten, den Samen (und die Inspiration) dieses Mannes zwar aufzunehmen, aber auf einer ganz anderen, tieferen Ebene. Sie könnte seine Gaben sogar tiefer zu sich hereinlassen, bis auf Ebenen, die ihre Existenz in Frage stellen. Sie will zwar etwas von diesem Mann, aber ganz anders und auf ganz anderem Niveau.

Insgesamt kann man zur gesamten Problematik des Schwangerwerdens in den modernen Industriegesellschaften feststellen, dass die Dinge oft entweder gar nicht mehr funktionieren oder zur falschen Zeit oder am falschen Ort. Auf der übertragenen Ebene folgen daraus deutliche Aufforderungen. Jedenfalls scheinen wir – egal ob es den Zeitpunkt oder den Ort, das Weibliche oder das Männliche anbelangt – das rechte Maß verloren zu haben.

Im Mythos kann uns die Bibel auf der makrokosmischen Ebene aufzeigen, welche Chancen daraus erwachsen, sobald *frau* auszuweichen und andere Wege zu gehen lernt, wenn kein Platz in der regulären Herberge mehr frei ist und *frau* in den auf den ersten Blick weniger geeigneten Stall hinüberwechselt. Es geht darum, seinen Kindern vor allem auf innerer Ebene ein geeignetes Nest zu bauen, wie es Maria gegen alle äußeren, patriarchalischen Widerstände und Missverhältnisse gelang. Das setzt die Entwicklung von weiblicher Stärke voraus, die sich nicht nur als Nachgiebigkeit versteht.

Blasenmole

Eine Blasenmole (Mola hydatiformis) kommt zum Glück sehr selten vor: bei uns in Europa nur einmal auf 3000 Schwangerschaften; in Asien ist sie dagegen häufiger. Bei diesem Krankheitsbild besteht die Schwangerschaft nur aus blasigem Nachgeburtsgewebe, sozusagen aus ganz viel (Mutter-)Kuchen und niemandem, der von ihm leben will. Ein ungewöhnlich hoher HCG-Spiegel löst häufiges und intensives Erbrechen aus.

Früher bestand zu Recht große Angst vor der Blasenmole; sie führte nicht selten zum Verbluten der Frau, da bei diesem Krankheitsbild die Plazenta fast krebsartig in das Gewebe der Gebärmutter hineinwächst. Die Blasenmole konnte bis zum vierten oder gar fünften Monat bestehen und musste dann ausgeschabt werden. Heute wird eine Blasenmole mittels Ultraschall früh entdeckt. Es werden dann Prostaglandine gegeben, um eine Austreibung zu bewirken; danach erfolgt noch eine Ausschabung (Nachkürettage).

Die Deutung läuft auf ein Nicht-wahrhaben-Wollen der Realität hinaus. Es gibt nichts Wirkliches zum Nähren. Der Fetus ist gar nicht zu finden, weil das eingenistete Ei schwere Chromosomendefekte hat.

Ähnliche Deutungen wie bei einer Scheinschwangerschaft drängen sich auf, wobei es hier zu einer echten Gefährdung des mütterlichen Lebens kommt. Bei der Scheinschwangerschaft ist letztlich alles auf fehlgeleitete seelische Energien zurückzuführen, während hier der Bezug zur körperlichen Welt viel tiefer geht. Alles läuft scheinbar normal, nur ist die Essenz, das Ei und der Samen, so massiv gestört, dass sich die daraus entstandene ungute Frucht krebsartig in das Gewebe der Frau frisst und sie dabei sehr gefährdet.

Auf der übertragenen Ebene könnte man von einer gefährlichen Kreativität ausgehen, die Inhalt und Sinn außer Acht lässt und an dieser Stelle Unheil heraufbeschwört, wenn ihr nicht von außen mit entschiedenen Maßnahmen entgegengewirkt wird – eine gefährliche, bedrohliche Eigenblindheit, die so schnell wie möglich unterbunden werden muss.

Nichtversorgende Plazenta

Das Problem beginnt schon bei der Raucherin und ihrer so genannten Plazentainsuffizienz. Die Symbolik ist überdeutlich und krass: Die Mutter versorgt ihr Kind schlecht. Insofern stellt Rauchen heutzutage, da diese Zusammenhänge so bewusst sind, fast immer auch eine halb bewusste Attacke gegen das Kind dar. Das Ungeborene reagiert auf jede Zigarette wie auf einen Anschlag – jedenfalls viel sensibler als die Mutter, am ehesten für die Mutter vergleichbar mit deren erster Zigarette. Babys von Raucherinnen leiden nach der Geburt unter Entzugserscheinungen und großen Anpassungsschwierigkeiten, die sich in häufigem Schreien, mangelndem Appetit und Schlafstörungen äußern können.

Es macht aber keinen Sinn, nun auf Raucherinnen loszugehen und sie zu verdammen. Besser wäre, sich klarzumachen, dass es sich bei ihnen um Suchtkranke handelt, die sich und ihre Umwelt bewusst, aber hilflos schädigen und die nichts dringender brauchen als Hilfe.

Die Plazentainsuffizienz findet sich bei uns aber nicht nur bei Raucherinnen, sondern auch bei Alkoholikerinnen und anderen drogensüchtigen Frauen, wobei hier nicht nur, aber vor allem an die Heroinabhängigen zu denken wäre. In der Dritten Welt tritt die Plazentainsuffizienz auch sehr häufig bei fehlernährten Schwangeren auf.

Obwohl in diesen Fällen keine gute Basis für eine Schwangerschaft besteht, haben die Frauen empfangen. Die innere Ablehnung der Schwangerschaft ist in den unterentwickelten Ländern der Dritten Welt generell geringer als bei modernen Frauen. Bei uns trifft das Krankheitsbild vor allem unbewusste, haltlose Frauen, die keine Abwehrschranke haben – auch nicht gegen unerwünschte Kinder.

Fehlgeburt

Die moderne Schulmedizin sieht auch dieses Thema recht technisch und unterscheidet drei Arten von Fehlgeburt (Abort): den Frühabort bis zur 16. Woche, den Spätabort mit der Geburt einer toten Frucht von unter 500 g Gewicht und schließlich die Totgeburt eines Kindes mit über 500 g Gewicht. Nur letztere Totgeburt müsste beerdigt werden. Ein totes Kind, das unter 500 g wiegt, aber zuvor Herzschlag oder andere Lebenszeichen gezeigt hat (Lebendgeburt), muss ebenfalls registriert und beerdigt werden.

Werden auch sehr frühe Abgänge mitgezählt, kommt man insgesamt auf eine Rate von 15 bis 20 Prozent Fehlgeburten, wovon 60 Prozent der Fehlgeburten einen missgebildeten Embryo aufweisen. Insofern ist der spontane Abort eine Art natürlicher Ausleseprozess.

Zur heutigen Häufung der Fehlgeburten tragen viele Faktoren bei, zum Beispiel Komplikationen durch Umweltgifte und Verstrahlungen sowie Komplikationen durch die Spirale (Schwangerschaft trotz Spirale oder Schwangerschaft nach der Langzeitirritation Spirale). Gründe sind auch die steigende Zahl von Spätgebärenden mit höherer Missbildungsrate, die zunehmenden unspezifischen Geschlechtskrankheiten, vor allem aber der moderne hektische Lebensstil, der die Schwangerschaft immer mehr zu einem Nebenthema degradiert. Vom Typ her sind folglich auch die überdrehten, nervösen, äußerlich und vom Lebensstil her männlichen Typen unter den Frauen betroffen. Die molligen Mondfrauen neigen weniger dazu.

Beim Abortus imminens, dem drohenden Abgang, obwohl die Schwangerschaft an sich gut weitergehen könnte, ist die Frau (unbewusst) möglicherweise nicht bereit, das Kind »auszubrüten« und dafür die nötige Versorgung und die notwendige Zeit aufzubringen. Leid und Weltschmerz können zu Spannungen und ständigen Kontraktionen führen. Spannungsschmerzen wie Wehen können das Kind im wahrsten Sinn des Wortes »abschieben«.

Die schulmedizinischen Behandlungsmöglichkeiten reichen von Beruhigungsmitteln (Psychopharmaka) über Hormone bis zu Wehenhemmern. Die Methode der Cerclage, das Zunähen der Gebärmutter, um der Frucht den Fluchtweg zu versperren, ist nach zwanzig Jahren endlich aufgegeben worden, weil sie wenig gebracht hat. Die gängigste und wohl auch sinnvollste Therapie besteht heute in der Verordnung von Bettruhe, zur Not auch im Krankenhaus. Dann muss die Frau in der Regel äußerlich und allmählich auch innerlich Ruhe geben und kann so zur Mutter werden, bei der das Kind dann auch bleibt. Übertriebene Aktivitäten, sportliche Betätigungen (Reiten) und alles Anstrengende müssen jetzt notgedrungen unterbleiben.

Eine überstandene Fehlgeburt führt in Deutschland routinemäßig zu einer Ausschabung – vor allem aus Angst vor einem Abortus incompletus, bei dem noch Teile der Plazenta zurückbleiben und zur Blutungsgefahr werden. In Holland wird der vollständige Abgang (Abortus completus) nicht nachkürettiert. Dies ist genauso gut möglich, da man auch mit Ultraschall und über die HCG-Kontrolle sicherstellen kann, dass wirklich alles ausgestoßen ist.

Eine Zeit mit einer hohen Zahl von Abtreibungen und gleichzeitig zunehmenden Schwierigkeiten, überhaupt noch Kinder zu bekommen, beschwört bezüglich dieses Themas automatisch große Widersprüche herauf. Einerseits kämpfen Gynäkologinnen mit großem Einsatz um Frühgeborene, die heute oft selbst schon bei weniger als 1000 g Geburtsgewicht durchgebracht werden, und andererseits müssen dieselben Gynäkologinnen fast schon lebensfähige Kinder noch im fünften Monat abtreiben, weil die Ergebnisse der Amniozentese gegen das Ungeborene sprechen.

Diese späten Abtreibungen sind letztlich auch eine besondere Art von Fehlgeburt. Selbst wenn es für Außenstehende schwer vorstellbar ist, werden die solcherart »geborenen« Kinder oft genug betrauert. Hier kommt noch besonders erschwerend hinzu, dass das Kind mit dem Klinikabfall entsorgt wird und die Mutter – auch bei großem Engagement – in der Regel keine Chance auf eine Beerdigung oder auch nur eine würdige Verabschiedung bekommt. Der Widerstand von Seiten der Ärzteschaft und Behörden gegen einen angemessenen Abschied ist wohl auch deshalb so groß, weil dadurch noch deutlicher würde, was hier eigentlich geschehen ist. Wenn man ein Baby, das man gerade durch künstlich produzierte Wehen hat zu Tode pressen lassen, danach (christlich) beerdigt, müsste auch einem wenig einfühlsamen Menschen die ganze Widersprüchlichkeit dieser Aktionen klar werden.

Bei den normalen Fehlgeburten, die erwünschte Babys betreffen, ist die Trauerarbeit gesellschaftlich weniger problematisch, allerdings werden auch hier Embryonen aus frühen Stadien eher nicht beerdigt. Im katholischen Bereich ist es allerdings durchaus möglich, einen Priester für eine Nottaufe zu gewinnen.

Eine Mutter, die sich auf ihr Kind gefreut hat, wird eine ähnliche Trauer wie um ein schon geborenes Kind empfinden, auch wenn sie dafür weniger Verständnis von ihrer Umgebung bekommt. Dieser Verständnismangel macht ihre Situation noch schwerer. Wenn das Bedürfnis besteht, sollte eine Frau deshalb die Chance haben, ihre ganz normale Trauer auszudrücken. Fehlt dieses Bedürfnis, scheint sich auch kein Problem zu ergeben. Allerdings stellt sich hier oft erst viel später heraus, dass Verdrängung die Trauer verhindert hat. Das ist bei Abtreibungen besonders häufig der Fall. Dann gesteht sich die Mutter oft selbst das Recht auf Trauer nicht zu, weil sie ihr Kind ja absichtlich loswerden wollte. Falls das auch noch auf Wunsch Dritter, etwa des Partners oder der eigenen Eltern, geschah, ist die Situation besonders schlimm.[49]

Im Allgemeinen lässt sich feststellen, dass, je spontaner und intensiver nach dem Verlust des Kindes getrauert wurde, desto sicherer von einer Verarbeitung des Verlustes ausgegangen werden kann. Je deutlicher die Endgültigkeit des Abschiedes konfrontiert und beweint wird, desto wirklicher ist dieser Abschied und kann dann in der Regel auch angenommen werden. Alles Verdrängte ist später viel schwieriger zu verarbeiten. Das ist bei Trauer nicht anders. Wer von Trauerarbeit spricht, meint damit ja offenbar, dass hier etwas zu bewältigen und zu verarbeiten ist. Das verlangt jedoch immer Zeit und Energie. Glücklich im Unglück ist, wer sich beides leisten kann und dafür auch noch Verständnis findet. Wo all das nicht der Fall ist, sinkt die Thematik ins Unbewusste. Sie (ver-)braucht dann aber in der Zukunft viel Energie, um unter der Bewusstseinsoberfläche gehalten zu werden.

Bei Frauen, die sich sehnlichst ein Kind wünschen und dann immer wieder von Fehlgeburten betroffen sind, kommt noch jedes Mal die Enttäuschung hinzu. Oft wird in einer Gesellschaft, in der sich zwar die wachsende Mehrheit schon nicht mehr in die christliche Kirche eingebunden fühlt, die aber untergründig doch von der christlichen Schuld- und Sündenmoral geprägt ist, noch ein Minderwertigkeitsgefühl hinzukommen. Die Betroffene fühlt sich nicht fruchtbar, damit nicht als richtige Frau und irgendwie bestraft. Sie sieht es sozusagen als ihre persönliche Schuld an, dass kein Kind bei ihr bleiben will. Das kann bis zur Abwertung des eigenen Schoßes gehen, der angeblich keinem Kind gut genug ist. Wenn das alles mit der neuerlichen Enttäuschung hochkommt, nachdem sie vorher schon Erwartung und Freude fühlte, und wenn dann kein innerer und äußerer Raum für Trauer gewährleistet ist, wird es besonders schwer erträglich.

Trauerrituale können hier eine Hilfe sein. Und während ein Priester eine Messe für diese gerade wieder gegangene Seele liest, kann sich oft vieles in der Mutter lösen – in dem Vertrauen, dass auch dieser Abschied einen Sinn hat, wenn alles in dieser Schöpfung seine sinnvolle Ordnung besitzt.

Bei dem Abort kurz vor dem erwarteten Geburtstermin ist der Mutter wenigstens das Mitgefühl ihrer Umgebung sicher, was immerhin hilft, ihr seelisch und zeitlich den Raum für Trauer und Verarbeitung zu gewähren. Im Vergleich zu einer Mutter, die ihr abgetriebenes Kind gegen viele Widerstände betrauern muss, ist sie geradezu in einer privilegierten Situation, weil ihr keine Wertungen ins Gesicht schlagen.

Totgeburt

Die Nähe von Leben und Tod wird den Eltern bei einer Totgeburt auf drastische Weise deutlich gemacht. Sie freuen sich auf das neue Leben und ernten den Tod. Die tote Leibesfrucht ist von so tragischer Symbolik, dass sie fast immer gedeutet wird – auch von Menschen, die sonst gar nicht dazu neigen.

Wir wissen alle, dass der Tod zum Leben gehört und es mit absoluter Sicherheit einmal beschließen wird – keine Tatsache, keine Wahrheit wird jedoch so engagiert verdrängt wie diese. Insofern erschrecken wir vor dem Tod in einer ganz anderen Weise als etwa gläubige Hindus oder Buddhisten, die bewusster im Angesicht des Todes leben und mit ihm daher auf vertrauterem Fuß stehen. Wer den Tod obendrein als notwendiges Durchgangsstadium ansieht, um wieder Befreiung vom Joch eines Körpers zu erlangen, wird ihm sogar positive Seiten abgewinnen können – insbesondere wenn sie die Kette der Leben im Auge hat, in deren Zug sie sich allmählich höher- und weiterentwickeln kann.

Ganz anders bei uns. Wenn der Tod dort, wo er am wenigsten hingehört, am Anfang des Lebens, zuschlägt, ist das für uns besonders hart. Nirgendwo ist der Tod so tabu wie gerade hier. Damit besteht die schmerzliche Aufgabe bei dieser »Gelegenheit« wohl auch darin, das Tote im übertragenen Sinn im eigenen Leben zu erkennen und ans Licht zu bringen und sich mit dem Thema Tod insgesamt auszusöhnen. Wenn eine Frau ein totes Kind gebiert, soll sie möglicherweise erkennen, dass sie auch im Leben etwas Totes ausbrütet, das sie nicht erkennt, oder allgemein dass sie alles, was sie vom Leben geschenkt bekommt, auch wieder hergeben muss.

Ärztinnen werden in der Regel die Eltern damit zu trösten suchen, dass es für alle das Beste war, dass das Kind gestorben ist. Sie werden auf schwerste Missbildungen als mögliche Gründe verweisen, zum Beispiel schwer wiegende Herzfehler oder Chromosomenschäden wie die Trisomie 18.[50]

Um eine Totgeburt wirklich verstehen und annehmen zu können, ist es eigentlich notwendig, sich mit dem Reinkarnationsgedanken vertraut zu machen. Falls diese ungemein erleichternde Möglichkeit ignoriert wird, ist es wohl kaum möglich, sich überhaupt mit dem Tod eines ersehnten Kindes auszusöhnen und abzufinden.

Nirgendwo in der Medizin wird einem das Thema Tod so deutlich gemacht wie gerade bei der Geburt, wo wir es zeitlich am fernsten wähnen. Hier können wir wie nirgendwo sonst erkennen, dass unser Schicksal in jedem Moment in Gottes Hand oder jedenfalls in der Hand einer uns weit übergeordneten Macht liegt. Wir können die Dinge des Lebens nicht zwingend beeinflussen und am wenigsten den Tod. Wie viele Amniozentesen wir auch machen, unsere Aufgaben finden uns genauso sicher, wie wir den Hinweisen des Schicksals nicht entkommen können.

Verarbeiten des kindlichen Todes

Alle wie auch immer gearteten kindlichen Todesfälle machen es den verwaisten Eltern schwer, damit fertig zu werden, weil wir im Allgemeinen angesichts eines so kurzen, kaum gelebten Lebens noch weniger einen Sinn im Tod erblicken können als sonst. Hier kann der Gedanke an schwerste Missbildungen, die sowieso kein Leben im »normalen« Sinn zugelassen hätten, dann tatsächlich noch tröstend wirken.

Konkret ist wichtig, sich vom toten Kind zu verabschieden. Statt die Mutter mit Beruhigungspillen abzufinden und den Vater nach Hause zu schicken, sollten beide bei vollem Bewusstsein eine Chance haben, ihr Kind noch einmal zu sehen und sich mit den ihnen entsprechenden Trauerritualen von ihm zu verabschieden, es sozusagen bewusst zurückzugeben. Der Vater sollte ein Bett im Zimmer der Mutter bekommen, denn gerade jetzt brauchen sie einander.

Die Lernaufgaben für die Eltern liegen hier auf der von Khalil Gibran in seinem Buch *Der Prophet* so eindrucksvoll vorgegebenen Linie: »Eure Kinder sind nicht eure Kinder. Sie sind die Söhne und Töchter der Sehnsucht des Lebens nach sich selber.«

Erleichternd ist bei all der Trauer und Verzweiflung die Auseinandersetzung mit der eigenen Sterblichkeit. Die Erinnerung daran macht ja für uns westliche Menschen den Tod so erschütternd. Wie alle großen Religionsstifter dieser Welt erkannt und uns in den entsprechenden heiligen Büchern hinterlassen haben, gilt es zu akzeptieren und zu lernen, dass der Tod zum Leben gehört und dessen natürlicher Gegenpol ist, der uns auf verschiedenen Ebenen in jedem Moment unseres Lebens begleitet. Wer erkennt, dass es immer nur Zeit ist, die uns vom Tod und der (Er-)Lösung trennt, und wer dann noch die Zeit als Illusion durchschaut, kann leichter Trost finden. Helfen können dabei auch die Totenbücher der spirituellen Traditionen verschiedener Religionen wie etwa das ägyptische oder vor allem auch das tibetische.

Selbsthilfegruppen, die sich mit diesem Verlust- und Trauerproblem beschäftigen, könnten hier Hilfestellungen geben (Adressen im Anhang). Frauen, die dieses Schicksal schon erlitten haben, verstehen natürlich besser, anderen Betroffenen beizustehen und auf sie einzugehen als professionelle Helfer, die sich ganz der Bekämpfung des Todes verschrieben haben. Wenn weder seelsorgerische noch die Hilfe von Gruppen wie auch des Hospizvereins ausreichen, wäre sogar an eine Psychotherapie und hier natürlich besonders an eine Reinkarnationstherapie zu denken. Der meist von ärztlicher Seite angebrachte Hinweis auf genetische Probleme und dass es so für alle besser sei, reicht jedenfalls oft nicht aus und verkennt die Tiefe und die wesentliche Dimension dieses Verlustes.

Frühgeburt

Kinder, die vor der vollendeten 37. Woche und mit weniger als 2,5 kg Geburtsgewicht ankommen, gelten als Frühgeborene, wobei Zeit und Gewicht keine wirklich ausschlaggebenden Kriterien für die Lebensfähigkeit eines Kindes sind. Das Leben von Frühgeborenen ist äußerst bedroht; Frühgeborene sterben im Anschluss an die Geburt zehnmal häufiger als ausgereifte Kinder. Neben dem Problem der noch nicht adäquat funktionierenden Organe ist es vor allem das Fehlen einer Schicht an Unterhautfettgewebe, das es dem Frühgeborenen schwer macht, das Temperaturgleichgewicht zu halten.

Typische Unreifezeichen sind ganz kurze Fingernägel. Das Kind hat sozusagen noch keine Krallen: Es kann sich weder wehren, noch nehmen (»krallen«), was es braucht. Die Haut ist zart durchscheinend; das Frühgeborene ist krebsrot wie rohes Fleisch: Es hat noch keine Grenzen und schon gar keine Grenzbefestigungen, das heißt, seine äußere Schutzhülle ist noch nicht fertig. Die

Ohren sind noch ohne Knorpelwülste, die Ohrmuschel existiert also noch nicht: Das Frühgeborene ist noch nicht auf Empfang (ein-)gestellt. Ähnliches gilt für die Augen: Das Kind interessiert sich noch nicht für die äußere Welt. Im so genannten Reifeschema nach Petrussa (Petrussa-Index) werden diese Daten zusammengefasst.

Wichtig ist, dass bei solchen Frühgeburten möglichst ganz auf Medikamente verzichtet wird, die ihre Überlebenschancen weiter reduzieren und noch tagelang danach in einem Organismus, dessen Leber und Nieren noch nicht gut entgiften, nachweisbar bleiben.

Psychologisch kann die Geburt vor der rechten Zeit einerseits Fluchttendenzen, voreiliges Vorpreschen und auch Umtriebigkeit auf Seiten des Kindes verraten, andererseits aber auch den Versuch der Mutter, es vor der Zeit loszuwerden oder in die Eigenständigkeit zu entlassen. Der Versuch, das Kind vorzeitig hinauszuwerfen und an die Luft zu setzen, kann bis zu einem unbewussten Austreibungsversuch gehen. Dahinter wird jedenfalls immer der unbewusste Wunsch stecken, die Schwangerschaft nun endlich zu beenden und damit dieser Situation ebenfalls vor der Zeit zu entfliehen.

Nicht selten kommen die sich entsprechenden Tendenzen von Mutter und Kind zusammen, was bei zwei sehr ungeduldigen Charakteren bis zur **Sturzgeburt** führen kann. Hier können es offenbar beide nicht erwarten, sich möglichst rasch zu trennen, aber damit natürlich auch sich zugleich voneinander zu befreien. Selbst Taxis, Flugzeuge und sogar Toiletten werden dann für den Sturzflug ins Leben als ausreichend geeignet erachtet. Nicht zu übersehen ist dabei auch die Tendenz, damit einen gewissen Auftritt zu inszenieren und etwas Aufsehen zu erregen.

Solche Tendenzen sind aber weniger bedrohlich als der umgekehrte Versuch, die Schwangerschaft bis zur Überreife zu (über-)treiben. Wenn der Frühstart ins Leben nicht übertrieben wird, ist er harmlos. Verglichen mit anderen Säugetieren sind wir Menschen in jedem Fall so etwas wie Frühgeburten. Die zu rasch verlorene Gebärmutterhöhle muss noch recht lange Zeit durch ein ihr vergleichbares warmes äußeres Nest ersetzt werden. Dieses aber geben die »Menschenjungen« dann, verglichen mit anderen Säugetierkindern, nur zögernd auf, und manche bleiben überhaupt darin hängen. Ein neu geborenes Menschenkind erweist sich als ausgeprägterer Nesthocker als das faulste Vogelkind.

Bei Frühankömmlingen, die das Ganze auf die Spitze treiben, von den Ärztinnen kurz Frühchen genannt, bleibt als einzige Überlebenschance der Brutkasten – eine künstliche Gebärmutter, die nun das zu früh verlassene Nest des Mutterleibes ersetzen muss. Dieses dramatische Szenario kann sowohl auf zu geringe Gastfreundschaft von Seiten der Mutter als auch auf übertriebene Ungeduld des Kindes zurückgehen. Da die technische Gebärmutter namens Inkubator ungleich schlechter funktioniert als die mütterliche, nutzt der Früh- und eigentlich Fehlstart wenig, im Gegenteil wirft er das Kind sogar in seiner Entwicklung weit zurück.

Wie schwer es beide miteinander haben, zeigt auch das Problem, sich nach der Zeit im Brutkasten wieder aneinander zu gewöhnen. Wenn die Mutter ihr Kind wochenlang gar nicht berührt, zeigt sich nämlich, dass sich später kein richtiges Band mehr zwischen ihr und dem Kind entwickelt, weshalb die einschlägigen Spezialistinnen sie inzwischen nachdrücklich ermuntern, so viel Zeit wie möglich neben dem Inkubator zu verbringen und das Kind so oft wie möglich anzufassen. Nur so kann doch noch ein Band zwischen ihnen entstehen.

Der Mutter bringt eine drastische Verkürzung der Schwangerschaft ebenfalls Probleme und keine Erleichterung. Zwar führt die Notwendigkeit des Inkubators zu einer definitiven Trennung von Tisch und Bett, weil das Kind oft für lange Zeit im Krankenhaus bleibt, aber sie ist nun auch an eben dieses Krankenhaus gebunden. Die sich daraus ergebenden Probleme können für beide Eltern, aber meist besonders für die Mutter, erheblich sein, von den Spätfolgen für ihr Kind und damit auch für sie selbst ganz zu schweigen. Der weitgehende Ausfall der Prägungsphase und das Unmöglichwerden des Stillens spielen vor dem Hintergrund der akut lebensbedrohlichen Situation zwar eine untergeordnete Rolle, aber bedeutsam bleiben sie dennoch.

Extreme Frühstarts werden leicht zu wirklichen Fehlstarts lebensbedrohlicher Art, weil Organe wie die Lunge noch zu unreif sind, um das Leben im Reich des Luftelements ausreichend zu unterstützen. Das entsprechende Muster zeigt, dass die Kinder noch nicht richtig ausgebrütet und viel zu früh dran sind, um mit der polaren Welt in die (über-)lebenswichtige Kommunikation einzutreten. Die noch nicht funktionierende Entgiftung über

Nieren und Leber deutet an, dass die Kinder dem Anfall an eigenen Stoffwechselprodukten noch nicht gewachsen sind, ganz zu schweigen von äußeren Giften. Die Welt ist für sie noch zu giftig. Der im Allgemeinen noch fehlende Saugreflex zeigt, dass sie noch nicht am Austausch von Nehmen und Geben teilnehmen können und wollen. Die Abwehrschwäche aufgrund des noch nicht ausgereiften Immunsystems ist immer ein Thema bei Neugeborenen, die nicht gestillt werden; sie bekommt hier jedoch eine besondere Brisanz. Die Frühgeborenen können sich ihrer Haut noch nicht selbst erwehren. Insofern ist ihr ganzer Zustand ein einziger Schrei um Hilfe und ein Appell an die Umwelt.

Mit diesem Muster starten Frühgeborene ins Leben und bilden in dieser Hinsicht den Gegenpol zu den übertragenen Kindern. Ähnlich wie jene dazu neigen, überall zu spät zu erscheinen, sind die Frühgeborenen immer schon da, was genauso unangenehm sein kann. Ungeduldige und Trödler haben mit dem rechten Zeitpunkt ein gemeinsames Problem, das sie allerdings von entgegengesetzten Seiten bearbeiten, sofern sie nicht in die Kompensation flüchten. Gerade daran lässt sich erkennen, wie viel Gegensätze gemeinsam haben.

Ein interessanter und lebensrettender Versuch mit Frühchen führte in Kolumbien zur »Entwicklung« der so genannten Kängurumethode[51], die sehr gut zeigt, was die Kleinen eigentlich brauchen. Zwei Gynäkologen des Juan de Dios Krankenhauses von Bogota animierten Mütter von Frühgeborenen mangels teurer Inkubatoren dazu, ihr Kind direkt auf dem Leib zu tragen und so selbst als Wärmespender zu dienen. Die Ergebnisse waren verblüffend. Das Temperaturproblem war gelöst, durch die andauernde Stimulation an der mütterlichen Brust lernten die meisten der Kinder, selbst zu trinken, und hatten so über die Muttermilch den besten denkbaren Infektionsschutz. Die sich auf den Seelenzustand auswirkenden Nachteile des Inkubators wie die Isolation fielen weg. Entgegen allen Erwartungen überlebten 95 Prozent der so behandelten Kinder die ersten zehn Lebensjahre, während es mit Hightech-Medizin im Brutkasten erfahrungsgemäß nur die Hälfte dieser Kinder geschafft hätte. Selbst von den schwächsten vier Babys, die unter einem Kilogramm wogen und kaum Überlebenschancen hatten, kamen noch drei durch. Die Ärzte konnten sich dieses überraschende Ergebnis nur über die Nähe zur Mutter und all die seelischen Gründe erklären, die jeder Mutter spontan einleuchten.

Man darf gespannt sein, wie schnell sich diese nicht sehr industriefreundliche Methode bei uns, die wir genug Geld für Inkubatoren haben, durchsetzen wird. Hier läge wieder die Chance zu einem sensationellen Durchbruch in der Gynäkologie, und wieder wäre es – wenn wir ehrlich sind – »nur« ein Rückschritt zu den Methoden der Alten.

Würde man die Kängurumethode – trotz der sicher bei uns sogleich dagegen angemeldeten hygienischen Bedenken – auch bei allen anderen Babys anwenden, könnten wir uns sicher auf einfachste Art und Weise viele Probleme und Kosten sparen. Ganz sicher hätten diese Kinder so wenig Sauberkeitsprobleme wie bei den archaischen Völkern, wo dieses Verfahren seit Menschengedenken üblich ist. Eine Anekdote mag das illustrieren: Ein Missionar aus Europa fragt die schwarze Mutter, die ihr Kind in einem Tuch nackt auf dem Körper trägt: »Ja, wie merkst du denn, wenn dein Kind Stuhlgang hat?« Sie schaut ihn ganz entgeistert an und fragt zurück: »Ja, wie merkst du es denn?«

Interessanterweise hat die österreichische Spezialistin für Frühgeborene, Dr. Marina Marcovich, eine ganz ähnliche Methode sanfter Intensivmedizin für die Frühchen entwickelt, die obendrein einschließt, auch alle Intensivmaßnahmen auf das Allernötigste zu reduzieren. Bei der ersten Gelegenheit wurde die Ärztin abserviert. Und obwohl heute die meisten deutschen Neonatologinnen die Methoden von Dr. Marcovich kopieren und ihre Ideen der sanften Intensivtherapie sich selbst im Bereich der Intensivmedizin für Erwachsene auszubreiten beginnen, wartet man noch immer vergebens auf ihre überfällige Rehabilitierung durch das österreichische Medizinestablishment.

Vom Typ her sind von Frühgeburten eher ungeduldige, hagere, dem männlichen Pol zuneigende Frauen betroffen. Auch wer voller Ängste ist, mit der Schwangerschaft nicht sehr glücklich war und Sorgen und Probleme aus der Umwelt auf sie projiziert, ist prädestiniert. Ebenso kann eine lange Zeit der (Antibaby-)Pilleneinnahme zu unterentwickelten Fortpflanzungsorganen führen, was die Neigung zur Frühgeburt fördert, weil der Körper der Frau, speziell die Gebärmutter, nicht ausreichend mütterlich entwickelt ist. Es ist zu wenig Mond(prinzip) im Spiel des (neuen) Lebens. Diesbezüglich kann auch die rassige venusische Frau, die sich nicht auf den Mondarchetyp einstellt, betroffen sein.

Aber auch eine Frau, die mit Kummer und Leid überfrachtet ist, deren soziale Umstände (wie Wohnung und Finanzen) überhaupt nicht stimmen, ist nur schwer in der Lage, ein angemessenes seelisches Nest zu bauen. Daraus folgende Doppelbelastungen führen nicht selten zu einem einseitigen Entlastungsversuch durch ein vorzeitiges Entlassen des Kindes.

Auch Rauchen, Alkohol- und Drogensucht können das innere Nest des Ungeborenen dermaßen reduzieren, dass das Kind von sich aus früher ausrückt, weil die Plazenta so schlecht durchblutet wird. Wenn die Mutter in einer sehr schlechten Verfassung ist, hat das Kind Albträume und kann den unwirtlichen Platz verlassen wollen.

Häufig sind auch Frauen von Frühgeburten betroffen, die dem Kind im Außen gar kein Nest bauen, was darauf hinweisen könnte, dass auch das innere nicht so gemütlich ist. Sie haben oder nehmen sich oft keine Zeit, die vierzig Wochen aus- und durchzuhalten. Ihnen fehlt entweder das Standvermögen oder die Geduld oder die Begeisterung, und so lassen sie es darauf ankommen und kümmern sich nicht um die notwendige biologische Reife.

Der Volksmund spricht im Idealfall von gut *ausgebackenen* Kindern und spielt damit auf die Analogie an, dass man Brot und Kuchen auch nicht zu früh aus dem Ofen herausholen sollte. Bei frühzeitigen Loslasstendenzen der Mutter mag auch das Kind keine große Veranlassung sehen, noch zu bleiben. So könnten beide Seiten zusammenwirken, und das Kind wird frühzeitig aus der unbehaglichen und wenig gemütlichen Situation flüchten.

Die Lernaufgabe für die Mutter bestünde darin, sich selbst und dem Kind Zeit zu lassen und Raum zu geben, Geduld zu üben und zu dulden, was das Schicksal vorgesehen hat. Hilfreich kann es sein, die zeitlich vorgezogene soziale Entbindung dankbar anzunehmen und sich in die gewonnene Ruhe zu fügen.

Übertragung

Die Vorgehensweise, wie der Geburtstermin bei uns festgelegt wird, ist eigentlich gar nicht stimmig, denn es kommen kaum Kinder an dem so errechneten Tag auf die Welt, genau genommen nicht einmal 5 Prozent. Zwei Drittel aller Kinder werden in einem Zeitraum von zehn Tagen vor und nach dem offiziellen Termin geboren. Ein Viertel aller Kinder kommt sogar noch außerhalb dieser Zeitspanne zur Welt. Das heißt, 25 von 100 Kindern sind *mehr* als zehn Tage vom errechneten Termin entfernt. Andererseits bietet keine andere Berechnungsmethode für den Geburtstermin mehr Sicherheit als die alte Naegele-Regel (ausgehend vom ersten Tag der letzten Menstruation werden drei Monate zurück- und sieben Tage zugerechnet), gerade auch die Ultraschallmessung nicht.

Der angeblich so exakt bestimmte Termin bringt falsche Erwartungen ins Spiel. Es geht jedoch hier nicht um einen Zeitpunkt, sondern eher um einen Zeitraum. Chronos, der Gott des Zeitmaßes, ist weniger wichtig als Kairos, die Gottheit der Zeitqualität: Bedeutsam ist also die *rechte Zeit*, nicht der mathematisch richtige Zeitpunkt. Die rechte Zeit ist, wenn sich die Geburt auf natürliche Weise ankündigt.

Die Qualität der Zeit zu beachten ist bei jeder Geburt so überaus wichtig, um der Natur nicht ins Handwerk zu pfuschen. Während mehr als siebentausend Jahren standen unsere Vorfahrinnen auf vertrautem Fuß mit Kairos. Erst in den letzten dreihundert Jahren ging uns dieses Wissen verloren. Die Geringschätzung von Kairos, der Zeitqualität, zu Gunsten von Chronos, der Zeitquantität, wurde zu einem unserer größten Probleme. Da uns heute alle Zeit gleich erscheint und sie nur unter quantitativen Gesichtspunkten gemessen wird, haben wir nicht nur das meiste Wissen über die Rhythmen verloren, uns ist auch der Respekt vor dem einzig richtigen Geburtstermin, dem natürlichen, abhanden gekommen. Daraus ergaben sich so schreckliche Missverständnisse wie die so genannte programmierte Geburt, die eine Maschine über den mütterlichen Organismus stellte, damit sie mittels Hormongaben den Geburtsverlauf bestimmt. Erst heute beginnen wir, die wir gerade erst wieder die Bedeutung der Mondrhythmen entdeckt haben, uns zaghaft aus der Verirrung zu lösen und allmählich wieder auf den natürlichen Weg zurückzufinden.

In einer hektischen Welt, in der alle Zeit sparen wollen und keiner mehr Zeit hat, wird der werdenden Mutter leider kaum Zeit gelassen, sondern sie gerät in heftigen Stress. Wenn der errechnete Geburtstermin verstrichen ist, beginnt das große Fragen und Bangen – eigentlich vollkommen grundlos, aber erfahrungsgemäß ist die selbst geschaffene Hölle die schlimmste.

Wie sicher ist der errechnete Termin? Früher haben Ärztinnen auf der Grundlage einer genauen Anamnese aus vielen Zeichen den Termin zu berechnen versucht. Eine Fülle von Unsicherheitsfaktoren spielte dabei herein. Trotzdem hatten diese Ärztinnen oft bessere Resultate. Heute haben wir die angeblich objektiven Möglichkeiten mittels Ultraschall. Dabei wird der Geburtstermin laufend korrigiert, doch die Resultate sind trotzdem nicht besser als die auf altmodische Weise ermittelten. Selbst in Schwangerschaftsphasen, in denen der Geburtstermin gar nicht mehr sinnvoll berechnet werden kann, versuchen verspielte Ultraschallfans immer noch, das zuvor Festgestellte zu korrigieren. All diese Rechenspiele übersehen jedoch, dass es unter den Menschen Spätzünder und Vorprescher gibt, dass einzelne Kinder zu ihren eigenen Gunsten sich noch etwas Zeit zur Nachreifung nehmen, um dann zu ihrer Zeit zu kommen. Wichtig wäre, wieder auf die Qualität der Zeit zu achten und sich nicht von Daten verrückt machen zu lassen.

Uns fehlt jedoch heute auch in allen möglichen anderen Bereichen die Geduld, woher sollte die werdende Mutter sie plötzlich haben, zumal sich vor der Geburt ohnehin bei ihr eine unbestimmte Nervosität einstellt? Insofern wäre es wichtig, aus dem scheinbar exakten Zeitpunkt wieder einen Zeitraum zu machen. Es wäre die ideale Gelegenheit, sich und dem Kind die *not*wendige Zeit zu lassen und Raum zu geben. Jeder Mensch ist einmalig, nicht nur die Mutter, sondern auch das Kind. Menschen lassen sich weder berechnen, noch lassen sich alle über einen Kamm scheren. Der vergebliche Versuch der Gynäkologinnen, den Geburtstermin exakt zu bestimmen, zeigt es – aber dieser ständig scheiternde Versuch richtet auch viel Schaden an. Es wäre so leicht, sich das Problem klarzumachen, da nun einmal kaum ein Kind zum errechneten Termin kommt.

Weil wir uns aber jenseits des errechneten Zeitpunktes so wenig Zeit lassen und alle Beteiligten dazu neigen, sich und alle anderen unter Handlungsdruck zu setzen, kommt es zur heillosen Übertreibung von Geburtseinleitungsversuchen. Das Ganze beginnt nicht selten mit einem Oxytozinbelastungstest, um festzustellen, ob es dem Kind noch gut geht. Oxytozin ist ein synthetisch hergestelltes wehenauslösendes Hormon. Wenn sich unter seiner Gabe Wehen einstellen und die kindlichen Herztöne stabil bleiben, ist das ein gutes Zeichen. (Etwas naturverbundener veranlagte Gynäkologinnen reizen die Brustwarzen der Schwangeren, was zu einer natürlichen Oxytozinausschüttung führt.) Wenn die Herztöne schwächer werden, wird noch mehr Oxytozin verabreicht und die Geburt über diesen Weg auf Biegen und Brechen eingeleitet. Damit wären wir fast wieder bei der schon vor Jahrzehnten als Unsinn durchschauten programmierten Geburt.

Die zweite Variante ist der Versuch der Schnellreifung mittels der Gabe von Prostaglandinen – Hormonen, die ebenfalls Wehentätigkeit auslösen und das Gewebe des Muttermundes erweichen. Prostaglandin wird dabei in Form von Tabletten in die Scheide eingeführt oder als Gelee auf den Muttermund gebracht. Im angestrebten Idealfall geht der Muttermund auf, und die Geburt beginnt. Andernfalls wird der Versuch am nächsten Tag wiederholt.

Der dritte Eskalationsversuch ist die Einleitung mittels so hoher Oxytozingaben, dass der Körper im Rahmen einer biochemischen Vergewaltigung zur Geburt gezwungen wird. Wenn selbst das nicht zum gewünschten Geburtserfolg führt, weil die wirkliche Zeit des Kindes noch nicht gekommen ist und es noch nicht herauskommen will, wird die moderne Gynäkologie noch eine Stufe rabiater. Mittels eines Speeres, dessen Spitze mit einem Widerhaken versehen ist, wird die Eihaut angestochen, und über diese zusätzliche Sprengung der Fruchtblase ist es dann in der Regel so weit. Wenn selbst das nicht zur Geburt führt und die Spannung bei allen Beteiligten langsam dem Siedepunkt zutreibt, bleibt noch als letzte Möglichkeit der Kaiserschnitt, der zu jeder Zeit funktioniert, egal ob Mutter und Kind reif und bereit sind (zum Thema Übertragung und Kaiserschnitt siehe auch Seite 394). Die Gynäkologinnen sind zum Schluss immer schneller zum Letzten bereit, wie die Statistiken mit ihren steigenden Kaiserschnittzahlen demonstrieren. Selbst die WHO ist diesbezüglich inzwischen zu einer kritischen Sicht gelangt, wie so genannte Sectio-Sparprogramme zeigen.

Allerdings tragen auch moderne Frauen zur übertriebenen »Macher«-Strategie kurz vor der Geburt ihren Teil bei. Wenn nur drei Tage seit dem errechneten Termin verstrichen sind, fangen sie heute an, sehr nervös zu werden, weil sie selbst oder die Menschen ihrer Umgebung diesen Termin von Anfang an überbewerten. Wo das geschieht, sind die Weichen für die unsägliche Geburtseinleitung gestellt, die gegen die Natur von Mutter und Kind geht. Beide werden auf diese Weise mürbe gemacht und oft genug um das Erlebnis einer glücklichen Geburt gebracht.

Lageprobleme des Kindes

Von 100 Kindern wählen 94 den normalen Weg: die für Mutter und Kind ideale Schädellage. Schon in der 32. Schwangerschaftswoche haben über 90 von 100 Kindern ihre endgültige Position eingenommen. Danach ist es aber noch gut möglich, Kinder, die eine weniger ideale Haltung zu ihrer Geburt gewählt haben, zu einer besseren Lage zu überreden oder auch mit sanftem Nachdruck dazu zu be*kehren*. Tatsächlich kommt man jetzt auch in der modernen Medizin immer mehr darauf, dass durch Entspannung, leichte Massagen und auch »Gespräche mit dem Kind« hier noch vieles zum Guten gewendet werden kann.

Darüber hinaus beherrschen manche Hebammen – wie seinerzeit die legendäre Siegismundin – Handgriffe, die das Kind sanft, aber bestimmt umdrehen. Bei der äußeren Wendung nach Saling wird die Ärztin unter dem Schutz wehenhemmender Mittel mittels Infusion und unter Ultraschallkontrolle versuchen, das Kind zu drehen. Diese Versuche sind häufig erfolgreich, sollten aber vor der 37. Woche nicht gemacht werden, ebenso nicht bei Mehrlingen, bei Blutungen und wenn bereits Wehen eingesetzt haben.

Homöopathie bei Lageproblemen
- *Pulsatilla C 30*: morgens und abends je 3 Globuli; wenn sich das Baby zwei Wochen vor dem Geburtstermin immer noch nicht gedreht hat, kann es mit Pulsatilla dazu bewegt werden.

Sanfte Umkehrversuche
Indische Brücke
Die Frau liegt bequem auf dem Boden. Sie stellt die Beine auf und lässt sich so viele Kissen unter das Becken schieben, bis von den Schultern über das Becken zu den Knien eine gerade Linie entsteht (in etwa 30 cm Höhe). Diese Position wird etwa 15 bis 20 Minuten lang gehalten. Die Wirkung wird noch verstärkt, wenn

sie das Becken leicht bewegt und hin und her schaukelt. Das Baby kann in dieser Position nach oben rutschen, hat wieder mehr Raum, um sich doch noch in die richtige Geburtslage zu drehen. Die Übung sollte nie mit vollem Magen gemacht werden.

Umkehrversuch mit Hilfe des Partners
Der Mann sitzt aufrecht mit gespreizten Beinen am Boden, die Schwangere legt sich auf den Rücken so zwischen seine Beine, dass ihr Gesäß auf seinen Oberschenkeln zu liegen kommt. Ihre hoch erhobenen Beine legt sie ihm über die Schultern. In dieser Position angenehmer Zwei- beziehungsweise Dreisamkeit verweilend kann zusätzlich ein *Bekehrungsgespräch* mit dem Ungeborenen Sinn machen.

Knie-Ellenbogen-Lage
Eine weitere Möglichkeit, das Kind zur Drehung zu bewegen, besteht darin, etwa 10 Minuten lang in der Knie-Ellenbogen-Lage zu verweilen. Dabei kniet die Frau sich hin, stützt sich vorn auf den Unterarmen ab und lässt den Bauch hängen. Sie kehrt sozusagen in die Standardposition der Säugetiere zurück, was meist als sehr entlastend und angenehm empfunden wird und nicht selten das Kind auf den richtigen Weg bringt.

Innerer Dialog
Auch der seelische Kontakt über die innere Stimme könnte das Ungeborene dazu bewegen, sich in die ideale Geburtsposition zu drehen.

Moxibustion
Die traditionelle chinesische Methode der Moxibustion – eine Art Akupunktur über Wärmereize, hier speziell am Fuß – kann ebenfalls versucht werden, um das Ungeborene in die günstigere Position zu drehen.

Steiß- oder Beckenendlage

Fünf von 100 Kindern wählen diesen besonderen Weg in die Welt. Die zu Unrecht als so gefährlich geltende Steißlage kommt gehäuft bei Müttern mit sitzendem Beruf vor. Vielleicht wird sie deshalb so gefürchtet, weil es im Volksmund heißt, dass nur Tote einen Raum mit den Füßen voran verlassen. Bei der Sonderform der Steißfußlage und bei Fußlagen kommt das Baby tatsächlich mit den Füßen voran zur Welt. Das Risiko ist bei einer Steißlage jedoch nur leicht erhöht und rechtfertigt keinen Kaiserschnitt, der von Gynäkologinnen gern zur Sicherheit angeboten wird.

Die in der Vergangenheit übertrieben häufige Durchführung eines Kaiserschnitts bei Steißlage hat dazu geführt, dass Gynäkologinnen eine Steißgeburt immer seltener in ihrer Ausbildung erleben und von daher weniger gut damit umgehen können. Die Folge ist, dass daraufhin noch schneller auf Schnittentbindung entschieden wird. Die Operation belastet Mutter und Kind jedoch im Allgemeinen mehr als die natürliche Geburt einer Steißlage – somit müsste diese Geburtsposition eigentlich im ersten Teil des Buches besprochen werden. Da die Steißlage aber zunehmend pathologisiert wird, sei sie hier im zweiten Teil unter den Geburtskomplikationen abgehandelt.

An sich ist es einem wenig vorbereiteten Kind kaum zu verdenken, lieber den scheinbar viel sichereren Weg mit dem Hinterteil voran zu wählen, statt den Kopfsprung ins Leben zu wagen. Das Kind kann aber den Ausgang des Geburtskanals in dieser Position nicht sehen und so auch nicht erkennen, wo es mit großem Nachdruck hingeschoben wird. Je weniger es seelisch auf die Geburt eingestellt ist, desto mehr kann es sich sträuben. Bedenkt man, dass einige Kinder die Aufgaben des vor ihnen liegenden Lebens zu diesem Zeitpunkt noch überblicken, mag ihr Zurückschrecken noch besser verstehbar sein. Doch stellt schließlich jede Geburt ein Trauma dar – die Frage ist nur, wie bewusst es verarbeitet werden kann.

Ein typisches Geburtstrauma mit all den auch später noch wirksamen Problemen ist in seiner Entstehung leicht nachvollziehbar. Wenn die Schmerzen und der Druck immer größer werden, hat das Kind irgendwann keine Chance mehr, sich der Geburt zu widersetzen. Die drängende Macht der Wehen wird so stark, dass es sich ihnen auf die eine oder andere Art und Weise ergeben muss. Wird dieses Aufgeben des Kampfes aber zu einer Flucht aus dem gepressten, schmerzenden Körper, ist die Basis für ein unbewältigtes Geburtstrauma gelegt. Der Körper wird während der Geburt buchstäblich verlassen und gänzlich allein gelassen. Die Seele kehrt anschließend natürlich zurück, aber erst wenn die Geburt überstanden ist. Damit fehlt ihr jedoch die Erfahrung, den Engpass überwunden zu haben.

Falls die Mutter aus dem bewussten Erleben flieht, etwa in die Schmerzfreiheit einer Vollnarkose, fühlt sich das Kind nicht selten von ihr im Stich gelassen, denn seine Schmerzen gehen ja trotz Narkose weiter. Bei der Narkose geschieht letztlich nichts anderes als die Austreibung des mütterlichen Bewusstseins aus deren Körper. Das Kind hat deutlich weniger von der Narkose und leidet weiter, selbst die Schmerzrezeptoren der Mutter bleiben trotz Betäubung funktionsfähig. Nur sie selbst ist nicht mehr anwesend, um deren Meldungen entgegenzunehmen. Aus diesem Grund kann sie aber später – etwa in einer Reinkarnationstherapie – die Geburt mit allen damit verbundenen Schmerzen nochmals erleben.

Falls die Geburt als so schrecklich empfunden wird, dass das Bewusstsein freiwillig aussteigt, fehlt naturgemäß die entsprechende Erfahrung des Sichdurchkämpfens. Wer ein solcherart unverarbeitetes Geburtsmuster hat, wird sich vor allen engen Situationen und insbesondere vor Neuanfängen ängstigen. Bei der Klaustrophobie, der Angst vor engen Räumen, mag dieser Zusammenhang noch sehr deutlich sein. Aber auch Situationen, in denen es im sozialen Bereich eng wird, können extreme Ängste auslösen. Wenn etwa eine Abteilung von fünfzig Angestellten erfährt, dass im Lauf des Jahres zwanzig von ihnen »abgebaut« werden müssen, wird es sozial eng. Nun werden unter dem dadurch aufgebauten Druck nicht unbedingt die Besten übrig bleiben, wie die Firmenleitung wohl hofft, sondern psychologisch schwer zu kontrollierende Mechanismen sorgen für ihre Art von Auslese. Zuerst werden zum Beispiel sicher diejenigen unter dem Druck zusammenbrechen und aufgeben, die ihr Geburtstrauma nicht verarbeitet haben. Die soziale Enge wird ihnen so zusetzen, dass sie anfangen, Fehler zu machen, und freiwillig aufgeben, wie damals, als sie ebenfalls in aussichtsloser Lage den eingeklemmten kleinen Körper im Geburtskanal verlassen haben.

Andererseits dürften die Betroffenen (unbewusst) solche Situationen geradezu anziehen, um sich doch noch damit auszusöhnen. So kommt es zu vielen unerlösten Krisen. Bewusst vermeiden wir die heiklen Situationen, aber unbewusst suchen wir sie immer wieder, denn etwas in uns gibt die Hoffnung nie auf, es doch noch zu schaffen und die Hürde zu nehmen.

Bei einer Steiß- oder Beckenendlage lässt sich das Kind gar nicht auf die Mut erfordernde Position des Kopfsprungs ins Leben ein, sondern geht in Opposition dazu. Für Erwachsene ist diese Situation in einer Analogie nachvollziehbar. Angenommen man steht auf dem 10-Meter-Sprungturm eines Schwimmbades und blickt von oben auf das klein anmutende Becken hinab, das es zu treffen gilt. Falls diese Situation neu und man nicht ausreichend darauf vorbereitet ist, läge es nahe, den Sprung zu verweigern. Wäre aber der Rückzug versperrt und triebe einen ständig zunehmender Druck Richtung Sprungbrettkante, käme vor dem empfohlenen Kopfsprung als Ausweg der Sprung mit den Füßen voran, um die *Haupt*sache zu schonen. So ähnlich streckt das Kind dem Leben statt des Kopfes zuerst seinen Steiß entgegen. Neben der Angst und Verweigerung könnte man darin auch einen gewissen Protest erblicken. Die Symbolik ist eindeutig und läuft auf ein »Ihr könnt mich mal am...!« hinaus. Da bei der Steißlage auch Mekonium, der erste Stuhlgang, zur Begrüßung ausgedrückt wird, könnte man daraus auch deuten, wie »beschissen« das Kind einen Übertritt in das Luftreich empfindet. *Deut*licher kann es sich wohl gar nicht »ausdrücken«.

Bei beginnender Geburt scheint sich zwar die Verweigerung anfangs zu lohnen, denn der Kopf wird geschont, und das schmale Becken rutscht auch leicht hinaus. Aber schließlich *kommt das dicke Ende nach*. Der Kopf, der von allem den größten Durchmesser hat, blockiert bei seinem Durchtritt die Öffnung, sodass die Nabelschnur zwingend abgedrückt wird. So muss es gleichsam automatisch zu Erstickungsgefühlen des Kindes kommen, die noch viel erschreckender und bedrohlicher sind als bei der vorzeitigen Unterbindung einer noch pulsierenden Nabelschnur. Das Kind kann keinesfalls atmen, solange mit dem Kopf auch Mund und Nase im Geburtskanal festhängen. Was es in seiner Angst vermeiden wollte, erlebt es nun auf andere Art. Je länger die Situation dauert, desto bedrohlicher wird sie natürlich bis hin zu Beklemmungsgefühlen mit Todesangst. Andererseits lösen ausgebildete Geburtshelferinnen solche Situationen heute in der Regel ohne bleibende physische Probleme.

Der Versuch, das Aggressions- oder Marsprinzip durch Vermeidung des mutigen Kopfsprunges zu umgehen, gelingt nicht, sondern beschwört nur eine unerlöste Variante herauf. Mit der Steißlage wird als Muster eine frühzeitige ängstliche Abkehr vom

Leben deutlich und die Tendenz, sich dem vorgesehenen Weg zu verweigern und den eigenen *durchzusetzen* – koste es, was es wolle. Eine gewisse Dickköpfigkeit und die Tendenz, den schweren Weg ohne Rücksicht auf (eigene) Verluste zu wählen, ist nicht zu übersehen – wie auch die frühe Erfahrung, damit durchzukommen. Auch eine gewisse Hingabeverweigerung zeichnet sich in diesem Muster ab, wird doch der Kopf oben behalten, statt ihn demütig nach unten zu nehmen, um sich dem üblichen Weg anzuvertrauen. *Kopf hoch* ist im späteren Leben eine bewährte und Erfolg versprechende Devise.

Allerdings werden im Lauf des Lebens immer wieder Geburtssituationen auf die Betreffenden zukommen, die Mut und ein gewisses Durchsetzungsvermögen erfordern. Die Gefahr aber ist, dass Steißlage-Geborene auch weiterhin den Herausforderungen des Lebens den (verlängerten) Rücken zukehren, um sich unbedingt auf ihre Art und etwas hintenherum durchzusetzen, statt voranzugehen.

Querlage

Hier liegen die Dinge und liegt vor allem das Kind ganz anders. Zum Glück wählt nur eines von 200 Kindern diesen Weg, der eigentlich keiner ist. Die direkte Opposition zur normalen Entwicklungsrichtung wie sie mit der Steißlage vorliegt, ist ungleich günstiger als ein komplettes Überkreuzsein. Wer sich *querlegt*, wie in diesem Fall das Ungeborene, macht damit deutlich, dass er gar nicht weitermachen will. In der Oppositionshaltung ist man immerhin noch – wenn auch mit umgekehrtem Vorzeichen – in derselben Richtung unterwegs. Opponenten bekämpfen sich, aber sie teilen dabei immerhin das Thema. Legt sich aber einer quer, geht es in keiner Richtung weiter. Nicht nur symbolisch liegt hier eine Totalverweigerung vor. Das Kind will nicht hinaus in die Welt und verkeilt sich stattdessen in der zwar ursprünglich sicheren, nun aber gerade durch seine Verweigerung immer lebensbedrohlicheren Höhle.

Immer wieder schaffen es erfahrene Hebammen und Geburtshelferinnen, solch ein widerstrebendes Kind doch noch zu drehen und aus seiner *verqueren* Lage herauszubewegen. Aber schon die Tatsache, dass solche »Eingriffe« nicht immer gelingen, zeigt, dass noch mehr als eine rein mechanische Aktion dazugehört. Diese Versuche, das Baby zu wenden, verlangen eher eine Körper und Seele einbeziehende Kunst, die sowohl auf reicher Erfahrung als auch auf Intuition beruht. Wo eine entsprechend weise Frau nicht zur Verfügung steht oder das Kind in seinem verqueren Widerstand nicht zu erweichen ist, bleibt nur die grobe Mechanik des Kaiserschnitts.

Die lebensrettende Schnittentbindung wäre aus Sicht des Kindes als Sieg zu interpretieren, erkämpft durch eine ziemlich destruktive, das eigene Leben und das der Mutter nicht schonende Trotzhaltung. So erspart sich das Kind den harten Kampf durch die Enge und letztlich um sein eigenes (Über-)Leben.

Auf den ersten Blick bietet der operative Eingriff eigentlich viele Vorteile für Mutter und Kind. Die Mutter erspart sich durch die Narkose fürs Erste allen Schmerz. Unter dem Schutz von Hypnos, dem Gott des Schlafes, verschläft sie den Höhepunkt der Schwangerschaft. Ihr Kind aber kann seinerseits ruhig abwarten, bis der Vorhang aufgeht und vorsichtige Hände es aus seinem Versteck holen. Es konnte seinen Kopf im übertragenen Sinn durchsetzen und sich den Kampf durch den Engpass des Geburtskanals ersparen. Bei längerfristiger Beobachtung von Mutter und Kind zeigen sich jedoch die erheblichen Nachteile dieser *Lösung*. Die während der Geburt ersparten Schmerzen verteilen sich bei der Mutter anschließend nur über einen längeren Zeitraum. Langzeitbeobachtungen an Kaiserschnittkindern enthüllen, dass dieser scheinbar so viel einfachere Weg auch für sie alles andere als vorteilhaft ist.

Schon der konkrete Ablauf einer Geburt macht klar, wie eng Mutter und Kind in jedem und so auch im Fall der Schnittentbindung miteinander verbunden sind. Insofern haben auch beide ihren seelischen Anteil an der Situation. Falls das Kind für seinen Durchtritt durch die enge Pforte ins Leben alle Verantwortung verweigert, muss auch die Mutter erst einmal per Narkose daraus entlassen werden.

Vom Lebensmuster des durch Kaiserschnitt geborenen *Querkopfes* schwingt schon einiges im Namen des Eingriffs mit, ist es doch ein recht vornehmer, um nicht zu sagen kaiserlicher (Aus-) Weg ins Leben. Das Motto »Ich lege mich quer und bleibe dabei, sollen andere doch dafür sorgen, dass aus mir etwas wird, wenn sie unbedingt wollen« ist zwar zu Anfang sehr bequem, kann sich aber im weiteren Lebenslauf zu einem extrem entwicklungshemmenden Muster entwickeln. Nur sehr selten sind nämlich später Mitmenschen zur Stelle, die einem wie bei der Geburt jedes Risiko und die ganze Arbeit abnehmen. Die scheinbar so schlaue und für einen selbst risikoarme Art, mit Neuanfängen umzugehen, kann zu einem Bumerang werden.

Letztlich ist der Wunsch des Kaiserschnittkindes, im (ehemaligen) Schlaraffenland des Mutterleibes zu verharren, undurchsetzbar. Das dahinter liegende Motiv ist so regressiv, dass die Situation ohne die Hilfe der Gynäkologie mit Sicherheit in die Katastrophe führt. Mutter und Kind würden an dieser Verweigerung gemeinsam sterben. Folglich sind hier auch ein Element der Erpressung und die Drohung mit dem eigenen Tod zu erkennen.

Wenn in späteren Lebenskrisen keine »Geburtshelferinnen« zu Hilfe eilen, besteht die Gefahr von Trotz- und Erpressungsreaktionen, die niemanden schonen. Solche Muster zeigen sich im Extremfall in der psychotherapeutischen Praxis durch Drohungen wie: »Wenn Sie sich nicht sofort um mich kümmern, bringe ich mich um!« Wer nicht lernt, mit Enge und der ihr entsprechenden Angst fertig zu werden, weil seine Frustrationstoleranz zu niedrig ist, läuft Gefahr, Ängste ein Leben lang aufzustauen und seelisch auf dem ängstlich-trotzigen Verweigerungsniveau des Kleinkindes zu bleiben. Das Erwartungshaltung, dass die Eltern, der Staat, die Gesellschaft es richten sollen, verbreitet sich ja immer weiter und wird im Sozialstaat auch noch gefördert. Die ständig zunehmende Kaiserschnittrate entspricht dieser inneren Einstellung und spiegelt sie wider.

Die (kaiserliche) Erwartungshaltung kann zu einer schweren Hypothek werden, denn das Leben verlangt oft, dass man sich selbst die Finger schmutzig macht und gerade nicht darauf vertraut, dass andere einem die Kastanien aus dem Feuer holen und sich stellvertretend für einen selbst um die Zwänge der Polarität kümmern. Die beste Hilfe findet sich häufig am Ende der eigenen Unterarme. Das zu lernen ist eine der vorrangigen Aufgaben der Querköpfe mit Kaiserschnitterfahrung.

Nabelschnurvorfall

Die Komplikation eines Nabelschnurvorfalls ist ebenso so selten wie gefährlich. Sie trifft statistisch gesehen auf eine von 200 Geburten zu, und 2 Prozent dieser *Vorfälle* enden tödlich.

Manchmal kommt ein Kind auch mit einer locker wie eine Federboa um den Hals gelegten Nabelschnur zur Welt. Das hat dann lediglich den Stellenwert einer Anekdote, wie etwa bei jenem Kind, das trotz Spirale seinen Weg ins Leben fand und dieselbe bei der Geburt in der Hand hielt – ob der Gesichtsausdruck dabei wirklich triumphierend war, bleibt in diesem frühen Alter eine Frage der Interpretation.

Falls ein Kind sich in der Nabelschnur unabsichtlich verfangen hat und diese sich ihm immer enger um den Hals schlingt, kann es auch zu Schäden durch Sauerstoffmangel unter der Geburt kommen. Das Kind hängt dann bei entsprechend kurzer Nabelschnur sozusagen am Strick und in der eigenen Falle, die es sich selbst zugezogen hat und die sich im *Zuge* der Geburt immer weiter zuziehen wird.

Manchmal kann man sich des Eindrucks nicht erwehren, dass Kinder sich in dieser Situation vor der drohenden Geburt querlegen. Mit der Querlage verhindern sie den Abstieg in das kleine Becken und folglich die dadurch unweigerlich auftretende Strangulation, als wüssten oder ahnten sie, dass sie dann über dem sicheren Weg des Kaiserschnitts aus der selbstgewirkten Falle befreit werden.

Am häufigsten ereignet sich der Nabelschnurvorfall im Zusammenhang mit Quer- und Fußlagen, bei Hydramnion (Fruchtwassersucht), Mehrlingsgeburten und einem eklatanten Missverhältnis von Kopf und Beckengröße. Früher versuchte man, sofort im Krankenwagen in die Klinik zu gelangen, was aber bereits zu viel Zeit kosten kann. Wichtiger wäre die Beckenhochlagerung, damit der Druck auf die Nabelschnur nachlässt.

Bei Nabelschnurvorfall bei noch erhaltener Fruchtblase läuft dasselbe Drama lediglich in milderer Form ab. Da die besseren Chance bestehen, dass dabei der Muttermund noch aufgeht und das Köpfchen ins Becken eintreten kann, wird man immer versuchen, die Fruchtblase so lange wie möglich zu erhalten.

Von der Be-Deutung her handelt es sich um eine voreilige, unordentliche Geburt in falscher Reihenfolge, die auf ein beiderseitiges Durcheinandersein hinweist. Chaotische innere und äußere Zustände können Auslöser sein. Bei Mehrlingsgeburten kommt die Konkurrenzsituation noch hinzu, die dazu verleiten kann, den Fuß (die Schnur) in die Tür zu stellen (zu hängen). Auch das läuft auf voreiliges, kurzsichtiges Handeln hinaus.

Von Seiten der Mutter könnte ein unkoordinierter, panikartiger Zustand den vorzeitigen Absprung bewirken. Von Seiten des Kindes könnte es ein »unbedachtes« Vorpreschen sein, das sich selbst den Nachschub kappt, wie bei einem militärischen Vorstoß, der zu schnell erfolgt, sodass die eigentliche Bedrohung vom ausbleibenden Nachschub ausgeht.

In dem Fall, dass sich das Kind wirklich stranguliert oder doch zumindest damit droht, ist eine offensichtliche Selbstgefährdung angezeigt. Ultraschalluntersuchungen und intrauterine Aufnahmen verraten uns heute, dass Ungeborene durchaus mit ihrer Nabelschnur hantieren und auch schon einmal an ihr ziehen können. Mütter haben es bei entsprechendem Fehlverhalten schon immer gespürt, weil der Bauch dabei hart wird. Wenn sich die Eltern streiten, kann ein waches Kind schon einmal die Notbremse ziehen, was über die kindliche Gereiztheit zu einem mütterlichen Reiz und entsprechender Oxytozinausschüttung führt, die den Bauch hart und angespannt werden lässt.

Was normalerweise nur einen kleinen Schmerz bei der Mutter verursacht und mit dem Ziehen an der Dienstbotenglocke verglichen werden könnte, kann bei der eng um den eigenen Hals gezogenen Schnur eine ganz andere, gegen sich selbst gerichtete gefährliche Aggression anzeigen.

Gegen das eigene Leben gerichtete autoaggressive Energie ist auch im späteren Leben nicht selten und zeigt sich nicht nur in offensichtlichen Suizidversuchen, sondern auch in Krankheitsbildern wie Allergien, aber auch in Autoaggressionskrankheiten wie Rheuma. Die Strangulation geht vom Kind selbst aus, wobei »geglückte« Selbstmordversuche viel seltener sind als Durchblutungsschäden aller Grade mit ihren entsprechenden Folgen. Das erschreckende Muster lautet: »Lieber bringe ich mich um, als loszulassen und mich dem Fluss des Lebens anzuvertrauen.«

Über den Weg der Reinkarnationstherapie könnte auch ermittelt werden, ob Versuche, sich aus Trotz oder sogar Rache zu verweigern, den Hintergrund für dieses Verhalten bilden. Ein kindlicher Suizid kann genauso vielfältige Ursachen haben wie der eines erwachsenen Menschen. Jedenfalls werden Umstände vorliegen, die für das Kind nicht verlockend sind, auch wenn wir sie von außen nicht durchschauen. Manchmal steckt auch »nur« eine tiefe Kränkung dahinter. Der Volksmund kennt ja durchaus den Ausdruck *tödliche Kränkung*, und diese kann auch schon sehr früh eintreten.

Die Art, sich dem Leben zu entziehen, ist je nach Menschentyp verschieden, und das gilt in ähnlicher Weise auch für den Lebensbeginn. Eine vom neptunischen Archetyp geprägte Persönlichkeit entzieht sich heimlich und unauffällig den auf sie zukommenden Härten, während eine dem plutonischen Prinzip nahe stehende eher dazu neigt, sich spektakulär zu verabschieden, wenn das Schicksal nicht so will wie sie.

Für die Mutter ließe sich die Situation natürlich auch deuten, denn hier wird ja das mütterlich-versorgende Mondprinzip, das in der Nabelschnur symbolisiert ist, zur strangulierenden – urprinzipiell plutonischen – Schlange, die dazu neigt, das eigene Kind zu würgen. Das ist ein Thema, was in vielen mythologischen Bildern wiederkehrt, wenn man etwa an Herkules denkt, der schon als Baby eine ihn würgende Schlange bezwingen musste. In der heutigen Welt ist das Thema in der so genannten Problematik der Überbehütung (Overprotection) wiederzuerkennen, bei der die Mutter Gefahr läuft, mit ihrer Form von strangulierender »Liebe« ihr Kind zu ersticken.

Schulterdystokie

Zu dieser Komplikation kommt es vor allem bei einem Gewicht des Kindes von über 4500 g. Die Häufigkeit liegt heute bei 11 Prozent der Geburten – mit steigender Tendenz aufgrund der Größen- und Gewichtszunahme moderner Kinder.

Zu einer Schulterdystokie kommt es, wenn der Kindskopf bereits geboren ist, die Schulter aber im Becken quer hängen bleibt. Falls das Verhältnis des kindlichen Körpers zum Kopf relativ groß ist wie bei sehr schweren Kindern, wächst die Wahrscheinlichkeit dieser Komplikation. Folglich tritt sie bei übergewichtigen Müttern, Diabetikerinnen, übermäßiger Gewichtszunahme während der Schwangerschaft und generell bei Übertragungen häufiger auf.

363

Die Möglichkeiten der Geburtshelferinnen reichen von kleinen Tricks bis zu rabiaten Verzweiflungsmaßnahmen. Zum Beispiel können die Beine der Mutter extrem nach unten gedrückt werden, sodass sich durch die drastische Lageveränderung doch noch Bewegung im Becken ergibt. Eine weitere Möglichkeit wäre, mit der Faust direkt über dem Becken die kindliche Schulter ins Becken zu drängen. Hierbei besteht die Gefahr der so genannten Plexuslähmung. Dabei kommt es zur Lähmung der den jeweiligen Arm versorgenden Nerven. Der Zusammenhang dieser Lähmung zur Schulterdystokie ist statistisch eindeutig. Zum Glück kann diese sich wieder weitgehend oder ganz zurückbilden. Manchmal bricht auch das Schlüsselbein. Im äußersten Notfall würde die Geburtshelferin es auch absichtlich brechen, um das Kind doch noch herauszubringen und so Mutter und Kind zu retten.

Die Deutung geht für die Mutter gegebenenfalls in die Richtung, dass sie das Kind zu gut und zu lange gefüttert und getragen hat und damit sein Eigenständig- und Geborenwerden gefährdet. Noch so gut gemeinte Übertreibung in dieser Hinsicht geht wie so oft auf Kosten des kindlichen Lebens oder einer lebensfördernden Entwicklung.

Für das Kind läuft es darauf hinaus, dass der Kopf, die Hauptsache, noch durchkommt, es aber den letzten Schritt ins Leben nicht geschehen lassen will. Der Kopf als Symbol der Vernunft ist durchgeschlüpft, der Körper aber hat zu breite Schultern, beziehungsweise das Kind (ver-)spreizt sich, plustert sich auf, riskiert seine spätere Handlungsfähigkeit (Plexuslähmung). Die Spruchweisheit »Wer A sagt, muss auch B sagen« wird hier vom Kind zu seinem eigenen Schaden ignoriert. Wer sich so spät noch verweigert, riskiert es dabei im wahrsten Sinn des Wortes, in Stücke gerissen zu werden. Später kann dieses Geburtsmuster als seelische Unentschlossenheit zu heftigen inneren Zerreißproben führen.

Rein technisch gesehen klappt die Koordination des ersten Auftritts nicht. Hier macht jemand, der in der Regel selbst zu schwer ist, es sich und anderen unnötig schwer. Dahinter könnte noch eine Haltung stehen, die auch bei Erwachsenen ständig zunimmt, nämlich sich zu (ge-)wichtig zu nehmen. Dafür spricht auch, dass es sich ja meist um etwas unproportionierte Kinder handelt.

Den Vorhang zerreißen

Gebärmutterriss

Zum Glück handelt es sich bei dem Gebärmutterriss (Uterusruptur) um ein sehr seltenes Geschehen, das eigentlich nur nach vorausgegangenen Kaiserschnitten vorkommt. Diese Gefahr lieferte früher die Basis für das Argument »Einmal Schnittentbindung, immer Schnittentbindung«.

Ein Gebärmutterriss kann darüber hinaus auch bei einer Querlage oder bei einem vernarbten Gebärmutterhals auftreten, wenn sich das Kind seinen Weg ohne Rücksicht auf Verluste bahnt, indem es die (Gebär-)Mutter aufreißt. Es zerreißt dabei sein eigenes Nest und ist stärker als die haltende Wand. Das liegt zumeist mehr an deren Schwäche als an der zu großen Kraft des Kindes.

Wenn der Tragebeutel reißt, kann das auch für die Mutter bedeuten, dass sie die Last des Kindes nicht mehr (er-)tragen konnte und dem wachsenden inneren Druck nicht mehr gewachsen war. Andererseits könnte es sich auch um eine Notsituation des Kindes handeln, wenn die Mutter es einfach nicht aus der Gebärmutter entlässt. In dieser aussichtslosen Situation muss sich das Kind aus eigener Kraft befreien, und sei es, dass es ein Loch in sein Nest reißt. Zu Hilfe kommt ihm dabei die vor innerem Druck zum Platzen gespannte Lage innerhalb der Gebärmutter. Dabei besteht natürlich sofort die Gefahr des Verblutens der Mutter und daraus folgend des Erstickens des Kindes. Im Extremfall läuft es darauf hinaus, dass die Mutter lieber ihre eigene Lebensenergie hergibt als ihr Kind, bis ihr schließlich keine Kraft mehr zum Überleben bleibt.

Eine weitere Möglichkeit wäre, dass das Gefäß für seine gewichtige Last nicht stark genug ist. Auch ein Weinkrug muss gut genug getöpfert und gebrannt sein, um den Wein aufnehmen und halten zu können. In verschiedenen spirituellen Traditionen gibt es Hinweise darauf, dass man den Körper zuerst stärken und vorbereiten muss, bevor man in der Lage ist, das Göttliche (Licht) zu ertragen.

Die Symbolik des Gebärmutterrisses ist sehr deutlich und enthüllt ein Missverhältnis der mütterlichen und kindlichen Kraft. Die Mutter öffnet sich nicht (schnell) genug. Sie ent-bindet das Kind nicht. Sie gibt es nicht rechtzeitig und (frei-)willig frei, beziehungsweise sie missachtet ihre Grenzen und schätzt ihre Kraft falsch ein. Das unbändige, zu starke Kind befreit sich, indem es das mütterliche Nest und seine Mutter von innen heraus zerreißt, weil es seine Übermacht nicht richtig einschätzt. Von Seiten des Kindes wird dabei der eigentlich legitime Befreiungskampf gnadenlos übertrieben. Loslassen und Befreiung sind hier in jedem Fall höchst konfliktgeladene Themen. Die Lösung liegt im Eingeständnis, dass das Kind über ihre Kräfte geht und fremde Hilfe im Sinn eines rechtzeitigen Kaiserschnitts dringend erforderlich ist.

Gebärmutterhalsriss

Bei einem Gebärmutterhalsriss (Cervixriss) handelt es sich um eine sehr ähnliche Situation wie bei einem Gebärmutterriss, nur dass es jetzt nicht den Körper (Fundus), sondern den Hals (Cervix) der Gebärmutter trifft. Die Ausgangslage ist ähnlich: Wenn der Gebärmuttermund nicht aufgeht, erzwingt sich das Kind mit brachialer Gewalt den Weg in die Freiheit und zerreißt dabei, während es mit dem Kopf durch die Wand geht, den unteren Mund seiner Mutter, die ihm die Pforte in die polare Welt nicht (frei-)willig öffnet.

Für die Mutter ist das Thema des Nicht-hergeben-Wollens im Sinn einer sehr frühen Overprotection-Situation angesprochen: sich nicht öffnen und weit machen für die neuen Wege des Lebens, das Kind nicht in die Unabhängigkeit entlassen, es nicht ent*binden* wollen. Man denkt unwillkürlich an Parzivals Mutter Herzeloide, die ihren Jungen in einer späteren Lebensphase nicht hergeben wollte. Auch er musste sich befreien und hat ihr zwar nicht den Schoß, aber doch das Herz zerrissen, was ihrem Namen und Schicksal auf diese Weise gerecht wurde.

Scheidenriss

Beim Scheidenriss (Kolporrhexis) liegt dasselbe Grundproblem auf einer äußerlicheren und oberflächlicheren Ebene als bei den vorangegangenen Fällen, wenn auch der Scheidenriss seinerseits wieder deutlich schlimmer, zum Glück aber seltener als der Dammriss ist. Die Scheidenhaut reißt dabei bis zur Klitoris, einschließlich der Schamlippen (Labien), und innen bis zur Gebärmutter. Der Damm reißt meist auch mit auf.

Beim Scheidenriss besteht das zugrunde liegende Problem darin, dass die letzte Pforte zu eng ist, nachdem die Gebärmutter den Kopf des Kindes schon freigegeben hat. Das Problem der Mutter ist wieder das Missverhältnis zwischen ihr und ihrem Kind. Entweder hat sie es zu lange zu sehr hochgefüttert und die eigenen Möglichkeiten des Weiterwerdens und Raumgebens überschätzt, oder der Vater war im Verhältnis zu ihr zu großmächtig – womit sie sich auch wieder überschätzt hätte. Das kann dann bis zu einem Sichaufopfern für das Kind gehen, ja sie kann sich im wahrsten Sinn des Wortes für das gemeinsame Kind *zerreißen*.

Andererseits tritt das Problem heute immer seltener auf, weil sich die Frauen dem Geburtsgeschehen besser hingeben und öffnen können, wenn sie die ihnen angemessene Geburtshaltung frei wählen. Scheidenrisse passieren heute nur noch, wenn sich die Frau zur Geburt in eine ihr unangemessene, für sie falsche Positionen bringen lässt. Die schulmedizinische Therapie besteht wie in allen anderen Fällen des Sichzerreißens oder Zerrissenwerdens in chirurgischer Versorgung, das heißt in entsprechenden Nähten.

Dammriss

Wenn die oberflächlichste Ebene, die allerletzte Pforte, nicht aufgeht, sondern reißt, spricht man vom Dammriss. Je größer der Defekt ist, desto größer wird auch die Wahrscheinlichkeit, dass oben in der Scheide etwas mitgerissen ist. Die Verbindung zum After reißt tendenziell mit, wenn auch nicht ganz. Der Volksmund kennt ziemlich deutliche, wenn auch vulgäre Ausdrücke, wenn sich jemand an dieser Stelle »den Arsch« aufreißt. Es geht dann immer darum, dass man sich für jemanden abmüht, was die eigenen Kräfte ein gutes Stück überfordert. Man hat sich enorm angestrengt und sich zu einer Offenheit gezwungen, die einem gar nicht entspricht.

Die Deutung besagt für die Frau, dass sie sich – etwa um es den Ärztinnen recht zu machen – zu einer unangemessenen Gebärposition (zum Beispiel die Rückenlage) hat überreden lassen und sich dafür im äußeren körperlichen Bereich zerreißen musste. Sie hätte besser eine ihrem eigenen Gefühl und Wesen entsprechende Position gewählt.

Der früher übliche Dammschnitt war, vorausgesetzt *man* hatte sich für die völlig ungeeignete Rückenlage entschieden, aber auch eine Art Befreiungsschnitt.

Vorbeugende Maßnahmen zum Schutz des Dammes
- *Weizenkeimöl*: sanft einmassieren, macht das Gewebe weich.
- *Lauwarmer Kaffee*: auf den Damm und die äußeren Genitalien tupfen, entspannt das Gewebe.
- *Coffea C 200*: eine Gabe (3 Globuli), kann bei festem Damm- und Vulvagewebe lösend wirken.
- *Akupunktur*: eine Nadel zwischen Scheide und Anus in der Mittellinie stechen.

Vorzeitige Plazentalösung

Eine vorzeitige Ablösung der Plazenta führt zu einer ganz erheblichen Bedrohung auf verschiedenen Ebenen. Die damit verbundenen Blutungen verraten, dass der Mutter und damit auch dem Kind die Lebensenergie auszugehen droht, wenn nicht sofort Hilfe von außen kommt. Das Krankheitsbild tritt fast nur bei Vorliegen anderer Bedrohungen auf wie Gestose, Bluthochdruck, Blutungsstörungen, Eklampsie und Unfall (Sicherheitsgurt schnürt ab), aber auch bei zu kurzer Nabelschnur.

Das Kind wird durch die zu frühe Ablösung der Plazenta von jeder Versorgung abgeschnitten und droht zu ersticken. Die Paradiessituation bricht schlagartig zusammen, weil der Nachschub ausbleibt. Gynäkologische Hilfsmaßnahmen wie ein sofortiger Kaiserschnitt bleiben die einzige Überlebenschance für das Kind. Das Leben der Mutter ist ebenfalls bedroht, denn ein Ablösen oder Abreißen der Plazenta führt zu inneren Blutungen. Auch kann sich die Gebärmutter nicht wieder zusammenzuziehen und blutet so gezwungenermaßen weiter stark nach. Aus der Menge des austretenden Blutes kann nicht auf den Ernst der Situation geschlossen werden. Sicherste Anzeichen sind ein brettharter Bauch (akutes Abdomen) der Mutter sowie der Schock, die extreme Blässe und die meist unerträglichen Schmerzen.

Von der Be-Deutung her handelt es sich um eine verzweifelte Situation, in der es zu einer Art Überreaktion (Panik, Schock) kommt. Die Mutter lässt unbewusst und in höchster Not sogar das Kind los, wodurch alles – auch die eigene Situation – noch schlimmer wird. Die dahinter liegende Thematik kreist darum, dass der letzte Schritt vor dem ersten gemacht wird. Anstatt zuerst das Kind hinauszudrücken, schiebt ihr überforderter Organismus das ganze Problem unbewusst und ohnmächtig einfach ab – und wird es so gerade nicht los.

Meist wird in dieser Situation die Mutter noch gerettet, während der Notkaiserschnitt für das Kind in 90 Prozent der Fälle zu spät kommt.

Vorzeitiger Blasensprung

Mit dem vorzeitigen Blasensprung *setzt* die Mutter das Kind im wahrsten Sinn des Wortes zu früh *an die Luft*, indem sie ihm sein Wasser des Lebens entzieht. Es wäre aber auch denkbar, dass das Kind nicht von der Mutter aufs Trockene gesetzt wird, sondern selbst die Hülle mit seinem eigenen Fingerchen anbohrt. Denn wenn es reif ist, hat es schon kleine Fingernägel und kann diese auch aus Neugier benutzen. Auf dem Trockenen gelandet, ist die Gemütlichkeit dahin, und es muss letztlich bald dem deutlichen Hinweis und dem Fruchtwasser folgen. Wenn es die Zeichen nicht in diesem Sinn deutet und sich nicht freiwillig aufmacht, obwohl es dafür reif genug ist, wird die Geburt heute in der Regel mit Wehenmitteln künstlich eingeleitet.

Das Ganze ist meist nicht sehr bedrohlich, jedenfalls sofern das Kind reif genug ist, den Absprung zu schaffen, was zum Glück meist zutrifft. Wenn das Kind nicht reif ist, würde man heute im Gegensatz zu den letzten zwei Jahrzehnten abwarten und die Gefahr einer Infektion in Kauf nehmen, um dem Kind noch Reifungszeit zu ermöglichen.

Symbolisch gesehen handelt es sich um einen etwas vorgezogenen Hinauswurf beziehungsweise um einen Sprung aus dem Paradies, eine frühzeitige Abnabelung, wobei diese meist genauso harmlos ist wie ein etwas verlängertes Behalten des Babys. Wenn nach der Pubertät Sechzehnjährige das Elternhaus verlassen, ist das ähnlich zu bewerten, als ob es mit Mitte zwanzig etwas spät geschieht; problematisch wird es natürlich, wenn schon Achtjährige das Weite suchen (wollen) und Dreißigjährige noch zu Hause sitzen.

Bei (den früheren) illegalen Abtreibungen bestand eine verbreitete Methode darin, die kindliche Fruchtblase anzustechen (unter Einsatz einer Stricknadel oder Ähnlichem). Es beruhte auf der Erfahrung, dass dem Kind nur der *Abgang* blieb, sobald ihm das Wasser abgegraben war. In den ersten Monaten einer Schwangerschaft führt dies in den sicheren Tod.

Ein deutlich verfrühter Fruchtwasserabgang und eine daraus folgende Frühgeburt lassen darauf schließen, dass Mutter und Kind bei weiteren Übergängen ebenfalls auf frühe *Lösungen* setzen werden. Die betroffenen Kinder können auch später zu etwas frühen und manchmal unbedachten Entscheidungen tendieren und ihrer Umwelt mit verblüffender Ungeduld begegnen. Oft gehören sie zu den Menschen, die gern mit der Tür ins Haus fallen. Wie bei allen Frühgeburtsmustern könnten ihre Pläne und Ziele weniger ausgereift erscheinen, und oft würden sie besser daran tun, noch etwas länger über ihren Entscheidungen zu *brüten*.

Bei Erstgebärenden ist diese Situation extrem selten; sie kommt eher bei Vielgebärenden und Mehrlingsgeburten vor. Früher galt das Ganze als Notfall und zog einen Liegendtransport in die Klinik nach sich. Heute sieht man das ruhiger und würde den aufwändigen Transport im Liegen nur noch bei akuter Gefahr eines Nabelschnurvorfalls vornehmen oder wenn ärztlicherseits festgestellt wurde, dass der kindliche Kopf noch nicht in das kleine Becken eingetreten ist. Natürlich sollen nun bald die Wehen einsetzen, und es wird versucht, einen durch Panik verursachten Geburtsstillstand zu vermeiden. Auch wenn der Absprung vorzeitig erfolgt, weil es eigentlich noch vor der rechten Zeit ist und das Kind früh seiner Glückshaut beraubt ist, kann die Gebärende noch in Ruhe packen und sich dann auf normalem Weg in die Klinik begeben. Auch in der Klinik würde alles normal weitergehen. Jedoch ab dem Moment, da die Angst kommt oder auch noch geschürt wird, macht *frau* zu, und es kommt zum Stillstand.

In idealer Weise springt die Fruchtblase erst, wenn das Köpfchen schon im Becken ist, das Kind die Blase praktisch als Puffer und Schutzschicht benutzt hat und die Wehen in vollem Gang sind. Aber es gibt eben wie auch in der Pubertät immer wieder kleine Abweichungen beim Weg ins Leben. Längerfristig erwächst aus diesem ungeduldig frühen Absprung gynäkologisch gesehen kein Nachteil, allerdings lässt sich hier schon ein typisches Muster erkennen: eine gewisse Ungeduld auf eigene Kosten.

Partnerprobleme oder schwierige Partner
im Kreißsaal

Oft macht erst die äußerlich sichtbare Veränderung seiner Frau dem Mann so richtig deutlich, dass von nun an die äußere Verantwortung für eine wachsende Familie auf ihm ruht. Das kann Ängste in Bezug auf die Zukunft auslösen und die Frage heraufbeschwören, inwieweit er sich dem gewachsen fühlt. Die Veränderung seiner Frau, die sich mehr oder weniger ausgeprägt vom venusischen Archetyp der Geliebten zum immer deutlicher hervortretenden mondigen Archetyp der Mutter wandelt, kann etwaige eigene unbewältigte Mutterprobleme in ihm heraufbeschwören. So mag es sein, dass er in ihr das Mütterliche, das er an seiner Mutter entbehrte, zu lieben beginnt oder es ablehnen muss, weil es ihn schon seinerzeit zu erdrücken drohte. Insofern ist die Schwangerschaft auch für den Mann eine Art natürlicher Psychotherapie, die neben all den Chancen durchaus auch Probleme mit sich bringen kann.

Ähnliches widerfährt auch der Frau selbst, die Seiten an sich erleben wird, die sie von ihrer eigenen Mutter kennt und liebt oder ablehnt. Insofern wäre eine Schwangerschaft eine gute Gelegenheit, die eigenen Mutterprobleme zu lösen. Natürlich wird das noch leichter, wenn die eigene Mutter gleichzeitig bewusst in ihre Rolle der werdenden Groß(en)mutter hineinwächst und sich so in der Schwangerschaft drei Generationen näher kommen.

Auch die Partnerschaft zur Hebamme oder zur betreuenden Ärztin kann problematisch werden. Fast jede Frau erwartet in der Schwangerschaft mehr Verständnis für ihre seelischen Bedürfnisse als sonst, da sie nun oftmals selbst das nötige Verständnis für die Bedürfnisse der anderen aufbringt. Gerade dieser Umschwung fordert von der Umgebung eine drastische Umstellung. Im Idealfall haben jetzt die Bedürfnisse des Kindes absolute Priorität. Viel von der berechtigten Erwartung, jetzt Fürsorge und

Verständnis zu bekommen, wird von der Schwangeren auf die professionellen Helferinnen verlagert – besonders wenn der Ehemann und die eigene Mutter diesbezüglich eher versagen.

Einer der vielen Vorteile einer Hausgeburt liegt darin, dass die Frau schon frühzeitig eine verlässliche Beziehung zur Hebamme ihrer Wahl aufbauen kann, die oft Züge einer Freundschaft bekommt. Tatsächlich müssen die beiden ja im wahrsten Sinn des Wortes zusammen *durch dick und dünn gehen*. Falls es zu Differenzen kommt, sollte sich die werdende Mutter aber auch nicht scheuen, zur rechten Zeit die Hebamme zu wechseln. Denn was schon in der Schwangerschaft nicht oder nur schlecht harmoniert, wird sicher nicht besser unter dem Druck der nahenden Geburt kooperieren. Wenn im Idealfall ein auch seelisch verlässliches Vertrauensband zwischen der werdenden Mutter und ihrer Helferin entstanden ist, kann das von unschätzbarem Wert sein.

Ähnliches gilt natürlich auch für das Verhältnis zur Hebamme einer Klinik oder zur Gynäkologin, wobei es günstig wäre, wenn die Mutter sich darauf verlassen könnte, dass die gewohnte Betreuerin dann auch sicher für sie da ist. Hier liegt ein großer Nachteil von Kliniken, da diese – wie schon erwähnt – ihre Dienstpläne über die individuellen Bedürfnisse der einzelnen Gebärenden stellen müssen. Aber unter dem Druck der zunehmenden Konkurrenz um die weniger werdenden Geburten gibt es auch hier schon Bewegung in die für werdende Mütter richtige Richtung.

Der Vater des Kindes bei der Geburt

Eigentlich sollte der Vater heute bei der Geburt seines Kindes dabei sein, schon um die inzwischen bereits erwähnte als wichtig durchschaute Prägung zu gewährleisten. Das setzt allerdings voraus, dass er sich gut darauf eingestellt hat und der Situation gewachsen ist (siehe auch Seite 145 ff.). Wenn allerdings die werdende Mutter – meist ohne sich der Probleme des Partners mit der bevorstehenden Geburt des gemeinsamen Kindes oder dem Thema Geburt im Allgemeinen bewusst zu sein – nun von ihm verantwortungsvolles, erwachsenes Verhalten und Verständnis bei der Geburt erwartet, kann an diesem Punkt einiges entgleisen. Denn dann rührt sie unter Umständen ständig an seinen Schwachpunkt, der ihm seit langem oft selbst als Problem dämmert, mit dem er sich aber nicht auseinander setzen will.

Wenn eine Frau das Problem des Partners mit der Geburt ahnt, ist es vielleicht sogar besser, ihn von vornherein zu entlasten und eine gute Freundin oder sogar die eigene Mutter als Begleitung zur Geburt mitzunehmen. Die eigene Mutter zu bitten, bei der Geburt dabeizusein, setzt allerdings ein gutes, ausgesöhntes Verhältnis zwischen den Generationen voraus, was eher selten vorkommt.

Die Gynäkologie ist der erste schulmedizinische Bereich, der überhaupt Angehörige zuschauen lässt, sogar bei Operationen wie dem Kaiserschnitt. Wenn alle Beteiligten dabei gut eingewiesen sind, hat sich das durchaus bewährt. Allerdings erleben viele Männer die Geburt als verletzenden Akt, dessen Auslöser sie waren, und werden dann bei jedem Akt wieder daran erinnert. Das kann sich auf ihr sexuelles Verhalten ähnlich verunsichernd auswirken wie die Veränderung ihres Mädchens zur Frau durch das natürliche Ritual der Geburt.

In anderen Kulturen gab es schon immer andere Zugänge zur väterlichen Rolle, die zum Teil der Notwendigkeit, zum größeren Teil aber der Tradition entsprangen. Bei einigen Eingeborenen auf den Philippinen hilft der Vater der Mutter zum Beispiel sogar körperlich bei der Geburt, indem er sie gleichsam auf den Schoß nimmt und beim Pressen hält und (unter-)stützt. Die Vorteile dieses Brauches sind unübersehbar, hat der Vater dabei doch eine wirklich *tragende* Rolle und so direkten Anteil am Geschehen. Er ist hautnah dabei und kann seiner Frau tatsächlich im wahrsten Sinn des Wortes beistehen. So wächst er sogar in eine zentrale Rolle und wohl auch leichter in die Vaterrolle hinein. Er tut etwas dafür und erlebt mit Sicherheit dabei etwas Bewegendes. Wenn das Kind dann kommt, sieht es nicht nur die Mutter, sondern auch gleich den Vater und wird so auch auf ihn geprägt.

Bei den Burusho in Indien ist es dagegen die Aufgabe des Vaters, während der Geburt die Schwelle der Haustür zu bewachen, um so alle bösen Einflüsse von der Gebärenden und dem Kind fern zu halten. Diese Rolle ist auch in psychologischer Hinsicht sehr geschickt gewählt, denn dadurch ist der Vater einerseits in wichtiger Funktion mit dem Geschehen verbunden, andererseits weit genug entfernt, um keinen Schaden anrichten zu können und auch seinerseits keinen Schaden zu nehmen.

Über derlei Erwägungen fühlen wir uns heute längst erhaben, sind doch der Geburtsvorgang und die Bedeutung des dabei fließenden Blutes rational durchschaut und von allem Aberglauben befreit. Dabei übersehen wir aber leicht, dass wir die seelischen Zusammenhänge oft schlechter durchschauen als viele so genannte Primitive, die, ihren Ritualen folgend, zu wesentlich besseren Ergebnissen für alle Beteiligten kommen.

Während archaische Völker vielfach nicht nur das Menstruationsblut, sondern erst recht das bei der Geburt auftretende Blut und das Blut des anschließenden Wochenflusses der väterlichen Gesundheit für abträglich und gefährlich erklären und den Mann folglich vom Geschehen fern halten, haben wir das als Unfug erkannt. Ganz abgesehen davon, dass diese Auffassung in diesen Kulturen Geschlechtsverkehr zur Unzeit verhindert, können die Männer jedoch unter diesem Vorwand ihr Gesicht während eines Geschehens wahren, bei dem die meisten nur stören würden und dem sie oft gar nicht gut gewachsen sind. Dadurch dass wir solche Bräuche aber als Aberglauben bezeichnet und abgeschafft haben, werden die Väter plötzlich zu einem Geschehen zugelassen, auf das sie oft nicht oder nicht ausreichend vorbereitet sind und in dem sie vor allem keine klar definierte Rolle haben, was wiederum ihre durch die neue Familiensituation sowieso schon drohende Verunsicherung vertieft.

Der Gynäkologe Michel Odent ist heute der Meinung, dass es in den meisten Fällen besser wäre, die Männer aufgrund der Schwierigkeiten, die sie hinzubringen, von der Geburt fern zu halten – was den Gebräuchen in den meisten archaischen Gesellschaften entspricht. Auch wenn uns der Gedanke heute fremd anmuten mag, haben sich langfristig diese alten Erfahrungen oft als tiefer und sinnvoller erwiesen. Zumindest sollten wir wohl diesen Punkt im Auge behalten.

Andererseits könnte und müsste die Geburt für den Ehemann eine unübertreffliche Demutsübung sein – und die Einübung in die Rolle der zweiten Geige für einige Zeit über die Geburt hinaus. Wenn er sich in diese Rolle eingefühlt hat, kann die Geburt auch für ihn zu einem Höhepunkt seines Lebens werden. Wenn er diese Möglichkeit akzeptiert, wird er eher nicht weggeschickt und kann vielleicht sogar das Kind, wenn es dann kommt, auffangen und seiner Frau auf den Bauch legen oder es mit seinen Händen zärtlich schützend umfassen, wenn die Hebamme es auf den Bauch der Mutter gelegt hat.

Demgegenüber hat persönlicher Ehrgeiz auf Seiten der Helfer im Geburtszimmer nichts zu suchen. So wird sich der Vater oft darauf beschränken, im entscheidenden Moment, wenn das Kind endlich da ist, einen Blick auf die (genau gehende) Uhr zu werfen und den exakten Geburtstermin zu notieren.

Sicher kann man hier immer nur im Einzelfall entscheiden. Menschen, die beruflich mit vielen Geburten zu tun haben, werden natürlich dazu neigen, Empfehlungen auf der Grundlage ihrer Erfahrung zu geben. Diese entspricht aber einer unbewusst geführten Statistik, die der individuellen Situation nicht gerecht werden kann. Wichtig ist, dass der werdende Vater – genau wie die werdende Mutter – für sich selbst entscheidet, dann wird er auch leichter mit den Konsequenzen umgehen können.

Schmerzbekämpfung bei der Geburt

Die meisten der während der Geburt eingesetzten Mittel zur Schmerzlinderung dienen leider nicht der Erleichterung der Geburt, sondern erschweren und behindern diese sogar und gefährden damit das Kind. Besonders wenn die Methoden neben der Erleichterung der mütterlichen Situation den (Nach-)Druck aus ihren Bemühungen und damit den Wehen nehmen, verlängern sie automatisch die Geburt, was immer auf Kosten des Kindes geht, das in all dieser Zeit ja im Geburtskanal steckt. Trotz dieser generellen Nachteile sind schulmedizinische Maßnahmen manchmal *not*wendig, vor allem wenn erhebliche Angst vor der Geburt besteht oder die Schmerzen nicht mehr ertragen werden können.

Aber auch erfahrene Schulmedizinerinnen betonen, wie wichtig diesbezüglich eine gute Aufklärung und Geburtsvorbereitung sind. Wissen verhindert einen guten Teil der Angst, und nichts fördert Schmerzen so wie Angst oder Enge. Insofern werden die Entscheidungen bezüglich Schmerzlinderungsmaßnahmen eigentlich schon weit im Vorfeld getroffen durch die Art, wie *frau* die Geburt betrachtet und sich darauf einstellt oder wie schmerzempfindlich sie ist.

Schmerzmittel

Praktisch alle Medikamente, die während der Geburt eingesetzt werden, gelangen durch die Plazenta auch zum Kind, und es gibt bisher keinen Weg, das zu verhindern. Der Organismus des Kindes braucht oft sogar erheblich länger als der der Mutter, um die Stoffe abzubauen.

Der am häufigsten verabreichte Stoff ist Pethidin (Pharma-Namen Alodan oder Dolantin), der zwar die Schmerzen der Mutter gut lindert, aber gleichzeitig zu Wehenschwäche und vor allem zu Atemproblemen des Säuglings nach der Geburt führen kann. Da es vier Stunden dauert, bis auch nur die Hälfte des Mittels im Körper des Säuglings abgebaut ist, sollte es direkt vor der Geburt nicht mehr gegeben werden, weil das Kind ja bald selbst atmen muss. Andererseits ist diese Phase naturgemäß oft die Zeit der intensivsten Schmerzen.

Da Pethidin ein Morphinalkaloid ist, fällt es unter die Betäubungsmittelordnung und ist daher in Deutschland nur aufwändig zu besorgen. Insofern wird es heute gern durch Meptid ersetzt, das angeblich keine Suchtwirkung haben soll, da es kein Morphinalkaloid ist. Es besitzt eine ähnliche Wirkung, fällt aber nicht unter die Betäubungsmittelordnung. Ob es aber eine sinnvolle Alternative ist, muss bezweifelt werden, da sich rein chemische Medikamente langfristig meist als noch schädlicher erweisen.

Die »schmerzfreie« Geburt

Hinter diesem verlockenden Begriff verbirgt sich heute im Wesentlichen die Methode der Periduralanästhesie (PDA). Sie wird in der Regel von einer Anästhesistin durchgeführt. Dabei geht sie mit einem kleinen Katheter in den Periduralraum hinein, der sich im Umfeld der Nervenleitungen befindet, und klebt den Katheter an der Wirbelsäule fest, sodass jederzeit nach Bedarf nachgespritzt werden kann, bis die Geburt vorbei ist. Vorher müssen jedoch unbedingt die Blutgerinnungswerte bestimmt werden, um diesbezügliche Komplikationen zu vermeiden. Wenn das Ganze gut gemacht wird, dauert es etwa 20 Minuten, bis der gesamte Bereich ab dem Nabel schmerzfrei ist. Diese Schmerzfreiheit bewirken die in oder an den Rückenmarkskanal gespritzten Betäubungsmittel, die neben der Schmerzbetäubung auch zur Lähmung der unteren Körperhälfte führen. Die Wehen werden nur vorübergehend ein wenig schwächer, kommen dann wieder normal. Es gab Zeiten, in denen 60 bis 70 Prozent der Geburten in den Großstädten unter PDA gemacht wurden.

Heute kommt die Methode vor allem für sehr verspannte, ängstliche Frauen in Frage, die zwar Wehen, aber keine rhythmischen Wehen haben und die nicht loslassen und sich öffnen können, sondern im Gegenteil komplett zuhalten. Für sie ist die Schmerzausschaltung oft zugleich die Durchbrechung eines Teufelskreises, um den Kaiserschnitt zu vermeiden. Die Mütter können auch weiter mitpressen, allerdings nicht annähernd so gut wie vorher.

Trotz dieser großen Nachteile für Kind und Mutter durch den Wegfall des effektiven Pressens hat die Methode schon aufgrund der im Namen mitschwingenden Versprechungen viel Anklang und große Verbreitung gefunden. Neben der großen Erleichterung bezüglich der Schmerzen sind die Folgen aber durchaus nicht geburtsförderlich und schon gar nicht immer harmlos.

Da der Blutdruck absinkt, sind nun in jedem Fall Infusionen notwendig. Außerdem wird wegen der Blutdrucksenkung eine intensive Geburtsüberwachung zwingend notwendig. Die gebärende Frau empfindet zwar keinen Schmerz, aber auch nur wenig Pressdrang, weshalb meist ein Wehentropf angehängt werden muss. Letztlich lässt die Mutter ihr Baby mit der Geburtsarbeit im Stich, denn ohne Pressdrang kann sie in der Regel viel zu wenig mitmachen, was die Austreibungsphase meist auf die doppelte Zeit verlängert. Längere Geburtszeit bedeutet aber immer auch längere Leidens- und Gefahrenzeit für das Kind. Die Wahrscheinlichkeit, dass mit der Zange oder dem Vakuumextraktor (heute in über 90 Prozent dieser Fälle) nachgeholfen werden muss, steigt erheblich an. Auf Seiten der Mutter kommt es auch immer wieder zu Kopfschmerzen und anfänglichen Lähmungen oder Taubheitsgefühlen der Beine, die manchmal tagelang anhalten können.

Eine neue Technik, die Mobil-Epiduralanästhesie (EDA), erlaubt der Frau durch die raffinierte Kombination der Betäubungsmittel, mobil zu bleiben und zum Beispiel noch umherzulaufen. Die Taubheit der Beine fällt hier weg. Aber auch wenn diese Art der Betäubung natürlich den älteren Methoden vorzuziehen ist, sollte sie wirklichen Notfällen vorbehalten bleiben, da das Geburtserlebnis und die Chance der Einweihung in das Muttersein dabei trotz aller Vorteile behindert werden.

Eine Frau, die beides kennt – die normale, natürliche Geburt und die mit PDA –, verglich Letztere mit einer Bergbesteigung mittels Lift. Ein Gipfelerlebnis kann sich so nicht einstellen, und damit fehlt der Höhepunkt und die letzte Energieentladung, bei der sich Schmerz in Befreiung wandelt. Eine Therapeutin und

Mutter dreier Kinder drückte es einmal folgendermaßen aus: »Der intensive und subjektiv empfundene ›zielgerichtete‹ Schmerz im Dienst des Lebens stellt die Mutter ins Hier und Jetzt des Erlebens.« Ob es das Wissen ist, dass es kein Einweihungsritual ohne Schmerz gibt, oder einfach das Gefühl der Frauen, scheint dabei nicht so wichtig zu sein, jedenfalls geht in vielen Kliniken bei entsprechender Vorbereitung der Frauen auch der Wunsch nach einer PDA zurück.

Allerdings gibt es andererseits auch den gegenteiligen Trend vor allem bei fortschrittsgläubigen, auf die moderne Technik bauenden Frauen. »Warum Schmerzen leiden, wenn es ohne geht?« Oder: »Warum einen Berg besteigen, wenn es eine Seilbahn gibt?« – das wäre die entsprechende Frage. Doch zwischen einer Frau, die *entbunden werden* will, und einer Frau, die aus eigener Kraft *gebären* will, liegen Welten. Eine Geburt ist in mancher Hinsicht wie eine Bergtour, und beides kann zur Einweihung werden. Was für die Bergsteigerin der Sessellift, ist für die Gebärende die Schmerzausschaltung. Wenn es nur darum geht, das Kind herauszubringen oder die Bergspitze zu erreichen, sind die modernen Wege nicht nur bequemer, sondern teilweise auch vernünftiger. Wenn es aber um ein Gipfelerlebnis oder die Einweihung in das Frausein geht, wirken sie verhindernd.

Gründe für eine PDA oder EDA
- Bei übermäßiger Schmerzempfindlichkeit, wenn andere Schmerzmittel keinen Erfolg haben.
- Wenn die einzige Alternative ein Kaiserschnitt wäre.
- Als Alternative zur Vollnarkose beim Kaiserschnitt.
- Bei großer, anders nicht beherrschbarer Angst direkt vor der Geburt mit totaler Verspannung.

Pudendusblockade

Bei der Methode der Pudendusblockade wird durch die Betäubung des Schamnervs (Nervus pudendus) die Weiterleitung von Schmerzempfindungen in die äußeren Genitalien verhindert, was eine deutliche Schmerzreduzierung mit sich bringt. Die Ärztin muss zu diesem Zweck ein Lokalanästhetikum in den Bereich des Sitzbeinhöckers spritzen. Der schmerzlindernde Effekt ist natürlich viel geringer als bei der PDA, dafür aber auch unvergleichlich weniger geburtshemmend und schädlich für das Kind. Diese Methode wird heute kaum noch eingesetzt, weil sie im Vergleich zur PDA zu wenig bringt.

Damminfiltration

Dieser harmlose Eingriff dient zum Unempfindlichmachen des Dammes vor dem Schnitt. Allerdings ist er oft überflüssig, wenn zur richtigen Zeit geschnitten wird. In der Wehe ist aufgrund der Blutleere im Damm dieser praktisch sowieso unempfindlich. Außerdem ist auch der Einstich schon schmerzhaft. Nur in seltenen Fällen ist es nicht möglich, bis zu dieser natürlichen Anästhesie zu warten. Vor allem gibt es inzwischen auch ein Lokalanästhesiespray, das vorher gut anzuwenden wäre.

Überholte Verfahren

Als veraltet muss die Betäubungsmethode mit *Lachgas* betrachtet werden. Dabei atmete die Mutter ein Lachgas-Luft-Gemisch ein, das zwar eine narkoseähnliche schmerzfreie Situation schafft, aber die Mutter massiv daran hindert, bei der Geburt aktiv mitzuarbeiten. Wie alle Methoden, die der Frau den Arbeitsaspekt ersparen, ist auch diese kontraproduktiv.

Ähnlich veraltet ist die *Parazervikalblockade*, die der PDA ähnelt, bei der aber sogar das Kind geschädigt werden kann.

Medizinische Eingriffe zur Geburt

Sprengen der Fruchtblase

Am Ende der Eröffnungs- oder zu Anfang der Austreibungsphase, wenn der kindliche Kopf in das kleine Becken absteigt, platzt die Fruchtblase in der Regel von selbst. Da die Fruchtblase jedoch den professionellen Helferinnen den direkten Zugriff auf den kindlichen Kopf verwehrt, ist sie ihnen häufig ein Dorn im Auge, sodass sie den Moment der natürlichen Entsorgung nicht abwarten können oder wollen und die Blase schon aufstechen, bevor der Muttermund ganz geöffnet ist. Als Vorwand für das Sprengen der Fruchtblase (Amniotomie) dient die Notwendigkeit, das CTG zur Wehenschreibung anzulegen und all die inneren Maßnahmen zur Kontrolle des kindlichen Zustandes durchzuführen. Wenn man bedenkt, dass erfahrene Gynäkologinnen heute davon ausgehen, dass der kindliche Zustand von außen ähnlich gut zu überwachen ist, handelt es sich hier um einen ungerechtfertigten Übergriff.

Das vorzeitige Öffnen der Fruchtblase verstärkt die Wehen und beschleunigt so die Geburt über Gebühr, wodurch es leichter zu Einrissen von Muttermund und Damm kommt und die sowieso schon hohe Belastung des kindlichen Kopfes noch verstärkt wird. Die Erhöhung des Schmerzniveaus kann sogar gegenteilig wirken und die Geburt verlängern.

Wichtige Gründe für die Blasensprengung können sowohl eine notwendige Geburtsbeschleunigung bei einer schon völlig erschöpften Mutter als auch eine anders nicht zu erreichende Geburtseinleitung sein. Die Überwachung der kindlichen Herztöne mittels einer in die Kopfhaut gepiekten Elektrode ist jedenfalls kein ausreichender Grund. Diese Maßnahme ist überhaupt nur bei gefährlichen Situationen angezeigt wie drohendem Sauerstoffmangel (Asphyxie), und selbst in diesem Fall springt die Fruchtblase meist vorher und noch rechtzeitig von selbst.

In der alten Medizin und in der Volksheilkunde wird eine über die ganze Geburt intakt bleibende Fruchtblase als Glückshaut oder -haube bezeichnet, wohl auch deshalb, weil sie eine schonende Geburt ermöglicht. Immerhin kommt das Kind dann sozusagen mit einem Wasserpolster auf die Welt und bleibt die ganze Zeit über wunderbar geschützt. Insofern hat die Schulmedizin durch das reflexartige Öffnen der Fruchtblase solche Glückskinder lange verhindert. Sie ist heute aber auch hier wieder auf dem Weg zurück zur Natürlichkeit, da sie gerade den Vorteil erkennt, den das Fruchtwasser als Puffer bildet, weil es Nabelschnureinklemmungen, die immerhin in 50 Prozent der Geburten vorkommen, mildert. Interessanterweise hat der Erfinder des CTGs, der deutschen Gynäkologe Kurt Hamacher, diese Umkehr eingeleitet, da er im CTG sehen konnte, dass bei stehender Fruchtblase die Herztonkomplikationen geringer sind.

Der berühmte Gynäkologe Willibald Pschyrembel hat sein Lehrbuch für Geburtshilfe schon in den noch ganz wissenschaftsgläubigen sechziger Jahren des 20. Jahrhunderts unter das Motto gestellt: »Man muss in der Geburtshilfe viel wissen, um wenig zu tun.« Dieser Trend zur neuen Bescheidenheit wäre gut geeignet, die Gräben in der Geburtshilfe zwischen wissenschaftlichen und naturheilkundlichen Ansätzen zuzuschütten und eine friedliche Synthese zu schaffen, die allen nur nutzen würde.

Dammschnitt

In der letzten Phase, wenn der Kopf des Kindes durch die Scheide schneidet, herrscht im Gewebe des Scheidenausganges höchste Anspannung. Hier wurde bis vor einiger Zeit routinemäßig geschnitten; heute wird der Eingriff immer noch häufig durchgeführt, damit der Damm nicht reißt.

Früher glaubte man, dass ein Schnitt besser heile als ein Riss. Richtig ist aber, dass in diesem Gebiet alles erstaunlich gut wieder zusammenwächst, und ein Dammriss heilt im Allgemeinen besser und blutet weniger als ein Dammschnitt, da er sich wenigstens an der schwächsten Stelle des Gewebes (in der Mitte) ereignet. Im Unterleib ist das Gewebe so geschmeidig, dass es nicht nur gut heilt, sondern sich auch sehr gut zurückbildet. Dafür spricht auch, dass Säugetiere keine Dammrisse erleiden.

Rein medizinisch gesehen ist der Dammschnitt (Episiotomie) ein kleiner Eingriff. Trotzdem ist er nicht harmlos, denn er kann das Leben von Müttern für Wochen und bei einigen wenigen sogar für Monate durch Beschwerden beim Wasserlassen, beim Geschlechtsverkehr und sogar beim normalen Sitzen beeinträchtigen.

Wenn ein Dammschnitt schon nicht zu vermeiden ist, wäre der mittlere Schnitt – falls er möglich ist – zu bevorzugen. Beim Schnitt in der Mittellinie treten weniger unangenehme Begleiterscheinungen auf als wie beim gebräuchlichen lateralen Schnitt, weil die Wunde kleiner bleibt und daher leichter heilt und am weniger empfindlichen Damm verläuft. Wir haben also zu allem Überfluss bei dieser an sich meist überflüssigen Praxis auch noch eine falsche Schnitttechnik! Der einzige Nachteil dieser Schnittführung ist die geringe Gefahr, den After zu verletzen. Im Gegensatz zu amerikanischen Ärztinnen traut man sich in Deutschland diesen mittleren Schnitt nicht durchzuführen – aus Angst vor einem Schließmuskelriss. Da dieser jedoch gut zu nähen ist, würde sich daraus kein großes Problem ergeben. Da wir sonst den Amerikanerinnen fast alles – auch die größten Dummheiten – nachmachen, könnten wir wenigstens auch deren vernünftigen (Schnitt-)Vorschlägen folgen.

Bei der darüber hinaus empfehlenswerten Verwendung von resorbierbarem Nahtmaterial entfällt das Fädenziehen. Eine für die Ärztin geringfügig länger dauernde Intrakutannaht bringt der Frau erhebliche Vorteile.

Wichtig wäre es in jedem Fall, eine Hebamme zu haben, die durch gekonnten Dammschutz beim Pressen auch noch den im Allgemeinen harmloseren Riss verhindert (zu vorbeugenden Maßnahmen siehe auch Seite 368).

Als Vorbeugung einer späteren Gebärmuttersenkung, wie häufig von Medizinerinnen argumentiert, ist der Dammschnitt nachweislich gänzlich ungeeignet. Eine wissenschaftliche Studie aus England belegt, dass diesbezüglich Beckenbodengymnastik und moderater Sport wesentlich bessere Ergebnisse erzielen. Insofern sollten sich Frauen heute vorher erkundigen, damit sie nicht in eine Klinik geraten, wo diese im Allgemeinen überflüssige Maßnahme noch routinemäßig durchgeführt wird.

Ein weiteres Argument für den Dammschnitt war die alte Vorstellung, dass dadurch das Gewebe nicht so »ausleiern« würde und man folglich einen späteren Vorfall (Prolaps) verhindere. Das ist bis heute unbewiesen.

Situationen, die einen Dammschnitt rechtfertigen
- Die Mutter darf nicht pressen (zum Beispiel bei Herzleiden).
- Zange- oder Saugglocke muss angesetzt werden.
- Sauerstoffmangel des Kindes.
- Wenig belastbare Frühgeburt.
- Steißgeburt.
- Der Damm dehnt sich sehr schlecht, und es sind große Scheidenverletzungen zu befürchten.

Homöopathie nach einem Dammschnitt
- *Staphisagria C 200*: an zwei aufeinander folgenden Tagen je eine Gabe (3 Globuli).
- *Calendula-Tinktur*: einige Tropfen in Wasser auflösen und die Wunde damit betupfen.

Saugglocke und Zange

Der Einsatz von Saugglocke (Vakuumextraktor) und Zange (Forceps) kann in Erwägung gezogen werden, wenn zum Beispiel die Presswehen deutlich zu schwach ausfallen, weil die Mutter schon zu erschöpft ist oder wegen medizinischer Schmerzausschaltung nur noch ungenügend mitarbeiten kann. Außerdem kann er bei akuter Gefährdung des Kindes durch Sauerstoffmangel während der Geburt angezeigt sein.

Voraussetzungen für solche Hilfsaktionen sind ein vollständig geöffneter Muttermund und ein am Beckenausgang angekommener Kindskopf sowie fast immer auch ein Dammschnitt.

Da die Handhabung der Saugglocke wesentlich einfacher und auch viel leichter zu erlernen ist, hat dieser Weg wahrscheinlich Vorteile gegenüber dem Einsatz der Zange. Am besten ist aber jenes Verfahren, bei dem die jeweilige Helferin, die es durchführen muss, sich wohler fühlt und mehr Erfahrung mitbringt. Eine gut geführte Zange ist in jedem Fall besser als eine schlecht eingesetzte Glocke. Der Zangeneinsatz muss aber in jedem Fall beherrscht werden, denn in seltenen Fällen, wenn die Saugglocke immer wieder abreißt, bleibt kaum eine Alternative zur Zange.

Die zwischen Scheidenwand und Kindskopf eingebrachten Zangen drücken die Scheidenwände auseinander und verschaffen dem Kopf des Kindes auf diese Weise mehr Platz zum Durchtritt. Eine erhebliche Gefahr der Zange liegt darin, dass damit der Kindskopf erfasst wird, noch bevor er überhaupt den Beckenausgang erreicht hat.

Bei der Vakuumextraktion wird eine Saugglocke dem Schädeldach des Kindes angenähert und dann mittels Unterdruck (Vakuum) angesaugt, sodass der Kopf, an der Saugglocke festhängend, herausgezogen werden kann. Das dabei auftretende Hämatom am kindlichen Kopf ist harmlos und wird in Kauf genommen. Nach der Geburt sollte es sofort homöopathisch mit einer Gabe *Arnica C 200* behandelt werden.

Heute sind längst nicht mehr so viele Zangen- und Saugglockenextraktionen notwendig, da man aufgrund der CTG-Muster viel genauer beurteilen kann, ob noch Zeit ist zu warten. Früher, als man allein auf das Hörrohr der Hebamme angewiesen war, gab es viel mehr Unruhe, Hektik und Aktionismus im Kreißsaal.

Eine inzwischen weitgehend verpönte Methode ist das Kristellern, wobei durch die Bauchdecke auf die Gebärmutter Druck ausgeübt wird. Das ging früher bis zum Riss der Gebärmutter, nur um eine Wehenschwäche zu kompensieren. Ein so brutales Vorgehen ist inzwischen tabu, wobei gegen einen mit großer Vorsicht ausgeübten sanften Druck auch heute nichts zu sagen ist.

Die Saugglocke wäre demgegenüber vorzuziehen, etwa wenn das Kind in Beckenmitte hängen bleibt, die Kraft der Mutter nachlässt, die Herztöne schwächer werden. Wenn das Kind allerdings nicht bis zur Mitte kommt, sind weder Glocke noch Zange einsetzbar.

Kaiserschnitt

Eine kurze Geschichte des Kaiserschnitts

Der Kaiserschnitt (Sectio caesarea) wird bereits vom römischen Geschichtsschreiber Plinius dem Älteren (23–79 n. Chr.) im Zusammenhang mit Cäsars Geburt erwähnt, die eine Schnittentbindung gewesen sein soll. Heute bestehen gynäkologischerseits größte Zweifel an dieser Version, da Cäsars Mutter während des

Gallischen Krieges noch lebte und man davon ausgeht, dass zu damaligen Zeiten eine Frau eine Schnittentbindung nicht überstehen konnte. Da aber auch in archaischen Kulturen Kaiserschnitte immer wieder mit Erfolg durchgeführt wurden, mag Cäsar vielleicht doch auf diesem kaiserlichen Weg das Licht der Welt erblickt haben. Jedenfalls heißt es, dass er nach diesem Ereignis Cäsar (von lat.: *caesus* = geschnitten) genannt worden ist.

Der schottische Arzt William Felkin verbürgt sich dafür, im 19. Jahrhundert in Uganda Zeuge solch eines dramatischen Ereignisses gewesen zu sein, das Mutter und Kind überlebten. Ein Schamane führte die Operation ohne klassische Narkose und ohne Uterusnaht aus. In solchen Situationen kam den archaischen Menschen und wohl begrenzt auch noch denen des Altertums zu Hilfe, dass in einer natürlichen Umgebung die Gefahr einer Infektion mit Krankheitskeimen meist relativ gering ist.

Zum größten Zorn der männlichen Ärzte durfte die Schnittentbindung in früher Zeit ebenfalls von Hebammen und Priestern durchgeführt werden. Letztere waren von der Kirche zugelassen, weil es ihre Aufgabe war, durch die anschließende Taufe wenigstens noch die Seele des Kindes zu retten. Ärzte kamen darüber hinaus mit der Kirche in Konflikt, weil diese darauf bestand, das Leben des Kindes über das der Mutter zu stellen.

Die eigentliche Geschichte des Kaiserschnitts an der Lebenden begann im 16. Jahrhundert mit einem Buch von Rousset. Dieser hatte zwar nie selbst eine Schnittentbindung durchgeführt, aber sein Buch wurde zur Grundlage für Operationsversuche. Seine Fehleinschätzung, auf eine Uterusnaht zu verzichten, kostete allerdings etwa dreihundert Jahre lang viele Mütter das Leben.

Im Jahr 1610 wurde in Europa dann erstmals von einer für Mutter und Kind erfolgreichen Schnittentbindung berichtet. Wie so oft in der Gynäkologie waren wieder französische Ärzte die Pioniere. Sie befürworteten offen die Schnittentbindung an der Lebenden und versuchten auch, sie durchzuführen. Holländische Ärzte folgten diesem Beispiel. Es blieb aber dem deutschen Geburtshelfer Ferdinand Kehrer (1837–1914) vorbehalten, eines der Hauptprobleme dieser Operation mit der von ihm entwickelten dreischichtigen Uterusnaht zu lösen.

Im Jahr 1876 hatte der Mailänder Arzt Porro begonnen, beim Kaiserschnitt gleich die ganze Gebärmutter mit herauszunehmen, um so das Infektionsrisiko zu verringern. Man glaubte damals, dass das Kindbettfieber seinen Ursprung in der Gebärmutter nähme. Diese Operationsmethode brachte keine Lösung für das Infektionsproblem; sie war jedoch der Beginn eines recht traurigen Kapitels der Gynäkologie, das bis in unsere Tage reicht. Noch heute wird vereinzelt die Gebärmutter aus Gründen der »Sicherheit« entfernt, damit dort nichts entarten könne. Zum Glück gehen diese unärztlichen Tendenzen, die mit Angstmache arbeiten, allmählich zu Ende.

Bis zum Anfang des 19. Jahrhunderts blieb bei allen kleinen Erfolgen die Gesamtbilanz der geglückten Kaiserschnitte deprimierend niedrig. Der wirkliche Umschwung kam erst mit Ignaz Semmelweis und der von ihm propagierten Chlorkalkdesinfektion, mit Joseph Lister und der Wundentkeimung und vor allem auch mit der Entdeckung der Narkose. Aber selbst 1986 war die Sterblichkeit bei Kaiserschnitten noch fünf- bis sechsmal höher als bei normalen Entbindungen.

Solche Zahlen sollten uns vor allem wegen der nach wie vor zu beobachtenden Tendenz zu immer mehr Kaiserschnitten zu denken geben. Waren im 17. Jahrhundert jene Ärzte die fortschrittlichen, die eine Schnittentbindung an der lebenden Frau wagten, sind es heute wieder diejenigen, die im Rahmen von so genannten Sectio-Sparprogrammen einen Kaiserschnitt, wo immer möglich, zu vermeiden suchen.[52]

Mit dem Kaiserschnitt auf Nummer sicher gehen?

Obwohl eine Schnittentbindung ein erheblicher chirurgischer Eingriff ist, wird sie bei uns und besonders in den USA viel zu häufig angewendet. Es handelt sich dabei um eine Mode und um einen Irrweg unserer Gesellschaft, die keine Zeit mehr hat und den natürlichen Vorgängen eher skeptisch gegenübersteht. Außerdem gehen auch die praktischen Fähigkeiten der Geburtshelferinnen immer mehr zurück, gerade weil so schnell zum Skalpell gegriffen wird. Es ist aber abzusehen, dass diese Sackgasse als solche erkannt wird. In Sectio-Sparprogrammen gab es schon vernünftige diesbezüglich Ansätze. Der Initiator Professor Erich Saling ist zwar selbst eine Koryphäe in der invasiven Geburtshilfe (er ist der Entdecker der Amnioskopie wie auch der Mikroblutmethode; er war der Erste, der die »Sauerstoffsparschaltung«

beim Kind entdeckte, die diesem erlaubt, einen Sauerstoffmangel auch längere Zeit schadlos zu überstehen); er hat aber schon vor dem Kaiserschnitt-Boom in Deutschland versucht, dieser Mode Einhalt zu gebieten – fürs Erste allerdings noch vergeblich.

Das Risiko, an den Folgen eines Kaiserschnitts zu erkranken oder gar zu sterben, ist zehnmal größer als bei einer normalen Geburt. Den Angehörigen gegenüber argumentieren die Ärztinnen meist mit der Sicherheit des Kindes. Inzwischen geht es vor allem in den Vereinigten Staaten mindestens genauso sehr um die ärztliche Sicherheit. Mit einem Kaiserschnitt haben die behandelnden Ärztinnen alles ihnen Mögliche getan, und sie sind daher in einem Land, in dem juristische Klagen immer mehr zum Volkssport werden, vor gerichtlichen Nachstellungen sicher. Tatsächlich ist beim Kaiserschnitt – juristisch gesehen – alles besser unter Kontrolle und die Ärztin danach unangreifbar. Die Gynäkologie hat sowohl in Nordamerika als auch in Deutschland die höchste Quote an Regressforderungen.

Der juristischen Sicherheit entspricht aber nicht die medizinische. Die Komplikationsrate ist bei Mutter und Kind bei einer Schnittentbindung deutlich höher als bei der normalen Geburt – und zwar infolge von Wundheilungsstörungen, Harnwegsinfekten, Thrombosen, Embolien und Nachblutungen bei der Mutter. Das Kind neigt nach einer Schnittentbindung eher zu Adaptationsstörungen, da ihm der Anpassungsweg fehlt. Es ist ein wenig wie beim Fliegen, das einem im Gegensatz zu Bahn- oder Schiffsreisen kaum Zeit gibt anzukommen. Körperlich zeigt sich die geringere Anpassung des Kindes an häufigeren Atemstörungen und überhaupt Lungenkomplikationen, aber auch an Herz-Kreislauf-Problemen. Trotzdem steigt in den Industrienationen die Kaiserschnittrate – vor allem wohl wegen der bereits erwähnten rechtlichen Absicherung der Ärztinnen.

Laut WHO liegt die Obergrenze für Kaiserschnitte in einer Klinik bei 10 Prozent, wobei diese in den meisten Häusern Deutschlands inzwischen schon weit überschritten wird. Die Durchschnittsrate von Kaiserschnitten betrug im Jahr 1999 bereits deutlich über 20 Prozent. Besonders in Privatkliniken ergeben sich mitunter abenteuerlich hohe Kaiserschnittraten.

Bei aller Kritik bezüglich übertrieben häufiger Kaiserschnitt-Operationen soll jedoch nicht in Abrede gestellt werden, dass die

Schnittentbindung in vielen Fällen unverzichtbar und lebensrettend ist.

Selbst in diesen Notfällen ließe sich aber das Ausmaß des dabei entstehenden Eingriffs in die seelische Welt von Mutter und Kind so gering wie möglich halten. Bei einer Mutter und Kind schonenden Schnittentbindung wäre die PDA-Narkose vorzuziehen, damit die Mutter bei Bewusstsein bleibt und die Geburt, wenn auch sehr abgeschwächt, noch miterlebt. Ihr Partner sollte dann auf alle Fälle dabei sein, um ihr beizustehen, allerdings mit der strikten Auflage, am Kopfende zu bleiben, sich selbst und den Operateurinnen zuliebe. Der Frau wird dann in der Regel das Kind gleich nach ihm gezeigt bekommen, was wegen der Prägung wichtig ist. Danach kann sich der Mann dem Kind widmen, das in einem für die Reanimation geeigneten Bettchen liegt. Alle drei kommen danach ganz schnell zurück auf die Entbindungsstation, sodass alles in normalen Bahnen weiterläuft.

Allerdings ist diese planbare Schnittentbindung, bei der noch Zeit für die PDA-Narkose bleibt, nicht immer möglich. Bei einem Notkaiserschnitt, dem seltensten Fall, wird eine Vollnarkose der Mutter mit Intubation wegen der Beatmungsmöglichkeit notwendig. Selbst hier kann man noch den Partner im Operationssaal zulassen, da es sich hinterher oft als günstig erweist, wenn er die Situation des Kampfes um das Leben von Mutter und Kind miterlebt hat. Natürlich ist hier immer individuell zu entscheiden, inwieweit der Vater dazu in der Lage ist und inwieweit Gynäkologinnen und Anästhesistinnen dabei mitspielen.

Der »sanfte« Kaiserschnitt

Die Bezeichnung »sanfter Kaiserschnitt« entspringt dem bedauerlichen Bedürfnis, abenteuerlich hohe Kaiserschnittraten zu rationalisieren und übertriebene Operationsgelüste zu vertuschen. Schon die Assoziation zur sanften Geburt nach Leboyer ist vor allem peinlich, wenn man bedenkt, dass es sich hier nur um geringe Veränderungen gegenüber einem normalen Kaiserschnitt handelt. Die Frauen können früher essen, werden schneller mobilisiert, und da sie keine Drainagen zur Ableitung von Wundsekreten bekommen, können sie auch die Klinik schneller ver lassen. Obwohl das für die betroffenen Mütter durchaus Fortschritte gegenüber dem normalen Kaiserschnitt mit meist zehntägigem Klinikaufenthalt sind, bleibt doch die Tatsache einer Operation, und das Wörtchen »sanft« weckt völlig falsche Assoziationen.

Diese als sanft bezeichnete Methode wäre eigentlich bei jedem Kaiserschnitt anzuwenden. Sie ist auch durchaus nicht neu und sollte keinesfalls als Vorwand dienen, weiterhin so übertrieben häufig zu operieren. Erfahrene Operateurinnen haben schon immer in kürzerer Zeit operiert, einfühlsamere Ärztinnen schon längst auf die sowieso sinnlose Nüchternheit der Patientin verzichtet und Drainagen eingespart.

Situationen, die einen Kaiserschnitt erfordern

Notwendig wird der Kaiserschnitt, wenn das Kind unter Sauerstoffmangel leidet, der Muttermund aber noch gar nicht ganz offen ist. Er wird auch durchgeführt, wenn die Lage des Kindes oder der Plazenta eine Geburt durch die Scheide mechanisch unmöglich macht.

Bei Steißlagen (siehe Seite 354 ff.) sollte heute allerdings immer zuerst die äußere Wende versucht werden, die häufig noch zu einem normalen Geburtsverlauf verhilft. Darüber hinaus kann die Steißlage von erfahrenen Gynäkologinnen spontan entbunden werden, wenn das Verhältnis von Kindskopf und Beckengröße es zulässt.

Ein weiterer Grund für eine Schnittentbindung besteht in einem Missverhältnis zwischen kindlicher Kopf- und mütterlicher Beckengröße. Außerdem werden Kinder in Steißlage, die vor der 32. Woche zur Geburt drängen oder ein Schätzgewicht unter 1,5 kg haben, per Kaiserschnitt geholt, daneben auch solche, die bei einer Erstgebärenden in Steißlage auf über 3,6 kg geschätzt werden. Bei vorzeitiger Loslösung der Plazenta besteht wegen der Blutungsgefahr, bei Vorfall der Nabelschnur vor den Kopf wegen des zu befürchtenden Sauerstoffmangels im Geburtskanal die Notwendigkeit, einen Kaiserschnitt durchzuführen. Schließlich ist er auch dann notwendig, wenn ein Gebärmutterriss wegen zu starker Wehen und vorgeschädigter Gebärmutter befürchtet werden muss oder wenn sich der Gebärmuttermund aufgrund von Vernarbungen, die von früheren Geburten oder Operationen stammen, trotz heftiger Wehen nicht öffnen kann.

Selbst bei einem geplanten Kaiserschnitt ist es jedoch sinnvoll, nach Möglichkeit den Beginn der natürlichen Wehen abzuwarten, da der (in diesem Fall positive) Stress der Wehen für die Lungenfunktion und ganz allgemein für die kindliche Anpassung an das kommende Leben wichtig ist.

Meist wird der Kaiserschnitt in Vollnarkose durchgeführt, obwohl die Periduralanästhesie (PDA) große Vorteile hätte und sich hier allmählich auch ein Umdenken ergibt. Denn im letzteren Fall könnte die Mutter gleich zu stillen beginnen, was einen sehr beruhigenden und stimmigen Übergang für das Kind darstellen würde. Außerdem erspart die PDA der Mutter und auch dem Kind die Vollnarkose mit all deren möglichen Nebenwirkungen.

Kaiserschnitt aus der Sicht der Mutter

Die übliche, aber unnötige routinemäßige Kombination des Kaiserschnitts mit einer Vollnarkose bedeutet für die Mutter den Ausfall der bewussten Einweihung in das Muttersein. Wie wichtig dieser Schritt wäre, können wir heute kaum noch einschätzen. Diese Einweihung lässt sich auch durch intensive Anstrengungen nicht mehr gleichwertig nachholen. Die Mutter fällt nicht nur in der überaus wichtigen Zeit der ersten Prägung direkt nach der Geburt aus, weil sie noch in Hypnos' Reich des Schlafes weilt und so den Eintritt ihres Kindes in diese Welt verpasst. Sie verschläft mit der Geburt ihres Kindes nicht selten auch ihre eigene als Frau. Rituale leben von ihrer Bewusstheit – eine Einweihung kann zwar in Trance erfolgen, nicht aber in Vollnarkose.

Leben zu schenken ist ein aktiver Prozess; der Kaiserschnitt unter Vollnarkose läuft aber darauf hinaus, dass sie die Geburtstagsfeier in allen Einzelheiten vorbereitet und dann den Geburtstag verpasst. Einigen Frauen kommt diese verpasste Chance später zu Bewusstsein. So reift in ihnen nicht selten der Wunsch, ein nächstes Kind auf natürlichem Weg zu gebären. Das Problem dabei ist, dass sich die Gynäkologie lange Zeit auf den Standpunkt stellte: »Einmal Kaiserschnitt, immer Kaiserschnitt.« Hier ist es glücklicherweise zu einem Umdenken gekommen, und heute findet solch eine Mutter leichter eine Klinik, die ihr eine natürliche Spontangeburt nach vorausgegangener Schnittentbindung ermöglicht.

Der früher übliche Widerstand hing damit zusammen, dass die Gynäkologinnen – ganz uninteressiert und uninformiert bezüglich der rituellen Bedeutung der Geburt – aus ihrer rein funktionalen Sicht auch einige gewichtige Gegenargumente ins Feld führen können. Die Gebärmutter hat natürlich tatsächlich durch die erste Schnittentbindung bereits eine Narbe, die unter den Anstrengungen einer normalen Geburt nachgeben und eine lebensgefährliche Situation heraufbeschwören könnte. Auf der anderen Seite ist aber die Gebärmutter ein so starker Muskel, dass sie wie andere Muskeln gut heilt. Auch Sportler können nach Muskelrissen wieder Höchstleistungen erbringen.

Meist machen die Bedenken den Frauen Angst, und die Gynäkologinnen dürfen den Konflikt wunschgemäß durch einen »risikoarmen« zweiten Kaiserschnitt lösen. Manchmal erwächst aber auch eine echte Gefahr aus einer Verhärtung der Fronten. Frauen, die entschlossen sind, die ihnen fehlende Erfahrung nachzuholen, und Gynäkologinnen, die nicht nachgeben, beschwören unverantwortliche Dramen bis hin zu Kurzschlusshandlungen herauf. Frauen, die sich von »der« Schulmedizin verletzt oder zumindest unverstanden fühlen, treten dann nicht selten die Flucht nach vorn an, zum Beispiel in Richtung Hausgeburt.

Über die Notwendigkeit des ersten Kaiserschnitts lässt sich oft diskutieren, an der Notwendigkeit einer modernen Klinik bei darauf folgenden Geburten können eigentlich nur Tollkühne zweifeln, die ein Prinzip wie das der Natürlichkeit übertreiben und über das eigene und das Leben ihres Kindes stellen. Moderne Ärztinnen, die es nicht gewöhnt sind, Verantwortung außerhalb der gesicherten schulmedizinischen Bahnen zu tragen, könnten sich zu ihrer Sicherheit ein Revers unterschreiben lassen, dass sie auf die Risiken hingewiesen haben, aber sie sollten sich gerade in solchen Situationen nicht abkehren und Frauen in anderen Umständen damit nicht auch noch zu heillosen »Selbsthilfeaktionen« treiben.

Auch in der Hightech-Medizin muss, wer A sagt, oft auch B sagen. Wenn beide Recht haben – die Frau aus ihrer psychologischen Sicht und die Gynäkologin aus ihrer mechanischen Betrachtungsweise –, gibt wie immer die Klügere nach. Da aber die werdende Mutter die anatomische Situation kaum einschätzen kann, wäre es hilfreich, wenn sich die Ärztin dem seelischen Blickwinkel der Schwangeren öffnen würde, damit wenigstens eine beide Seiten sieht und die in diesem Fall unabdingbare Zusammenarbeit gewährleistet bleibt.

Kaiserschnitt aus der Sicht des Kindes

Viele Gründe können Kinder im Mutterleib zu groß werden lassen; ein wesentlicher ist unsere im Gegensatz zu früherer Zeit zu »gute«, eigentlich zu reichliche Ernährung. Ähnlich wie Erwachsene dabei immer dicker werden, ergeht es den Kindern, auch den noch ungeborenen. Ein Ungeborenes isst ja automatisch mit seiner Mutter mit. Hier rächt sich das Wohlleben und macht den Einsatz moderner Medizin oft *not*wendig.

Auf der anderen Seite kann es auch geschehen, dass der alternde Mutterkuchen seiner Aufgabe immer weniger gerecht wird, und das Kind beginnt, Not zu leiden. Auch dann wäre die Schulmedizin gefordert und ein Kaiserschnitt notwendig. Denn jetzt kann das Kind schon so geschwächt sein, dass normale Wehen die Durchblutung in unzumutbarer Weise weiter vermindern würden.

Ein weiterer Grund für einen Kaiserschnitt ist die Übertragung, auch wenn sie insgesamt gar nicht so oft wie vermutet vorkommt (siehe auch Seite 348 ff.). Echte Übertragungen machen zwischen 3 und 5 Prozent der Geburten aus, der Eindruck höherer Zahlen geht wohl vor allem – wie schon erläutert – auf falsche Berechnungen zurück. Laut WHO liegt eine Übertragung erst vor, wenn die Schwangerschaft über 42 Wochen dauert.

Bei einer Übertragung lässt sich das Kind zu viel Zeit und bleibt über seine Zeit im ursprünglichen Schlaraffenland hocken. Nachdem auch die meisten Erwachsenen in ihrem Leben zu den Übergangszeiten die Kurve nicht mehr zeitgerecht kriegen, ist es fast natürlich, wenn auch die Kinder es nicht mehr schaffen. Solch ein übertragenes und überreifes *Früchtchen* ist bei der Geburt dann für beide Seiten kein Genuss mehr. Andererseits mag die Mutter ihre Leibesfrucht vielleicht nicht rechtzeitig loslassen, ein Thema, das sich jedenfalls später bei Pubertät und Adoleszenz häufig ergibt und hier schon einen seelischen Vorläufer hat.

Man könnte die Schwangerschaft als eine Art Inkubationszeit für Geburt und Leben betrachten: Je länger aber die Inkubationszeit, desto heftiger ist nicht selten der anschließende Ausbruch. Für ein Kind, das keine Anstalten macht, sein Nest trotz der zunehmenden Enge zu verlassen, mag die Angst vor dem Kopfsprung ins Leben überwiegen. Die bekannte und bisher so angenehme Atmosphäre gegen ein unbekanntes Risiko einzutauschen ist sicher nicht angenehm, so *notwendig* es auch wäre. Möglicherweise hat ein Kind auch noch gar nicht genug vom Schlaraffenland bekommen, um es schon freiwillig aufzugeben.

Die Übertragung ist ein Überziehen der Zeit. Falls der Absprung zur rechten Zeit einmal verpasst ist, wird es schwer, denn von nun an gibt es keinen zwingenden Zeitpunkt mehr, alle Gelegenheiten sind nun falsch. Jetzt kann es nur noch darum gehen, den am wenigsten schlechten *beim Schopf zu packen*. Analoge Übergangskrisen können das deutlicher zeigen. Falls der natürliche Zeitpunkt zum Pubertieren, die Umstellung der Hormonsituation, verpasst ist, wird sich kein weiterer natürlicher mehr ergeben, solange das Kind auch warten mag. Jeder Versuch mit dreißig ist zwar besser als einer mit einunddreißig, aber verspätet kommen beide. Häufig sind es dann nur noch der Druck einer immer schlechter erträglichen Situation und die körperliche und seelische Not, die zur treibenden Kraft werden.

Ein be*deut*samer Aspekt der Übertragung ist auch noch, dass sich das Kind über alle Maßen hinaus ge*wichtig* futtert und zu einer *zunehmenden* Belastung für die Mutter wird. Allen wird auf diese Weise klar, wie schwer sie an dem Kind trägt. Falls sie sich diese Situation nicht bewusst macht, mag das Kind sie verkörpern.

Schließlich kann die mütterliche Kraft und Offenheit überfordert sein, und per Kaiserschnitt erzwingt sie sich fremde Hilfe, um die zu große Aufgabe auf diese Art erst einmal loszuwerden. Die Vollnarkose kann dann deutlich machen, dass sie mit all dem nichts mehr zu tun haben will.

Denkbar wäre auch ein besonders bequemes Kind, das das Schlaraffenland aus eigener Kraft und freiwillig gar nicht verlassen will und auf die angenehmere *Lösung* und den kaiserlichen Weg wartet. Die Ärztinnen sollen ihm den roten Teppich ausrollen, was diese dann ja auch liebend gern tun. Die Operation erspart dem Kind kurzfristig alle Schmerzen, bereitet der Mutter später aber doch noch einige Probleme. Hier wäre also ein gewisser Egoismus zu vermuten und eine Tendenz, es sich auf Kosten anderer bequem zu machen. Entsprechend kann sich aber auch eine Mutter zu wichtig nehmen, die ihr Kind aus ebenso egoistischen Gründen zu lange für sich behalten will, was diesem ein Gewicht verleiht, das beiden nicht bekommt. Ein unbewusstes Zurückhalten des Kindes durch die Mutter wird das Kind einer immer schwerer zu ertragenden Enge aussetzen, aus der es dann irgendwann nur noch den Ausweg des Kaiserschnitts gibt.

Ein Missverhältnis von Kinds(kopf)größe und mütterlicher Beckenkapazität kann außerdem durch ein entsprechendes Missverhältnis in der Statur der Eltern entstehen, falls diese sich auch im Erbgut niedergeschlagen hat. Wenn ein sehr großer und kräftiger Mann mit einer sehr schmächtigen Frau ein für diese zu großes und schweres Kind zeugt, kann sie sein Kind zwar austragen, aber auf normalem Weg nicht mehr loswerden. Selbst solch ein Kind könnte aber immer noch einen etwas früheren Absprung und damit einen natürlichen Weg ins Leben wählen.

Auf Wunsch Kaiserschnitt

Die Gründe hinter dem unpassenden Wunsch nach einer medizinisch unbegründeten Schnittentbindung sind – bezogen auf das Kind – meist abergläubischer Natur. Angeblich entstehen auf diese Weise schönere und intelligentere Kinder. Natürlich wird die Gefahr des Sauerstoffmangels solcherart umschifft, dafür kommen andere Gefahren ins Spiel des Lebens. Dass das Kind keiner Belastung ausgesetzt wird, beraubt es gerade der wichtigen Einstellungszeit und behindert es psychologisch auf seinem weiteren Lebensweg.

Ein Hauptgrund für den Wunsch nach einem Kaiserschnitt liegt aber bei der Angst der Frauen vor den Schmerzen der Geburt. Sie wollen von der ganzen Geburt nichts wissen, nichts mitbekommen und eigentlich gar nicht dabei anwesend sein. Oft handelt es sich um Frauen, die einem nicht selten fremdbestimmten Kinderwunsch nur zögernd nachgegeben haben. Letztlich haben wir hier nur einen weiteren Ausdruck jenes Syndroms der Problemverweigerung, das unsere moderne Welt erfasst hat. »Bloß selbst keine Verantwortung für irgendetwas übernehmen«, das ist zum bedenklichen und sogar gefährlichen Motto geworden. Der Kaiserschnitt gilt zwar als sicherste Methode, aber wie wir gesehen haben, gilt das nur für die Ärzteschaft in juristischer Hinsicht. Die betroffene Frau hingegen muss eine deutlich höhere Rate von Komplikationen bis hin zum Todesfall einkalkulieren.

Ein anderer, vor allem in katholischen Mittelmeerländern vorgebrachter Grund für die Schnittentbindung ist der Wunsch, die eigene geschlechtliche Unterwelt dem »Herrn der Schöpfung« unverändert zu erhalten. Hier mag auch der im christlichen Kulturkreis einzig verbliebene weibliche Archetyp, nämlich jener der Jungfrau Maria, hereinspuken. Maria war ja nach Ansicht des Vatikans auch nach der Geburt noch Jungfrau, was eine normale Frau höchstens mittels künstlicher Befruchtung und anschließendem Kaiserschnitt schaffen kann. Allein die Tatsache, dass Jesus demnach einem der ersten erfolgreichen Kaiserschnitte entsprungen sein muss, zeigt, was für ein Missverständnis hier vorliegt.

Den Kaiserschnitt auf Wunsch gab es in der Praxis eigentlich schon immer, nur hat die Ärzteschaft meist noch eine medizinische Indikation daraus gemacht und eine passend erscheinende Gebührenordnungsziffer dafür gefunden beziehungsweise erfunden, damit die Krankenkasse auch zahlt. In der Praxis wird sich durch diese »Neuerung«, dass *frau* sich auch ohne medizinische Notwendigkeit die Schnittentbindung wünschen kann, also wenig ändern. Immerhin wird das ganze Krankenkassensystem dadurch aber ein bisschen ehrlicher.

Das deutsche Krankenkassensystem führt im Übrigen bei der Geburtssituation zu einer Art Klassenmedizin, da es sich praktisch nur Privatpatientinnen leisten können, ihre Krankenhausärztin lange vor der Geburt auszusuchen. Die übrigen Frauen müssen zu einer niedergelassenen Gynäkologin gehen und haben dann im Krankenhaus zur Geburt eine relativ Unbekannte und Fremde vor sich. Das liegt daran, dass die niedergelassenen Ärztinnen für sich ein Monopol für die ambulante Behandlung durchsetzen konnten. Das ist zwar ökonomisch verständlich, es führt aber dazu, dass nur wenige Frauen bei einer Klinikgeburt eine ideale Situation, das heißt ihre schon vertraute Ärztin, vorfinden.

Seelische Spätfolgen von Kaiserschnitten

Da die Geburt die erste Erfahrung mit dieser Welt ist, hat sie großen prägenden Einfluss. Den Kaiserschnittkindern fehlt zu Anfang die Erfahrung, mit vorgegebenen Grenzen umzugehen und sie nötigenfalls zu überschreiten. Das entspräche einer Tendenz, abzuwarten, die Dinge auszusitzen und darauf zu hoffen, dass die anderen einem schon helfen werden. Solche Schlaraffenland-Ansprüche an das Leben werden aber nur ganz zu Beginn von hilfsbereiten Gynäkologinnen erfüllt, danach hagelt es diesbezüglich Enttäuschungen. Je länger Eltern auf solche Forderungen eingehen, desto mehr Probleme ergeben sich im späteren Leben dieser Kinder, weil sie nicht lernen, Schwierigkeiten und Härten aus eigener Kraft zu überwinden. Denn nur, wer sich herausfordern lässt, wird in seiner Entwicklung gefördert. Wer dagegen Schwierigkeiten nicht ertragen und überwinden lernt, kommt in die Gefahr, auch zukünftig Problemen flüchtend auszuweichen, was zum Beispiel zu Suchtproblemen führen kann.

Auf der anderen Seite lässt sich beobachten, wie solche Menschen dazu neigen, nach schlechten Erfahrungen mit diesem Lebensmuster auf den Gegenpol und damit in die Kompensation auszuweichen, und nun überall vorpreschen, um Mut zu beweisen und die Draufgängerin zu spielen, die sie ihrem wahren Wesen nach gar nicht sind. Das bekommt dann schnell etwas Künstliches und Gewolltes und manchmal unangenehm Demonstratives.

So wie sich der Kaiserschnitt jeweils für Mutter und Kind deuten lässt, ginge das auch für jene übertrieben operationsbereiten Ärztinnen. Während den Kindern oft ein Leben lang ein zu defensives Anfangsmuster nachhängt und sie immer auf fremde Hilfe warten, wäre bei betont kaiserschnittwilligen Ärztinnen dementsprechend übertriebener Aktionismus und eine gewagte und eigennützige Form von Hilfsbereitschaft zu vermuten, die – was die Betroffenen angeht – mehr schadet als nutzt. Bei den Müttern steht das Problem des Loslassens und Sichtrennens im Vordergrund. Als Grund käme zum Beispiel eine zu wenig bewusst erlebte und genossene Schwangerschaft in Frage. Loslassen kann man eben nur, was man wirklich durchlebt und *ausgekostet* hat. Darüber hinaus geht es um Themen wie Durchhalten und Durchkämpfen, Hingabe an die Lebensprozesse, Vertrauen in die eigene Kraft und ein gutes »mondiges« Selbstwertgefühl.

Neue und alte Tendenzen rund um die Geburt

Die Konkurrenz um die Schwangeren zwischen einerseits den Kliniken und andererseits den Geburtshäusern, den niedergelassenen Ärztinnen aber auch den freien Hebammen hat insgesamt neben einigen Nachteilen auch verschiedene Vorteile, und immer mehr Frauen nutzen diese und die ihnen daraus erwachsene Einflussmöglichkeit selbstbewusst. Diese neue Situation kann der Gynäkologie nur gut tun, und die ersten Zeichen der Hoffnung sind bereits zu erkennen. So lassen sich, wie ab Seite 168 ff. beschrieben, im Rahmen der ambulanten Geburt die Vorteile einer Wassergeburt in einer Klinik – mit der meist überflüssigen, aber doch beruhigenden Möglichkeit der Intensivmedizin im Hintergrund – mit den Vorteilen einer Hausgeburt verbinden. Obendrein findet sich heute oft auch schon eine Klinik, die eine fast häusliche Atmosphäre bieten kann. Genauso gut wäre aber auch ein etwas längerer Aufenthalt in einem Geburtshaus denkbar, wo sich die Schwangere mit der verantwortlichen Hebamme und Ärztin länger und intensiver im Vorfeld vorbereiten kann und wo sie bei idealer Kost und Betreuung in einer Atmosphäre von liebevoller Umsorgung die ersten Schritte in ihre Mutterrolle machen kann.

Gäbe es in den deutschsprachigen Ländern eine ähnliche Offenheit für die Hausgeburt wie etwa in Holland und hätten wir auch die dort bewährten Klinomobile zur Verfügung (siehe Seite 135 ff.), könnte die Hausgeburt bei dafür tragfähigen familiären Verhältnissen ein ähnliches Sicherheitsniveau wie die Klinik erreichen. Mit nur ein wenig guten Willen von Seiten der Ärzteschaft könnte der Wechsel von der Diffamierung zur Unterstützung dieser ältesten Methode auch hierzulande gelingen. Notwendig wäre in Deutschland auch eine Veränderung der Gebührenordnung, die Ärztinnen heute nur unter erheblichen finanziellen Opfern die Betreuung einer mehrstündigen Hausgeburt erlaubt. Die Tendenz geht leider aber wie in anderen Bereichen der Medizin weg von den dezentralen häuslichen Lösungen zu Großkliniken mit ihrer Hightech-Ausstattung. Finanzielle Gründe werden für die zunehmenden Schließungen kleinerer Häuser und den Rückgang der Hausbesuche verantwortlich gemacht. Doch mit anderen Rahmenbedingungen würden sich die Schwerpunkte sofort verlagern. Man kann schon voraussagen, dass sich das Blatt wieder wenden und man die enormen Vorteile einer dezentralisierten lokalen Versorgung wieder entdecken wird, sobald die regionalen Einrichtungen gänzlich aufgelöst sind. In der Geburtshilfe wären die Vorteile schon jetzt abzusehen.

Beim Thema Geburt zeigt sich also insgesamt eine erfreuliche Tendenz zurück zum Natürlichen. Innerhalb der deutschen Geburtshilfe werden mutige Schritte getan, um alte Fehler zu korrigieren. Professor Fred Kubli etwa, der vieles in Richtung Hightech-Geburt federführend in die Wege leitete, hatte später den Mut, Forderungen zu widerrufen, als die Langzeituntersuchungen die angenommenen Vorteile nicht bestätigen konnten.

Die ärgsten Irrwege einer mechanistisch-technischen Medizin wie die so genannte programmierte Geburt sind heute schon völlig aus der Mode gekommen. Das unsägliche Einleiten der Geburt aufgrund fraglicher Rechenspiele geht drastisch zurück. Selbst die Wehenmittelgabe unter der Geburt ist schon wieder stark im Rückgang begriffen. Die künstliche Blasensprengung, um dem Kind zur Herztonkontrolle kleine Elektroden unter die Kopfhaut zu schieben, wird von aufwachenden und sich aus dem Schatten der Halbgötter in Weiß lösenden Müttern immer kritischer hinterfragt und oft auch schon verhindert. Inzwischen wird es sogar wieder geschätzt, dass die Fruchtblase möglichst lange erhalten bleibt, weil sie ja die Infektionsgefahr verringert und guten Schutz bietet. Der Einsatz der PDA zur Schmerzbekämpfung ist im Rückgang begriffen, da diese Narkose der Frau das Erlebnis der Geburt verstellt. Die Credé-Prophylaxe, per Gesetz bis vor kurzem erzwungen, ist heute ebenfalls schon aus der Mode gekommen und wird – wenn überhaupt – nur mit Antibiotikatropfen gemacht, die nicht so ätzen wie die früher verwendete Silbernitratlösung.

Die Cerclage, das Zunähen des Gebärmuttermundes bei Neigung zu frühzeitigen Wehen, wurde lange als die Erfolg versprechende Methode gepredigt. Heute heißt es aufgrund der schon immer zu beobachtenden Entzündungshäufung, Irritation und sogar Wehenauslösung, sie habe sich nicht bewährt.

Auch die dreißig bis fünfzig Jahre lang gegebenen Uterustonika, um die Gebärmutter nach der Geburt schneller zurückzubilden, erfreuen sich keines Zuspruchs mehr, zumal man heute weiß, dass sie die Rückbildung der Gebärmutter eher gestört haben, weil die Durchblutung und damit die Heilung unter ihrer Wirkung abgenommen haben.

Auch die Vitamin-K-Prophylaxe ist ins Gerede gekommen, weil der Konservierungsstoff zu einem deutlichen Anstieg an Leukämien führte. Nicht das Vitamin K war also das Problem, sondern seine Darreichungsform. Solche Erfahrungen sind es vor allem, die moderne, selbstbewusste Mütter heute viel vorsichtiger auf gynäkologische Vorschläge reagieren lassen. Allerdings wird dadurch auch manchmal das Kind mit dem Bade ausgeschüttet.

Die routinemäßige Magnesiumgabe für Schwangere ist ebenfalls in Frage zu stellen. 80 bis 90 Prozent der Frauenärztinnen verschreiben Magnesium, da unsere landwirtschaftlichen Böden mineralstoffarm sind und frühzeitige Wehen mit Hilfe von Magnesiumgaben gebessert werden können. Dass es aber alle schwangeren Frauen im Vorhinein bekommen, bleibt doch zu überdenken. Ähnliches gilt für die Gabe von Eisenpräparaten, weil Nahrung eisenverarmt sei, und ebenso für Multivitaminpräparate. In all diesen Fällen wäre es aber besser und verträglicher, wenn die Schwangere sich auf eine lebendige, frische Vollwertkost umstellen würde. Kapseln schlucken kann immer nur eine Notlösung sein, und diese Erkenntnis setzt sich auch zunehmend durch. Natürlich muss der Eisen- und Magnesiumspiegel stimmen, aber Tabletten sollten der letzte Ausweg sein.

Der Trend zu den sanfteren Entbindungs- und Therapieformen könnte auch von der gesetzgebenden Seite unterstützt statt behindert werden. Das Wochenbett ließe sich bei entsprechender Ausbildung der Betreuerinnen ohne weiteres in den meisten Fällen chemiefrei beziehungsweise pharmaziefrei halten. Der Einsatz der klassischen Homöopathie und alter Hausmittel wie Phytotherapie und Wickel haben sich hier in der offenen Atmosphäre einiger Kliniken wie der in Straubing schon bestens bewährt. Nach Dammriss oder -schnitt wird Arnica verabreicht, oder es werden Läppchen mit Ringelblumensalbe aufgelegt. Eiskrawatten und Quarkumschläge kommen bei schmerzhaften Brüsten etwa nach dem Milcheinschuss oder bei Milchstau zum Einsatz. Milchbildungstee und -kugeln erfreuen sich wieder wachsenden Zuspruchs. Zur Geburtsvorbereitung gibt es Pulsatilla und während der Geburt Rescue Remedy, für die Nachwehen wieder Pulsatilla. Die Zufriedenheit ist jedenfalls in Straubing mit diesen Methoden eher größer. Und selbst wenn es nur die Zuwendung sein sollte, die beim Quarkwickel wirkt, so ist doch nicht zu übersehen, dass Zuwendung auch in diesem Bereich zum Wichtigsten gehört.

Von offizieller Seite könnte man dafür sorgen, dass sich Hausgeburten für die Ärztin und die Hebamme finanziell wenigstens halbwegs lohnen. Im Augenblick sind solche Alternativen weder für die Frauen noch für die Ärztinnen finanziell attraktiv. Die Kliniken können die anfallenden Kosten über Tagessätze abrechnen. Für die Geburt an sich bekommt die Ärztin aber so wenig, dass sie davon nicht leben kann. Für ein Hausgeburtsteam gibt es überhaupt keine Abrechnungsmöglichkeiten.

Der Trend ist trotzdem eindeutig. Entweder die Entbindungen in der Klinik gehen zurück, oder die Kliniken bieten eine häusliche Atmosphäre, die so angenehm ist, dass sie zum Gebären einlädt. Andererseits führt der Kampf um die Gebärenden auch zu unlauteren Mitteln und Argumenten. Da Kliniken heute keine einzige Geburt abgeben wollen, werden nicht selten die auf Hausgeburten spezialisierten Hebammen diskriminiert. Außerdem kämpfen die großen Häuser gegen die kleinen, denn alle Kliniken mit weniger als 300 Geburten pro Jahr sollen in Deutschland geschlossen werden. Auch hier macht sich die heute überall spürbare Zentralisierungstendenz bemerkbar. Dabei könnten kleine Abteilungen, die ihre Grenzen kennen, sehr hilfreich sein und gut arbeiten.

Nach der Geburt

Probleme im Wochenbett

Die Gebärmutter wird sich nach dem Ausstoßen der Nachgeburt zusammenziehen. Wo das nicht spontan geschieht, muss wegen Verblutungsgefahr nachgeholfen werden. Hierfür kommen so milde Mittel wie Eisumschläge in Frage, dann erst die Verabreichung von Hormonen wie Oxytozin und Prostaglandin. Im Extremfall muss sogar eine Herausnahme der Gebärmutter (Uterusexstirpation) erwogen werden. Die Gefahr dieser auch Atonie genannten Komplikation ergibt sich vor allem bei Vielfachgebärenden, überlangen Geburtszeiten und überhaupt Situationen totaler Erschöpfung der Gebärmuttermuskulatur.

Auch besonders starke Nachwehen kommen fast nur bei Vielgebärenden vor. Vielleicht ist darin der Versuch eines überforderten Mutterleibes zu sehen, das ganze Thema mitsamt der Gebärmutter loszuwerden. Krampfartige Wehen sind ja Ausdruck eines kämpferischen Geschehens mit dem Ziel, ein Hindernis zu überwinden oder etwas, das zum Hindernis geworden ist, loszuwerden. Insofern könnte man sie als Reaktion nach einer neuerlichen Überforderung eines über die Maßen und vor allem über das eigene Maß hinaus geplagten Mutterleibes sehen.

Stillprobleme

Fehlende Muttermilch

Die Situation für das Kind ist eindeutig: Es ist nichts Nährendes da, aus welchem Grund auch immer. Es macht die Erfahrung: »Ich will, aber ich bekomme es nicht so, wie ich es will (von der Mutter).« Hunger nach Nahrung und Nähe bleiben in gewisser

Weise unbefriedigt. Das Kind muss lernen, sich mit dem zufrieden zu geben, was es bekommt, nämlich künstliche Babynahrung.

Von Seiten der Mutter könnte sich hinter der fehlenden Milch eine Art Nicht-stillen-Wollen verbergen. Möglicherweise kann sie dem Kind nichts geben, weil sie selbst nichts mehr hat, da sie sich bereits zu sehr verausgaben musste, oder aber (unbewusst) nichts geben will. Die andere Möglichkeit wäre noch, dass sich das Kind nichts holen kann oder will. Wenn das Problem bei der Mutter liegt, gelingt es ihr im Moment nicht, innerlich einen Raum zu schaffen, um Milch zu produzieren. Vielleicht schafft sie es auch einfach nicht, in Harmonie mit dem natürlichen Zeitrahmen und Rhythmus zu gelangen, da sie sich von allem Möglichen stressen und verunsichern lässt. Der Ausweg besteht dann in Ersatznahrung für das Baby, die aber eben immer nur Ersatz sein kann, auch wenn die einschlägige Industrie gern das Gegenteil behauptet. (Hinweise zu Milchbildungshilfen auf Seite 205.)

Ein wesentlicher Grund, dass die Milch nicht fließt, kann darin bestehen, dass die Mutter selbst zu schlecht er- oder genährt ist, möglicherweise auch in übertragener Hinsicht. Betroffen sind vor allem Frauen, denen die notwendige innere Ruhe und Hingabe fehlt, die schnell wieder arbeiten müssen, sich keinen Zwängen unterwerfen wollen, sich verkrampfen (»Ich will/muss nähren«), von Existenzängsten geplagt werden, Perfektionistinnen sind oder einen Schock oder Schreck erlitten haben.

Jedes Weggeben des Neugeborenen ist der Milchproduktion abträglich. Stillen macht natürlich abhängig, da *frau* jetzt nie länger als vier Stunden weggehen kann. (Auf der anderen Seite macht Stillen auch unabhängig, weil *frau* immer alles dabei hat.) Unabhängigkeit ist heute wichtiger denn je. Die ständige Anwesenheitspflicht wird oft geradezu als Strafe empfunden.

Darüber hinaus leben immer weniger Frauen heute in einem geordneten Rhythmus, was in vielerlei Hinsicht auch innere Rhythmusprobleme schafft. Das Stillen erfordert aber eigentlich die langsamen Rhythmen der alten Zeit. *Frau* müsste sich dazu im Idealfall wieder so langsam »leben lassen« wie ihre Mutter und Großmutter. Die moderne Zeit läuft aber dermaßen schnell, dass in einem Jahr so viel passiert, dass *frau* (berechtigte) Angst haben könnte, den Anschluss zu verlieren.

Möglicherweise kann sie sich auch an die in der Stillzeit eintretende Verlangsamung nicht anpassen. Selten spürt sie die Diskrepanz zwischen dem künstlichen Maschinentakt der modernen Zeit und unserem natürlichen Rhythmus so deutlich. Das Zeitmaß der Stillzeit ist so ganz anders, dass sie manchmal im äußeren Rhythmus einfach nicht mehr nachkommt, was sich bis zu Wortfindungsstörungen auswirken kann. *Bios,* das Leben, wird in dieser Zeit wichtiger als alles Intellektuelle. Immer weniger Frauen können es sich aber leisten, die ganze erste Zeit nach der Geburt in Ruhe und ausschließlich für das Kind da zu sein.

Während *frau* stillt, läuft ihr nicht nur die Zeit davon, sondern es fließt ihr tatsächlich Energie in Form der Milch weg. Das mag einer der Gründe dafür sein, dass die meisten Mütter – besonders beim ersten Kind – darüber klagen, dass sie für nichts anderes mehr Zeit und Kraft haben und alles andere deswegen notgedrungen an die zweite Stelle rutscht. Sie ist besonders zu Anfang meist extrem müde, und das allein zwingt sie schon zur notwendigen Ruhe und Bedächtigkeit. Eine stillende Frau hat einen Kalorienumsatz wie ein hart schuftender Bauarbeiter. Dieses einseitige Geben liegt auch gar nicht mehr im Trend. Selbst wenn es in der Bibel heißt, dass Geben seliger als Nehmen sei, ist heute doch das Nehmen ungleich wichtiger geworden. Das geht so weit, dass viele auch kaum mehr spüren, was sie beim Stillen im Gegenzug von ihrem Kind bekommen.

Nun treten auch noch die Männer hinzu und fordern ihre Rechte früher zurück. Dabei ließe sich hier bei gutem Willen immer ein Kompromiss zwischen Still-BHs und Dessous finden. Allerdings bestehen besonders gestörte Partner auf dem Abstillen vor entsprechenden eigenen Aktivitäten an der Brust, weil sie sich vor der Milch ekeln. In diesen Fällen steht aber die Störung des Partners im Vordergrund und sollte auch vorrangig behandelt werden. Hier dreht es sich offensichtlich um ein Problem in der Mutterbeziehung, und es wäre auch zu prüfen, inwieweit ihm nicht tief drinnen vor der Frau graut, deren Milch ihn ekelt.

Die Erfahrung zeigt, dass eine ablehnende Haltung des Partners zum Stillen dies dann meist auch verhindert oder es zumindest behindert. Die Eifersucht vieler Männer auf ihr eigenes Kind ist nicht zu unterschätzen, das Selbstvertrauen vieler Mütter im Wochenbett aber zu gering, um die eigenen Interessen und die des Kindes durchzusetzen.

Das Schönheitsargument und die Angst vor der hängenden Brust verlieren dagegen als Grund gegen das Stillen immer mehr an Boden, zumal es völlig ungeklärt ist, ob die Figur bei den heute wenigen Schwangerschaften überhaupt leidet.

Nicht stillen können

Wenn bei vorhandener Milch nicht gestillt werden kann, hat das vor allem soziale Gründe, die im Bereich des modernen »Lifestyle« zu suchen sind, oder psychische Ursachen wie Ablehnung von so viel Nähe oder des Kindes insgesamt. Andererseits kann das Kind auch zu schwach zum Saugen sein, das für das Neugeborene die erste richtige Anstrengung darstellt. Seltener kommt es vor, dass Kinder unwillig sind zu trinken.

Früher war die Ablehnung des Stillens bei Frauen aus besseren Kreisen und höheren sozialen Schichten völlig üblich. Die Ammen hatten diese »Dreckarbeit«, als die es tatsächlich angesehen wurde, zu leisten. Eine Dame war es dagegen ihrer Rolle in der (groß-)bürgerlichen Gesellschaft schuldig, nicht zu stillen. Es wäre ihr geradezu als ordinär ausgelegt worden.

Dahinter verbirgt sich ein meist unbewusstes Problem mit dem Nähren. Wer sich selbst nicht genug nährt oder nicht genährt wird, hat auch für andere nichts übrig. Es könnte sich dahinter sogar eine verzweifelte Abwehr von Ausgesaugtwerden verbergen. Wer bereits gänzlich ausgelaugt ist, kann nicht auch noch geben.

Ganz anders dagegen die Mütter, die sich von vornherein und dezidiert gegen das Stillen aussprechen. Hier liegt eher ein Nichtgeben-Wollen vor und die Weigerung, das eigene Leben nach den Bedürfnissen des Kindes auszurichten. Darüber hinaus kann sich in der Weigerung zu stillen ein Zurückschrecken vor so viel Intimität ausdrücken.

Das Baby trinkt nicht, obwohl Milch da ist

Hier ist natürlich für die Deutung von entscheidender Wichtigkeit, ob das Kind nicht kann oder nicht mag. Im ersten Fall liegen die Gründe oft darin, dass es aufgrund von Mangelversorgung oder einer Behinderung zu schwach ist. Auch fiebernde, von starker Gelbsucht beeinträchtigte (ikterische) Kinder sind oft einfach dazu nicht in der Lage. Allerdings werden sie trinken, sobald sie sich erholt haben. Bis dahin müsste die Muttermilch abgepumpt werden. In diesem Fall ist es wichtig, darauf zu achten, dass das Loch im Schnuller nicht zu groß ist, denn sonst gewöhnt sich das Kind an diesen »faulen« Weg und wird sich später an der Brust nicht mehr ausreichend anstrengen.

Wenn an sich normale Kinder nicht trinken, kann es verschiedene Ursachen haben. Oftmals schafft die Mutter dann nicht das »Feld«, in dem die Kinder trinken könnten. Wenn die Frau unter Druck steht, gleichgültig ob sie ihn sich selbst macht oder ob er von außen kommt, zeigt sich das oft schon am entstehenden Milchstau in ihrer Brust. Wenn dazu noch Kinderschwestern ohne eigene Kinder und Stillerfahrung kommen und den Säugling mit physischem (Nach-)Druck an den bereits schmerzenden Brüsten anlegen, wird die natürlichste Sache der Welt nicht selten zu einem Problem.

Stillberatung

Allein schon die Tatsache, dass freiberufliche Stillberaterinnen es übernommen haben, anstelle der Mutter oder Großmutter der stillenden Frau Rat zu erteilen, zeigt, was für ein Problemkreis hier entstanden ist. Selbstverständlich leisten die Stillberaterinnen gute Arbeit, ebenso die zahlreichen Stillgruppen, die gute Kompensation für entstandene Defizite bieten und häufig schon verfahrene Situationen noch retten. Selbsthilfegruppen sind in mancher Hinsicht die Lösung. Hier können verunsicherte Mütter problemlos fragen und bekommen Antworten. Stillberaterinnen ersetzen tendenziell und stückweise die Strukturen einer Großfamilie und stillen zugleich noch die Einsamkeit vieler moderner Mütter.

Die Mutter und die Schwiegermutter der Stillenden sind heute oft nicht mehr fähig, Anleitungen zu geben, vor allem wenn sie selbst nicht gestillt haben. Sie stecken manchmal zu sehr in eigenen Problemen, etwa wenn unbewältigte Wechseljahrskrisen ein zeitgemäßes Abdanken verhindert haben. So erweist es sich manchmal als besser, gegebenenfalls eine Generation auszulassen und die eigene Großmutter zu befragen. Zwar gibt es für alles heute auch Bücher wie dieses hier, aber Bücher können Beziehungen und Gespräche sowie das Hören auf die eigene Intuition nie ersetzen.

Die Grundursache für Stillprobleme liegt wohl unter anderem darin, dass wir in Europa im Gegensatz etwa zu Afrika oder Lateinamerika keine gewachsene Stillkultur haben, sondern immer noch vom Ammen(un)wesen mitgeprägt sind (siehe auch Seite 432 ff.). So neigen die vorangegangenen Generationen statt zur Unterstützung eher zu einer unbewussten Sabotage des Stillens. Argumente für eine industrielle Babymilch, wie »Da sieht man wenigstens, wie viel das Kleine getrunken hat«, haben zudem in einer stark materialistisch ausgerichteten Gesellschaft Gewicht. Schließlich ist auch das (unbewusste) Machtthema zwischen den Generationen nicht zu unterschätzen. In archaischen Gesellschaften steht das Wohl der Sippe an erster Stelle, wohingegen moderne Menschen viel mehr für ihr Ego tun. Jeder unbewusste Boykott des Stillens schwächt jedoch die Mutter.

Wo die innere und äußere Harmonie fehlen, wo unbewusste Ablehnung ins Spiel kommt, wären für ein erfolgreiches Stillen entspannte Sachlichkeit und gutes Urvertrauen nötig. Wenn sie nicht innerhalb der Familie zu finden sind, müssen sie von außen dazugeholt werden. Wie sehr Stillen von der inneren Einstellung und der seelischen Situation abhängt, zeigt sich zum Beispiel daran, dass sogar manche Adoptivmütter dazu in der Lage sind. Die hohe Anpassungsfähigkeit des weiblichen Organismus erlaubt dieses Wunder, auch wenn er vorher gar keine Schwangerschaft durchlaufen hat. Andererseits belegen auch Erfahrungen, dass unter dem Einfluss von Schock und Schreck die Milch von einer Stunde zu anderen versiegen kann – allerdings ebenso schnell zurückkehrt, wenn sich die innere Ruhe und Gelassenheit wieder herstellen.

Homöopathische Mittel bei Stillproblemen

Für Kinder, die die Muttermilch ablehnen:
- *Silicea:* Das Kind hat Probleme mit so viel intensiver körperlicher Nähe und Hingabe. Es ist liebenswürdig, aber unglaublich stur, auch in der Ablehnung der Brust und damit der

Milch. Die Dickköpfigkeit zeigt sich auch in dem eher großen Kopf, obwohl der Körper des Kindes zart, ja oft schwach sein kann und einen schlaffen Muskeltonus aufweist (Silicea ist gummiartig beweglich, um passiven Widerstand leisten zu können, was sich zum Beispiel in einem so aussagekräftigen Symptom wie fehlenden Fangreflexen zeigt). Sollte das Kind auch noch total durchgeimpft sein, gefolgt von immer wiederkehrenden Atemwegsinfekten, kann die Ablehnung der Muttermilch durch 1 bis 2 Gaben *Silicea C 200* (je 3 Globuli) geheilt werden.

- *Calcium phosphoricum*: Das Baby ist hin- und hergerissen zwischen dem Bedürfnis nach Ruhe und Stabilität (Calcium) und Mobilität und überschießender Energie (Phosphor). Deshalb sind bei ihm häufig sehr ungleichmäßige Entwicklungsabläufe zu beobachten: Lange Entwicklungsstillstände wechseln sich mit fast explodierenden Entwicklungsschüben ab. Dieses »Unrunde« in der Entwicklungskurve äußert sich einerseits in Trägheit (keine Lust, sich beim Saugen an der Brust anzustrengen) oder in Schusseligkeit (zu nervös, um an der Brust zu nuckeln). Nervöse Unbeständigkeit (Zappelphilipp), die zu schneller körperlicher und geistiger Erschöpfung führt, macht das Stillen dieses Kindes nicht immer einfach, zumal es auch nicht viel Ausdauer und Geduld hat. Ab und zu eine Gabe *Calcium phosphoricum C 200* (je 3 Globuli) kann helfen, diesen Zustand zu stabilisieren und mehr Gleichgewicht in die Entwicklung des Kindes zu bringen, was sich auch auf die chronische Reizbarkeit und Unzufriedenheit positiv auswirkt.
- *Calcium carbonicum*: Dieses Arzneimittel wird aus dem Kalk der Austernmuschel hergestellt und ist ein sehr häufig eingesetztes »Kindermittel«. So wie die Muschel ein relativ unbewegliches Wesen ist (sie öffnet und schließt sich zur Nahrungsaufnahme und ist im Übrigen darauf angewiesen, dass etwas Essbares vorbeischwimmt), ähnelt dieser Zustand dem des Säuglings. Das Kind ist in der Regel rund, schlaff, mit großem Bauch und großem Kopf; es isst gern, will sich dafür aber nicht anstrengen. Es ist trinkfaul und etwas träge, und aus der Flasche fließt die Milch leichter. Sollte noch eine deutliche Neigung zu Milchschorf vorliegen, können 1 bis 2 Gaben *Calcium carbonicum C 200* (je 3 Globuli) dem Kind beim Saugen auf die Sprünge helfen.

Calcium carbonicum und *Silicea* können, wenn die Mittel passen, im Übrigen auch eine Milchunverträglichkeit heilen.

Häufiges Erbrechen der Muttermilch
- *Ingwer*: Die Mutter sollte vor allem einige Zeit vor dem Stillen immer wieder einmal etwas Ingwer (kandiert oder als Tee) zu sich nehmen. Auf diese Weise wird aus dem »Speikind« schnell ein »Gedeihkind«. Außerdem regt Ingwertee die Milchproduktion der Mutter an.

Brustwarzenanomalien

Bei der **Hohl-** und **Schlupfwarze** handelt es sich um das Gegenteil einer Knospe. Sie ist nicht nach außen, sondern nach innen gekehrt, also nicht wie eine Knospe in der Lage aufzublühen. Im physischen Sinn introvertiert, ist sie zur Frau gekehrt und nicht nach außen zum Kind oder Partner. Daraus ließe sich schließen, dass sie eigentlich lieber bei sich bleibt und für sich nach innen erblüht, als sich nach außen zu geben.

In jedem Fall bereitet die Schlupfwarze dem Baby mehr Mühe. Sie verkriecht sich sozusagen nach innen, entschlüpft dem Mund und schenkt sich nicht. Somit kann, will oder soll sie auch keine Milch geben. Es könnte somit ein Hinweis sein, dass *frau* sich zuerst einmal selbst nähren muss.

Flachwarzen machen es dem Baby zumindest schwerer, denn sie rutschen immer wieder ab. Auf diese Weise sind all die verborgenen, introvertierten oder unscheinbar flachen Warzen natürlich viel besser geschützt: Die empfindlichen Knospen können nicht so leicht gebissen oder verletzt werden. Man mag daraus schließen, dass die Besitzerinnen zuerst an den eigenen Schutz und die eigene Sicherheit denken (müssen), bevor sie sich um Versorgung eines anderen kümmern können.

Es ist **keine richtige Knospe** vorhanden: Die Frau hat ihre erotisch herausfordernden, anmachenden und versorgenden Organe eingezogen und versteckt. Dahinter kann sowohl unbewusste Schamhaftigkeit liegen und ein Nicht-zu-seinen-Reizen-Stehen als auch ein Nichts-von-ihnen-Wollen. Dem Kind kann sie nur schwer von den eigenen Schätzen geben. Stattdessen drückt die

Form der Knospen (Trichterform) eher den Wunsch aus, zu nehmen.

Das Kind könnte daraufhin in dem Zustand leben, dass es zwar ahnt, wo die guten Sachen sind, sie aber vor ihm versteckt werden. Die Mutter hält sich ihm gegenüber zurück und bietet ihm nicht die »Mamma«, die in ihr steckt.

Die Therapie könnte ebenso einfach wie lustvoll sein, wenn der Partner den Auftrag bekäme, die sich zierenden Knospen herauszusaugen. Im Idealfall könnte das schon weit im Vorfeld geübt werden. Bei Hohl- und Flachwarzen hat es sich auch bewährt, bereits lange vor dem Stillen Brustwarzenformer zu tragen, die das Problem meist auf einfache Art lösen. Auch das Baby könnte saugend die Situation bei Hohl- und Flachwarzen noch zu seinen Gunsten verbessern und dabei durch so genannte Stillhütchen unterstützt werden. Es ist ganz erstaunlich, was für eine Energie die Kleinen entwickeln, wenn es um die Brust und ihre Versorgung geht. Jedenfalls wären auch die *deutlich*sten Brustanomalien noch kein Grund, auf das Stillen zu verzichten – zumindest so lange nicht, wie sich die Mutter dem Problem wirklich stellen und ihre Brust zur Milchquelle sowie sich selbst zur wirklichen Mama wandeln möchte.

Wundheit der Brustwarzen

Zu wunden Brustwarzen kommt es gar nicht so selten, vor allem wenn Säuglinge nicht »richtig« trinken oder angelegt werden. Im Idealfall nehmen sie die ganze Brustwarze (Mamille) mitsamt dem Vorhof in den Mund. Wenn sie dagegen nur an der Knospe nuckeln, wird diese in der Regel wund.

Eine gute Vorbeugung könnte schon in der Schwangerschaft mit einer gewissen Abhärtung der Brüste beginnen, wie etwa moderatem Sonnenbaden, leichter Massage der Brustwarzen, zeitweiligem Verzicht auf BHs, sodass die Knospen an der Kleidung reiben.

Während der Stillzeit liegt die beste Vorbeugung darin, die Brust nach dem Stillen nicht zu waschen, sondern die Mischung aus kindlichem Speichel und Muttermilch eintrocknen zu lassen. Auch das Verstreichen von etwas Milch nach dem Stillen hat sich bewährt, übrigens auch noch, wenn die Mamillen schon wund sind. Die Kruste aus kindlicher Spucke und Muttermilch bildet den besten Verband. Wenn die Frau aufgrund überzogener Hygienevorstellungen unbedingt die wunde Brust waschen will, sollte nur klares Wasser und keinesfalls Seife oder ein anderer Zusatz benutzt werden.

Falls es schon zur Wundheit gekommen ist, empfiehlt es sich zuerst einmal, viel Luft an die Brust zu lassen, also nackt zu bleiben, wie es bei Menschen archaischer Gesellschaften üblich ist. Bei ihnen sind natürlich schon aufgrund der viel besseren Abhärtung der Brüste wunde Mamillen kaum anzutreffen. Neben der Abhärtung auf der einen, kann mittels Still- oder Brusthütchen auf der anderen Seite der Reiz auf die Mamille verringert werden. Auch wäre das Stillen zeitlich zu beschränken, sodass das Kind lernt, schneller zum Zug zu kommen.

Darüber hinaus haben sich folgende kleine Tricks gut bewährt: Ausgekochte Schwarzteebeutel können mit Erfolg aufgelegt werden. Die Gerbsäure wird für eine Abhärtung sorgen. Wenn zur Wundheit schon Einrisse (Rhagaden) hinzukommen, kann die Brust mit klarem Wasser befeuchtet und dann in Puderzucker getaucht werden, der nicht nur hilft, den Schmerz zu stillen, sondern offenbar auch die Heilung anregt. Von den Salben haben sich am ehesten Traumeel und Lansinoh, eine naturreine Lanolinsalbe aus der Schweiz, bewährt. Hilfreich kann auch Johanniskrautöl sein.

Brustentzündung

Die Brustentzündung (Mastitis) tritt fast ausschließlich im Wochenbett und meist in den ersten Wochen nach der Entbindung auf. Erste Anzeichen sind stechende Schmerzen in der Brust, meist nur auf einer Seite, und eine Rötung der Brust. Ein sehr schmerzhafter Knoten von bis zu mehreren Zentimeter Durchmesser kann tastbar werden. Hinzu kommt Fieber, das innerhalb weniger Stunden auf 40 Grad ansteigen und von heftigem Schüttelfrost begleitet sein kann.

Äußere Eintrittspforten des Konfliktes sind Schrunden und Rhagaden, die durch saugende, nagende und beißende Kinder zustande kommen. Kinder, die die Brust bei jeder Gelegenheit bekommen und satt und gelangweilt daran herumnuckeln, statt effektiv zu saugen, können die Brustwarze zu stark strapazieren. Früher war mangelnde Hygiene ein häufiger Grund.

Einmal ausgebrochene Brustentzündungen können immer wieder auftreten, wenn das Grundproblem nicht gelöst wird. Es können sich dann sogar gefährliche hochrote Abszesse bilden, die über Herde, die auf die Brust ausstrahlen – etwa verursacht durch schlechte Zähne –, noch verstärkt werden. (Im fortgeschrittenen Alter muss bei immer wiederkehrenden Brustentzündungen durch Untersuchung ausgeschlossen werden, dass ein Krebsgeschehen dahinter liegt.)

Insgesamt sind Brustentzündungen durch mehr Aufklärung und bessere Beratung sehr zurückgegangen. Heute wissen die Frauen, dass nach zehn Minuten stillen die Brust wund werden kann und die Seite gleich zu wechseln ist, wenn die ersten Entzündungsanzeichen auftauchen. So kann die betroffene Brust geschont werden.

Selbst wenn die eine Brust entzündet ist, kann mit der anderen weitergestillt werden, auch bei einseitiger Hohlwarze. Einseitiges Stillen ist überhaupt gut möglich und führt nicht zu Brustentzündungen, wie früher behauptet wurde, und nicht einmal zu ungleich großen Brüsten. Die eine Seite wird praktisch abgestillt. Obwohl der Hormon-(Prolaktin-)reiz auch für die nicht geforderte Seite weiter besteht, kann der Organismus über seelische Wege es so regeln, dass gar keine Probleme oder Nachteile daraus entstehen.

Einige Hebammen und Gynäkologinnen, die das Stillen positiv sehen und es unterstützen wollen, lassen sogar bei Brustentzündung und Fieber mit Erfolg weiter stillen, um die Spannung in der Brust zu entlasten. Wenn Antibiotika eingenommen werden müssen, wird das Kind die Brust in der Regel verweigern. Bis das Stillen wieder möglich ist, könnte diese Zeit durch Abpumpen der Milch überbrückt werden. Allerdings ist darauf zu achten, dass die Öffnung des Schnullers so klein ist, dass sich das Baby beim Trinken aus der Flasche weiter anstrengen muss.

Wo ein Knoten tastbar ist, wäre es auch den Versuch wert, dessen Umgebung durch sehr vorsichtige Massage zu entspannen – weniger, um die Milchgänge auszudrücken, als um ihre Verkrampfungen und Anspannungen und damit die Schmerzen zu lösen.

Empfehlenswert ist auch ausgiebiges Duschen unter sehr warmem Wasser. Wenn all das nicht zur Erleichterung führt, wäre an zartes Ausmassieren der Brust zu denken, aber nur so weit, bis die Spannung nachlässt, da ein völliges Leermassieren nur die sofortige Nachbildung der Milch anregt. Wenn die Brust dadurch nicht innerhalb von wenigen Minuten schmerzfrei wird, führt der nächste Schritt zu einem heißen Wickel. Dazu wird ein Handtuch in noch gut erträglich heißem Wasser geschwenkt, anschließend ausgewrungen und – mit einem trockenen Tuch bedeckt – auf die Brust aufgelegt. Nach fünf Minuten sollte wieder ein Versuch mit Ausmassieren folgen. Daran anschließend wäre ein Quarkumschlag angebracht. Dazu wird normaler Quark ein bis zwei Stunden lang in einem Tuch auf die erkrankte Brustpartie aufgelegt (siehe auch Topfenwickel, Seite 202). Wenn auch danach das Fieber und die Brustbeschwerden nicht zurückgegangen sind, ist es an der Zeit, eine Hebamme oder Ärztin hinzuzuziehen. Mit den sanften Methoden lassen sich aber 90 Prozent der Brustentzündungen in Eigenregie befriedigend lindern. Lindernd wirken im Übrigen auch Eisauflagen, das Hochbinden der Brust und Salben.

Brustentzündungen entstehen häufig bei geschwächter Abwehrlage (Geburtsstress, Überforderung, Milchstau, Erkältung usw.). Ein hilfreiches Mittel, um die Abwehrlage der Mutter wieder zu stärken, wäre eine Kur mit Colostral, einem Präparat (Milchpulver), das aus der biologisch kontrollierten Vormilch von Kühen hergestellt wird. Die Kur sollte bei täglicher Einnahme von Colostral etwa zwei bis drei Monate dauern. Dadurch wird das Immunsystem der Mutter gestärkt, außerdem beugt es beim Kind der immer häufiger auftretenden Kuhmilchallergie vor und bietet einen guten Schutz vor Neurodermitis.

Ganz entscheidende Bedeutung zur Vermeidung von Brustentzündungen kommt der richtigen Technik des Anlegens zu, die von der Hebamme oder der Stillberaterin gezeigt werden kann. Außerdem gibt es empfehlenswerte Ratgeber bei der La Leche Liga (Adresse im Anhang). Generell ist das Kind so anzulegen, dass sein Kinn in Verlängerung des entzündeten Milchgangs zu liegen kommt. In der »Wiegeposition« trinkt das Kind zum Beispiel vor allem die äußeren Bereiche der Brust leer, im Liegen die unteren; in der Vierfüßlerhaltung der Mutter kann jede für die Brust gerade optimale Position gefunden werden.

Symbolisch gesehen handelt es sich bei der Brustentzündung

um einen unbewussten Konflikt um das Stillen, das Nähren, das häusliche Nest und den Mutter- oder Mondarchetyp. Häufig stecken Stress, Überforderung und Ungeborgenheit hinter einer Brustentzündung. Abgrenzung mag der stillenden Frau schwer fallen, wenn sich alle andauernd mit Rat*schlägen* in ihr Leben einmischen. Häufig überfordert sie sich auch selbst mit überzogenen Perfektionsansprüchen und einem riesengroßen Anspruch an das Muttersein. Alles muss hundertprozentig gemacht werden. Da das im Bereich des Lebendigen aber unmöglich ist, muss sie damit scheitern.

Eine andere, sogar recht häufige Ursache kann auch in einem Milchstau liegen, wenn das Baby plötzlich sehr viel weniger trinkt als üblich, zum Beispiel wenn es erkältet ist.

Die Haut als Grenze macht die Überforderung der Mutter sicht- und vor allem spürbar. Die Gefahr ist, dass der unausgesprochene Konflikt immer tiefer sinkt. Nach der Geburt ist sie so offen und verwundbar wie selten – das Innere der Gebärmutter ist eine einzige große offene Wunde. Diese wunde Offenheit macht sie nicht nur zur leichten Beute für Erreger, sondern auch für erregende Mitmenschen und Themen. So wird sie in dieser Zeit nicht selten zum wehrlosen Opfer unterschwelliger Schuldprojektionen und Anfeindungen der Umgebung.

Die Brüste stehen für das Mondprinzip und seine weiche Gefühlswelt: *Frau* ist oft auch in seelischer Hinsicht übermäßig offen und verwundbar, erlebt Nachrichten mit tiefer Anteilnahme. Das ist an sich sinnvoll, damit sie sich ganz in ihr Kind einfühlen kann. Deshalb bedürfte sie in der heutigen, völlig vernetzten und über das gesunde Maß hinaus hektischen Welt sorgfältiger Abschirmung von äußerem Stress, der jetzt sowieso keine Relevanz für ihr Leben hat. Sich allabendlich über die Nachrichtensendungen alle Katastrophen dieser Erde zuzumuten ist grundsätzlich eine Geschmacksfrage, nach der Niederkunft wird es jedenfalls zu einer furchtbaren Überforderung. Allein schon das Telefon während des Stillens abzustellen kann weiterhelfen und wenigstens diese kurze Zeit schützen.

Ist die Entzündung einmal ausgebrochen, entbrennt eine Art Krieg um die Milchquelle, und der Mutter ist beim Stillen nicht selten zum Schreien zumute. Erregendes – verkörpert in Gestalt der Erreger – ist über die Schrunden um die Brustwarze, den zerschundenen Schauplatz des Konfliktes, ins Gewebe eingedrungen.

Beim Stillen, wenn die Frau im wahrsten Sinn des Wortes ihr Kind bemuttert, wird ihr am ehesten bewusst, was alles an ihr hängt. So wie das Kind am Busen, mögen der Mann, die Sexualität, finanzielle Sorgen an ihr hängen. Was ihr am Herzen liegt und am Busen hängt, kann bei aller Liebe auch an ihren Nerven zerren. Wenn das Kind zu exzessiv saugt und sich zu lange zu viel nimmt, wird äußerlich die Haut erweichen und Schrunden bekommen. Das ist ein unübersehbares Symbol der Überforderung und dafür, dass sie ihre Grenzen nicht abstecken kann, sondern sich zum Opfer von Ausbeutung macht und ihr wehrlos ausgeliefert ist. Sie erlaubt, dass ihre Grenzen überschritten werden und sie selbst regelrecht ausgesaugt und ihr Gewebe ausgelaugt wird.

Am Beispiel ihrer weichsten und empfindlichsten Stelle, der Brust, macht sie deutlich, dass sie jetzt selbst Bemutterung und Pflege braucht. Die heiße, wehe, wunde, schmerzende Brust schreit geradezu nach Zuwendung. Der klopfende starke Schmerz ist als Hilferuf, der sich einer geschundenen Brust entringt, gar nicht zu überhören und eigentlich auch nicht misszuverstehen. Sie will und muss in Ruhe gelassen werden. Bereits das Gehen schmerzt, und so ist absolute Bettruhe notwendig – und weder das Kind noch der Partner, noch Besucherinnen sind jetzt gefragt. Wird das Thema nicht ins Bewusstsein geholt und bearbeitet, droht der unbewusste Konflikt an der schmerzenden wunden Quelle sich noch zu vertiefen und bis zum Abszess zu eskalieren. Dann wird der Schrei nach ärztlicher *Entlastung* unüberhörbar.

Der Krankheitsgewinn ist bei der Brustentzündung unübersehbar. Sie wird mit Sicherheit in Ruhe gelassen, weil sie sonst vor Schmerz schreien würde. Häufig wird der Partner einspringen müssen, oder es kommt zum Einsatz einer »Haushälterin«. Ein einfühlsamer Mann könnte am ehesten beurteilen, ob (Schwieger-)Mutter, Tanten oder Nachbarinnen mehr helfen oder im Gegenteil mehr belasten.

Das Ganze muss also gar nicht heißen, dass die Mutter nicht stillen will, sondern es kann zum Beispiel bedeuten, dass ihr beim Stillen dämmert, wie sehr sie selbst Wärme und Zuwendung und letztlich *Bemutterung* braucht. Wenn sie das nicht realisiert oder sich nicht zu artikulieren traut, kann ihre Brust einspringen und das Leid verkörpern.

Jedenfalls geht es darum, sich den Konflikt um das Stillen und das Prinzip des mütterlichen Nährens einzugestehen und ihn innerlich auszufechten. Das mag Fragen aufwerfen wie die nach der Hierarchie an der Brust: Wer hat welche Rechte an ihr und an der *Mamma*? In erster Linie die Frau selbst (Lebensqualität) oder das Neugeborene (die Milchbar) oder der Partner (die Lustquelle)? Aber auch nachgeordnete Probleme – Mama (und Papa) und die Sorge um die Figur – mögen sich melden. Das Stillen kann all diese erregenden Themen mobilisieren und so unbewusste Konflikte bis in die Tiefen der Beziehung mit dem Kind, dem Partner und dem eigenen Körper aufrühren und zum Auskämpfen freigeben. Auch die plötzlich bewusst werdende eigene Abhängigkeit vom Ernährer der Familie kann ihr zu schaffen machen und sie in eine ohnmächtige Position drängen, in der sie meint, alles ertragen und schlucken zu müssen.

Letztlich wird es darauf hinauslaufen, eine neue Hierarchie der Beziehungen zugunsten des neuen Lebens zu finden, bei der das Kind und mit ihm das Stillen zeitweilig an die erste Stelle rücken. Alle etwaigen Anforderungen und Übergriffe von Seiten des Partners, der Familie oder anderer sind sekundär, und das gilt es mehr oder weniger deutlich zu vertreten.

Bei der Therapie wäre im Idealfall der ganze Reichtum des Mondprinzips auszuschöpfen. Das geht neben den bereits erwähnten Hausmitteln bis zu so okkult anmutenden Verfahren wie dem Aufsetzen leerer Schneckenhäuser, das sich in Skandinavien bewährt haben soll. Sehr gut ließen sich auch die inneren Seelenbilderwelten mit in die Behandlung einbeziehen, indem sie etwa während des Quarkwickels eine geführte Meditation wie das Programm *Heilungsrituale* macht und auf diese Weise die eigenen Heilkräfte anregt und verstärkt.

Homöopathische Hilfe bei Brustentzündung
Wenn nach zwei Gaben (pro Gabe 3 Globuli) der folgenden homöopathischen Arzneien keine ersten Linderungen eintreten, muss das Mittel gewechselt werden.
- *Castra equi D 6*: 3 Globuli nach jedem Stillen. Hat sich bei aufgesprungenen, wunden Brustwarzen mit tiefen eiternden Schrunden bewährt. Die Brüste sind sehr berührungsempfindlich, wirken geschwollen, die Frau hat das Gefühl eines inneren Juckreizes.

- *Phytolacca*: Hilft in niedrigen Potenzen (*D 6*), um die Milchmenge zu reduzieren, in der Potenz *C 6* stabilisiert es die Milchproduktion, und in höheren Potenzen (*C 200*) heilt es akute Brustentzündungen bei schmerzhaftem Milchstau (besonders in Folge von plötzlicher Abkühlung). Begleitende Symptome sind starke, nach unten schießende Schmerzen beim Stillen, ein generelles Wundheitsgefühl; die Brust ist an manchen Stellen heiß und äußerst empfindlich. Oft ist die linke Brust stärker betroffen. Auch heilsam bei wunden, aufgesprungenen, eiternden Brustwarzen bis zu Brustabszessen (oft im Anschluss an das akute Arzneimittel Belladonna).
- *Belladonna*: Im akuten Fall alle zwei bis vier Stunden 3 Globuli in der Potenz *C 200*. Der Belladonna-Zustand entwickelt sich rasch und heftig. Er beginnt meist in der rechten Brust – sie ist plötzlich heiß, hochrot und gestaut. Begleitet wird dies von rasch steigendem Fieber mit dampfigem Schweiß an Kopf und Körper. Hände und Füße sind oft kalt. Die Mutter ist sehr gereizt und will nur ihre Ruhe, was in dieser Situation verständlich ist; Auslöser des Entzündungsprozesses ist Überforderung.
- *Bryonia*: Im akuten Fall alle vier bis sechs Stunden 3 Globuli in der Potenz *C 200*. Eines der wichtigsten Mittel bei Brustentzündung. Die Brüste sind gerötet, hart geschwollen und fühlen sich sehr schwer an. Auch die kleinste Bewegung und jede Erschütterung, zum Beispiel beim Gehen, schmerzen und sind unerträglich. Die Mutter muss sich ganz ruhig halten und in Ruhe gelassen werden.
- *Pulsatilla*: Die Frau fühlt sich weich, weinerlich, traurig. Alles geht ihr zu sehr zu Herzen, und diese Tatsache somatisiert sich mal hier und mal da im Körper. Beim Stillen muss sie oft weinen, weil ihr die Welt so groß, kalt und grausam für das zarte Wesen ihres Kindes erscheint. Treten in dieser Gemütsstimmung schmerzhafte Brustsymptome auf, können einige Gaben Pulsatilla helfen. Da Pulsatilla eine so »mütterliche« Arznei ist, regelt sie die Milchbildung in jede Richtung: Muss aus triftigen Gründen die Milchbildung unterbunden werden, kann *Pulsatilla C 30* (3 × 4 Globuli) innerhalb von 24 Stunden nach der Geburt die Milchbildung stoppen.
- *Silicea*: Die betroffene Frau hat in der Regel Mühe mit zu intensivem Körperkontakt. Die ständige Hingabe im Moment des Stillens kann unbewusst auf ihre persönliche Eigenstruk-

tur fast bedrohlich wirken. (Silicea wird aus Bergkristall herge-stellt; der Kristall hat eine ausgeprägte, feste Struktur, wie auch Silicea-Persönlichkeiten feste Vorstellungen haben.) Die Irri-tation durch die überwältigende Nähe kann zu scharfen, nadel-stichartigen (glassplittrigen) Schmerzen während des Stillens führen, die von der Brust bis in die Schulter ziehen oder in die Gebärmutter, wo es im Extremfall sogar zu Blutungen kom-men kann. Wunden heilen hier schlecht, Entzündungen kap-seln sich leicht ab, und deshalb hilft Silicea, alte Knoten nach einer Brustentzündung abzuheilen. Es löst alte Abszesshöhlen und hilft bei schlecht heilenden offenen Brustwarzen. Beson-ders auffällig ist die große Kälteempfindlichkeit der betroffe-nen Frau. Zwei bis vier Gaben *Silicea C 200* führen in der Re-gel zu den entscheidenden Heilungsimpulsen.

- *Heiße Umschläge mit Melilotus (Steinklee)* – möglichst be-gleitend zu einer homöopathischen Therapie – helfen, Verhär-tungen und Verstopfungen der Milchkanäle aufzulösen. Der getrocknete Steinklee (aus der Apotheke) wird in eine Windel eingeschlagen und mit heißem Wasser überbrüht. Nach zehn Minuten wird die Windel mit dem überbrühten Steinklee zwi-schen zwei Tellern ausgepresst, so heiß wie möglich auf die Brust gelegt und warm abgedeckt. Bei Bedarf kann der Vorgang wiederholt werden.

Gründe, die das Stillen verbieten

Wenn ein Kind nicht an der Brust trinken kann, ist das allerdings noch kein Grund, auf Muttermilch zu verzichten. Im Gegenteil brauchen solche Kinder die Muttermilch oft besonders notwen-dig. Dann könnte sie abgepumpt und per Fläschchen gefüttert werden. Hier wäre besonders an frühreife Neugeborene zu den-ken oder an Kinder mit Mund-, Rachen-, Kiefer- und Gaumen-anomalien und behinderte Kinder ganz allgemein.

Auch kann die notwendige Einnahme starker Medikamente wie Anti-Epileptika oder Psychopharmaka seitens der Mutter das Stillen verhindern. Schwere Krankheitsbilder wie Hepatitis und offene TBC, aber auch solche, die die Mutter sehr schwächen wie Krebs, Aids, Diabetes sowie extreme Unterernährung kön-nen dem Stillen entgegenstehen.

Schadstoffe in der Muttermilch sind zwar ein beklagenswerter Skandal, der unsere Achtlosigkeit bezüglich unserer Umwelt illustriert, aber trotzdem kein Grund, auf das Stillen zu verzichten. Der Schaden durch Nichtstillen ist – wie alle Untersuchungen belegen – größer als der durch die Schadstoffe. Auch Empfehlungen, das Stillen deshalb auf die ersten sechs Monate nach der Geburt zu beschränken, sind industrie- aber nicht kinderfreundlich.

Stillpsychose

In ihrem Empfinden ist die Frau schon während der Schwangerschaft mit ihren dramatischen Hormonumstellungen, aber insbesondere auch direkt nach der Geburt dem Mondprinzip viel näher als sonst. Das unbewusste Reich der inneren Bilderwelten liegt ihr näher, sie ist offener und weicher, in jeder Hinsicht verletzlicher und sensibler – auch gegenüber dem Unbewussten und den Schatten ihrer eigenen Unterwelt. Das zeigt sich an vermehrten Träumen und Visionen. Die Schwangerschaft hat eine Art Schneise in das Unbewusste geschlagen. Je mehr *frau* vorher verdrängt hat, desto mehr kann nun hochdrängen und ihr zu Bewusstsein kommen.

Ist das mehr, als sie verkraften kann, kommt es zu einer Überschwemmung mit inneren Bildern und Stimmen, der sie je nach ihrem familiären und häuslichen Rückhalt in der Wochenbettsituation mehr oder weniger ausgeliefert ist. So können sich alte unverarbeitete Geschichten, die seinerzeit nur notdürftig etwa mittels Psychopharmaka aus dem Bewusstsein gedrängt wurden, nun wieder mit unverminderter Wucht zurückmelden. Das Eis über dem Meer des Unbewussten ist jetzt so dünn, dass sie leichter einbrechen kann und unverarbeitete Dinge unvermittelt auftauchen. Dabei entsprechen diese Konflikte oft genug Eisbergen, die nur zu einem winzigen Teil über die Wasseroberfläche ragen, deren Hauptmasse aber gefährlich und mächtig in der Tiefe treibt. Solange man sie nicht anstößt oder auf sie aufläuft, sind sie harmlos. In der Wochenbettzeit läuft das Lebensschiff aber nicht selten auf solche Eisberge auf und bringt deren *tiefgründige* Masse in gefährliche Bewegung.

Natürlich wäre es über alle Maßen sinnvoll, solche Gefahrenquellen in der Zeit vor und, wenn nicht anders möglich, zu Anfang der Schwangerschaft auszuräumen und sich mit den Monstern des eigenen Schattenkabinetts auszusöhnen. Im Wochenbett werden sie aber schon deswegen häufig zum Problem, weil die Urgewalt der Geburt gleichsam den Einbruch einer größeren Macht ins Leben mit sich bringt. Hierin liegt wohl der Grund für den Einweihungscharakter der Geburt ins Frausein.

Ein bereits erwähntes Problem ist die Unterdrückung der Traumphasen aufgrund von Schlafmangel, wenn das Baby in kurzen Abständen gestillt wird (siehe Seite 86f.). Unterdrückte Bilder können dann in das Tagesbewusstsein einbrechen, was die Psychiatrie als optische Halluzination bezeichnen würde.

Wenn eine Schwangere sich permanent in Widerspruch zu ihrer inneren Stimme setzt oder diese ignoriert, kann Vergleichbares passieren. Werden innere Stimmen außerhalb der Träume laut und bringen Schattenthemen ins Bewusstsein, spricht man von akustischen Halluzinationen, dem berüchtigten Stimmenhören.

Wenn die Erwartungen an Freude und Glück so hoch geschraubt sind, wie das im Umkreis der Geburt geschieht, kann die andere dunkle, lange verdrängte Seite des eigenen Wesens besonders leicht durchbrechen und das erwartete Idyll von Mutter und Kind trüben. Gerade einseitige hochgespannte Erwartungen scheinen den Gegenpol oder Schatten besonders zu reizen und ihm zugleich leichtes Spiel zu ermöglichen, weil die Abwehr geschwächt ist. Wenn zum Beispiel bei der Beerdigung eines besonders nahen Menschen alle tiefste Trauer erwarten, kann gerade jetzt hysterisches Lachen hervorbrechen. Wo man sich besonders um Frömmigkeit bemüht, wie etwa in Nonnenklöstern, fühlt sich der »Teufel« offenbar so herausgefordert, dass er die Schwestern nicht selten in Form von Besessenheiten heimsucht. Und fast alle großen Friedenspolitiker haben mit dem Gegenpol der Gewalt tödliche Bekanntschaft gemacht. Wo wir immer nur das Gute und Lichte wollen, sollten wir uns gleich auf das Böse und Dunkle gefasst machen, denn wir leben in einer Welt der Gegensätze, die sich gegenseitig bedingen.

Natürlich ist die Wochenbettsituation mit dem Neugeborenen an der Seite nicht gerade ideal für eine Psychotherapie, andererseits ist diese Zeit noch weniger geeignet, um Psychopharmaka einzunehmen, da das Stillen damit sogleich beendet werden müsste. Im einfachsten Fall ist der ganze Spuk über den Einsatz einer kompetenten Groß(en)mutter zu beenden, die in den Nächten den kleinen Quälgeist mit einem Teefläschchen beruhigt und der (Schwieger-)Tochter regenerierende Traumphasen ermöglicht. In schwierigeren Fällen wäre trotz der immer noch anderen Umstände an eine Psychotherapie zu denken. Ein zeitlich überschaubares Therapiekonzept wie die vier Wochen der Reinkarnationstherapie wäre hier besonders geeignet. Diese käme auch besonders wegen ihres Schattenkonzeptes in Frage, da die in der Psychose unkontrolliert heraufdrängenden dunklen Themen gezielt geklärt werden.

Weitere mütterliche Probleme nach der Geburt

Babyblues und Wochenbettdepression

Für die Wochenbettdepression gilt Ähnliches wie für die Stillpsychose. Gerade einer Zeit, die so auf Glücklichsein und Freude angelegt und mit diesbezüglichen Erwartungen verbunden ist, droht der dunkle Gegenpol der Depression. Vielfach wird auch vom Babyblues gesprochen, was eine viel mildere Form des Stimmungstiefs umschreibt, bei dem die junge Mutter einfach keinerlei Lust verspürt, all die Erwartungen zu erfüllen, die so viele angeblich wohlwollende Verwandte und Bekannte an sie stellen. Wenn sie ganze Prozessionen von Besucherinnen mit guten Ratschlägen, gut gemeinten Besserwissereien und nur oberflächlich getarnter Missgunst über sich ergehen lassen muss, obendrein noch all die, die nur des guten Tons wegen glauben, vorbeizukommen zu müssen, kann das in dieser Zeit einfach zu viel werden. Nie ist sie sensibler für Un- und Halbwahrheiten sowie für die eigenen Bedürfnisse und die ihres Kindes, und wenn sich dann noch zusätzlich eine Menge an Problemen sowie An- und Überforderungen vom partnerschaftlichen bis in den sozialen Bereich abzeichnet, liegt die große Verweigerung einfach nahe. Diese ist sehr wichtig und ausgesprochen *respektabel.*

Eine echte Depression im psychiatrischen Sinn kann ebenfalls auftreten. Das neue Leben scheint den alten (Gevatter) Tod geradezu magisch anzuziehen. In alten Zeiten waren es auch dieselben Gottheiten, die für Geburt und Tod zuständig waren, wie etwa Hekate in der antiken Welt oder Kali bis heute in Indien. Sie spendeten das Leben freigebig und nahmen es auch wieder nach Gutdünken zurück. Heute bekommen sie – jedenfalls in unseren Breiten – nicht mehr annähernd so viele Neugeborene zurück wie in den alten Zeiten, andererseits spenden sie neues Leben auch nicht mehr so großzügig.

Die Depression[53] ist zum guten Teil eine unerlöste Beschäftigung mit dem Sterben, was beim ununterbrochenen Wälzen von Selbstmordgedanken besonders offenkundig wird. Wir haben als Menschen nicht die Wahl, ob wir uns überhaupt mit dem Tod auseinander setzen, sondern nur, in welcher Form wir es tun wollen. Archaische Gesellschaften und Hochkulturen wählten meist den religiös-spirituellen Weg dafür, wie etwa die Tibeter, die das Thema mittels ihres Totenbuches bearbeiten und keine Depressionen kennen. Wir dagegen verdrängen mehrheitlich unsere Sterblichkeit und beschäftigen uns nicht freiwillig, sondern nur gezwungenermaßen, eben in Form von Depressionen, mit dem Tod.

Die Geburt ist jedoch offensichtlich ein Lebensübergang, der diese Beschäftigung in der einen oder anderen Weise herausfordert. Unbewusst mögen noch viele Frauen ahnen, dass sie mit dem Leben, das sie gerade ihrem Kind geschenkt haben, auch seinen Tod mitgeboren haben. Auch diese Ahnung und die immer während Sorge um das vom Tod bedrohte Leben des Kindes kann sich in tiefer Traurigkeit *niederschlagen*. Symbolisch begleitet werden alle Übergangsdepressionen von Hermes-Merkur, dem Götterboten, dem die Botenstoffe der Hormone unterstehen.

Die meisten werdenden Mütter werden diesem Thema auch freiwillig begegnen, wenn sie Gedanken nachhängen, was aus ihrem Kind wird, wenn ihnen selbst etwas passieren sollte. Jeder Lebensübergang ist gefährlich und erfordert immer das Sterben einer alten, überlebten Zeit. So wie in der Pubertät die Kindheit stirbt, muss spätestens mit der ersten Geburt das Mädchen sterben, damit die Frau und Mutter leben kann. Je bewusster das geschieht, desto sicherer ist die Betreffende vor der Zwangsbelehrung in Form von Depressionen.

Sowohl bei der Wochenbettdepression als auch bei der Stillpsychose ist es hilfreich, sich (Bewusstseins-)Räume für die drängenden inneren Themen zu schaffen und diese dann auch in Anspruch zu nehmen, sodass *frau* sich nach Belieben dorthin zurückziehen kann. Die Aussöhnung mit der Mutterrolle und der dazugehörigen Verantwortung ist genauso wichtig, wie den verschiedenen Grenzbereichen anderer Realitäten gegenüber bewusster und offener zu werden.

Kindbettfieber

Das Krankheitsbild des Kindbettfiebers (Puerperalfieber) hat heute weitgehend seine Schrecken verloren. Hingegen hat es früher Frauen und Kinder zu Tausenden dahingerafft. Heute ist die Gefahr beim Kaiserschnitt noch am größten. Die Bedrohung könnte durch die vermehrt auftretenden resistenten Keime wieder zunehmen. Einige Forscher glauben, dass eine regelrechte Resistenzlawine im Kommen sei. In diesem Fall wäre die Frage, ob Klinik- oder Hausgeburt, schlagartig zugunsten der Hausgeburt entschieden, denn die gefährlichsten Keime wie die Erreger des Kindbettfiebers waren immer *Geschöpfe* der Klinik in des Wortes Doppelsinn.

Die alte Form des Kindbettfiebers ist heute sehr selten geworden. Je größer die Klinik, desto größer allerdings die Wahrscheinlichkeit, dass es auftritt. Die aus den USA kommende Technisierung der Geburt mit stündlichen vaginalen Kontrollen und Mikroblutentnahmen hat das Problem wieder etwas verstärkt. Alle Maßnahmen wie zum Beispiel die Fruchtwasserspiegelung (Amnioskopie), das Anlegen von Elektroden und Kathetern, intrauterine Mikroblutentnahme, letztlich die ganze technisierte Geburtsmedizin stellen nicht nur im Hinblick auf das Kindbettfieber, sondern auch in jeder (infektiösen) Hinsicht eine Gefahrenquelle dar. Die Lösung liegt hier nicht in mehr Hygiene, sondern im Weglassen von Hightech-Spielereien, wie die kleinen Krankenhäuser auf dem Land mit ihren diesbezüglich viel geringeren Problemen zeigen. Auch in dieser Hinsicht bewährt sich der homöopathische Leitsatz »Weniger ist mehr«.

Opfer der technisierten Medizin werden sowohl Mütter als auch Kinder, wobei letztere die noch schlechtere Ausgangsposition haben. Oft kommt das Kind schon mit Fieber auf die Welt, während es die Mutter nur asymptomatisch hat. Das heißt, sie wird gerade noch mit den Keimen fertig, während ihr Kind schon mit dem Konflikt kämpfend auf die Welt kommt.

Von der Be-Deutung handelt es sich beim Kindbettfieber um einen generalisierten Konflikt um das Thema Kinderkriegen. Das Kindbettfieber trat und tritt vor allem in sozial schwachen Kreisen bei jenen Frauen auf, die das Opfer vieler Untersuchungen wurden und immer noch werden. Aber auch übervorsichtige Mütter, die für eine normale Geburt am liebsten von vornherein auf Intensivmedizin bauen und unter einer Universitätsklinik gar keinen Geburtsort in Erwägung ziehen, ernten dort oft gerade, was sie unter allen Umständen vermeiden wollten. Hier zeichnen sich die Vorteile des untechnischen Ablaufes bei Hausgeburten und Niederkünften in Geburtshäusern ab. Allmählich erkennt man aber auch in den Kliniken das Problem und verzichtet zum Beispiel auf die Elektrode in der kindlichen Kopfhaut zur Herztonaufzeichnung.

Symphysenschaden

Die Iliosakralgelenke zwischen Kreuzbein und Becken und der Symphysenknorpel im vorderen Beckenbereich der Frau werden durch den hohen Östrogenspiegel vor der Geburt aufgelockert, damit das vorwärtsdrängende Kind den Kanal auf seine Kopfgröße dehnen kann. Sehr selten kann es zur Symphysenruptur kommen, bei der das Kind die mütterliche Schambeinfuge (Symphyse) aufreißt. Häufig geschieht das auch bei Zangenentbindungen. Die Symptome reichen von unerträglichen Schmerzen gleich zu Anfang bis zur späteren Unfähigkeit zu laufen. Es entwickelt sich eine Art Watschel- oder Entengang, weil das Becken nicht mehr stabil zusammenhält. Die Beckenschale ist zerbrochen.

Die Therapie besteht in längerer Bettruhe und späterer Bandagierung des Beckens. Schließlich kommen Leibbinden zum Einsatz und dann ein festes Korsett. Bei dieser Versorgung ist die Prognose gut.

Die Be-Deutung liegt auf der Hand: Die Mutter zerreißt sich im wahrsten Sinn des Wortes für ihr Kind, beziehungsweise sie lässt sich zerreißen. Sie treibt es eindeutig auf der körperlichen Ebene zu weit mit ihrer Selbstaufgabe; sie geht bis an die Substanz und bis auf die Knochen. Zum Riss oder Bruch kommt es in der Regel, wenn zuerst zu lange Widerstand geleistet und dann zu abrupt nachgegeben wird. Ein harmonischerer und allmählicher, weniger überstürzter Dehnungs- und Weitungsprozess wäre für beide förderlicher. Die diesbezügliche Lösung läge im Übrigen eher darin, sich im übertragenen Sinn für das Kind einzusetzen und sich auf dieser unkörperlichen Ebene für das Kind und seine Lebensinteressen zu *zerreißen*.

Auf Seiten des Kindes wäre zu fragen, wie es in so »egoistischer« Weise zu groß werden konnte. Sein Kopf als Symbol des Ego wächst über alle Maße hinaus und sprengt die Grenzen der Mutter; er *geht* zu offensiv gegen die eigene Mutter *vor*. Die solchermaßen überforderte und über das erträgliche Maß hinaus gedehnte und strapazierte Mutter fällt auseinander und damit aus. Als Ergebnis wird das Kind schlechter versorgt, weil die Mutter – zur Bettruhe gezwungen – ihm weniger bei*stehen* kann. Es muss aber nicht ein absolut zu großer Kopf (Ego) das Problem sein, er kann auch nur für diese Mutter relativ zu groß sein. Wenn solche relativ *großkopferten* Kinder bei der Mutter mit zu wenig Rückhalt konfrontiert sind, gibt es einen Kampf auf Biegen und Brechen.

In dieser Situation wird eher das mütterliche Becken als der kindliche Kopf Schaden nehmen – so wie der Rammbock weniger Schaden nimmt als das Tor, gegen das er sich richtet. Das Weibliche trägt bei diesen konfrontativen Begegnungen immer das größere Risiko als das Männliche. Bei der Geburt hat aber der kindliche Kopf die gleiche phallisch-aggressive Form und Funktion beim Durchbruch durch die Beckenschale wie das Spermium bei seinem Versuch, die Eihaut zu durchstoßen.

Wie die Probleme lägen dann auch die Lösungen im weiblichen Bereich. In idealer Weise wäre es weniger die Aufgabe des Weiblichen, der Mutter, dagegenzuhalten und Widerstand zu bieten, als sich noch mehr zu öffnen und über alle Grenzen hinaus Raum zu geben, sich anzupassen und in diesem Fall sogar Überforderungen nachzugeben.

Sexualität nach der Geburt

Laut Umfragen ergeben sich durch die Schwangerschaft viele Vorteile für die sexuelle Beziehung. 16 Prozent der Frauen und 13 Prozent der Männer empfinden ihre sexuelle Beziehung nach der Schwangerschaft »inniger und intensiver«. Mehr als ein Drittel der Paare schläft nach der Geburt sogar lieber miteinander als vorher.

Bei knapp der Hälfte der Paare ist während des Wochenbettes kein Geschlechtsverkehr vorgekommen, sondern erstmals wieder nach sechs bis sieben Wochen. Ein gutes Viertel hat schon vorher wieder Verkehr. Bei dem verbleibenden Viertel aber kann es lange dauern, bis es wieder zu sexuellen Begegnungen kommt – ein knappes Fünftel lässt sich über ein halbes Jahr lang Zeit, 5 Prozent sogar ein ganzes Jahr. Besonders beim ersten Kind kann die diesbezügliche Verunsicherung nach der Geburt groß sein, während beim dritten Kind fast die Hälfte der Eltern bereits während des Wochenbettes wieder miteinander schläft.

Die Motive sind bei den Geschlechtern verschieden. Während drei Viertel der Männer Lust auf die Partnerin als Haupttriebfeder angeben, ist sie nur für die Hälfte der Frauen ausschlaggebend. Deutlich mehr Frauen geben an, ihrem Partner wieder nahe sein zu wollen.[54]

Gegenüber diesen Fakten sind medizinische Ratschläge wenig sinnvoll und dürften sich oft als *Schläge* erweisen. Früher war die Zeit des Wochenflusses für jede sexuelle Aktivität tabu, und es hat den Anschein, dass es in dieser Phase auch viel Fremdgehen seitens der stolzen Väter gab.

Nahe liegend wäre in der ersten Zeit nach der Geburt, sich die Liebe zueinander auf anderen Ebenen zu zeigen und dann nach beider Lust und Laune die körperliche Ebene wieder mehr einzubeziehen. Offensichtlich ist der Verkehr während des Wochenflusses auch nicht gefährlicher als während der Monatsblutung. Natürlich hat die Frau dann eine große offene Wunde, aber der Organismus kann sich offenbar sehr gut schützen, wenn das Immunsystem in Ordnung ist. Nach Erkenntnissen der Psychoneuroimmunologie wird das aber umso eher der Fall sein, wenn die Frau glücklich ist und sich wohl fühlt.

Ein wichtiges Vorurteil wäre noch bezüglich Schmerzen beim »ersten Mal danach« auszuräumen. Während drei Viertel aller Frauen Angst davor haben und auch über 70 Prozent der Männer befürchten, ihrer Partnerin bei dieser Gelegenheit weh zu tun, hat nur ein Drittel der Frauen wirklich Beschwerden. Aber immerhin jede Dritte hat doch Schmerzen, das heißt, sie ist noch nicht wirklich zur Normalität zurückgekehrt, und ein überforderter Körper sagt es ihr auf diese Weise.

Auf die Probleme, die sich durch die Verweigerung oder Unfähigkeit nicht erwachsen gewordener männlicher Partner ergeben, wurde schon eingegangen (siehe Seite 61 f.). Sie verbergen
sich zahlenmäßig hinter den 5 Prozent, die auch nach einem Jahr
noch nicht wieder zu einer beglückenden Sexualität zurück-
gefunden haben.

Das Kind nach der Geburt

Eine kurze Geschichte der Säuglingsversorgung

Noch schlechter als um die Mütter stand es in der frühen Zeit um die Kinder. In der Heilkunst der Antike und später noch einmal in der arabischen Medizin gab es zwar einige positive Ansätze, aber sonst kümmerte man sich in den so genannten zivilisierten Ländern bis ins 19. Jahrhundert hinein kaum um die Säuglinge.

In der Antike war Kindsmord noch nicht einmal ungesetzlich. Damals war es geradezu üblich, schwächliche Kinder als Sklaven zu verkaufen oder auszusetzen, was im Allgemeinen den Tod der Kinder bedeutete. Nicht nur in Sparta, sondern auch im kulturell so viel höher stehenden Athen lag die Aufzucht schwächlicher Kinder ganz offiziell nicht im Staatsinteresse. Diesbezüglich brachte das Christentum zwar Besserungen für die Kinder mit sich, aber in der Praxis bedeuteten sie nicht viel.

Das erste christliche Findelhaus wurde 787 gegründet, das zweite erst vierhundert Jahre später. Die von Papst Innozenz III. eingeführte Drehlade an Findelhäusern, wo unerwünschte Kinder anonym hinterlegt werden konnten, war bis ins 19. Jahrhundert in Gebrauch, und sie findet heute wieder als »Babyklappe« ihren Platz in der Gesellschaft.

Von der Ärzteschaft ist auch in diesem Bereich wenig Positives zu berichten, denn noch bis ins 19. Jahrhundert hinein verstieß es gegen die Standesehre, sich einer kinderärztlichen Disziplin zu widmen – ähnlich wie noch im 18. Jahrhundert ein Buch mit dem bezeichnenden Titel »Von der Unschicklichkeit für Männer, Frauen zu entbinden« herauskam. Insofern blieben männliche Kinderärzte genau wie Geburtshelfer bis ins 18. Jahrhundert Ausnahmen, die sich gegenüber ihren Kollegen verdächtig machten. Die Tatsache, dass manche Chirurgen als Frauen verkleidet bei schwierigen Geburten Mutter und Kind zu Hilfe kamen, mag das Groteske der Situation beleuchten. Der Hintergrund dafür war dieses Mal weniger die Kirche als ärztliche Standesdünkel und Vorurteile. Der tiefere Grund hinter diesen Missständen war jedoch die Einstellung, dass ein Kind ähnlich wie eine Frau nicht viel wert ist. Diese Einstellung zeigte sich auch in der Gesetzgebung, die Kinder gar nicht für schützenswert hielt, insbesondere wenn es sich um Mädchen handelte.

Bei den Hebammen waren die Kinder aber keineswegs in besseren Händen als bei den desinteressierten Ärzten, denn auch hier herrschten haarsträubende Vorurteile und grauenhafte Praktiken. Lange Zeit starben viele Kinder etwa an Infektionen nach der Durchtrennung des Zungenbändchens direkt im Anschluss an die Geburt. Diese Verstümmelung der Kinder beruhte auf der Meinung, dass sich nur dadurch später ein gutes Sprachvermögen entwickeln könnte. Ähnlich schlimm war das »Kopfzurechtsetzen« nach der Geburt, wobei mit rabiater Gewalt am Kopf des Kindes manipuliert wurde, häufig auch an den Gliedern. Man glaubte, das Kind sei durch die Geburt so in Unordnung geraten, dass es erst wieder *gerichtet* werden müsse. Nicht selten wurden Kinder so im wahrsten Sinn des Wortes zugrunde gerichtet.

Noch schlimmer aber war der Blutzoll, den Infektionen auf dem Boden mangelnder Hygiene forderten. Da es noch kaum Wissen über Hygiene gab, kann man eigentlich nicht einmal von deren Mangel sprechen. Es herrschte ein fast unvorstellbarer, vor allem durch die Enge der Wohnverhältnisse bedingter Schmutz, dem nicht die geringste Bedeutung beigemessen wurde.

Erst 1802 begann mit der Gründung des ersten echten großen Kinderspitals in Paris die Ära der eigentlichen Kinderheilkunde. Von da an ging es Schlag auf Schlag, und überall entstanden Kinderkliniken: 1830 in Berlin, 1846 in München. Wien wurde ab Mitte des 19. Jahrhunderts zu einem Zentrum für Kinderheilkunde.

Obwohl es jedoch nun überall Kinderkliniken gab, konnten sie die Situation der Kinder kaum erleichtern, denn die Kindersterblichkeit in diesen Einrichtungen war enorm hoch. In der Berliner Charité starben zwischen 1894 und 1897 noch über 70 Prozent der Kinder, bevor sie das zweite Lebensjahr erreichten. Nach Angaben des Chefarztes der Charité, die ein durchaus vorbildliches Haus darstellte, starben im Jahr 1890 genau 76,5 Prozent der aufgenommenen Säuglinge im ersten Lebensjahr. Fehlende Hygiene spielte hier ebenso eine Rolle wie vor allem das Fehlen von Liebe und menschlicher Zuwendung. Die Sterblichkeit der Neugeborenen schwankte überall in den Kliniken zwischen 60 und 90 Prozent. In manchen Kliniken lag die Todesrate der ohne Mutter aufgenommenen Säuglinge bei annähernd 100 Prozent, weshalb diese Kliniken sich dann vielfach weigerten, überhaupt noch Kinder allein aufzunehmen.

In einem großen Berliner Waisenhaus überlebten von 1000 abgegebenen Säuglingen nur 124 das erste Jahr. In den Familien war es damals immerhin fast umgekehrt, 750 überlebten dort das erste Jahr. In diesen Zahlen und in der daraus gezogenen Konsequenz, keine Kinder mehr ohne ihre Mutter aufzunehmen, zeigt sich vielerlei, zum Beispiel auch, wie wichtig das Zusammensein mit der Mutter ist.

In dieser Hinsicht ist es schon mehr als bemerkenswert, wenn es selbst heute noch in großen Kinderkliniken Müttern immer wieder verweigert wird, bei ihren Kindern zu bleiben. Spätere Generationen werden darüber denken und schreiben wie wir heute über die Zustände im 19. Jahrhundert.

Wieder war es Ignaz Semmelweis, der zum Retter wurde, nachdem er sich schon als Retter der Mütter erwiesen hatte. Mit der von ihm geforderten Desinfektion wendete sich das Blatt. Lag die Säuglingssterblichkeit im 18. Jahrhundert zum Teil noch bei über 70 Prozent, im 19. Jahrhundert mancherorts noch bei etwa 50 Prozent, ist sie heute auf unter 2 Prozent gesunken – und das ist noch immer in erster Linie das Verdienst von Semmelweis.

Was sich so lapidar in Zahlen ausgedrückt liest, verbirgt nur schlecht ein ungeheures Elend unter den Frauen und Kindern jener Zeit. Frauen zählten insgesamt wenig, genau wie Kinder – am härtesten traf es also die Mädchen. Dabei handelte es sich nicht um ein spezielles Problem in der Medizin, sondern um eine gesellschaftliche Grundhaltung. Auch diese Zeit hatte genau die Medizin, die ihr entsprach.

Säuglingsernährung

Sicher hatte der aus heutiger Sicht eklatante Mangel an Kinderliebe früherer Zeiten angesichts der hohen Kindersterblichkeit auch eine seelische Schutzfunktion für die Mütter. Sie verloren oft mehr Kinder, als sie durchbringen konnten. Mit einem so festen Band zwischen Mutter und Kind, wie wir es heute schätzen, wären die Mütter wohl am Kummer zugrunde gegangen.

Vor diesem Hintergrund mag verständlich werden, dass zu allen uns historisch überlieferten Zeiten das Stillen der eigenen Kinder zu kurz kam. Je besser die Mütter gesellschaftlich gestellt waren, desto eher verweigerten sie die persönliche Versorgung des Nachwuchses. Das Ergebnis war ein differenziertes Ammenwesen, das viele Jahrhunderte lang Bestand hatte.

Im 6. und 7. Jahrhundert vor unserer Zeitrechnung waren Ammenmärkte in Griechenland wie später auch in Rom an der Tagesordnung. Die Ammen unterlagen strengen Bestimmungen. In Frage kamen nur Frauen im Alter zwischen 25 und 35 Jahren, die zwei- bis dreimal selbst geboren und gestillt hatten und Mütter von Söhnen waren. Sie mussten hübsch sein, einen guten Teint zeigen und durften keine roten Haare haben. Am begehrtesten waren in der Antike die Ammen aus Sparta, weil man sich von ihnen robuste Gesundheit für die Kinder erhoffte. Römische Adelsfamilien beschäftigten gleich mehrere Ammen. Die eigenen Kinder der Amme durften mitversorgt werden, was zu so genannten Milchgeschwistern und sogar eigenen Heiratsregeln führte. Milchgeschwister durften sich genauso wenig ehelichen wie leibliche Geschwister. Für die eigenen Kinder der Amme konnte solch eine Beziehung von großem Vorteil für ihr späteres Fortkommen sein. Im antiken Griechenland und Rom führte das Ammenwesen zu einer regelrechten Verehrung der Ammen, da die Beziehung der solcherart aufgezogenen jungen Helden zu ihrer Amme oft näher und gefühlvoller war als zur leiblichen Mutter. Immer wieder finden sich Hinweise, dass die Amme der leiblichen Mutter auch später im Leben vorgezogen wurde. Mit seinen Sorgen ging man viel eher zur Amme, zu der ein engeres Band bestand, als zur Mutter, die mehr oder weniger hinter formellen gesellschaftlichen Schranken lebte.

In unseren Breiten waren in grauer Vorzeit die Germaninnen unbedingte Anhängerinnen des Selbststillens. Viel später entwickelte sich dann aber auch hier ein ausgeprägtes Ammenwesen. Noch vor wenigen Jahrhunderten erklärte es der Geraer Stadtarzt Johann Harnisch allen Ernstes für erwiesen, dass die Ammenmilch für die Kinder gesünder sei als die der eigenen Mutter. Tatsächlich hatten Versuche mit Selbststillen in den besseren Kreisen Preußens die Säuglingssterblichkeit erhöht, was aber daran lag, dass man keinerlei Rücksicht auf die Kinder nahm und sie zu allen gesellschaftlichen Anlässen mitnahm. Bei den katastrophalen hygienischen Verhältnissen litten die Kinder darunter und wurden krank.

Die Ammen standen in Deutschland spätestens ab dem 16. Jahrhundert in keinem guten Ruf mehr und wurden eher verachtet als geehrt. Der Beruf der Amme galt als primitiv, und in den großen Städten waren Ammen bald am unteren Rand der Gesellschaft zu finden. Die besseren Familien achteten deshalb streng darauf, dass die von ihnen beschäftigte Amme nicht rachitisch war, weder an TBC noch an Geschlechtskrankheiten litt und möglichst nicht trank. Aufmerksam kontrollierte man die Ernährung der Amme, die man mit Mitteln aus der mittelalterlichen »Drecksapotheke« noch zu verbessern suchte, um den Milchfluss zu fördern.

Das ganze 18. und bis ins 19. Jahrhundert hindurch waren Ammen in besseren Kreisen in Deutschland in Mode. Noch Ende des 19. Jahrhunderts holten sich wohlhabende Berliner Familien ihre Ammen aus dem Spreewald, weil die Frauen vom Land gesünder waren. Erst Anfang des 20. Jahrhunderts starb das Ammenwesen praktisch aus – zum einen wegen der Ansteckungsangst und zum anderen, weil sich allmählich eine bessere Mutter-Kind-Beziehung auch in adligen und großbürgerlichen Kreisen entwickelte. Man wusste nun um die Gefahr von Krankheitserregern und um die Wichtigkeit der seelischen Bindung. Soziale Gründe kamen hinzu: Die Ammen wurden als Menschen entdeckt, und das Lebensrecht ihrer eigenen Kinder trat ins Bewusstsein. Außerdem gab es jetzt bereits bessere Ersatznahrung.

Neben den menschlichen Ammen spielten besonders bei einfacheren Leuten früher die vierfüßigen Ammen eine große Rolle, denn auch die unteren sozialen Schichten bemühten sich bald, es den besseren Kreisen nachzumachen und wenigstens nicht selbst zu stillen. Als Milchtierammen kamen vor allem Ziege, Schaf und Esel zum Einsatz. Mythologisch ist das Vorgehen bestens bekannt, weil der Göttervater Zeus von der Ziegenamme Amaltheia aufgezogen wurde, Orion bei einer Bärin trank und die Zwillinge Romulus und Remus, die Begründer Roms, von einer Wölfin gesäugt wurden.

Die ersten historischen Zeugnisse für Milchtierammen findet man bereits im 2. Jahrtausend vor Christus. Diese Möglichkeit der Säuglingsernährung wurde über die Jahrhunderte hinweg immer wieder genutzt, und natürlich gab es auch immer wieder Ärzte, die sich »wissenschaftlich« dafür einsetzten. Zu Beginn des 19. Jahrhunderts nahm beispielsweise ein Badearzt den Zeusmythos zu wörtlich und pries die Ziegenmilch als die beste Säuglingsnahrung überhaupt. Sie sei der Muttermilch unbedingt vorzuziehen. Und natürlich fand er viele Argumente, um seinen Unsinn zu belegen. Nicht einmal das regelmäßige Auftreten der Ziegenmilchanämie, an der viele Kinder zugrunde gingen, weil der Ziegenmilch ein wichtiger Blut bildender Faktor fehlt, konnte ihn von seinem Irrweg abbringen.

Andererseits gab es, was die Ziegen angeht, viele rührende Geschichten von Kindern, die nur bei ihrer Ziege tranken, und von Ziegen, die nur ihrem Menschenkind zu trinken gestatteten und fremde Kinder absichtlich nicht zum Zug kommen ließen. Zur jeweiligen Trinkzeit haben sie sich angeblich ganz selbstständig ihren menschlichen Säugling gesucht und sich für ihn in Position gestellt.[55]

So schlecht die Ergebnisse für die Säuglinge auch waren, wenn sie nur bei der Ziege angelegt wurden, sie fielen noch unvergleichlich besser aus als alle frühen Versuche mit Flaschenfütterung. Hier lag sogar einer der Gründe für die extrem hohe Sterblichkeit der Säuglinge. Obwohl es seit der Antike Babyflaschen gab, waren die Probleme des Schnullers und der Hygiene in früheren Zeiten praktisch unlösbar. Da das Kind zu Anfang nicht trinken kann, also Flaschen mit zwei Öffnungen, wo die Milch einfach herausfloss, nicht brauchbar waren, versuchte man einen Ersatz für die Brustwarze zu konstruieren, der das Saugen erlaubte. Die schlimmste »Lösung« war das praktisch in allen nordischen Ländern verbreitete Horn mit einer darüber gezogenen abgeschnittenen Zitze eines Kuheuters. Rein technisch funktionierte das einigermaßen, aber da man aus Mangel an Kuhzitzen diese nicht dauernd erneuern konnte, wurden sie vor sich hinfaulend zur tödlichen Infektionsquelle für unzählige Säuglinge. Wo die Hörner in Gebrauch waren, starben acht von zehn Säuglingen.

Aber auch die übrigen Flaschen waren oft nur ungenügend zu reinigen, ganz abgesehen davon, dass man von der Bedeutung der Hygiene keinerlei Ahnung hatte. Zuerst benutzte man vor allem Holzflaschen, die hygienisch besonders ungeeignet waren.

Sie wurden abgelöst durch Zinnflaschen, die durch die starke Bleibeimengung ebenfalls die Lebenserwartung der Kleinen verkürzten. Solche Kinderflaschen fand man bezeichnenderweise häufig als Grabbeigaben in den vielen kleinen Kindersarkophagen der wohlhabenden Familien.

Neben Flaschen gab es alle Varianten von Schnabeltassen, Saugkannen und Lutschbeuteln aus Leinen mit Sauglappen, Saugröhrchen und kleinen Schwämmen. Die Porzellanflaschen ab Mitte des 18. Jahrhunderts und später die Glasflaschen brachten hinsichtlich des Materials einen Fortschritt. Die eigentliche Lösung des Problems der Flaschenernährung gelang erst mit der Entwicklung des Gummischnullers aus Kautschuk ab dem Jahr 1846.

Selbst wo gestillt wurde, begann die Zufütterung meist viel zu früh. Vielleicht war einer der Gründe dafür die in der Regel schlechte Ernährungslage der Mütter. Andererseits war das frühzeitige so genannte Abmüttern, das Zufüttern, bei den Ärmeren wohl auch eine Notwendigkeit, weil die Arbeit rief, und bei den Reicheren eine Frage der Bequemlichkeit. Jedenfalls erhöhte sich dadurch die Gefahr, dass das Kind erkrankte und starb. Aus all dem lässt sich unschwer erkennen, warum die Kindersterblichkeit bei uns bis in das 20. Jahrhundert hinein so erschreckend hoch war.

Die Geschichte des Stillens zeigt darüber hinaus sehr deutlich, wie stark medizinische Lehrmeinungen von ihrer jeweiligen Zeit abhängen. Für diejenigen, die sich auf die jeweilige herrschende Meinung verlassen, mag diese Erkenntnis desillusionierend wirken, für die Medizin könnte sie lehrreich, wenn auch oft etwas peinlich sein.

Vor zweihundert Jahren erklärte es beispielsweise ein Arzt mit seiner ganzen *wissenschaftlichen Autorität* für erwiesen, dass Ammenmilch weit besser für das Neugeborene sei als Muttermilch. Dann hielt es ein anderer mit derselben Autorität für *erwiesen*, dass Kuhmilch besser als Ammenmilch und Muttermilch sei. Noch im letzten Jahrhundert galt es zwanzig Jahre lang als *wissenschaftlich belegt*, dass künstlich adaptierte Milch für die Säuglinge am besten sei. Heute sind wir nun wieder der *wissenschaftlich fundierten* Meinung, dass doch die Milch der eigenen Mutter die beste Säuglingsnahrung ist. Vieles spricht dafür, dass sich damit der Kreis (des Unfugs) wieder schließt und wir – zurückgekehrt zur uralten Lösung der Natur – wirklich bei der für alle besten Wahrheit angekommen sind.

Andererseits glaubte das natürlich jede Zeit von ihrer gerade gängigen Wahrheit. Dass jede Epoche ihre eigene Wahrheit hat, ergibt sich aus obigen Anmerkungen zur Säuglingsernährung. Sicher haben auch in früheren Jahrhunderten Frauen entgegen der Lehrmeinung des medizinischen Establishments gestillt, und verbürgt ist das für die zwei Jahrzehnte des 20. Jahrhunderts, in denen die Schulmedizin sich dagegen aussprach. Leider aber wurden diese Mütter, die gefühlsmäßig ihren eigenen Weg zum Wohl ihres Babys gingen, dafür diskriminiert. Noch vor zehn Jahren wurde stillenden Müttern von Seiten einiger Ärztinnen ein schlechtes Gewissen gemacht, denn sie wüssten gar nicht, was sie ihren Kindern damit Schlimmes antäten. Die Empfehlung, nicht zu stillen, beruhte auf der Tatsache, dass Muttermilch heute stark schadstoffbelastet ist und sich die Stillende über die Muttermilch entgiftet. Schon im Mutterleib geht viel gespeichertes Gift in den kindlichen Körper über, mit dem Stillen dann noch eine gehörige zusätzliche Giftportion. So soll eine Mutter zum Beispiel rund 50 Prozent ihres im Gewebe eingelagerten Amalgams an ihr erstes Kind verlieren.[56] Doch all diese nicht immer uneigennützigen Versuche von Seiten der Ärzteschaft, der Gesundheit des Kindes zu dienen, indem sie das Stillen verbietet oder von ihm abrät, haben sich – gleichgültig welcher Argumentation sie sich bediente – nicht bewährt. Sie brachten immer Belastungen auf anderen Ebenen mit sich, die in keinem Verhältnis zu den Vorteilen für Mutter und Kind standen. Man erkannte, dass Kinder an der mütterlichen Brust außer Kalorien und Schadstoffen eben auch noch Liebe zu sich nehmen. Diese Tatsache überwiegt offenbar alles andere bei weitem. Dass eine Mutter einen beträchtlichen Teil ihrer Amalgam-/Quecksilberbelastung stillend an ihr erstes Kind weitergibt, sollte uns natürlich trotzdem beunruhigen, aber das Stillen ist insgesamt gesehen immer noch besser als jede Kunstmilchversorgung. Darauf laufen inzwischen alle modernen Studien hinaus. Und da auch die Intuition ungezählter Mütter in diese Richtung weist und damit mit den Erfahrungen der menschlichen Frühzeit übereinstimmt, sollten wir uns nun darauf verlassen können.

Die Erstuntersuchung

Bei der Erstuntersuchung (U 1) des Kindes geht es darum, Fehlbildungen zum Beispiel der Füße wie Sichelfuß, Spitzfuß, Hakenfuß, Knickfuß, Klumpfuß, Plattfuß, Hohlfuß oder Hüftanomalien zu erkennen. Gegebenenfalls wird am ersten Lebenstag eine manuelle Redression, das heißt das Zurückbiegen in die richtige Stellung und anschließende Fixierung im Gipsverband, versucht. Je früher damit begonnen wird, desto besser sind die Chancen.

Darüber hinaus wird nach einigen sehr seltenen Anomalien gefahndet wie der Lippen-Kiefer-Gaumen-Spalte, die heute von Spezialistinnen sehr erfolgreich operiert werden kann. Aber auch eine durch eine schwierige Geburt, zum Beispiel bei Schulterdystokie, entstandene Plexus-(Arm-)Lähmung kann jetzt gefunden werden.

Beim Verschluss der Speiseröhre (Ösophagusatresie), einer weiteren seltenen Anomalie, kann das Kind nichts schlucken und durchlassen, sondern muss immer wieder erbrechen. Ähnlich ist es beim Verschluss des Zwölffingerdarmes (Duodenalatresie). Beim Verschluss des Afters (Analatresie) kann es nichts wieder hergeben. In solchen Fällen ist es ratsam, sich an entsprechende Expertinnen der Kinderheilkunde zu wenden und mit ihrer Hilfe einen *Ausweg* zu suchen.

Kopfgeschwülste

Das Kephalhämatom (Kopf-Bluterguss) kommt bei Erstgebärenden in fast 50 Prozent der Fälle vor und ist völlig harmlos. Die Gynäkologinnen punktieren es heute nicht einmal mehr; sie unternehmen gar nichts, und das Blut resorbiert sich ganz von selbst. Musste die Geburtshelferin auch noch zur Saugglocke greifen, verstärkt sich das Hämatom für elterliche Augen in erschreckender Weise. Das Kind wirkt mit seinem blutig geschwollenen Kopf so Furcht erregend, dass die Mutter sorgfältig und schonend darauf vorzubereiten ist.

Die Deutung ergibt sich aus dem Hergang. Das Kind ist von seinem mutigen Kopfsprung ins Leben gezeichnet. Der Kampf um sein Leben hat seine dramatisch wirkenden, aber harmlosen Spuren hinterlassen. Kinder, die mit der Glocke oder Zange geholt worden sind, zeigen die Tendenz, sich »ziehen und zerren« zu lassen. Diese ersten Zeichen für die Anpassung an das Leben und seine Bedingungen sind nichts anderes als Spuren eines erfolgreichen Kampfes und der Bereitschaft, sich auch unter Einsatz von Lebensenergie durchzusetzen.

Möglicherweise ist diese Tatsache schon ein Hinweis auf ein mutiges, vorwärts drängendes Kind voll Vitalität, das später dementsprechend oft mit aufgeschlagenen Knien vom Spielplatz heimkommen mag. Homöopathische Gaben von *Arnica D 12* als Globuli oder Tropfen helfen in beiden Fällen, die harmlose Situation schnellstmöglich zu bessern.

Das Wichtigste ist, die Mutter schnell und wirkungsvoll von der Harmlosigkeit des Hämatoms zu überzeugen. Kaiserschnittkinder sind dagegen immer makellos schön, was leicht zu Vorurteilen gegen die normale Geburt führt. Allerdings müssen sie später den Kampf um ihr Leben nachholen und mühsam lernen, was die kleinen mutigen Kämpferinnen mit ihrer Kopfgeschwulst schon hinter sich gebracht haben. Insofern ist sie geradezu eine Trophäe.

Gelbsucht

Die Ursache der Neugeborenengelbsucht (Ikterus) ist der anfängliche massenhafte Zerfall der roten Blutkörperchen (Erythrozyten). Das Bild kommt wesentlich häufiger bei zu früh Geborenen vor, denn die Lebenszeit der Erythrozyten verlängert sich erst nach der Geburt allmählich. Anfangs ist der Abbau des roten Blutfarbstoffes (Hämoglobin) vermehrt und das Transportsystem, das ihn in die Leber bringen soll, ungenügend ausgereift.

Die Phototherapie mittels UV-Licht wurde früher bei jeder Gelegenheit und bei viel zu vielen Neugeborenen durchgeführt. Die lichtempfindlichen Kinderaugen mussten dabei mit speziellen Brillen gegen das UV-Licht geschützt werden. Heute wird die Phototherapie zurückhaltender und erst bei sehr stark erhöhten Werten durchgeführt. Bei Brustkindern kann man mit Behandlungen noch viel länger warten, weil ihre Situation insgesamt besser und stabiler ist. Homöopathisch empfiehlt sich einmal eine Gabe *Natrium sulfuricum C 200* (in Form von 5 Globuli oder Tropfen). In besonders krassen Fällen ist neben der Phototherapie auch an Blutaustausch zu denken.

Aus heutiger Sicht ist die frühere Übertherapie vor allem auch deshalb zu kritisieren, weil sie zur frühzeitigen Wegnahme des Kindes von der Mutter über längere Zeiten führte und beider Verlassen der Klinik über Gebühr verzögerte. So entstand seelischer Schaden aus Angst vor dem sehr seltenen **Kernikterus**, bei dem es zu erheblichen Intelligenzminderungen kommt. Inzwischen weiß man, dass die Gefahr des Kernikterus viel geringer ist, und toleriert doppelt so hohe Bilirubinwerte. Dieses Abbauprodukt des roten Blutfarbstoffes ist für die Zellen des Gehirns giftig. Die Anzeichen für den Kernikterus sind Trinkschwäche, ein schwacher Muskeltonus, häufiges unmotiviertes Schreien. Das Spektrum der Schädigung reicht von minimalen Hirnfunktionsstörungen im Sinn von Konzentrationsschwäche bis zu schweren Störungen des abstrakten Denkens und schwersten Gehirnlähmungen (Zerebralparesen).

Heute gibt es bereits unblutige Messmethoden, die das entsprechende Blutabbauprodukt, das Bilirubin, in der Haut messen können. Die Phototherapie ist stark zurückgegangen, die Häufigkeit von Blutaustausch noch mehr.

Die Be-Deutung liegt im Zerfall der Lebensenergie oder Vitalkraft des Kindes am Anfang des Lebens, das oft zu früh begonnen wurde. Sein Lebenssaft ist dann noch nicht stabil genug für die polare Welt der Gegensätze. Das Kind ist energetisch dem rauen Leben noch nicht gewachsen. Die Träger seiner Energie sind noch nicht ausreichend belastungsfähig, und die Entsorgung der Zerfallstrümmer ist noch nicht ausgereift. Das Kind kann mit den Schlacken seiner eigenen Lebensenergie noch nicht fertig werden; es ist überfordert. Das Sonnenlicht und -prinzip heilt durch die Übertragung fremder Lebensenergie. Seine Lichtenergie macht das Bilirubin ausscheidungsfähig: Seine Wasserstoffbrücken werden gesprengt, und das Molekül wird so wasserlöslich.

Dreimonatskolik

Bei dem inzwischen weit verbreiteten Krankheitsbild der Dreimonatskolik, das Eltern den letzten Nerv und alle Freude an ihrem Kind rauben kann, steht eine verkommene Darmflora im

Mittelpunkt. Der Psychoanalytiker René Spitz hat bereits vor vielen Jahrzehnten eine Erklärung dazu gefunden (siehe auch Seite 208 f.). Wenn Babys nach deren Belieben in kurzen Abständen gestillt werden, kommt im Magen Milch aller Verdauungsstadien zusammen und macht eine geregelte Verdauung schwer. Muttermilch braucht etwa zwei Stunden, bis sie den Magen passiert hat. Liegt der Stillrhythmus also unter zwei Stunden, kommen frische und angedaute Milch zusammen und können Blähungen verursachen. Wenn dagegen in längeren Rhythmen gestillt wird, entsteht offenbar weit weniger jenes Bauchkneifen, das Kindern die ersten drei Lebensmonate so schwer machen kann.

Der Schlüssel zur Vermeidung von Dreimonatskoliken liegt in dem einfachen, ja banalen Gedanken, dass nicht jede kindliche Äußerung etwas mit Hunger zu tun haben muss. Jungen, die aufgrund der nachweisbar stärkeren Zuwendung ihrer Mutter und ihrer bestimmteren Forderungen diesbezüglich noch mehr als Mädchen überversorgt werden, sind typischerweise mehr von der Dreimonatskolik betroffen als Mädchen. Macht man sich klar, dass der Säugling gar keine andere Chance hat, sich zu äußern, als zu schreien, wird klar, wie unsinnig es ist, jede seiner Lebensäußerungen mit Stillen zu beantworten. Das Wort Stillen lässt das Problem schon durchscheinen: Die Nahrungszufuhr wird als Beruhigung genutzt. Geschieht das bei jeder Gelegenheit, kann es problematisch werden.

Von der Be-Deutung her können die Blähkinder offenbar das Leben in dieser frühen Phase nicht verdauen. Sie blähen sich auf, machen sich wichtig, stänkern gegen etwas an und haben offensichtlich ihre liebe Not, ihre Lebenssituation zu verarbeiten und zu begreifen. Ihr harter Bauch mit seinen Krämpfen verdeutlicht, wie krampfhaft sie sich anstrengen. Die abgehenden Blähungen sind neben dem Schreien vorerst ihre einzige Ausdrucksmöglichkeit.

Möglicherweise ist auch ihre Umgebung für geruhsame Verdauungsarbeit einfach zu hektisch, die Nahrung durch das Spülmittel für die Fläschchen und Gläser erheblich verunreinigt und ihr »Fertigfutter« mit Chemikalien bis hin zu Antibiotika verseucht. Untersuchungen ergeben außerdem immer wieder, dass Brüllkinder in der Schwangerschaft starkem Stress ausgesetzt waren und dass ihr familiäres Umfeld oft von psychosozialen Problemen belastet ist. Mit ihrem Schreien drücken sie unüberhörbar ihr Missfallen bezüglich ihrer Situation aus und rufen zugleich um Hilfe. Sie sind den Anforderungen an die Verdauung des Lebens noch nicht gewachsen und demonstrieren unüberhörbar, wie schmerzhaft sie das Verarbeiten ihrer neuen Welt empfinden. Ab dem vierten Monat stehen dem Kind dann noch andere Möglichkeiten zur Verfügung, um Hautkontakt zu bekommen, was im Allgemeinen auch zu einer raschen Besserung der Situation führt.

Allerdings hat ein großer Teil der Schreibabys aber gar keine Darmprobleme, sondern leidet an Reizüberflutung und fehlendem Lebensrhythmus. Rudolf Steiner sagte, alles Leben sei Rhythmus – ein Neugeborenes kann jedenfalls ohne verlässliche Rhythmen nicht gut gedeihen. Als hilfreich hat es sich erwiesen, die Wachphasen für entspannte Spiele und Zwiegespräche zu nutzen und jede Übermüdung des Babys zu vermeiden. In den Schreiphasen das Kind spazieren tragen oder fahren kann Wunder wirken. Wenn das Kind sanft im Kinderwagen, auf dem Arm oder auch im Auto geschaukelt wird, bekommt es wenigstens ein gewisses Maß an Rhythmus und wird sich bald besser fühlen. Insofern sind zudem Einschlaf- und Beruhigungsrituale sehr hilfreich, denn auch sie vermitteln Verlässlichkeit und eine Tagesrhythmik.

Mit diesem Konzept – ergänzt durch Entwicklungsberatung und Familiengespräche – verschwanden laut *Medical Tribune* die Probleme bei 68 Prozent der solcherart behandelten Kinder und Familien, während noch zusätzlich 17 Prozent eine erhebliche Besserung erlebten.

Als ähnlich hilfreich erweisen sich Entlastung, Entspannung und Ernährungsumstellung der Mutter. Hierbei kann eine Groß(e)mutter Wunder wirken, die oft noch an althergebrachten Rhythmen festhält, damit dem Kind Halt gibt und seiner Mutter das Gefühl und die Erfahrung vermittelt, ihrerseits wieder bemuttert zu werden. Moderne Mütter, die meist ohne Oma und gute Einführung glauben, sie könnten dem Kind ganz flexibel und locker gerecht werden, werden oft von ihren Kleinen schreiend eines Besseren belehrt.

Praktische Hilfe bei der Dreimonatskolik
- *Fenchel-Kümmel-Anis-Tee:* Der lauwarme Tee wirkt beruhigend und entkrampfend auf den Darm.

- *Windsalbe* (aus der Apotheke): um den Nabel einreiben.
- *Warmes Bad*: wirkt entkrampfend
- *Warmes Kirschkissen* (aus dem Reformhaus): auf den Bauch legen. Das Kirschkissen ist leichter als eine mit Wasser gefüllte Wärmflasche.
- Bei manchen Babys wird der Kolikschmerz durch Druck verschlechtert, bei anderen wiederum verbessert. Wenn *Druck bessert*: Legen Sie das Baby über Ihre Schulter, und klopfen Sie sanft seinen Po, während Sie eintönige Lieder singen. Oder geben Sie ihm mit körperwarmem Öl (zum Beispiel Olivenöl) eine sanfte Bauchmassage im Uhrzeigersinn.

Homöopathie bei der Dreimonatskolik
- *Chamomilla D 12*: Das Baby hat unerträgliche Schmerzen, will ständig herumgetragen werden, ist zornig und ungeduldig, will nicht am Bauch berührt werden. Oft ist eine Wange rot und heiß und die andere blass – 2 Globuli 3× täglich.
- *Colocynthis D 12*: Heftige, kolikartige Schmerzen; besser bei Druck und Wärme (es hilft in diesem Fall eine Wärmflasche). Mitauslöser der Koliken sind auch Ärger, Kränkung und Wut – 2 Globuli 3× täglich.
- *Magnesium phosphoricum D 12*: Schmerzen treten plötzlich auf. Durch heftige Blähungen krümmt sich das Baby zusammen und zieht die Beine ganz hoch. Nach einer sanften Bauchmassage (im Uhrzeigersinn) oder einem warmen Bad gehen die Blähungen leichter ab, und das Baby ist sofort wieder fröhlich und gut aufgelegt – 2 Globuli 3× täglich.
- *Nux vomica C 30*: Krampfartige Schmerzen, die durch zu viel Nahrungsaufnahme und durch Zorn ausgelöst werden können; das Baby beugt sich nach hinten, ist reizbar und reagiert empfindlich auf Licht, Geräusche, Luftzug und Druck. Wärme bessert, und um den Druck zu vermeiden, kann ein warmes Kirschkernkissen oder warmes Tuch auf den Bauch gelegt werden – 1× 2 Globuli nur bei Bedarf; nicht regelmäßig und automatisch geben.
- *Lycopodium C 30*: Das Baby hat einen trommelartig aufgeblähten Bauch mit heftigem Gurgeln und Rumoren in den Därmen. Hauptblähungszeit ist zwischen 16 und 20 Uhr. Die Beschwerden bessern sich nach Aufstoßen, Abgang der Blähungen und Stuhlgang; daraufhin hat das Baby gleich wieder

Hunger. Das Baby legt die Stirn in Falten und hat überhaupt ein eher »altes« Gesicht – 1 × 2 Globuli, nur bei Bedarf geben.

Plötzlicher Kindstod

Dieses bis heute geheimnisumwitterte, schreckliche Geschehen nimmt in den letzten Jahrzehnten in Furcht erregender Weise zu. Früher trat der plötzliche Kindstod eher selten auf. Er kommt auch im Mutterleib vor und gilt dann als Totgeburt (siehe Seite 337, 341 f.). So wie es die Neugeborenen am ersten Lebenstag, kann dieses Schicksal auch die Ungeborenen am vorletzten Schwangerschaftstag ereilen.

Die Schulmedizin hat in umtriebiger Aktivität ein Mosaik von Gründen zusammengetragen, die alle eine Rolle spielen sollen, aber das Phänomen des plötzlichen Kindstodes doch nicht befriedigend erklären können. Tatsächlich lässt sich statistisch feststellen, dass es häufiger bei sozial schwachen Müttern auftritt – aber auch bei gut situierten Müttern vorkommt. Raucherinnen sind davon öfter betroffen. Die Schadstoffbelastung der jeweiligen Umwelt spielt offenbar eine Rolle und hier wieder besonders die Belastung mit Quecksilber. Je mehr Amalgamplomben eine Mutter im Mund hat, eine desto höhere Quecksilberbelastung weisen ihre inneren Organe auf. Und trotzdem gibt es das Phänomen – allerdings seltener – auch bei Müttern, die nie eine Zigarette angerührt haben, äußerst gesund leben und sich sehr bewusst ernähren. Ferner wird die Bauchlage des Kindes beim Schlafen mitverantwortlich gemacht. Die schulmedizinische Vermutung eines noch unreifen Atemzentrums hat am wenigsten für sich, denn warum sollte das plötzlich zum Problem werden, wenn das Kind vorher schon längere Zeit ohne Schwierigkeiten geatmet hat?

Trotz aller Indizien ist der »Abschied auf heimlichen Wegen« letztlich ungeklärt. Natürlich hat jeder Tod seine Bedeutung und kann von daher gedeutet werden, wobei immer beide Seiten zu bedenken wären. Wenn sich ein Kind wie beim plötzlichen Kindstod gleich wieder verabschiedet, hat das natürlich vor allem mit ihm zu tun. Mag sein, dass es in der kurzen Zeitspanne schon genug erlebt hat, dass es einfach auf dieser Ebene nicht um mehr ging. Mag sein, dass es das Leben nicht wagen konnte oder sich nicht darauf einlassen wollte. Es wäre natürlich auch möglich, dass es das kommende Leben plötzlich als nicht mehr lebenswert empfand, woran sich allerdings mütterliche Schuldprojektionen festmachen ließen. Man könnte vermuten, dass dem Neuankömmling die Bedingungen zu schlecht sind. Wahrscheinlich nimmt das feinere Sensorium des Neugeborenen viel mehr wahr, als wir uns träumen lassen.

Zur Vorbeugung dieses extremen, Angst auslösenden Schicksals gibt es seitens der modernen Medizin Apparate, die die kindliche Atmung überwachen sollen. Diese Art von sensiblem Babyphon, das letztlich aus einem empfindlichen Sender neben dem kindlichen Kopf besteht, kann jedoch selbst die stabilste Mutter in den Wahnsinn treiben. Nach jeder Menge von Fehlalarmen ist die Mutter meist schon nach kurzer Zeit schlafgestört und mit ihren Nerven am Ende. Man verlegt praktisch die Intensivstation nach Hause und vertraut auf Totalüberwachung.

Die perversesten dieser Geräte versetzen dem Kind einen Schlag, wenn es mit dem Atmen ein wenig aussetzt. So werden dann Kinder im Schlaf durch Maschinen elektrisch gequält, die verängstigte und es gut meinende Eltern installieren, die ihrerseits vor lauter Sorge ebenfalls ganz nervös werden. Auf dem Gegenpol hätten wir die Eingeborene, die ihr Kind am Leib trägt und an sich selbst spürt, wenn das Baby Stuhl produzieren muss. Sie braucht keine Überwachungsmaschinen; sie ist selbst wach. Ihr Kind ist bezüglich des plötzlichen Kindstodes auch gar nicht gefährdet. Insofern können wir sicher davon ausgehen, dass der plötzliche Kindstod mit unserer fortschreitenden Zivilisation zu tun hat. Die Kinder hören ja scheinbar ohne stichhaltigen Grund plötzlich auf zu atmen, was auf der symbolischen Ebene bedeutet, dass sie die Kommunikation mit dieser Welt einstellen. Es erinnert das an das genauso unerklärliche Phänomen der Wale, die an Land schwimmen, um dort zu sterben, was ja auch viele Menschen – und nicht nur engagierte Tierfreunde – seelisch tief erschüttert.

Die technischen Überwachungsversuche zur Verhinderung des plötzlichen Kindstodes helfen zwar nicht, zeigen dafür aber umso deutlicher, wie groß unser Kommunikationsproblem heute ist. Die Lösung wäre – wie von den Müttern archaischer Völker vorexerziert – ein sehr enger Kontakt zum Kind. Wer sein Baby auf dem eigenen Leib überallhin mitnimmt, im selben Bett schläft und immer da ist, braucht am wenigsten Angst zu haben. Meist passiert bei dieser Art von Kontakt sowieso nichts. Wenn es aber doch einmal vorkommen sollte, dass dieses Kind aufhört zu atmen, könnte die Mutter die Wiederbelebung selbst in die Hand nehmen. Jede, die einen Führerschein besitzt, hat in dem entsprechenden Erste-Hilfe-Kurs die nötigen Maßnahmen gelernt.

Die Be-Deutung des plötzlichen Kindstodes läuft – wie schon angedeutet – am ehesten auf ein massives Kommunikationsproblem hinaus, was die Häufung bei Raucherinnen erklären würde und den Unterschied zu archaischen Völkern. Selbst die schulmedizinische Vermutung eines unreifen Atemzentrums weist auf eine noch unreife Kommunikation mit der Luftwelt hin. Mütter mit sicherem Gespür für ihr Kind werden auch weniger Ängste haben, mit ihrem Kind zurecht zu kommen, und leben deshalb auch in der Sicherheit, zur rechten Zeit zur Stelle zu sein, wenn das Kind sie dringend braucht.

Aus der Sicht des betroffenen Kindes handelt es sich um das Einstellen der Kommunikation mit dieser scheinbar wenig l(i)ebenswerten Welt. Das Kind macht sich gleich wieder davon, ohne das Leben wirklich zu wagen. Das Sich-nicht-Einlassen wird im Nicht-mehr-Atmen besonders deutlich. Gehen wir davon aus, dass Kinder die Probleme ihrer Umwelt und damit auch ihrer Eltern widerspiegeln, haben wir hier einen erschreckenden Spiegel und könnten einmal in diesem Zusammenhang prüfen, inwieweit sich auch Kommunikationsprobleme zwischen den Eltern häufen.

Wenn wir heute statt auf Körper- und Seelenkontakt auf elektronische Überwachung setzen, damit wir das Kind hören, wenn wir vor dem Fernseher sitzen, spricht das an sich schon Bände über ein Kommunikationschaos.

Der plötzliche Kindstod ereignet sich genauso oft in Kliniken wie zu Hause und wirft sofort das Problem der Schuld auf. Zwar wird der plötzliche Kindstod als schrecklicher Schicksalsschlag empfunden, aber der Mutter im Allgemeinen wenigstens nicht schuldhaft angelastet – auch wenn dieses Geschehen seelisch häufig zu eigenen Schuldprojektionen führt. Nicht selten fühlen sich Mütter durch diesen Tod ihres Kindes besonders *geschlagen* und bestraft.

Wir haben aber meist völlig vergessen, dass das Sterben menschlich ist und das Leben lebensgefährlich. Zumindest zu dieser frühen Zeit wollen wir keinesfalls daran erinnert werden. So wird es besonders schwer, die anstehende Aufgabe der Trauerarbeit zu leisten und nicht das ganze Leben in Verzweiflung versinken zu lassen. Der plötzliche Kindstod ist sicher die härteste Therapie des Schicksals für diejenigen, die glauben, alles im Griff zu haben. Sie bekommen eindrucksvoll und schrecklich gezeigt, dass dem nicht so ist. So schwer es ist, gilt es akzeptieren zu lernen, dass der Tod zum Leben gehört und immer dessen natürlicher Gegenpol ist, der alles Leben schließlich wieder anzieht und einholt, und sehen zu lernen, dass es immer nur Zeit ist, die uns vom Tod und der (Er-)Lösung trennt.

Speziell für die Mutter bedeutet das traumatische Erlebnis des plötzlichen Kindstodes die Erfahrung, dass Mutterschaft eng mit Geburt und Tod verknüpft ist. Denn indem die Frau ein Kind *in die Welt setzt*, gebiert sie immer auch schon seinen Tod. Gebären heißt gleichzeitig auch Loslassen und Abschied nehmen – manchmal bis zur letzten Konsequenz des Todes. Die Mater dolorosa, dargestellt in der Pietà – der Maria, die den toten Jesus auf ihren Knien hält –, zeigt diese zutiefst weibliche Erfahrung.

»Eine Mutter, die ihr Kind verloren hat, hat vor nichts mehr Angst«, sagt ein jüdisches Sprichwort und meint, sie habe das schlimmste Leid erlebt und trete dem Leben danach geprüft, gereift und – wenn sie ihr Schicksal annehmen konnte – gelassen gegenüber. Verbitterung und Hass auf das Schicksal würden bedeuten, dass sie den Tod weiter mit sich und in sich trägt und nicht bereit ist, die mütterliche Botschaft von den Zyklen des Lebens anzunehmen. Denn Mutter sein heißt immer, Abschied nehmen – so oder so.

Ausblick auf die Zukunft einer neuen Geburtshilfe

In der Geburtshilfe sind in den letzten Jahren große Fortschritte errungen worden. Dennoch steht der entscheidende Durchbruch zugunsten einer optimalen Betreuung und Begleitung von Mutter und Kind noch aus. Dieser Durchbruch hat mit dem eigenen Erleben der Betroffenen zu tun und könnte darauf hinauslaufen, dass alle am Geburtsgeschehen Beteiligten ihr eigenes Geburtstrauma im Vorfeld klären. Nicht nur die Frau, die Mutter werden will, ist hier gefragt. Sie sollte sich am besten vor der Schwangerschaft, zur Not aber noch zu deren Beginn damit beschäftigen. Von zentraler Bedeutung ist aber auch, dass die Geburtshelferinnen ihr ganz persönliches Geburtstrauma konfrontieren, um so den noch immer herrschenden Teufelskreis zu durchbrechen.

In der Regel finden sich nach dem Resonanzgesetz bisher vor allem Menschen in der Geburtshilfe wieder, die ein Problem mit der eigenen Geburt noch nicht bewältigt haben. Mit dieser Berufswahl schaffen sie sich intuitiv die Chance, das bisher Versäumte nachzuholen. Der einfachste Weg wäre das Erleben über die Therapie mit dem verbundenen Atem oder die vierwöchige Reinkarnationstherapie, die die Klärung des Geburtstraumas jeweils einschließen. Denkbar wäre auch eine einwöchige, auf Geburt und Schwangerschaft konzentrierte Therapieeinheit, die den verbundenen Atem mit dem inneren Bilderleben kombiniert und sich bei Menschen, die schon Vorerfahrungen im Reich der Seelenbilderwelten haben, bewährt hat.[57]

Wenn Gynäkologinnen, Hebammen und Krankenschwestern diesen persönlichen Schritt wagen würden, müssten sie nicht länger ihre eigene unbewusste Angst und Unsicherheit in das Geburtsgeschehen einfließen lassen und so unwissentlich und unwillentlich das Ganze durch eigene unbewältigte Themen komplizieren.

Außerhalb der Medizin ist die Forderung nach Eigenerfahrung

und persönlicher Kompetenz sowieso banal. Eine Frau, die eine Amazonasreise plant und dazu eine Führerin engagiert, erwartet selbstverständlich, dass diese schon vorher im Amazonasgebiet unterwegs war und eigene Erfahrungen gemacht hat, die ihr als Kundin während der Reise Sicherheit und Orientierung vermitteln. In Büchern den Amazonas zu studieren reicht nicht. Vor allem müsste diese Reiseleiterin auch ihre eigenen Ängste bezüglich des Amazonas bereits durchlebt und konfrontiert haben, sodass sie bei der Betreuung ihrer Kundin davon frei ist.

Nachdem es in der äußerlichen Ausstattung der Kliniken und Geburtshäuser in den letzten Jahren große Verbesserungen gegeben hat, steht der nächste entscheidende Schritt auf dieser *inneren Ebene* an. Kliniken wie die in Bensberg (Ruhrgebiet) betreiben bereits eine ganzheitliche Gynäkologie und Geburtshilfe. Durch das Engagement der französischen Gynäkologie um Frédérick Leboyer und Michel Odent sind wir den natürlichen, althergebrachten Wegen in diese Welt wieder nahe gekommen, und vielerorts können wir schon wieder mit Recht vom Fest der Geburt sprechen, wie es wohl in sehr frühen matriarchalischen Zeiten üblich war. Wir haben auch vor allem gelernt, im Neugeborenen von Anfang an einen Menschen zu sehen, dem wir uns vorsichtig und mit Respekt und Sanftheit zu nähern haben.

Der Weg von dem früheren groben Zurechtrücken des Kopfes und dem rabiaten Versuch, das bei der Geburt angeblich in Unordnung geratene Kind wieder zurechtzurütteln, bis zur heute schon fast üblichen sanften Geburt war lang. Der Weg von der technisch adäquaten, professionellen Leitung einer Geburt bis zu einer Geburtshilfe, die die Klärung des eigenen Geburtstraumas und der daraus resultierenden Angstfreiheit einschließt, wird wohl ebenfalls Zeit in Anspruch nehmen. Wir werden seine Ergebnisse äußerlich nicht sehen können, was in dieser materialistischen Zeit ein Problem darstellt, aber wir werden sie allenthalben spüren. Nach den Grundregeln der spirituellen Philosophie entsprechen sich nicht nur oben und unten, sondern auch innen und außen. Insofern wird an diesem völlig ungewohnten Einbezug der Helferinnen kein Weg vorbeiführen. Sogar in der Wissenschaft lernen wir immer mehr, dass eine Forscherin selbst bei ganz nüchternen, banalen Versuchsreihen durch ihre Anwesenheit das Ergebnis beeinflusst; in der Geburtshilfe müsste diese

Erkenntnis eigentlich jedem fühlenden Wesen leicht nachvollziehbar sein.

Die Ausbildung aller Profis im Geburtshilfebereich wird sich durch die Forderung nach Eigenerfahrung und Aufarbeitung des eigenen Geburtstraumas von Grund auf ändern. Das setzt zuerst einmal eine Umkehrung des eingeschlagenen Trends voraus, zu viel auf Theorie und reine Wissenschaft zu setzen. Auch die Tendenz zur Spezialisierung muss sich im geburtshilflichen Feld wieder ändern. Alles Machbare immer in die Tat umzusetzen reicht hier einfach nicht aus. Wer Schnittentbindungen gut beherrscht, macht sie heute bei jeder Gelegenheit. Das aber verursacht neben dem persönlichen Einseitigwerden eine problematische Grundrichtung. Die Geburtshilfe bleibt ein Fach, in dem die Helferinnen in der Lage sein müssen, auch seltene Situationen ohne den stereotypen Kaiserschnitt zu lösen. Das heute schon übliche »Das habe ich noch nie gesehen, das kann ich nicht!« muss wieder verschwinden. Nur die breite Ausbildung von »handwerklichen«, mechanischen Fähigkeiten kann die notwendige Sicherheit vermitteln. Es wäre also eine Art Allgemeinmedizin der Gynäkologie gefragt. Dann wird der nächste Schritt in Richtung Eigenerfahrung nicht mehr so schwer fallen und den nächsten wichtigen Schub an Selbstsicherheit und Ruhe im Umgang mit der Gebärenden und ihrem Kind ins Spiel bringen.

Geburtsvorbereitung könnte wirkliche Lebensvorbereitung im positivsten Sinn werden. Rituale leben wesentlich davon, dass sie von den wissenden Helferinnen in Angstfreiheit zelebriert werden. Das setzt voraus, dass diese sich im Vollbesitz des notwendigen Wissens und der entsprechenden Fähigkeiten fühlen und von den Begrenzungen ihrer eigenen Lebensgeschichte weitgehend frei sind. Jede Gebärende könnte dann im Ritual der Geburt nicht nur Mutter, sondern auch Frau werden, und die Empfängnis würde zur Initiation des Kindes in die polare Welt der Gegensätze. So könnten wir über den Umweg der Geburtshilfe eines der schweren Defizite unserer Zeit gleich mit lösen.

Selbstverständlich und automatisch würde dann diese Einweihungssituation geschützt und, wo immer möglich, nicht durch eine Vollnarkose ver- oder durch eine PDA behindert werden. Die Geburtsauslösung würde selbstverständlich *natürlich* durch die Mutter oder das Kind erfolgen. Die heutige moderne Medizin weiß diesbezüglich noch immer nicht wirklich Bescheid, und die wissenschaftliche Diskussion dreht sich um Vermutungen: Die kindliche Nebennierenrinde könnte im Zusammenspiel mit dem Gehirn die Geburt auslösen, aber auch das Hormonsystem der Frau könnte entscheiden. Wo wir aber noch kein verlässliches Wissen haben, könnte uns die natürliche Erfahrung helfen, dass sich – so oder so – noch jedes Kind auf den Weg gemacht hat. Wer diese Sicherheit in sich trägt, weil er sie bewusst erlebt hat, muss weniger sorgenvolle Gedanken hegen. Wahrscheinlich wird zum Schluss klar werden, dass die Wahrheit einmal mehr in der Mitte liegt und dass beide – Mutter und Kind – zusammen den Beginn der Geburt bestimmen.

Durch das Erleben der natürlichen Urkräfte, die bei der eigenen Geburt walteten, könnte sich bei den Helferinnen auch wieder Vertrauen in Mutter Natur entwickeln. Nicht umsonst wissen wir ja sprachlich, dass die Natur vor allem eine Mutter für all die Wesen ist, die sie hervorbringt. Sie sorgt auf ihre unübertreffliche Art für sie und findet stets die intelligentesten Wege, ihnen auf die Welt und durch das Leben zu helfen. Unsere Aufgabe könnte in Zukunft wieder mehr darin liegen, auf sie zu hören. Dazu aber müssten wir nur nach innen horchen und unserer inneren Stimme gehorchen.

Bei Mangelschwangerschaften hat man früher zum Beispiel noch in der 37. Woche die Geburt gebremst. Heute würde man ein Kind, das in Mangel und Not geraten ist, auf die Welt kommen lassen. Wahrscheinlich kann das Kind über die Systeme der Mutter die Geburt auslösen, weil beide noch eine Einheit sind. Auch hat man bereits wieder gelernt, dem Organismus der Mutter zu vertrauen, der – wenn die Zeit reif ist – das Kind schon hergeben wird. In dieser Richtung müssen wir nur weitergehen, und wir werden unser wachsendes Vertrauen in Mutter Natur mit Sicherheit belohnt finden.

Wenn wir zusätzlich noch die Bedeutung der Bewusstseinsfelder durchschauen lernen, werden wir verstehen, warum die Haltung der Frau vor allem durch das Feld ihrer Herkunft und damit über die Haltung ihrer Mutter bestimmt wird. So ist für manche Frauen Kinderkriegen ein Kinderspiel und für andere ein Drama. Auch wenn wir es nicht mehr wahrhaben wollen, leben wir noch immer in einer Welt der Mythen, Symbole und Bilder, sowohl der kollektiven als auch der persönlichen. Allein das Wissen darum könnte uns über die neuerliche Kultivierung unserer inneren Bilder helfen, uns von vornherein besser einzustellen und neue Schritte und Wege aus Familiendramen zu finden.

Früher wurden bei reichen Leuten sofort die Astrologen hinzugezogen, um die richtige Zeit zu wählen und manchmal auch schon, um das Kind danach kommen zu lassen. Das wäre als ein Versuch zu werten, mit anderen Methoden einzugreifen und das Schicksal zu zwingen. Heute können wir reif dafür werden, die Geburt auch in dieser Hinsicht und im wahrsten Sinn des Wortes in Ruhe zu lassen. Hinterher kann dann die Bestimmung der Zeitqualität durchaus Sinn machen: im Rahmen einer psychologischen Astrologie, die Entwicklungschancen frühzeitig erkennen will und sich der Gefahr von Festlegungen im Sinn der selbsterfüllenden Prophezeiungen bewusst ist. Der Versuch, das Schicksal zu zwingen, überschätzt im Übrigen unsere menschlichen Möglichkeiten gewaltig. Eine Mutter, die unbedingt ein Kind mit dem Tierkreiszeichen Löwe wollte und die Geburt deshalb einleiten ließ, musste feststellen, dass ihr Kind nun zwar eine Löwe-Sonne hat, dafür aber den Aszendenten, den Mond und vier weitere Planeten im verschmähten Jungfrau-Zeichen.

Unsere große Chance im Zeitalter einer globalen Vernetzung wäre es, das Beste von überall zu nehmen und in einem stimmigen Muster zu integrieren, in dem sich die jeweilige Mutter wohl fühlen und Vertrauen fassen kann. Aus Holland könnten wir übernehmen, dass sich die Tradition der Hausgeburt durchaus mit moderner Medizin verbinden lässt. Die defensive Einstellung zu Schnittentbindungen in Schweden könnte uns ebenso zum Vorbild werden wie die dortige Idee der Geburtshotels, die jedenfalls dem Krankenhausideal vorzuziehen wäre. Die verschiedenen Geburtsbräuche der archaischen Völker und deren Rituale könnten uns natürliche Wege ins Leben wieder schmackhaft machen. Aus Indien ließe sich die von Leboyer schon ansatzweise im Westen eingeführte Babymassage importieren, so wie wir unser Hygienewissen in all die ursprünglichen Gesellschaften exportiert haben.

Auf solcher Grundlage könnte sich dann auch eine Öffnung für die spirituelle Dimension der Schwangerschaft ergeben, wie sie in früheren Zeiten des Matriarchats sicher üblich war. Das könnte eine vorgeburtliche Erziehung einschließen, die sich nicht an noch mehr Leistung orientiert wie heute etwa in Japan und Amerika, sondern den Kontakt mit dem Ungeborenen sucht, um die Einweihung in das Leben und seine Geheimnisse zu fördern.

Die Idee der Vorbeugung könnte nirgendwo besser und früher ansetzen als in der Gynäkologie, die alles noch so offen und formbar vorfindet. Wenn sie die Wichtigkeit und Chance eines intakten Urvertrauens und der ersten Prägungen erkennt, ergeben sich hier heute noch ungeahnte Möglichkeiten. Aber auch im Bereich der schulmedizinischen Prävention gäbe es noch vieles zu bessern. Jedes »ausgebackene« Kind erspart eine Menge Elend. Nicht die Bewältigung von Frühgeburten sollte deshalb im Mittelpunkt stehen, sondern die Verhinderung zu früher Geburten.

Mit einer solchen Geburtsvorbereitung auf inneren und äußeren Ebenen und dem entsprechenden Umfeld wächst die Chance, dass die Geburt für Mutter und Kind zu einem Fest wird, bei dem die Mutter aus ihrer Kraft heraus gebären und ihr Kind den Kopfsprung ins Leben wagen kann. Aus solch einem kinder- und generell menschenfreundlichen Feld kann sich auch noch mehr Verständnis für die spätere Zeit mit dem Kind ergeben. Eine Frau, die so weitgehend auf die eigenen seelischen Bedürfnisse horchen gelernt hat, wird auch spüren, dass Stillen sie tendenziell aus der Polarität heraus in eine einheitsähnliche Situation mit ihrem Kind bringt. Das Stillen wird folglich für sie einen ganz anderen Stellenwert bekommen.

Wenn aber viele Mütter wieder so sensibel für die Bedürfnisse des Lebens werden, hätte das sicher Auswirkungen bis in entfernte gesellschaftliche Bereiche. Wir brauchten dann vielleicht nicht noch Jahrzehnte zu warten, bis irgendeine mitfühlende Wissenschaftlerin nachweist, dass Lärm für Kinder bedrohlich ist. Wenn kleine Kinder auf den Krach von tief fliegenden Düsenjägern mit einem Totstellreflex reagieren, dürfen wir schließen, dass sie dabei auch Todesängste erleiden. Vielleicht ließe sich irgendwann eine politische Mehrheit finden, die die Rechte von kleinen Kinder über diejenigen von Krieg spielenden großen Buben stellt, die zwar zu bedauern sind, weil sie das Erwachsenwerden verpasst haben, denen aber selbst Überschallflüge in Bodennähe die Pubertät nicht ersetzen werden.

Jedenfalls ist die Geburtshilfe und -vorbereitung der wirksamste Ansatz, wenn man eine Gesellschaft in Richtung von mehr Menschlichkeit und Mitgefühl verändern will. Dann bekäme das Mutter- und Vatersein wieder seinen angemessenen

Stellenwert in der Gesellschaft. Wir begriffen, dass Elternsein kein Zufallsereignis nach dem Motto »Das kann doch jeder« ist, sondern wir spürten die Verantwortung und Aufgabe für jedes einzelne Kind und damit für die Menschheit als Ganzes. Die Schwangerschaft ist die Zeit, in der Erwachsene am empfänglichsten für solche Themen sind. Wie gesagt: Im Anfang liegt alles, und deshalb ist nichts wichtiger als aller Anfang.

Anhang

Anmerkungen

[1] Zur Idee des »Feldes« siehe: Ruediger Dahlke, *Der Mensch und die Welt sind eins.*

[2] Zum Beispiel die tibetischen und ägyptischen Totenbücher oder das *Popol Vuh* der Maya.

[3] Mandalas nennt man jene allen Kulturen bekannten Kreisbilder, die wohl das wichtigste Muster dieser Schöpfung darstellen und auch den individuellen Entwicklungsweg symbolisieren. Die Fensterrosen der gotischen Kathedralen gehören zu den schönsten Mandalas. Siehe auch: Ruediger Dahlke, *Arbeitsbuch zur Mandala-Therapie* und *Mandalas der Welt.*

[4] Lennart Nilsson, *Ein Kind entsteht. Bilddokumentation über die Entwicklung des Lebens im Mutterleib.* München 1990.

[5] Siehe hierzu: Margit und Ruediger Dahlke, *Die Psychologie des blauen Dunstes.*

[6] Siehe zum Thema gesunde Lebensführung: Ruediger Dahlke/Baldur Preiml/Franz Mühlbauer, *Säulen der Gesundheit.*

[7] Informationen und Adressen bezüglich der Klärung des Geburtstraumas über: Heil-Kunde-Zentrum Johanniskirchen, Schornbach 22, D-84381 Johanniskirchen.

[8] Hierzu bei Bertelsmann in Vorbereitung: Ruediger Dahlke: *Unfruchtbarkeit – Be-Deutung und Auswege.*

[9] Siehe: Ruediger Dahlke/Andreas Neumann, *Die wunderbare Heilkraft des Atems.*

[10] Siehe zur symbolischen Bedeutung von Körperregionen und Organen den ersten Teil in: Ruediger Dahlke, *Krankheit als Symbol.*

[11] Siehe hierzu das einschlägige Kapitel in: Ruediger Dahlke, *Lebenskrisen als Entwicklungschancen.*

[12] Siehe die ausführliche Deutung von Blähungen in: Ruediger Dahlke/Robert Hößl, *Verdauungsprobleme.*

[13] Hier wäre etwa an die eigentlich für Bergsteigerinnen und Sportlerinnen gedachte Funktionswäsche von Ortovox zu denken, die durch ein spezielles Spinnverfahren nicht juckt und kratzt und zugleich all die Vorteile reiner Schurwolle bewahrt.

[14] Zum Beispiel *Frühjahrskur: Entgiften – Entschlacken – Loslassen.* Information im Heil-Kunde-Zentrum Johanniskirchen.

[15] Ravi und Carola Roy, *Homöopathischer Ratgeber – Geburt*. Eigenverlag Ravi Roy und Carola Lage-Roy, Murnau 1992.

[16] In der so genannten Perinatalstudie wird heute jede Klinikgeburt statistisch erfasst und zentral ausgewertet, sodass inzwischen sehr verlässliche Daten vorliegen.

[17] Marina Marcovich/Maria Theresia de Jong, *Frühgeborene – zu klein zum Leben? Die Methode Marina Marcovich*. Frankfurt a. M. 1999.

[18] Michael Adam/Volker Korbei/Renate Daimler, *Rund ums Kinderkriegen*. München 1997.

[19] Eine ausgezeichnete Einführung für westliche Menschen bietet das Buch von Nikolaus Klein, *Auf den Schwingen des Drachen*, mit einer CD zur Übungsanleitung. Für Schwangere ist vor allem die CD ideal, da das Üben dadurch viel entspannender wird. Erfahrene Qi-Gong-Lehrerinnen können zudem die Übungen, die für Schwangere weniger geeignet sind, aufzeigen.

[20] Beate Jorda/Ilona Schwägerl, *Geburt in Geborgenheit und Würde*.

[21] So ungern die Schulmedizin bereit ist, den Anspruch auf die eigene Unfehlbarkeit im konkreten Fall aufzugeben, so schnell ist sie oft bei alternativen Ansätzen mit Schuldzuweisungen bei der Hand. Vieles, was in der Schulmedizin misslingt, wird in Kauf genommen oder überhaupt geflissentlich übergangen. Kaum etwas anderes ist so schwer in diesem Land, als einer Ärztin einen (Kunst-)Fehler nachzuweisen. Es gehört geradezu zum ärztlichen Selbstverständnis, unfehlbare Künstlerin zu sein, und was von der Kunst nicht abgedeckt wird, kann mit dem letzten Stand der Wissenschaft gedeckt werden, oder schlimmstenfalls lässt sich einfach keine Gutachterin finden.

[22] Siehe hierzu auch die konkreten Anregungen zur Deutung im Geburtskapitel von: Ruediger Dahlke, *Lebenskrisen als Entwicklungschancen*.

[23] Tatsächlich handelt es sich bei der Geburt um den Eintritt in die polare Welt, und deren Herr ist der Teufel, wie Jesus beim letzten Abendmahl ausdrücklich feststellt. Insofern arbeiten Ärztinnen, wenn auch etwas übertrieben, mythologisch stimmig. Es geht auch nicht darum, überhaupt kein Blut zu entnehmen, sondern es vielleicht nicht gleich zur Begrüßung zu tun.

[24] Über die Be-Deutung von Venenproblemen in: Ruediger Dahlke, *Herz(ens)probleme*.

[25] Siehe: Urs Honauer, *Wasser, die geheimnisvolle Energie für Gesundheit und Wohlbefinden*. München 1998.

[26] Für ein Verständnis echter Vorbeugung siehe: Ruediger und Margit Dahlke/Volker Zahn, *Frauen-Heil-Kunde*.

[27] Siehe hierzu auch die Anleitung zur Babymassage von Leboyer, der ja über diesen Weg zum Geburtsthema kam: Frédéric Leboyer, *Sanfte Hände. Die traditionelle Kunst der indischen Baby-Massage*.

[28] Siehe: Ruediger Dahlke, *Bewusst Fasten*.

[29] Siehe hierzu: Margit Dahlke, *Ist Heilen weiblich?*, in: *Weibliche Wege der Heilung*. Connection Spezial, August/September 1999.

[30] Hilfreich sind in diesem Zusammenhang die Vortragskassette *Suchtprobleme* und das Entspannungsprogramm *Suchtprobleme* (Bezugsquellen siehe Anhang).

[31] Um die Muster hinter dem Rauchen und Wege aus dieser Falle zu erkennen, siehe: Margit und Ruediger Dahlke, *Die Psychologie des blauen Dunstes* und die zugehörige Meditationskassette *Rauchen*.

[32] Siehe: Ruediger Dahlke, *Gewichtsprobleme*, und das gleichnamige Entspannungsprogramm aus der Kassettenreihe *Heilmeditationen*.

[33] Siehe hierzu das auch Erwachsenen zu empfehlende Kinderbuch *Regenbogenkind* von Edith Schreiber-Wicke.

[34] Zur Symbolik des Mandalas als Abbild des menschlichen Lebensweges, der im Zentrum des Mandalas beginnt, bis zur Lebensmitte in die Peripherie des Mandalas führt und wieder zu dessen Zentrum zurückkehrt und zum Punkt der (Er-)Lösung kommt, siehe: *Arbeitsbuch zur Mandala-Therapie* und *Mandalas der Welt* von Ruediger Dahlke.

[35] Hilfreich können hier wieder *Reisen nach Innen* sein wie etwa das Programm *Innerer Arzt* oder *Heilungs-Rituale*, die obendrein noch den Vorteil haben, den Kontakt über die innere Stimme zum Kind zu erleichtern (Bezugsquellen siehe Anhang).

[36] In Frage kommen Programme wie *Heilungs-Rituale* oder *Innerer Arzt* oder *Entgiften – Entschlacken – Loslassen*.

[37] Willibald Pschyrembel/Joachim W. Dudenhausen, *Praktische Geburtshilfe*. Berlin 1991.

[38] Zur Deutung des schwachen Bindegewebes siehe: Ruediger Dahlke, *Herz(ens)probleme*.

[39] Zu den weiblichen Archetypen siehe: Margit und Ruediger Dahlke/Volker Zahn, *Frauen-Heil-Kunde*.

[40] Besser als tierisches wäre in diesem Fall allerdings pflanzliches Eiweiß. Mehr dazu in: Ruediger Dahlke/Baldur Preiml/Franz Mühlbauer, *Säulen der Gesundheit*.

[41] Die ausführlichen allgemeinen Deutungen beider Krankheitsbilder in: Ruediger Dahlke, *Krankheit als Symbol*.

[42] Siehe: Margit und Ruediger Dahlke/Volker Zahn, *Frauen-Heil-Kunde*.

[43] Die ausführliche Deutung des Krankheitsbildes in: Ruediger Dahlke, *Krankheit als Sprache der Seele*.

[44] Siehe: Stanislav Grof, *Auf der Schwelle zum Leben*.

[45] Besonders die Technik des verbundenen Atems kann auf direktem Weg neuerlichen Kontakt mit diesem Bereich vermitteln, denn nur in der Tiefe unseres eigenen Wesens können wir jene Qualität wiedergewinnen, die als äußere Erfahrung für immer verloren ist. Siehe auch: Ruediger Dahlke/Andreas Neumann, *Das Geheimnis des Atems*.

[46] Siehe: Marie-Louise von Franz, *Der ewige Jüngling. Der Puer aeternus und der kreative Genius im Erwachsenen*. München 1992.

[47] Siehe hierzu das Kapitel »Pubertät« in: Rüdiger Dahlke, *Lebenskrisen als Entwicklungschancen*.

[48] Siehe die ausführliche Darstellung der Endometriose in: Margit und Ruediger Dahlke/Volker Zahn, *Frauen-Heil-Kunde*.

[49] Siehe: Hannah Lothrop, *Gute Hoffnung – jähes Ende*.

[50] Siehe hierzu die Deutungen in: Ruediger Dahlke, *Krankheit als Symbol*.

[51] Siehe: Michael Adam/Volker Korbei/Renate Daimler, *Rund ums Kinderkriegen*, Kösel Verlag, München 1997.

[52] Während in Deutschland die durchschnittliche Kaiserschnittrate bei steigender Tendenz um die 25 Prozent liegt, kommt man in Schweden mit weniger als der Hälfte aus, nämlich gerade 8 Prozent bei vergleichbaren Sicherheitsstandards. In deutschen Belegkliniken, wo die Ärzteschaft ein direktes Verdienstinteresse mit ihren Operationen verbindet, liegt sie sogar bei 32 Prozent. Das Klinikum St. Elisabeth in Straubing kann dagegen eine Quote von nur 6 Prozent vorweisen. In ihrer Nüchternheit sprechen solche Zahlen eine recht ehrliche und peinlich entlarvende Sprache.

[53] Siehe hierzu die Deutungen in: Ruediger Dahlke, *Lebenskrisen als Entwicklungschancen*.

[54] Laut Umfrage der Zeitschrift *Eltern* (Juli 2000).

[55] Die beste tierische Ersatzmilch scheint die von Stuten zu sein, wie entsprechende Erfahrungen von anthroposophischen Ärztinnen, zum Beispiel in einer Stuttgarter Klinik, zeigen.

[56] Hier liegt auch einer der Gründe, warum Abnehmen während des Stillens unsinnig und Fasten sogar schädlich ist, da es die Entgiftung über die Milch noch verstärkt. Nach dem Abstillen ist es dann allerdings die mit Abstand beste Methode, um wieder in (die alte) Form zu kommen. Am besten wären natürlich eine Amalgamsanierung und gründliche Entgiftung vor der Schwangerschaft. Siehe hierzu: Ruediger Dahlke/Doris Ehrenberger, *Wege der Reinigung*.

[57] Informationen zu entsprechenden Seminar- und Therapieangeboten über das Heil-Kunde-Zentrum Johanniskirchen.

Literatur

Balaskas Janet: *Aktive Geburt.* München 2000.

Balaskas Janet: *Natürliche Schwangerschaft.* München 1990.

Bolen, Jean Shinoda: *Göttinnen in jeder Frau. Psychologie einer neuen Weiblichkeit.* München 1998.

Dahlke, Margit/Dahlke, Ruediger: *Die spirituelle Herausforderung.* München 1995.

Dahlke, Margit/Dahlke, Ruediger: *Der Meditationsführer.* Darmstadt 1999.

Dahlke, Margit/Dahlke, Ruediger/Zorn, Volker: *Frauen-Heil-Kunde. Be-Deutung und Chancen weiblicher Krankheitsbilder.* München 1999.

Dahlke, Ruediger: *Arbeitsbuch zur Mandala-Therapie.* München 1999.

Dahlke, Ruediger: *Bewußt Fasten. Ein Wegweiser zu neuen Erfahrungen.* München 1996.

Dahlke, Ruediger: *Der Mensch und die Welt sind eins. Analogien zwischen Mikrokosmos und Makrokosmos.* München 1991.

Dahlke, Ruediger: *Gewichtsprobleme. Be-Deutung und Chance von Übergewicht und Untergewicht.* München 2000.

Dahlke, Ruediger: *Herz(ens)probleme. Be-Deutung und Chance von Herz- und Kreislaufsymptomen.* München 1992.

Dahlke, Ruediger: *Krankheit als Sprache der Seele. Be-Deutung und Chance der Krankheitsbilder.* München 2000.

Dahlke, Ruediger: *Krankheit als Symbol. Handbuch der Psychosomatik. Symptome, Be-Deutung, Bearbeitung, Einlösung.* München 2000.

Dahlke, Ruediger: *Lebenskrisen als Entwicklungschancen. Zeiten des Umbruchs und ihre Krankheitsbilder.* München 1999.

Dahlke, Ruediger: *Mandalas der Welt. Ein Meditations- und Malbuch.* München 1994.

Dahlke, Ruediger: *Reisen nach Innen. Geführte Meditationen auf dem Weg zu sich selbst.* München 1994 (Buch mit zwei Begleitkassetten).

Dahlke, Ruediger/Dahlke, Margit: *Die Psychologie des blauen Dunstes. Be-Deutung und Chancen des Rauchens.* München 2000.

Dahlke, Ruediger/Dahlke, Margit: *Das spirituelle Lesebuch.* München 2000.

Dahlke, Ruediger/Ehrenberger, Doris: *Wege der Reinigung. Entgiften, Entschlacken, Loslassen.* München 2000.

Dahlke, Ruediger/Hößl, Robert: *Verdauungsprobleme. Be-Deutung und Chance von Magen- und Darmsymptomen.* München 1999.

Dahlke, Ruediger/Neumann Andreas: *Die wunderbare Heilkraft des Atems.* München 2000.

Dahlke, Ruediger/Preiml, Baldur/Mühlbauer, Franz: *Säulen der Gesundheit. Körperintelligenz durch Bewegung, Ernährung und Entspannung.* München 2000.

Dahlke – Papus – Paracelsus: Hermetische Medizin. AAGW-Verlag H. Frietsch, Sinzheim 1998.

Davis, Elizabeth: *Das Hebammen Handbuch. Ganzheitliche Schwangerschafts- und Geburtsbegleitung.* München 1992.

Dittmar, Friedrich W./Loch, Ernst-Gerhard/Wiesenauer, Markus (Hrsg.): *Naturheilverfahren in der Frauenheilkunde und Geburtshilfe. Grenzen und Möglichkeiten.* Stuttgart 1998.

Dröscher, Vitus: *Nestwärme. Wie Tiere Familienprobleme lösen.* München 1984.

Edelmann, Lilo/Seul, Shirley: *Aus der Hebammenpraxis. Das Begleitbuch für Schwangerschaft, Geburt und Wochenbett.* München 2000.

Endres, Norbert: *Die homöopathische Frau. Ein Lesebuch über die Leiden der Frau – auch für Männer.* Heidelberg 1991.

Endres, Norbert: *Bewährte Anwendung der homöopathischen Arznei.* Heidelberg, 1992.

Fontanel, Beatrice/d'Harcourt, Claire: *Baby, Säugling, Wickelkind. Eine Kulturgeschichte.* Hildesheim 1998.

Gawlik, Willibald: *Arzneimittelbild und Persönlichkeitsportrait. Konstitutionsmittel in der Homöopathie.* Stuttgart 1999.

Graf, Friedrich P.: *Ganzheitliches Wohlbefinden. Homöopathie für Frauen.* München 2000.

Graf, Friedrich P.: *Praxis der Homöopathie für Hebammen und Geburtshelfer, Bd. 1–7.* Hannover 1999.

Gray, Miranda: *Roter Mond. Von der Kraft des weiblichen Zyklus.* München 1999.

Grof, Stanislav: *Auf der Schwelle zum Leben. Die Geburt: Tor zur Transpersonalität und Spiritualität.* München 1992.

Grof, Stanislav: *Geburt, Tod und Transzendenz. Neue Dimensionen in der Psychologie.* Reinbek 1995.

Harding, Esther: *Frauenmysterien einst und jetzt.* Berlin 1982.

Johnson, Robert A.: *Der Mann. Die Frau. Auf dem Weg zu ihrem Selbst.* Olten 1981.

Jorda, Beate/Schwägerl, Ilona: *Geburt in Geborgenheit und Würde. Aus dem Erfahrungsschatz einer Hebamme.* München 1999.

Jung, C. G.: *Grundwerk. 9 Bände.* Olten, Freiburg 1984.

Khan, Inayat: *Erziehung.* Berlin 1977.

Käser, Otto, u. a. (Hrsg.): *Gynäkologie und Geburtshilfe. Grundlagen, Pathologie, Prophylaxe, Diagnostik*, Bd. 3/1: *Spezielle Gynäkologie*. Stuttgart 1985.

Kitzinger, Sheila: *Geburt ist Frauensache*. München 1993.

Kitzinger, Sheila: *Natürliche Geburt*. München 1991.

Kitzinger, Sheila: *Schwangerschaft und Geburt*. München 1998.

Klein, Nicolaus: *Auf den Schwingen des Drachen. Der sanfte Weg zu Gesundheit, Glück und Wohlbefinden*. München 1997 (Buch und CD).

Klein, Nicolaus/Dahlke, Ruediger: *Das senkrechte Weltbild. Symbolisches Denken in astrologischen Urprinzipien*. München 1998.

Köhler, Gerhard: *Lehrbuch der Homöopathie*, Bd. 1 u. 2. Stuttgart 1999.

Kübler-Ross, Elisabeth: *Kinder und Tod*. Zürich 1984.

Leboyer, Frédérick: *Geburt ohne Gewalt*. München 1999.

Leboyer, Frédérick: *Fest der Geburt*. München 1985.

Leboyer, Frédérick: *Sanfte Hände. Die traditionelle Kunst der indischen Baby-Massage*. München 1999.

Liedloff, Jean: *Auf der Suche nach dem verlorenen Glück. Gegen die Zerstörung unserer Glücksfähigkeit in der frühen Kindheit*. München 1999.

Lothrop, Hannah: *Das Stillbuch*. München 2000.

Lothrop, Hannah: *Gute Hoffnung – jähes Ende. Fehlgeburt, Totgeburt und Verluste in der frühen Lebenszeit*. München 2000.

Mamatoto: *Geheimnis Geburt*. The Body Shop Team, Köln 1992.

Monaghan, Patricia: *Lexikon der Göttinnen*. Bern, München, Wien 1997.

Murdock, Maureen: *Der Weg der Heldin. Eine Reise zur inneren Einheit*. München 1999.

Neumann, Erich: *Die Große Mutter. Eine Phänomenologie der weiblichen Gestaltung des Unbewußten*. Düsseldorf 1997.

Nofziger, Margaret: *Natürliche Geburtenkontrolle. Eine kooperative Methode*. München 1997.

Odent, Michel: *Die sanfte Geburt*. München 1979.

Odent, Michel: *Erfahrungen mit der sanften Geburt*. München 1986.

Odent, Michel: *Geburt und Stillen. Über die Natur elementarer Erfahrungen*. München 2000.

Perera, Sylvia Brinton: *Der Weg zur Göttin in der Tiefe. Die Erlösung der dunklen Schwester: eine Initiation für Frauen*. Interlaken 1985.

Ranke-Graves, Robert: *Die Weiße Göttin. Sprache des Mythos*. Reinbek 1985.

Roy, Ravi/Roy, Carola: *Selbstheilung durch Homöopathie*. München 2000.

Scheffer, Mechthild: *Bach-Blütentherapie*. München 2000.

Scheffer, Mechthild: *Praxis der Original Bach-Blütentherapie. Das Material zur praktischen Anwendung*. München 2000.

Schipperges, Heinrich: *Medizin an der Jahrtausendwende. Fakten, Trends, Optionen*. Frankfurt am Main 1991.

Schmidt, Sigrid: *Bach-Blüten für Kinder*. München 1999.

Schreiber-Wicke, Edith: *Regenbogenkind*. Stuttgart 2000.

Schulte-Uebbing, Claus: *Hl. Hildegard-Frauenheilkunde. Körper und Seele ganzheitlich behandeln.* Augsburg 1995.

Stadelmann, Ingeborg: *Die Hebammensprechstunde.* Ermengerst 2000.

Vithoulkas, Georgos: *Medizin der Zukunft. Homöopathie.* Kassel 1997.

Walker, Barbara: *Das geheime Wissen der Frauen. Ein Lexikon.* München 1995.

Walker, Barbara: *Die geheimen Symbole der Frauen. Lexikon der weiblichen Spiritualität.* München 2000.

Walker, Barbara: *Die spirituellen Rituale der Frauen. Zeremonien und Meditationen für eine neue Weiblichkeit.* München 2000.

Warner, Marina: *Maria. Geburt, Triumph, Niedergang, Rückkehr eines Mythos?* München 1982.

Weed, Susun S.: *Naturheilkunde für schwangere Frauen und Säuglinge.* Berlin 2000.

Weigert, Vivian: *Homöopathie für Schwangere.* München 1997.

Weissman, Rosemary und Steve: *Der Weg der Achtsamkeit. Vipassana-Meditation.* München 1994.

Whitmond, Edward: *Die Rückkehr der Göttin. Von der Kraft des Weiblichen in Individuum und Gesellschaft.* München 1989.

Wulf, Karl-Heinrich, u. a. (Hrsg.): *Klinik der Frauenheilkunde und Geburtshilfe. Band 8: Gutartige gynäkologische Erkrankungen I.* München, Wien, Baltimore 1995. *Band 12: Spezielle gynäkologische Onkologie II.* München, Wien, Baltimore 1996.

Vorträge auf Audiokassetten von Ruediger Dahlke

(Bezugsquelle: Carpe Diem, Brucker Allee 14, A-5700 Zell am See, Telefon und Fax 00 43–65 42 / 55 286)

Der Mensch und die Welt sind eins
Fragen und Antworten
Gesunder Egoismus – gesunde Aggression
Gesundheit in eigener Verantwortung
Heilung durch Fasten
Krankheit als Sprache der Seele
Krankheit als Symbol
Krankheit als Weg
Krankheitsbilder der Zeit
Krankmachende und heilende Rituale

Lebenskrisen als Entwicklungschancen
Medizin am Scheideweg
Medizin der Zukunft
Möglichkeiten ganzheitlicher Heilung
Reinkarnationstherapie – Psychotherapie
Reisen nach Innen – Heilung durch Meditation
Spirituelle Herausforderung
Sucht und Suche
Wege der Reinigung

Kassetten und CDs in der Reihe Heil-Meditationen

(Verlag Hermann Bauer, Freiburg)

Allergie
Angstfrei leben
Der Innere Arzt I
Der Innere Arzt II
Entgiften – Entschlacken –
  Loslassen
Gewichtsprobleme
Hoher Blutdruck
Kopfschmerzen
Krebs
Lebenskrisen als Entwicklungs-
  chancen

Leber
Niedriger Blutdruck
Rauchen
Rückenprobleme
Schlafprobleme
Suchtprobleme
Tiefenentspannung
Verdauungsprobleme
Frauenprobleme
Tinnitus

Kassetten und CDs zum Thema Rituale

(Verlag Hermann Bauer, Freiburg; Musik: Shantiprem)
Elemente-Rituale
Heilungs-Rituale

Adressen

Heil-Kunde-Zentrum Johanniskirchen
Margit und Ruediger Dahlke
Schornbach 22
D-84381 Johanniskirchen
Telefon 0 85 64-8 19, Fax 0 85 64-14 29
Internet: www.dahlke.at
Beratung, Psychotherapie, Seminare und Ausbildungen

Klinikum St. Elisabeth Straubing
Gynäkologische Abteilung
Prof. Dr. med. Volker Zahn
Elisabethstr. 23
D-94315 Straubing
Beratung und Behandlung

Gynäkologische Praxis Dr. med. Wilfried Pfaff
Sattlerstr. 23
D-97422 Schweinfurt
Beratung und Behandlung

Gynäkologische Praxis
Cornelia Fischer
Bernhardstr. 50
D-04315 Leipzig
Beratung und Behandlung

Gynäkologische Praxis Dr. med. Heinz Schwertfeger
Landhausweg 14
CH-5742 Kölliken
Telefon 0 62-7 23 64 02
Beratung und Behandlung

Weitere Adressen:

Bund Deutscher Hebammen e. V.
Postfach 17 24
D-76006 Karlsruhe
Telefon 07 21-98 18 90, Fax 07 21-9 81 89 20

Bund freiberuflicher Hebammen Deutschland e. V.
Am Alten Nordkanal 10
D-41748 Viersen
Telefon 0 21 62-35 21 49, Fax 0 21 62-35 85 92

Österreichisches Hebammengremium
Postfach 584
A-1061 Wien
Telefon/Fax 02 22-5 97 14 04

Schweizer Hebammenverband
Zentralsekretariat
Flurstrasse 26
CH-3000 Bern 22
Telefon 0 31-3 32 63 40, Fax 0 31-3 32 76 19 40

Verwaiste Eltern in Deutschland e. V.
Fuhrenweg 3
D-21391 Reppenstedt
Telefon 0 41 31-6 80 32 32, Fax 0 41 31-68 11 40,
Internet: www.veid.de

Verwaiste Eltern e. V.
Schrenkstraße 3
D-80339 München
Telefon 0 89-50 03 55 30

Initiative Regenbogen »Glücklose Schwangerschaft« e. V.
In der Schweiz 9
D-72636 Frickenhausen
Telefon 0 55 65-13 64
Internet: www.initiative-regenbogen.de

Arbeitsgemeinschaft Freie Stillgruppen (AFS)
Postfach 11 12
D-76141 Karlsruhe

Beratungsstelle für natürliche Geburt
Häberlstraße 17/Rgb.
D-80337 München
Telefon 0 89-53 20 76

La Leche Liga Deutschland e. V.
Postfach 65 00 96
D-81214 München
Info-Telefon 0 68 51-25 24
Internet: www.lalecheliga.de

La Leche Liga Österreich e. V.
Postfach
A-6240 Rattenberg
Telefon 0 21 62-6 62 05
Internet: www2.telecom.at/lalecheliga

La Leche Liga Schweiz
Postfach 197
CH-8053 Zürich
Telefon 0 52-2 43 11 44
Internet: www.stillberatung.ch

Register

Margit und Ruediger Dahlke
Volker Zahn

Frauen-Heil-Kunde

Be-Deutung und Chancen
weiblicher Krankheitsbilder
512 Seiten

Die ganzheitlich orientierte Frauenheilkunde setzt ein hohes Maß an Eigenverantwortung voraus, aber gerade darin liegt für die Patientinnen die Chance für eine echte Heilung. In ihrem Standardwerk zur Deutung von spezifisch weiblichen Erkrankungen bieten die drei erfahrenen Ärzte und Therapeuten Hilfestellung zur Aktivierung der Selbstheilungskräfte und zur Wiedergewinnung von Würde, Lebenssinn und Lebensmut.
Dieses Handbuch zur Gynäkologie bietet zuverlässige, medizinisch fundierte Informationen und erklärt die Zusammenhänge zwischen Brüchen im individuellen weiblichen Lebensmuster und dem Auftreten von Frauenkrankheiten.

C. Bertelsmann

Ruediger Dahlke

Krankheit als Symbol

Ein Handbuch der Psychosomatik, Symptome,
Be-Deutung, Einlösung
576 Seiten

Ruediger Dahlke versteht Krankheit als *sinn*volles Geschehen, als einen Weg der Seele, ungelöste seelische
Konflikte zu Bewußtsein zu bringen. Dazu ist es erforderlich, die symbolischen Bedeutungen von Krankheits-
symptomen zu verstehen, das heißt, die Botschaft der
Krankheit zu entschlüsseln.

Dieses Handbuch verzeichnet über 400 Krankheitsbilder
mit weit über 1000 Symptomen. Es bietet Hilfe zur
Selbsthilfe und ermöglicht dem Benutzer, sich in eigener
Verantwortung den anstehenden Lernaufgaben zu stellen, auf die ihn die Krankheit hinweist.

C. Bertelsmann